华中科技大学研究生教材建设立项项目

生殖医学

REPRODUCTIVE MEDICINE

主　　编　黄东晖　袁水桥　廖爱华

副 主 编　李　铮　章汉旺　王震波　江小华　段永刚

编　　者（按姓氏笔画排序）

丁锦丽　武汉大学人民医院
王凤丽　华中科技大学同济医学院生殖健康研究所
王晓莉　华中科技大学同济医学院生殖健康研究所
王雅琴　武汉大学人民医院
王震波　中国科学院大学
田永红　浙江大学医学院附属妇产科医院
田汝辉　上海市第一人民医院
吕慧敏　山西白求恩医院
刘　义　华中科技大学同济医学院附属协和医院
刘　倩　武汉大学人民医院
刘　琴　武汉大学中南医院
刘玉凌　武汉大学人民医院
刘金川　香港大学
刘春艳　华中科技大学同济医学院生殖健康研究所
江小华　中国科学技术大学附属第一医院
孙少琛　南京农业大学
李　洁　武汉大学人民医院
李　铮　上海市第一人民医院
李红霞　山西白求恩医院
李忠玉　华中科技大学同济医学院基础医学院
杨　宸　香港大学深圳医院
杨树标　香港大学

肖卓妮　武汉大学人民医院
张　怡　武汉大学人民医院
张　露　武汉大学人民医院
林能兴　华中科技大学同济医学院附属协和医院
罗　金　武汉大学人民医院
罗　磊　中国科学技术大学附属第一医院
赵　虎　华中科技大学同济医学院基础医学院
赵元启　中国科学技术大学附属第一医院
胡　敏　武汉大学人民医院
段永刚　香港大学深圳医院
骆　静　华中科技大学同济医学院生殖健康研究所
袁水桥　华中科技大学同济医学院生殖健康研究所
夏　伟　华中科技大学同济医学院生殖健康研究所
夏文芳　华中科技大学同济医学院附属协和医院
徐晶晶　中国科学技术大学附属第一医院
黄东晖　华中科技大学同济医学院生殖健康研究所
章汉旺　华中科技大学同济医学院附属同济医院
彭　萍　北京协和医院
谢青贞　武汉大学人民医院
廖爱华　华中科技大学同济医学院生殖健康研究所
漆倩荣　武汉大学人民医院
滕莉荣　北京协和医院

华中科技大学出版社
http://press.hust.edu.cn
中国·武汉

内 容 简 介

本教材是华中科技大学研究生教材建设立项项目成果。

本教材根据生殖医学专业特点,分为生殖医学基础与生殖医学临床两大部分。生殖医学基础部分包括男性生殖系统的结构与功能、女性生殖系统的结构与功能、受精、胚胎发育、生殖内分泌、母胎界面与免疫调节、生殖遗传与优生等内容;生殖医学临床部分包括男性不育总论、男性不育的常见疾病及精液异常、女性不孕总论、女性不孕常见疾病、辅助生殖技术等内容。此外,本教材还涵盖了目前生殖医学领域的前沿科学,如母胎界面和表观遗传调控等。

本教材可供生殖医学专业的医学生和相关领域的医务工作者使用。

图书在版编目(CIP)数据

生殖医学/黄东晖,袁水桥,廖爱华主编. —武汉:华中科技大学出版社,2023.10
ISBN 978-7-5772-0141-2

Ⅰ.①生…　Ⅱ.①黄…　②袁…　③廖…　Ⅲ.①生殖医学　Ⅳ.①R339.2

中国国家版本馆 CIP 数据核字(2023)第 209613 号

生殖医学　　　　　　　　　　　　　　　　　　　黄东晖　袁水桥　廖爱华　主编
Shengzhi Yixue

策划编辑:汪飒婷
责任编辑:李　佩　李艳艳
封面设计:原色设计
责任校对:张会军
责任监印:周治超
出版发行:华中科技大学出版社(中国·武汉)　　　电话:(027)81321913
　　　　　武汉市东湖新技术开发区华工科技园　　　邮编:430223
录　排:华中科技大学惠友文印中心
印　刷:武汉市籍缘印刷厂
开　本:889mm×1194mm　1/16
印　张:22.75
字　数:731千字
版　次:2023 年 10 月第 1 版第 1 次印刷
定　价:89.80 元

本书若有印装质量问题,请向出版社营销中心调换
全国免费服务热线:400-6679-118　竭诚为您服务
版权所有　侵权必究

前言
QIANYAN

生殖医学是研究两性生殖健康的现代医学科学的重要分支，是近年来迅速发展起来的一门新兴的综合性学科，是当今生殖生物、妇产科学和泌尿外科难以涵盖的新生学科，也是具有发展前景的学科之一。生殖医学涵盖多个方面，包括生殖内分泌、生殖遗传、不孕不育、辅助生殖技术、计划生育、出生缺陷、性传播疾病等。

在过去的几十年里，生殖医学取得了巨大的进展，但是我国生殖医学教育尚未形成体系。国内生殖医学队伍主要由来自妇科、泌尿外科、男科和生物学相关学科的临床医生和科研人员组成，大多没有接受过系统的生殖医学专业教育。基于培育生殖医学基础和临床后备人才需要，以及衔接生殖医学基础研究与临床发展需求，急需一本适合生殖医学专业本科生和研究生的专业教材。华中科技大学同济医学院生殖健康研究所是国内首个集教学、科研和临床工作于一体的生殖医学方向的研究所，有着丰富的生殖医学教学经验，着手组织了国内一批长期从事生殖医学教学、科研和临床相关研究工作的专家学者编写了本教材。

本教材根据生殖医学专业特点，分为生殖医学基础与生殖医学临床两大部分。生殖医学基础部分包括男性生殖系统的结构与功能、女性生殖系统的结构与功能、受精、胚胎发育、生殖内分泌、母胎界面与免疫调节、生殖遗传与优生等内容；生殖医学临床部分包括男性不育总论、男性不育的常见疾病及精液异常、女性不孕总论、女性不孕常见疾病、辅助生殖技术等内容。此外，本教材还涵盖了目前生殖医学领域的前沿科学，如母胎界面和表观遗传调控等。期望本教材能为热爱生殖医学专业的医学生和相关领域的医务工作者提供帮助。

本教材在全体编者的共同努力下，精益求精。但是，"尺有所短，寸有所长"，教材中不足之处在所难免。诚恳希望广大读者能不吝赐教，以期再版时进一步更正。

编　者

目录

MULU

下篇　生殖医学临床

上篇

生殖医学基础

第一章 男性生殖系统的结构与功能

第一节 男性生殖系统的应用解剖

一、男性生殖系统组成

男性生殖系统由内生殖器和外生殖器两部分组成(图 1-1-1)。内生殖器包括生殖腺、输精管道和附属腺体三部分。男性的生殖腺为睾丸,是产生精子和分泌雄激素的器官。输精管道为附睾、输精管和射精管。由睾丸产生的精子,先储存于附睾内,射精时经输精管、射精管和尿道排出体外。附属腺体包括精囊腺、前列腺和尿道球腺,它们的分泌物是精液的组成部分,供给精子营养并增加精子活力。外生殖器包括阴囊和阴茎。

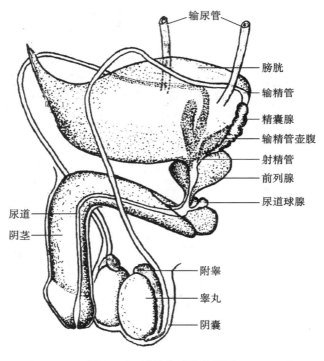

图 1-1-1 男性生殖系统概况

二、睾丸

睾丸(testis)是男性生殖腺,它位于阴囊内,左右各一。

(一)形态

睾丸(图 1-1-2)为略扁的卵圆形实质性器官,表面光滑,呈橙白色。性成熟期以前发育较慢,至性成熟期迅速发育增大,老年人的睾丸随性功能的衰退而逐渐萎缩变小。

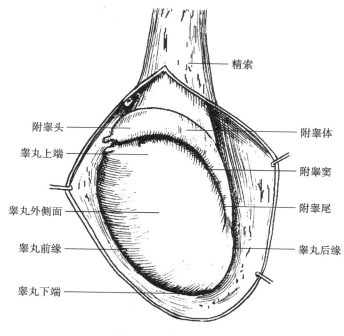

图 1-1-2 睾丸的外形

(二)结 构

睾丸表面有一层厚而致密的结缔组织膜,包被整个睾丸,称睾丸白膜。在睾丸后缘,睾丸白膜增厚并凸入睾丸内形成睾丸纵隔。由睾丸纵隔发出许多小隔深入睾丸实质,将其分隔成许多锥体形的睾丸小叶。每个睾丸小叶内含有高度盘曲的生精小管,生精小管汇合成精直小管。各睾丸小叶内的精直小管进入睾丸纵隔后,相互吻合成睾丸网。由睾丸网发出 12~15 条睾丸输出小管,经睾丸后缘上部进入附睾头。

睾丸的生精小管上皮能产生精子,小管之间的间质细胞能分泌雄激素,以调节男性第二性征的发育。

三、附睾

附睾(epididymis)为成对的器官,呈新月形,紧贴睾丸的后缘和上端而略偏外侧。上端膨大而钝圆,称附睾头,中部为附睾体,下端变细为附睾尾。睾丸输出小管进入附睾后,弯曲盘绕成膨大的附睾头,其末端最后汇合成一总管,称附睾管。此管迂回盘曲于附睾体和附睾尾内,并逐渐增大而转向后上方,移行为输精管(图 1-1-3)。

附睾可储存精子,其分泌物可供给精子营养,使精子进一步成熟。附睾是结核的好发部位。

四、输精管道

输精管(ductus deferens)为一对细长的肌性管道,是附睾管的直接延续,长约 50 cm,直径约 3 mm。由于管壁厚、肌层发达而管腔细小,活体触摸呈坚实的圆索状。输精管行程长而复杂,按其部位可分为 4 部:①睾丸部:起于附睾尾,沿睾丸后缘上升。②精索部:介于睾丸上端与腹股沟管皮下环之间,位置浅表,易于触摸,是临床上输精管结扎的良好部位。③腹股沟管部:输精管位于腹股沟管内的部分,行腹股沟疝修补术时,注意勿伤及此结构。④盆部:输精管最长的一段,输精管出腹环后,沿骨盆侧壁行向后下方,经输尿管末端前方,沿精囊内侧至膀胱底后面,在此两侧输精管逐渐靠近并呈梭形扩大成输精管壶腹。输精管壶腹的下端又逐渐变细,与精囊腺的排泄管汇合成射精管(ejaculatory duct)。射精管为输精管道中最短的一段,长约 2 cm,斜穿前列腺实质,开口于尿道的前列腺部(图 1-1-3)。

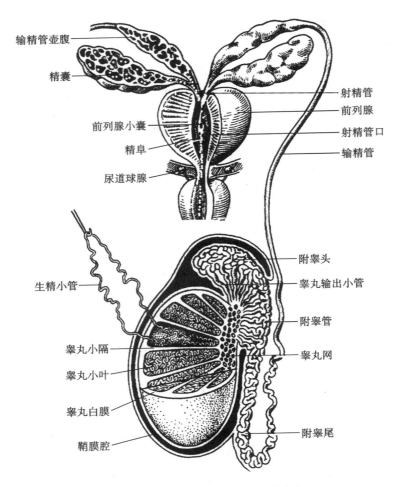

输精管壶腹

精囊

前列腺小囊

精阜

尿道球腺

射精管
前列腺
射精管口
输精管

生精小管

睾丸小隔

睾丸小叶

睾丸白膜

鞘膜腔

附睾头
睾丸输出小管
附睾管
睾丸网

附睾尾

图 1-1-3　附睾的内部结构及排精途径

精索(spermatic cord)是一对柔软的圆索状结构,自腹股沟管的腹环,斜贯腹股沟管,延至睾丸上端,全长 12～15 cm。精索的结构包括输精管、睾丸动脉、蔓状静脉丛、输精管动脉、输精管静脉、神经丛、淋巴管及腹膜鞘突的残余等。输精管位于精索的后内侧。自皮下环以下,精索表面包有三层被膜,从内向外为精索内筋膜、提睾肌和精索外筋膜。

五、附属腺体

(一)精囊腺

精囊腺简称精囊,是一对长椭圆形的囊状器官(图 1-1-4),位于膀胱底的后方,输精管壶腹外侧,主要由迂曲的小管组成,其表面凹凸不平,与输精管壶腹的末端合成射精管。精囊腺分泌淡黄色黏稠液体,是组成精液的一部分。

(二)前列腺

前列腺(prostate)为单个的实质性器官,由中央的腺组织和周边的纤维肌组织构成,质地坚实,有弹性,表面包有筋膜鞘,称前列腺囊,此囊与前列腺之间有前列腺静脉丛。

前列腺位于膀胱颈与尿生殖膈之间,前方为耻骨联合,后方为直肠壶腹。

前列腺呈前后略扁的栗子形,上端宽大为前列腺底,下端尖细为前列腺尖,男性尿道在前列腺底处穿入前列腺,经前列腺实质,由前列腺尖处穿出。前列腺底与前列腺尖之间为前列腺体,前列腺体可分为前面、后面及两个侧面。前面隆凸,后面平坦,其正中线上有一纵行浅沟,称前列腺沟。临床经直肠指诊可触

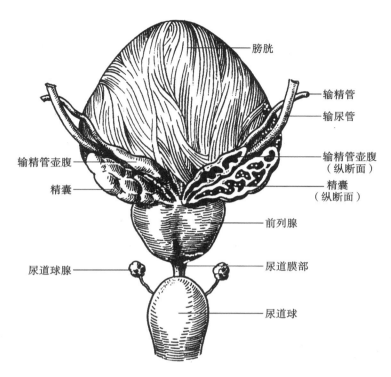

图 1-1-4　前列腺、精囊腺和尿道球腺（后面观）

及此面与前列腺沟。当前列腺肥大时，此沟变浅或消失。

前列腺按其与尿道的位置关系，可分为界限不清的 5 个叶：前列腺前叶、前列腺中叶、前列腺后叶和两个侧叶（图 1-1-5、图 1-1-6）。前列腺前叶很小，位于尿道前方；前列腺中叶呈楔形，位于尿道与射精管之间；前列腺后叶位于射精管的后下方；两个侧叶位于前列腺后叶的前方、尿道的两侧。前列腺的排泄管开口于尿道前列腺部的后壁。前列腺分泌乳白色的液体，是精液的主要成分。

在老年期前列腺组织逐渐萎缩，但某些老年人腺内结缔组织增生也较常见，形成病理性肥大，常发生在前列腺的中叶和侧叶，由于肥大的腺组织压迫尿道，可引起排尿困难。

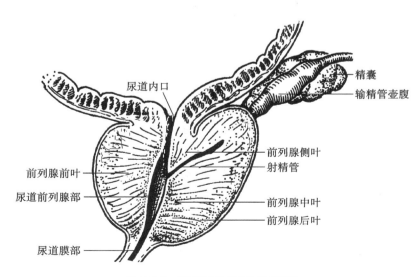

图 1-1-5　前列腺分叶（矢状断面）

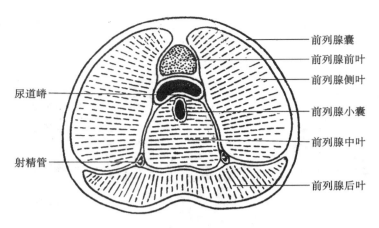

图 1-1-6　前列腺分叶(横切面)

(三)尿道球腺

尿道球腺为一对豌豆大小的球形腺体,位于尿道球的后上方,埋藏于尿生殖膈的肌肉内。其排泄管细长,约 3 cm,开口于尿道球部。尿道球腺的分泌物参与组成精液,有润滑尿道、刺激精子活动的作用。

六、男性外生殖器

(一)阴囊

阴囊(scrotum)为一位于阴茎与会阴之间的皮肤囊袋。阴囊的皮肤薄而柔软,易于伸缩,色素沉着明显,呈暗褐色,含汗腺和皮脂腺,成人生有少量阴毛。阴囊壁由皮肤和肉膜构成(图 1-1-7),肉膜是阴囊的浅筋膜,含致密的结缔组织及平滑肌纤维,外界温度的变化可引起平滑肌的舒缩,以调节阴囊内的温度,有利于精子的生长发育。肉膜在正中线向深部发出阴囊中隔,将阴囊腔分为左、右两部,其内各容纳一侧的睾丸和附睾。

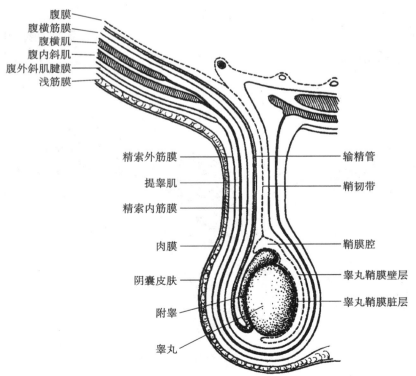

图 1-1-7　阴囊结构模式图

　　阴囊肉膜的深面尚有包绕睾丸和精索的被膜,分别是腹前壁各层结构的延续。由外向内可分为以下几个部分。①精索外筋膜:腹外斜肌腱膜的延续。②提睾肌:一薄层肌束,来自腹内斜肌和腹横肌,随精索下行并包绕睾丸,有上提睾丸的作用。③精索内筋膜:来自腹横筋膜,其内含有少量平滑肌纤维。④睾丸鞘膜:来自胚胎时的腹膜鞘突。出生后,鞘突与腹膜腔相通的部分闭锁,形成鞘韧带。鞘突下端包绕睾丸和附睾,形成睾丸鞘膜。此膜分为壁层和脏层,脏层紧贴在睾丸和附睾的表面,于后缘处反折移行为壁层。脏、壁两层之间为鞘膜腔,腔内含少量浆液,利于睾丸在阴囊内活动。在病理情况下腔内液体增多,形成睾丸鞘膜积液。若于出生后,腹膜鞘突未闭锁,仍与腹膜腔交通,即形成交通性鞘膜积液或先天性腹股沟斜疝。

(二)阴茎

　　阴茎(penis)为男性的性交器官,可分为头、体、根三部分。阴茎的后端为阴茎根,附着于耻骨下支、坐骨支上,为阴茎的固定部。中部呈圆柱形的为阴茎体,以韧带悬于耻骨联合的前下方,为阴茎的可动部。阴茎的前端膨大为阴茎头,又称龟头,其尖端处有一矢状位的尿道外口。阴茎头底部的游离缘略隆起,称阴茎头冠,阴茎头与阴茎体的移行部变细为阴茎颈。

　　阴茎主要由三个柱状的海绵体构成,外面包以筋膜和皮肤。其中两个为阴茎海绵体,位于阴茎的背侧,左右各一,两者紧密结合,其前端变细,嵌入阴茎头后面的陷窝内,构成阴茎的主体。其后端左右分离,称为阴茎脚,分别附着于两侧的耻骨下支和坐骨支。第三个为尿道海绵体,位于阴茎海绵体的腹侧,其全长被尿道所贯穿。尿道海绵体的前端膨大成为阴茎头,中部呈圆柱形,向后逐渐增大为尿道球(图1-1-8)。

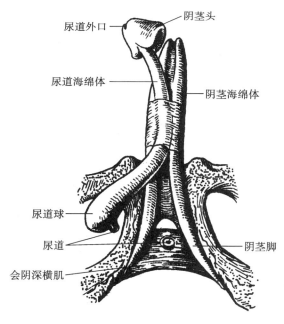

图 1-1-8　阴茎的海绵体

　　每个海绵体的外面都包有一层坚厚的纤维膜,此膜富于伸展性。海绵体的内部由许多海绵体小梁和小梁间的腔隙构成,腔隙相互通连,并与动、静脉直接沟通。当腔隙内大量充血,阴茎即变粗变硬而勃起。三个海绵体的外面共同包有阴茎深、浅筋膜和皮肤(图1-1-9)。

　　阴茎的皮肤呈棕褐色,薄而柔软,皮下无脂肪组织,易于伸缩。皮肤自阴茎颈处向前反折游离,形成包绕阴茎头的双层环形皮肤皱襞,称阴茎包皮(prepuce of penis)。包皮的前端游离缘围成包皮口。在阴茎头腹侧的中线上,有一连于包皮与尿道外口的皮肤皱襞,称包皮系带。当进行包皮环切手术时,应注意避免损伤包皮系带,以免影响阴茎的正常勃起。

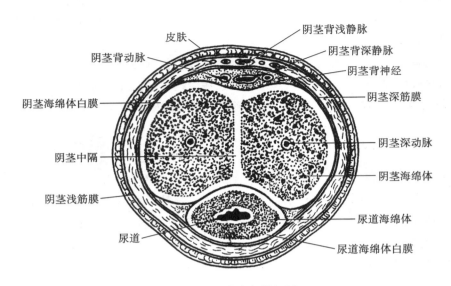

图 1-1-9　阴茎中部横切面

对于个体而言,包皮的长度差异较大,幼儿的包皮较长,包着整个阴茎头。随着年龄的增长,包皮逐渐向后退缩,包皮口也随之扩大,阴茎头自然外露。对于成人而言,若包皮盖住尿道外口,但能够上翻露出尿道外口和阴茎头者,称为包皮过长;若包皮口过小,包皮完全包着阴茎头且不能翻开时,称为包茎。上述的这两种情况,都会因包皮腔内易积存污物,长期刺激而发生炎症,也可能是诱发阴茎癌的一个因素。因此,成年后应将过长的包皮切除,使阴茎头自然外露。

（三）男性尿道

男性尿道具有排尿和排精的功能,它起自膀胱颈的尿道内口,止于阴茎头的尿道外口（图 1-1-10）。按其行程可分为三部:尿道前列腺部、尿道膜部和尿道海绵体部。临床上将尿道前列腺部和尿道膜部称为后尿道,尿道海绵体部称为前尿道。

尿道前列腺部为尿道穿过前列腺的一段,管腔呈梭形,其中部管腔最宽。此部后壁上有一纵行隆起,称尿道嵴,嵴上有一对射精管的细小开口。尿道嵴两侧的黏膜面上,有许多小孔,为前列腺管的开口。

尿道膜部为尿道穿过尿生殖膈的一段,是尿道的最短最狭窄部,此段位置较固定,当骨盆骨折或骑跨姿势的外伤时,易伤及此部,造成尿道破裂。尿道膜部周围有尿道括约肌和会阴深横肌环绕,此属横纹肌,可控制排尿。

尿道海绵体部为尿道纵穿尿道海绵体的部分,是尿道最长的一段。此段的起始部的尿道扩大称为尿道球部,有尿道球腺开口于此。在阴茎头内尿道略扩大形成尿道舟状窝。从尿道舟状窝向外至尿道外口,尿道又逐渐缩小而形成尿道的狭窄部。

男性尿道在行程中,形成三个狭窄、三个扩大和两个弯曲。三个狭窄:尿道内口、尿道膜部和尿道外口。三个扩大:尿道前列腺部、尿道球部和尿道舟状窝。两个弯曲:一个为耻骨下弯,位于耻骨联合下方,包括尿道前列腺部、尿道膜部和尿道海绵体部的起始处,形成凹面向上的弯曲,其最低点距耻骨联合下缘约 2 cm。此弯恒定,不能改变。另一个为耻骨前弯,位于耻骨联合的前下方,凹面向下,由尿道海绵体部构成。如将阴茎向上提起,此弯可消失变直。临床上男性尿道插入导尿管时,即采取这种位置。

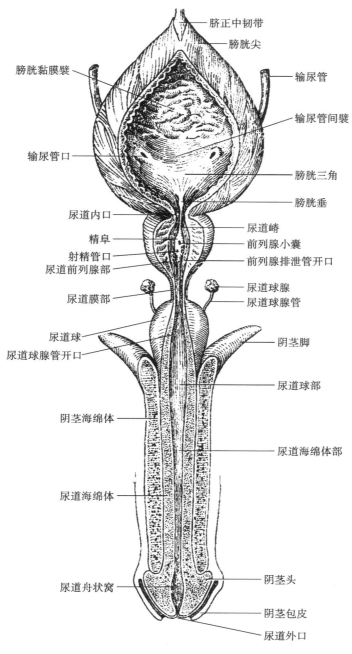

图 1-1-10 膀胱与男性尿道(前面观)

(李忠玉 赵 虎)

第二节 睾丸与精子发生

一、睾丸的结构

在雄性个体中,生殖嵴发育为雄性生殖腺——睾丸,是产生精子和分泌雄性激素的器官。睾丸位于阴囊内,是男性的性腺,左右各一,外形为扁卵圆形。睾丸大小主要取决于生精小管的长度和数量,存在明显的种属差异和个体差异,成年男性的睾丸长约 4.5 cm,宽约 3 cm,重约 12 g。睾丸为实质性器官,表面光滑,覆有坚实的被膜,被膜由表及里依次为鞘膜、白膜和血管膜三层。白膜为一层厚而坚韧的致密结缔组织,内有大量胶原纤维和成纤维细胞,对睾丸有保护功能。白膜在睾丸后缘增厚,并深入睾丸实质,形成睾丸纵隔(mediastinum testis),将睾丸实质分割成 200～300 个睾丸小叶(lobule of testis),睾丸小叶呈锥体形,每个睾丸小叶内含有 1～4 条高度盘曲的生精小管(seminiferous tubule)。生精小管由小叶底部迂曲盘绕走向小叶尖端,数条生精小管相互汇合,变直变细,称为直细精管(straight seminiferous tubule)。直细精管进入睾丸纵隔后,相互交织吻合,形成管径粗细不一的网状结构,称为睾丸网(rete testis)。睾丸网随后又汇集为输出小管(efferent duct),从睾丸后缘上部出睾丸,盘曲形成附睾头。生精小管间充满丰富的疏松结缔组织,称为睾丸间质,主要含间质细胞(又称 Leydig 细胞)及免疫细胞。

(一)生精小管

生精小管,也称为曲细精管,是男性生殖细胞分裂、增生、分化和发育的部位,由于其管道高度盘曲而得名。生精小管的管壁由 4～8 层生精上皮构成,其基膜外环绕管周肌样细胞(myoid peritubular cell, MPC)。生精上皮包括两类细胞,即生精细胞(spermatogenic cell)和支持细胞(Sertoli cell),其中生精细胞包括精原细胞、初级精母细胞、次级精母细胞、精子细胞和精子,如图 1-2-1 所示。出生前和青春期前,生精上皮中只有支持细胞和精原细胞。从青春期开始,生精上皮中才出现各级生精细胞,从基膜到腔面,生精细胞有序镶嵌在相邻支持细胞之间形成的壁龛内。精原细胞通过有丝分裂发育为初级精母细胞,1 个初级精母细胞经过两次减数分裂产生 4 个单倍体精子细胞的连续增殖、分化和发育过程,称为精子发生(spermatogenesis)。睾丸的生精功能从青春期开始后可持续终生,人的精子发生历经精原细胞增殖、精母细胞减数分裂和精子形成 3 个阶段,需要 64～74 天。

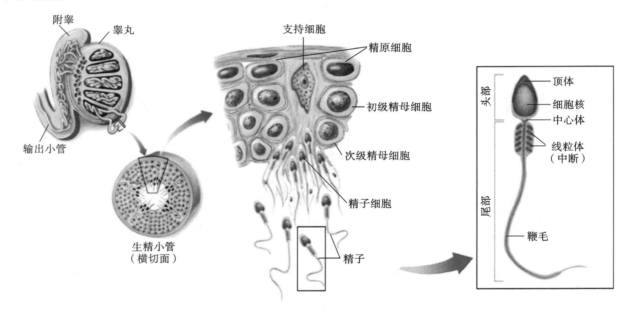

图 1-2-1　精子发生

1. 精原细胞(spermatogonium)　精原细胞由原始生殖细胞(primordial germ cell, PGC)分化而来,胞体较小,增殖能力强,是睾丸中最幼稚的生精细胞,位于生精小管的基层,直接与基膜相接触。根据细胞核特征,人精原细胞可以分为三种:暗 A 型精原细胞(dark type A spermatogonium)、亮 A 型精原细胞(pale type A spermatogonium)和 B 型精原细胞(type B spermatogonium)。暗 A 型精原细胞的核染色质比较细密,核中心有染色质稀疏区,光镜下称为核泡。亮 A 型精原细胞的核染色质及细胞质较浅亮,核内无核泡,有 1～2 个核仁,紧贴核膜。B 型精原细胞外形近似梨形,核圆形,染色质粒贴近核膜,单个核仁,位于中央,有核仁旁染色质。

暗 A 型精原细胞是生精细胞的干细胞,终生存在,其通过有丝分裂进行自我更新,并生成部分亮 A 型精原细胞,亮 A 型精原细胞也可通过 4～5 次的有丝分裂,形成 B 型精原细胞,继而发育为初级精母细胞。这一个过程为精子发生的第一个阶段,即精原细胞发生阶段。

精原细胞进行有丝分裂时,除早期几次的有丝分裂是完全分裂(即细胞核和细胞质完全均等地一分为二)外,之后的多次分裂则属于不完全分裂,细胞核完全分离,但是细胞质仍保留部分相连,形成 2～3 μm 的骈体桥,称为细胞质桥(cytoplasmic bridge)。由细胞质桥相连的细胞形成同步发育的同源细胞群,但是细胞质桥的功能尚不清楚。

2. 初级精母细胞　初级精母细胞由 B 型精原细胞发育而来,从初级精母细胞到第一次减数分裂,细胞体积明显增加,染色质变化明显,历时约 24 天。和有丝分裂一样,第一次减数分裂可分为前期、中期、后期和末期,其中前期历时最长,约为 21 天。根据初级精母细胞的染色体形态变化,可将减数分裂前期分为细线期、偶线期、粗线期、双线期和终变期。

在第一次减数分裂粗线期,同源染色体发生联会,一部分遗传物质能够交叉互换,具有遗传多样性,这一过程对人类进化至关重要。研究发现,在部分特发性非梗阻性无精子症不育患者中,染色体联会错配率显著增加,这些患者即使通过显微手术睾丸取精和卵胞质内单精子注射成功繁育后代,其男性后代也会有较高的染色体异常风险。

3. 次级精母细胞　次级精母细胞是初级精母细胞完成第一次减数分裂后产生的单倍体生殖细胞,胞体呈圆形,体积变小,直径约为 12 μm。次级精母细胞不再进行染色体复制,迅速进行第二次减数分裂,姐妹染色单体分离,产生 2 个精子细胞。次级精母细胞的生命周期较短,在观察生精上皮时很少见到该类型的细胞。

4. 精子细胞　次级精母细胞进行第二次减数分裂产生的单倍体细胞称为精子细胞,精子细胞靠近管腔面,呈圆形,体积较小,直径为 8～9 μm,以细胞质桥相连,嵌在支持细胞顶部的壁龛中。精子细胞不再分裂,通过形态改变发育成精子,所需时间为 22.5～23 天。

5. 精子　精子细胞在睾丸中经历染色体固缩和头部变形等过程,最终形成精子。精子最后从支持细胞连接中分离,释放到生精小管管腔中,也称排精,其过程受卵泡刺激素(FSH)和睾酮激素信号的控制。尽管此时的精子在形态上已经完善,但在功能上尚不成熟,没有运动能力或仅能做轻微的原地颤动,在进入附睾后方能完成成熟过程,形成具有一定活力的精子。

6. 支持细胞　支持细胞是高度分化的体细胞,呈锥体形,形状不规则,它们呈极化排列,底部位于生精小管的基底膜上,顶端指向管腔,细胞侧面和腔面凹凸交替,相邻细胞间镶嵌着各级生精细胞,为各阶段的生殖细胞提供结构支撑和营养支持。胚胎期和新生儿期,支持细胞不断增殖,为精原干细胞提供增殖分化的微环境。在青春期之后,支持细胞逐渐停止增殖,终末分化为成熟的体细胞。每个支持细胞可支持多达 50 个处于不同发育阶段的生殖细胞,所以,支持细胞的数量决定了睾丸的生精能力,最终影响男性的生育力。

支持细胞具有多种重要功能:第一,支持细胞是形成血睾屏障的主要细胞,为精子发生提供稳定的微环境以及免疫豁免能力,一旦支持细胞的紧密连接受损,各阶段生殖细胞将暴露于机体的免疫环境中,被免疫产生的抗生殖细胞抗体攻击;第二,支持细胞为精子发生提供了结构性支持和营养供应,由于生精上皮内没有血管,各级生精细胞有序排列在支持细胞侧面的陷窝内,支持细胞合成的氨基酸、碳水化合物和维生素等,可通过血睾屏障被递送到生殖细胞,同时可将精子发生过程中的废物运送至基底的血管和淋巴管;第三,支持细胞直接参与生精细胞的运动,生精细胞本身没有迁移能力,支持细胞不断产生的液体能够促进生精细胞的运动,例如,支持细胞协助早期减数分裂的精母细胞从基底到腔室的移位,这一过程涉及血睾屏障的解离和重组,而 A 型精原细胞则必须保留在基底膜上,不能移动,说明生殖细胞的移动是高度特异性的,而其具体的调控机制尚不明确;第四,支持细胞调控排精活动,生精细胞发育为精子后,其头部被支持细胞的细胞质所包裹,需要从支持细胞中释放入管腔,该过程可能与支持细胞顶部细胞质内精子头周围的微丝和微管收缩有关,但是对其具体调控机制尚知之甚少;第五,支持细胞具有吞噬功能,能够清除精子变态过程中释放出来的残余成分,以及在精子发生过程中退化的生殖细胞;第六,支持细胞能够合成多种激素,如抑制素、激活素和类固醇激素等,这些激素对生精小管、睾丸网和附睾均具有重要意义。

7. 血睾屏障　血睾屏障(blood-testis barrier, BTB), 是哺乳动物体内较紧密的血-组织屏障之一, 由生精上皮基底膜(basilar membrane, BM)附近的支持细胞之间的一系列连接构成, 包括紧密连接(tight junction, TJ)、外质特化(ectoplasmic specialization, ES)、缝隙连接(gap junction, GJ)和桥粒连接(desmosome junction, DJ)。紧密连接由支持细胞侧面近基部的细胞膜构成, 由结构蛋白连接细胞骨架封闭细胞间空隙而形成的一个半渗透的屏障, 可阻止可溶性物质和其他大分子通过细胞间隙扩散到近腔室, 赋予上皮细胞屏障功能的同时限制基底室和近腔室之间的蛋白质和脂质运输。紧密连接形成的边界将支持细胞分为基底和近腔两部分, 被称为紧密连接的栅栏功能, 该功能赋予上皮细胞极性。外质特化属于睾丸中特异性的锚定连接(anchoring junction, AJ), 主要由钙黏着蛋白-连环蛋白复合物组成。根据其在生精小管中的不同位置, 可分为基底外质特化(basal ES)和近腔外质特化(apical ES), 基底外质特化为支持细胞之间形成的外质特化, 近腔外质特化为支持细胞和精子之间形成的外质特化。基底外质特化的超微结构特征表现为相邻支持细胞之间肌动蛋白微丝束、内质网池和质膜之间形成的"三明治"结构, 其独特的肌动蛋白微丝束赋予了血睾屏障强大的黏附功能。缝隙连接提供了必要的细胞间通信, 从而支持整个血睾屏障和血脑屏障。虽然都是人体最紧密的血-组织屏障, 但是血睾屏障的特异之处在于其结构随着生精上皮的周期性变化, 也不断进行动态的循环重塑, 以保证前细线期、细线期精母细胞的通过。在啮齿类动物生精周期的第Ⅷ～Ⅸ期, 相当于人类生精上皮周期第Ⅵ～Ⅶ期, 血睾屏障发生重塑, 同时, 精子作为一种特殊的细胞群, 通过细胞质桥穿越血睾屏障, 释放到生精小管的管腔, 这两个事件虽然同时发生, 但是却发生在生精小管的两端, 这些有意思的现象背后是否存在局部功能轴, 其调控机制尚未可知。

血睾屏障主要有以下功能: 第一, 为生精上皮提供稳定的微环境, 血睾屏障的紧密连接将生精上皮分隔为基底室和近腔室, 基底室靠近基膜, 内有精原细胞和前细线期细胞; 近腔室内, 精母细胞发生两次减数分裂并最终发育成精子细胞进入生精小管管腔。第二, 血睾屏障并非完全不通透, 其能够通过选择性通透功能调控各类生物分子的转运, 为生精上皮提供必要的物质供应, 包括水、电解质、营养物质(如葡萄糖和氨基酸)、激素和生物分子。第三, 构建免疫屏障, 血睾屏障能够确保免疫系统不能识别存在于生殖细胞表面的特异性抗原, 从而使生精细胞具有免疫豁免权。第四, 血睾屏障赋予生精上皮极性, 从而保证生精细胞在生精小管内迁移方向的正确性。

(二)间质结构

成熟睾丸的主要结构为生精小管, 睾丸间质所占比例较小, 但是富含血管和淋巴管。睾丸间质中存在多种细胞类型, 其中约80%为间质细胞(又称Leydig细胞), 此外, 还有多种免疫细胞, 主要为巨噬细胞和少数其他类型的免疫细胞, 包括肥大细胞和淋巴细胞等。

在人的睾丸中, 存在胎儿型和成年型Leydig细胞, 胎儿型Leydig细胞于出生后即消失, 而成年型Leydig细胞出现于青春期发育初期, 并一直存在到成年及老年。成熟的Leydig细胞呈圆形或多角形, 直径约为20 μm, 核椭圆或稍不规则。Leydig细胞是典型的类固醇激素分泌细胞, 有丰富的滑面内质网, 线粒体大而丰富, 细胞质中还常见脂滴, 脂滴内有合成类固醇激素所必需的物质。

Leydig细胞的主要功能是合成和分泌睾酮, 男性体内约95%的睾酮来自Leydig细胞。作为动物体内重要的性腺类固醇激素之一, 睾酮不仅可以促进性器官的发育成熟, 调控生殖功能, 还对肌肉生长、骨骼密度、神经系统和心血管疾病等有重要作用。睾酮含量受到精密的调控, 其水平过高和过低都会影响机体的健康。睾酮含量过高会造成男性性早熟、肾上腺疾病和睾丸疾病等, 含量过低会导致男性性欲降低引发男性不育, 还可能造成患者体力下降、肌肉质量下降、骨质疏松、肥胖、睡眠障碍和情绪低落等问题。Leydig细胞合成睾酮的过程受到下丘脑-垂体-睾丸轴调控: 下丘脑分泌促性腺激素释放激素(gonadotropin releasing hormone, GnRH)刺激垂体分泌黄体生成素(luteinizing hormone, LH), LH和Leydig细胞表面的黄体生成素受体(luteinizing hormone receptor, LHR)结合, 经过一系列酶的催化, 将胆固醇依次转化为孕烯醇酮、孕酮、雄烯二酮, 最终雄烯二酮在17β-羟基类固醇脱氢酶的作用下生成睾酮。

Leydig细胞还参与维持睾丸的免疫豁免环境, 睾酮具有免疫抑制功能, 而且睾丸内睾酮的含量比循环的睾酮含量高数十倍。另外, Leydig细胞还分泌雌激素、非甾体激素和生长因子, 对精子发生、支持细胞和间质细胞自身的分泌功能有调节作用。

二、睾丸的生理功能

睾丸既是男性的生殖器官,又是男性的内分泌器官,通过产生精子和内分泌功能,维持雄性个体的生殖功能。

(一)产生精子

睾丸是精子发生的场所,在这里,原始生殖细胞发育为精原细胞,青春期启动后,进入精子发生过程,经过减数分裂和一系列形态变化,最后形成特殊结构的精子。在睾丸中形成的精子尚未完全成熟,需要进入附睾,发生一系列生理生化反应,最后形成具有一定活力的精子。

(二)内分泌功能

1. 雄激素 主要为睾酮,睾酮主要由间质细胞分泌。20～50 岁的正常男性,睾丸每天分泌 4～9 mg 睾酮,血浆睾酮浓度为(22.7 ± 4.3)nmol/L。血浆中 97%～99% 的睾酮与性激素结合球蛋白(sex hormone-binding globulin,SHBG)结合,只有 1%～3% 的睾酮是游离的。50 岁以上男性随年龄增长,睾酮的分泌量逐渐减少。

睾酮主要有以下几方面作用:①维持生精作用,睾酮自间质细胞分泌后,可经支持细胞进入生精小管,睾酮可直接或间接(先转变为活性更强的双氢睾酮)与生精细胞的雄激素受体结合,促进精子的生成。支持细胞在 FSH 的作用下,可产生对睾酮和双氢睾酮亲和性很强的蛋白质,称为雄激素结合蛋白(androgen binding protein,ABP),ABP 与睾酮或双氢睾酮结合后,转运至生精小管,提高雄激素在生精小管的局部浓度,有利于生精过程。②刺激生殖器官的生长发育,促进男性第二性征出现并维持其正常状态。③维持正常的性欲。④促进蛋白质合成,特别是肌肉和生殖器官蛋白质的合成,同时还能促进骨骼生长与钙磷沉积和红细胞生成等。

2. 雌激素 除了睾酮外,间质细胞还分泌少量的雌二醇。男性血浆中的雌二醇浓度低于女性血浆中的雌二醇浓度。

3. 抑制素(inhibin) 抑制素是支持细胞分泌的糖蛋白激素,由 α 和 β 两个亚单位组成。抑制素对腺垂体 FSH 的分泌有很强的抑制作用,而同样生理剂量的抑制素对 LH 的分泌却无明显影响。

三、精子发生过程

精子发生指精原细胞在生精小管中经过一系列的分裂增殖、分化变形,最终发育形成精子的过程。精子发生是一个连续的动态过程,可分为三个主要阶段。①精原细胞的有丝分裂期:精原细胞由原始生殖细胞分化而来,具有一定的增殖能力,能够自我更新,为进入减数分裂期做准备。精原细胞可通过有丝分裂产生两类细胞:一类是精原干细胞,不进入精子发生周期,能够保持有丝分裂的能力;另一类则进入精子发生周期,进行后续过程。②精母细胞的减数分裂期:进入分化途径的精原细胞进行减数分裂为后续形成单倍体精子细胞做准备。根据减数分裂过程中细胞染色质变化状态可将初级精母细胞减数分裂前期分为细线期、偶线期、粗线期及双线期和终变期。初级精母细胞完成第一次减数分裂产生两个次级精母细胞,次级精母细胞的分裂间期很短,很快完成第二次减数分裂,产生单倍体圆形精子细胞。③精子形成期:产生的圆形精子细胞分化变形,包括细胞核的浓缩变长,顶体的生成,组蛋白到鱼精蛋白的替换,染色体的浓缩包装,核骨架及细胞骨架体系演变,鞭毛、轴丝的发生及尾部分化等一系列变形过程。精子发生所需的时间因物种而异,小鼠和仓鼠的一个精子发生周期约为 35 天,大鼠的一个精子发生周期约为 50 天,非人灵长类生物的一个精子发生周期为 45～65 天,人的一个精子发生周期约为 70 天。男性在 13.5 岁左右时,启动精子发生过程,并可持续终生。成年男性具有可观的精子产量,每秒约可产生 1000 个精子,一次射精的精子数量通常可达数亿个。

(一)精原细胞的有丝分裂

精原细胞是生殖细胞的来源,可通过有丝分裂进行细胞增殖,一部分用于维持自身的数量,另一部分发育为各级精原细胞,最后生成前细线期精母细胞。不同类型的精原细胞具有不同的增殖和分化特性,其中暗 A 型精原细胞为储备干细胞,通过有丝分裂维持自身数量和分化为亮 A 型精原细胞,A 型精原细胞也通过有丝分裂进行增殖,继续分化为 B 型精原细胞,B 型精原细胞通过有丝分裂进一步分化为初级精母细胞(前细线期精母细胞)。暗 A 型精原细胞、亮 A 型精原细胞、B 型精原细胞与前细线期精母细胞的比值为 1∶1∶2∶4。据此提出精原细胞的增殖模型:每 1 个暗 A 型精原细胞经过一次有丝分裂产生 1 个暗 A 型精原细胞和 1 个亮 A 型精原细胞,每 1 个亮 A 型精原细胞经过一次有丝分裂产生 2 个 B 型精原细胞,继而产生 4 个前细线期精母细胞。精原细胞的有丝分裂过程和其他体细胞的有丝分裂过程相似,分为细胞间期(G1 期、S 期和 G2 期)和分裂期(前期、中期、后期和末期)。

精原细胞的增殖受到多种因素的影响,根据在动物模型中的研究,这些因素包括维生素 A、白细胞介素-1α(interleukin-1α)、胰岛素、生长因子、C-Kit 及其受体、神经生长因子(nerve growth factor,NGF)、表皮生长因子(epidermal growth factor,EGF)、血小板衍生生长因子(platelet derived growth factor,PDGF)和卵泡抑素(follistatin)等。以维生素 A 为例,其缺乏会导致啮齿类动物的 A 型精原细胞的分化停滞,补充维生素 A 或者维甲酸(retinoic acid,RA)后,可恢复正常。

(二)精母细胞的减数分裂

B 型精原细胞停止有丝分裂后,发育为前细线期精母细胞,进入减数分裂期。在这一时期,细胞进行了两次减数分裂,初级精母细胞经过第一次减数分裂生成次级精母细胞,次级精母细胞经过第二次减数分裂形成单倍体的精子细胞。每一次减数分裂都可以分为前期、中期、后期、末期四个时期。两次减数分裂后,染色体数量由精原细胞中的 46 条(44,XY)减半至精子细胞中的 23 条(22,X 或者 22,Y)

1. 第一次减数分裂(meiosis Ⅰ) 前期Ⅰ(prophase Ⅰ):复制的染色体凝集成 X 形结构,在显微镜下很容易观察,每条染色体包含两个具有相同遗传信息的姐妹染色单体。根据染色体的不同状态,该期细胞又可分为细线期(leptotene)、偶线期(zygotene)、粗线期(pachytene)、双线期(diplotene)和终变期(diakinesis)。在细线期,染色质开始浓缩;在偶线期,每条染色体(由两条姐妹染色单体构成)沿着其长轴与其同源染色体进行两两配对,这种配对会造成染色体之间的物理接触,称为联会(synapsis),形成联会复合体。联合后的每对同源染色体都含有四条染色单体,称为四分体(tetrad);在粗线期,四分体中的非姐妹染色单体之间进行部分遗传物质的交换,称为交叉(chiasma),交叉并没有让遗传物质增加或者损失,而是让父本和母本之间的遗传物质得以交换,是遗传多样性的生物学基础,也是减数分裂的重要意义之一;在双线期,联会复合体解体。

中期Ⅰ(metaphase Ⅰ):染色体沿着细胞的中心(赤道)彼此相邻排列,中心粒位于细胞的两极,纺锤体形成,纺锤体纤维一端与中心粒相连,一端附着在染色体上,核膜完全破裂。每对染色体朝向细胞两极的排列是随机的,称为独立分配(independent assortment),也就是任何母本的染色体可能面向任何两极,任何父本的染色体也可能面向任何两极,这也是遗传多样性的生物学基础。

后期Ⅰ(anaphase Ⅰ):纺锤体将每对染色体拉开,两条同源染色体分别移至细胞的两级,四分体结构消失。此时,姐妹染色单体仍保持在一起,这是与有丝分裂及第二次减数分裂后期的不同之处。

末期Ⅰ(telophaseⅠ):染色体完成向细胞两极的移动,每组染色体周围形成一层新膜,产生两个细胞核。

第一次减数分裂产生了两个单倍体细胞,之所以称为单倍体细胞,是因为每个细胞中只有一套同源染色体,尽管每条染色体依然含有两个姐妹染色单体。

2. 第二次减数分裂(meiosis Ⅱ) 第二次减数分裂期间,细胞不再进行 DNA 复制,较第一次减数分裂,时间更短,姐妹染色单体发生分离,形成不含重复染色体的单倍体细胞。

前期Ⅱ(prophase Ⅱ):染色体浓缩,核膜破裂,中心体分开,并开始形成纺锤体。

中期Ⅱ(metaphase Ⅱ):染色体沿着赤道板排列。

后期Ⅱ(anaphase Ⅱ):纺锤体分别将每条染色体中的姐妹染色单体拉向细胞的两极。

末期Ⅱ(telophase Ⅱ):姐妹染色单体完成向细胞两极的移动,核膜重新形成。

(三)精子形成

精母细胞经过两次减数分裂形成单倍体圆形精子细胞,此后细胞不再进行分裂,而是通过一系列形态变化,最后变形为具有头部、颈部和尾部结构的精子,该过程称为精子形成(spermiogenesis),是精子发生的最后阶段。对于人类而言,精子形成过程历经 22.5～23 天。精子形成发生在支持细胞近腔面的凹陷中,可分为四个时期(图 1-2-2):高尔基体期(Golgi body phase)、头帽期(cap phase)、顶体期(acrosomal phase)和成熟期(maturation phase)。

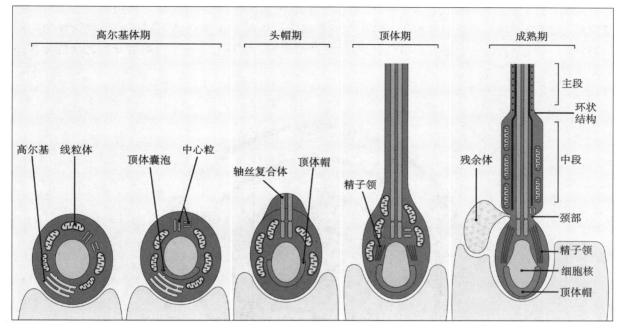

图 1-2-2 精子形成的四个时期

1. 高尔基体期 在高尔基体期,精子细胞的高尔基体先形成几个圆形小泡,称前顶体囊泡,内有致密的颗粒,称前顶体颗粒(pre-acrosomal granule),随后前顶体囊泡融合成一个大的顶体囊泡(acrosomal vesicle),与核膜相贴,向一侧扩大,形成双层膜,该位置标记为精子头部的前端。一对中心粒(centriole)向顶体帽的反方向移动,近侧中心粒贴近核尾端,远侧中心粒将形成鞭毛的轴丝复合体,其中包括周边的 9 对微管和中心的 1 对微管。高尔基体期的细胞特征是核圆形,位于细胞中央,染色质细颗粒状,染色较浅,有散在的不规则的块状染色质,核的表面有半圆形的顶体囊泡。

2. 头帽期 顶体囊泡向细胞核两侧延伸,覆盖约一半的细胞核,逐渐发育为顶体帽(acrosomal cap)。位于顶体帽下方的细胞核膜逐渐增厚且核孔消失,染色质逐步致密,位于细胞中央,同时,正在发育中的轴丝复合体(axonemal complex)清晰可见。

3. 顶体期 细胞核变得更加致密且不断变长,顶体帽发育为顶体,而尾部的轴丝复合体也清晰可见,位于顶体帽和细胞前端细胞膜之间的细胞质迁移至细胞后端。整个细胞进行方向上的定位,细胞前端嵌入支持细胞的管腔面,指向生精小管的基底部,而富含细胞质的细胞后端指向生精小管的管腔。同时,出现一个独特的微管鞘结构,从顶体帽的后部延伸至正在发育中的尾部,形似领子,称为精子领(manchette)。中心体移向精子颈部(连接头部和尾部的结构),其中一个中心体继续合成精子尾巴的轴丝的 9+2 微管结构,与其外侧的 9 根致密纤维连接。线粒体聚集在精子颈部以及颈部下方,包绕在致密纤维外侧,形成精子尾巴的中段,并止于连接中段和主段的环状结构(annulus)。

4. 成熟期 成熟期的特征是部分细胞质,即残余体(residual body)从精子颈部和中段被挤压脱落,并被支持细胞吞噬,在支持细胞内形成球形的胞质残滴,小部分细胞质仍残留在精子头部与尾部连接处,这部分胞质残滴在精子释放至生精小管后脱落。结构完整但是功能尚未成熟的精子与支持细胞分离,被释放入管腔,标志精子发生的结束。

四、精子发生周期

生殖细胞在生精小管中协调和同步发育,该过程是连续不断的。在生精小管内的任意确定位置,生殖细胞之间的关联以及生殖细胞群体的构成都是特定的,相同发育阶段的细胞群体相继出现之间,有一个特定的时长,称为生精上皮周期(cycle of seminiferous epithelium)或者精子发生周期。生精上皮周期的长短具有种属差异,人生精上皮周期为16天,小鼠生精上皮周期为8.6天,大鼠和公牛生精上皮周期为13天,羊和兔生精上皮周期为10天。根据生殖细胞群体的构成,生精上皮周期可分为不同的期相(stage),用罗马数字表示,人的生精上皮周期分为6期,用Ⅰ~Ⅵ表示(图1-2-3),小鼠的生精上皮周期分为12期,用Ⅰ~Ⅻ表示,大鼠的生精上皮周期分为14期,用Ⅰ~ⅩⅣ表示。生精上皮周期的不同期相以规律性的间隔重复出现,由于不同期相是一个连续的渐进过程,因此一个周期的结束和下一个周期的开始之间的分界并不是十分清楚。

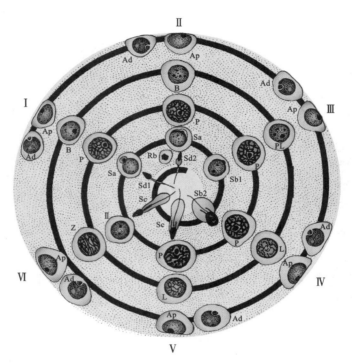

图1-2-3 人生精上皮周期示意图

精原细胞包括亮A型精原细胞(Ap)、暗A型精原细胞(Ad)和B型精原细胞(B);初级精母细胞包括前细线期(preleptotene,PL)、细线期(leptotene,L)、偶线期(zygotene,Z)和粗线期(pachytene,P);分裂期,又称M期(mitotic stage,M);次级精母细胞(secondary spermatocyte,Ⅱ);残余体(residual body,RB);不同时期的精子细胞(Sa、Sb1、Sb2、Sc、Sd1、Sd2);Sa精子细胞的细胞核呈球形且具有顶体囊泡,Sb1精子细胞的细胞核依然呈球形,但顶体已完成延伸,Sb2精子细胞具备精子领结构且细胞核变长,Sc和Sd1精子细胞中细胞核变形逐渐完成且染色质已高度浓缩。

鉴定生精上皮周期不同期相的常用方法有两种,第一种方法是根据生殖细胞细胞核形态以及在生精小管中的位置,常用方法是苏木素-伊红染色法(hematoxylineosin staining)。第二种方法是根据顶体形状进行鉴定,常用方法是过碘酸希夫染色法(periodic acid-Schiff staining)。在很多物种中,生精小管的横切面可见有序排列的生殖细胞,且一个横切面中的生殖细胞处于生精上皮周期的同一期相。而在人类和一些非人类灵长类动物中(狒狒、食蟹猕猴、黑猩猩等),同一个横切面中的生殖细胞可能存在几个期相。

对生精小管进行分期有利于研究生精细胞的发育过程,包括细胞结构、染色体行为等生物学过程,以及支持细胞对生精细胞的周期性调控变化。

五、精子发生波

在大多数哺乳动物中,包括非人类灵长类动物,在低倍显微镜下,分离出来的生精小管中可见连续的生殖细胞密度模式,反映了生殖细胞的数量、位置和密度的变化。当同一期相生殖细胞沿着生精小管再次出现时,两个相同期相之间的距离称为生精上皮波(wave of seminiferous epithelium),产生精子发生波。

生精上皮波和生精上皮周期是不同的概念，精子发生波着重于空间，是指一定时间内生殖细胞沿生精小管的有序分布，而生精上皮周期着重于时间，是指在生精小管的一定区域内，生精细胞的组织学动态变化现象。精原细胞从增殖开始，需要经历好几个生精上皮周期，才能发育为精子。

精子发生过程中的一个特点是同步发育，其调控机制如下：①精原干细胞的增殖速度及其发育而成的精母细胞数量受到严格调控；②减数分裂的时长和后续精子变形的时长是确定的；③生精细胞间的细胞质桥使得一群生精细胞能够保持同步发育；④生精小管响应激素刺激，生精细胞和支持细胞能够相互作用。

（王晓莉　袁水桥）

第三节　精子发生的调控

哺乳动物的精子发生过程非常复杂，包括精原细胞的有丝分裂和精母细胞的减数分裂，以及随后精子细胞的变形，整个过程在生精小管中持续不断地进行，以保证每天产生数以百万计的成熟精子。这些过程受到多种因素的共同调控，主要包含两大类：外源性因素的调控和遗传学调控。外源性因素主要由激素、旁分泌因子和环境因素构成，遗传学调控主要发生在生精细胞内的染色体水平（或者是基因水平）。

一、外源性因素的调控

（一）激素和旁分泌因子

精子发生的激素调节是一个涉及多种激素相互协调的生物学过程，如下丘脑-垂体-睾丸轴中的卵泡刺激素（FSH）和黄体生成素（LH），它们分别对睾丸中的支持细胞（Sertoli cell）和间质细胞（Leydig cell）发挥作用，严密地调控这一过程。同时，抑制素、激活素、卵泡抑素和其他旁分泌因子也参与其中。

1. 睾酮（testosterone）与雄激素受体（androgen receptor，AR）　睾酮是睾丸中最主要的性激素，由间质细胞合成，目前发现睾酮对于维持生精细胞黏附、精子发生和血睾屏障有重要作用。在正常情况下，男性睾丸间隙液的平均睾酮浓度为（609±50）ng/ml，明显高于血清游离睾酮平均水平（3.7±0.3）ng/ml。在精子发生的不同周期，对睾酮的需求水平也不尽相同，如在生精上皮周期中的Ⅱ期，生精上皮中雄激素依赖的细胞活动与Ⅵ期有很大的不同。睾酮主要通过与其受体结合而发挥调控精子发生的功能，睾酮受体表达于支持细胞、间质细胞和管周肌样细胞的核内。小鼠模型研究表明，支持细胞中雄激素受体的特异性缺失会导致精子发生阻滞。非梗阻性无精子症（non-obstructive azoospermia，NOA）患者支持细胞中雄激素受体的表达水平高于梗阻性无精子症（OA），且梗阻性无精子症患者血清中 FSH 水平与支持细胞中雄激素受体的表达水平呈显著正相关，但是，非梗阻性无精子症患者支持细胞中雄激素受体的表达水平与血清中 FSH、LH 或者睾酮的浓度并没有明确的相关性。

2. 卵泡刺激素（follicle stimulating hormone，FSH）　FSH 通过作用于表达 FSH 受体的支持细胞而成为精子发生的重要调节剂。FSH 受体位于支持细胞的细胞膜上，通过激活细胞内的 cAMP-PKA、MAPK、PI3K-AKT 以及磷脂酶 A2 等信号通路参与对支持细胞功能的调控。FSH 不仅能促进青春期前的支持细胞增殖，还可以在青春期后激活支持细胞以维持生殖细胞发育。在临床实践中，通过联合使用 FSH 和人绒毛膜促性腺激素（hCG）治疗患有先天性完全性腺功能减退症（congenital hypogonadotropic hypogonadism，CHH）的男性患者，可以诱导睾丸发育、精子发生和提高生育能力。

3. 黄体生成素（luteinizing hormone，LH）　LH 的主要功能是刺激睾丸中的间质细胞产生睾酮，此过程对外界环境或生活方式具有高度敏感性。胚胎期的睾丸间质细胞就开始表达 LHCG 受体（促黄体生成素/绒毛膜促性腺激素受体，又称 LHCG-R 或 LHR）。LH 受体基因突变的男性表现为生殖器发育异常，缺乏睾丸激素，说明 hCG/LH 信号对胎儿和成人的睾丸激素产生至关重要。LH 通过刺激关键的类固醇生成酶（steroidogenic enzyme）基因和转录因子的表达来刺激睾酮的产生，这些转录因子是睾酮生物合成所必需的,以支持精子发生和其他生殖功能。

4. 雌激素(estrogen) 睾丸可以通过芳香化酶产生相当数量的 17β-雌二醇,芳香化酶由间质细胞、支持细胞、精母细胞、精子细胞和精子表达(其是否存在于精原细胞尚不清楚),而雌激素主要由睾丸的间质细胞产生。雌激素通过雌激素受体 ERα(ESR1)和 ERβ(ESR2)发挥作用,目前普遍认为 ERα 表达于精原细胞、粗线期精母细胞和早期圆形精子细胞;而 ERβ 表达于睾丸的粗线期精母细胞、早期圆形精子细胞、支持细胞和间质细胞。有临床数据表明,含有 ERα 突变或者芳香化酶缺乏的男性中,血清睾酮、雌二醇、LH 和 FSH 较对照组有明显差异。目前,虽然有部分研究支持雌激素与睾丸发育、精子发生的维持和精子成熟有关,但是,雌激素在精子发生中是否发挥作用仍然是一个有争议的话题,需要更多的研究以证实。

(二)环境因素

大量研究结果表明,环境因素与男性的精子发生密切相关。许多环境毒物会诱导活性氧(ROS)的产生,造成氧化应激进而影响睾丸的正常功能。虽然正常生理水平的活性氧是精子发生过程所必需的,然而,由于环境污染而生成的过多活性氧自由基会破坏睾丸功能,包括睾酮水平下降、精子发生障碍等,导致精子数量和质量下降,其后果通常是不可逆转的,最终造成男性不育。影响男性精子发生的环境因素主要分为化学因素、物理因素以及生物因素。

1. 化学因素 有毒重金属,如铅、锰、铬、汞、钴和镉等是导致男性不育的主要因素,它们在进入细胞后会导致细胞代谢途径和生化过程的逐渐转变,包括转录和翻译水平的变化。尤其是生精小管中的支持细胞,容易受到重金属污染的影响,间接影响生殖细胞的发育。此外还有诸如燃烧产物、二噁英、多氯联苯、农药、食品添加剂等,可以通过干扰下丘脑-垂体-睾丸轴(图 1-3-1)的内分泌调节功能,导致精子发生异常。

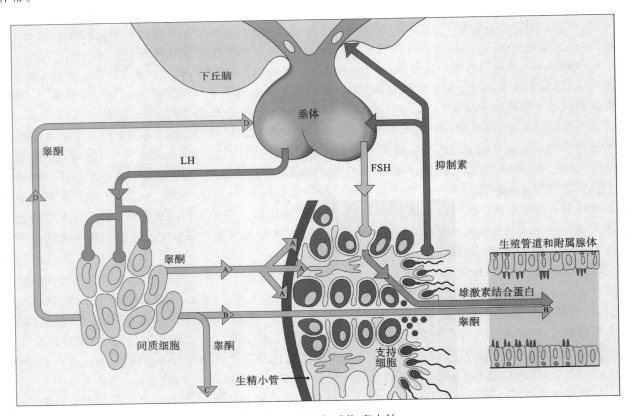

图 1-3-1 下丘脑-垂体-睾丸轴

间质细胞分泌的睾酮能够刺激生精小管中的精子发生过程(A)、维持生殖管道和附属腺体的结构和功能(B)、维持第二性征(C)、提供反馈机制以控制垂体(pituitary)中黄体生成素(LH)的输出量(D),LH 可刺激间质细胞分泌睾酮。垂体中分泌的卵泡刺激素(FSH)可调控支持细胞中雄激素结合蛋白(androgen binding protein)的分泌。

2. 物理因素　与精子发生最密切的物理因素是热环境,过高的环境温度会极大地影响精子发生过程,并增加生精细胞的凋亡。现代社会中,久坐办公与长途驾驶所带来的阴囊温度升高可能是造成男性精子质量不断下降的重要原因之一。此外,有证据表明电离辐射也是造成可逆性生精障碍的重要原因,且与辐射剂量密切相关。

3. 生物因素　目前发现的与精子发生相关的生物因素主要有寄生虫以及多种微生物,如支原体、衣原体等。

二、遗传学调控

哺乳动物的精子发生是在雄激素的驱动下,不同生殖细胞的基因按照特定时空顺序表达,从精原细胞逐步发育到精子的生物学事件,涉及的遗传学调控机制十分复杂,主要包括转录和转录后调控。

虽然有一些转录因子在生精上皮周期所有阶段的支持细胞和生殖细胞中普遍表达,对生殖细胞发育有重要的影响,但在精子发生过程中,支持细胞和生殖细胞中也存在部分差异表达的转录因子,发挥阶段特异性和细胞类型特异性的基因调控。

1. 参与维持精原干细胞(SSC)的转录因子　PLZF(promyelocytic leukemia zinc finger)是在精原干细胞中表达的重要转录因子,参与调控精原干细胞的自我更新。Plzf基因敲除的雄性小鼠随着年龄的增长,精原细胞逐渐减少,最终导致不育。Kit基因是Plzf的直接靶基因,编码干细胞因子的跨膜受体。Kit是精原细胞分化的标志,Plzf介导的Kit转录抑制对维持精原干细胞群至关重要。不仅由生殖细胞表达的转录因子对精原干细胞的更新至关重要,最近的研究表明在支持细胞中表达的转录因子也是这一过程的重要调控因子。例如,只在支持细胞中表达的转录因子Erm的敲除导致大量在精原细胞中表达的基因发生改变,包括Plzf和Stra8,导致精原干细胞更新异常和精子发生阻滞,这说明支持细胞特异性转录因子与精原细胞特异性转录因子在调控精子发生过程中都非常重要。

2. 参与精子变形的转录因子　圆形精子细胞所经历的精子变形过程,伴随着广泛的形态变化,如顶体形成和尾部伸长,这些事件同样受到在支持细胞和生殖细胞中特定时空表达转录因子的调控。一些转录因子在生殖细胞分化和精子发生中特别重要,如CREM、A-myb、Cnot7和Rxrb。其中,A-myb主要参与调控精子发生减数分裂期的基因表达,当A-myb基因被敲除后,进入减数分裂前期的雄性生殖细胞被阻滞在粗线期,表明A-myb对第一次减数分裂至关重要。Cnot7是CCR4相关的辅助转录因子,敲除Cnot7会导致雄性小鼠不育,而且Cnot7在支持细胞和生殖细胞中均有表达,它能与Rxrb的AF-1结构域结合,在精子发生中由Rxrb所介导的基因转录中起到重要作用,而Rxrb对于维持支持细胞的功能和精子发生至关重要,所以,Cnot7和Rxrb是两个在精子发生过程中相互依赖和不可或缺的转录因子。目前对于减数分裂过程中基因的转录调控还有许多未知之处,仍需要进行大量的研究。

3. 精子发生的转录后调控　转录后调控(post-transcriptional regulation)是指在转录后水平上对基因表达的调控。雄性生殖细胞除了拥有复杂的转录组外,还拥有体内数量最多的特异性RNA结合蛋白。精子发生过程中大部分时期处于转录激活状态,但经历了两个独特的转录抑制期,分别发生在初级精母细胞进入早期减数分裂的染色体同源重组阶段和精子变形阶段。RNA结合蛋白与RNA结合所形成的复合物参与RNA的修饰、剪切、出核、翻译和降解等过程,以确保精子发生不同阶段的平稳过渡,因此,RNA结合蛋白参与的基因转录和转录后调控在精子发生过程的每个阶段都尤为重要,是维持雄性生育力所必需的。

小鼠的原始生殖细胞(PGCs)在胚胎期第6.5天(E6.5)出现于靠近胚胎外胚层的后外胚层,并于胚胎期第7.5天(E7.5)开始迁移至生殖脊。RNA结合蛋白通过下调转录活跃的多能因子,在转录后水平上将PGCs锁定在其向生殖细胞分化的通路中。PGCs的基因表达失调可引发细胞凋亡,甚至导致畸胎瘤。一种RNA结合蛋白DND1从E7.5开始就在PGCs中表达,靶向降解促进细胞增殖;另一种在PGCs中表达的RNA结合蛋白DAZL则可以通过抑制Sox2转录本的翻译来限制细胞的多能性潜能。除了DND1和DAZL,隶属于NANOS家族的RNA结合蛋白在PGCs的分化中也起着关键作用。

转录后调控机制在减数分裂过程中也发挥着至关重要的作用。由维甲酸(RA)触发的减数分裂程序的完整性依赖于减数分裂特异性蛋白 MEIOC,最新的研究表明 MEIOC 参与调控减数分裂期转录本的稳定以及有丝分裂相关转录本的降解,MEIOC 的缺失导致减数分裂期染色体稳定性被破坏。此外,MEIOC 的互作蛋白 YTHDC2 也是一种在该期表达的 RNA 结合蛋白,参与 mRNA 的降解与翻译调控。

在减数分裂结束后的精子细胞核变形过程中,DNA 从组蛋白中分离出来,暂时包裹在转换蛋白周围,转换蛋白最终被鱼精蛋白取代,这一过程中的基因转录活动几乎完全被抑制。RNA 结合蛋白 YBX2 在这一时期高度表达,并可以直接结合精子发生转录本的 3′ UTR 调控区域,抑制其提前进入翻译活动,YBX2 蛋白缺失的精子细胞中与精子变形相关的蛋白往往提前表达,并最终导致精子变形进程被破坏。

4. 非编码 RNA 与精子发生　表观遗传调控是伴随精子发生的重要生物学事件,非编码 RNA (ncRNA)是表观遗传调控的重要组成部分,主要包括长链非编码 RNA (lncRNA)、miRNA 和 piRNA。在人类、大鼠和小鼠睾丸内,各期的生精细胞中都已检测到大量 lncRNA 的表达,部分 lncRNA 的功能已经被阐明,如 Mrhl、Dmr、Tsx 和 HongrES2,均在睾丸发育和精子发生中起重要作用。其中,Tsx 特异性表达于粗线期精母细胞中,Tsx 基因敲除小鼠的睾丸重量明显下降,精母细胞大量凋亡。miRNA 是一类特殊的小分子非编码 RNA,长度约为 22 bp,大量 miRNA 选择性地在精原细胞、粗线期精母细胞和成熟精子中表达,表明它们几乎参与了精子发生的每个阶段。目前已经发现 miRNA-20、miRNA-21 和 miRNA-106a 可调控精原干细胞(SSCs)的自我更新。此外,还有部分 miRNA 在减数分裂过程中发挥重要作用,如 miRNA-10a、miRNA-871 和 miRNA-880。上述研究表明,miRNA 在精子发生过程中对维持雄性生殖细胞的正常发育发挥重要调控作用。piRNA 是新近发现的一类在生殖细胞中特异性表达的非编码小 RNA,主要在生殖母细胞、粗线期精母细胞和圆形精子细胞中表达。piRNA 主要与生殖细胞发育过程中的转座子沉默相关,还有研究认为圆形精子细胞中的 piRNA 可以直接与精子发生相关 mRNA 结合,调控其降解或者促进翻译以影响精子的变形过程。

三、精子发生障碍

造成精子发生障碍的原因有多种,其中遗传因素占据了重要的地位,而由遗传因素导致的精子发生障碍主要有以下两类。

(一)染色体异常导致的精子发生障碍

1. 克兰费尔特综合征　克兰费尔特综合征(Klinefelter syndrome, KS)是常见病因之一,其特征是存在额外的 X 染色体,精子发生障碍的原因可能是生精小管发生广泛的纤维化和玻璃样变,并伴有精原细胞的进行性凋亡,最终导致无精子症。然而,在部分生精小管内可能仍有局部的精子发生进行,这些生精小管中存在部分正常的二倍体生殖细胞能够完成生精过程,在大多数情况下可以形成正常的单倍体配子。

2. Y 染色体无精子症因子区域微缺失　无精子症因子(azoospermia factor, AZF)区域包含重要的精子发生相关基因家族,是男性不育的重要原因。AZFa 区域长 792 kb,包含 2 个广泛表达的单拷贝基因 USP9Y 和 DDX3Y (DBY)。USP9Y 编码一种具有泛素羧基末端水解酶活性的蛋白质,该基因的缺失导致多种精子发生障碍的表型。DDX3Y 主要在精原细胞中表达,而其 X 染色体同源物 DDX3X 则在减数分裂后的生精细胞中表达,虽然尚未见 DDX3Y 基因单独突变或缺失的报道,但 DDX3Y 基因缺失可能导致 AZFa 缺失表型,即唯支持细胞综合征。AZFb 区域为一段 6.2 Mb 的 DNA 片段,包括 32 个基因拷贝和转录单元,这些基因很可能与生殖细胞的成熟有关。AZFc 区域是最容易发生缺失的片段,长约 3.5 Mb,可以造成多种不同的精子发生障碍表型,从唯支持细胞综合征到少精子症。

(二)单基因因素导致的精子发生障碍

迄今为止已经发现了 20 余种涉及人类精子发生不同阶段阻滞的基因,其中有至少 6 个基因的突变(MEI1、MEIOB、TEX11、SYCE1、STAG3 和 SETX)是造成减数分裂停滞的病因。MEI1 与 DBS 形成有关,并且与其他导致精子发生障碍的基因如 MEIOB、TEX11、TEX15 和 SYCE1 一起,参与联会复合体的形成和维持以及同源染色体之间的交叉。STAG3 不仅参与 DBS 修复,还参与 DNA 复制后染色体轴的形成和姐妹染色单体的粘连。STAG3 突变导致减数分裂过程中 DBS 修复和染色体配对异常。SETX 突变造成精子发生停滞在初级精母细胞阶段。还有部分基因的突变可以导致精原细胞发育异常，如 ADAD2 和 DMRT1。而少数基因的突变甚至可能造成严重的唯支持细胞综合征，如 FANCA、PLK4 以及 WKN3 等。

（王晓莉　袁水桥）

第四节　附睾与精子成熟

一、附睾的结构

在睾丸的生精小管中，生精细胞发育为结构完整的精子，但是还不能主动地运动，而是被动地随支持细胞分泌的液体流入睾丸网（rete testis），然后经过输出小管，在其纤毛摆动和平滑肌收缩的作用下进入附睾头，经历成熟过程。解剖学上将附睾分为附睾头、附睾体和附睾尾三个部分，其中附睾头由输出小管和附睾头段组成，附睾体和附睾尾由附睾管组成。

（一）输出小管

输出小管（efferent duct）是连接睾丸网和附睾管的管道，在睾丸纵隔处，睾丸网穿越白膜形成多条输出小管，近端输出小管（靠近睾丸网的输出小管）通常是直行的，管腔比远端输出小管（靠近附睾端的输出小管）更大，移行过程中逐渐卷曲，卷曲的输出小管部分称为"锥囊"（conus vasculosus）。在啮齿类动物中，输出小管在锥囊中融合为一条总管，连接于附睾管（epididymal duct）。在人和大型哺乳动物中，卷曲的输出小管以多种形式和附睾管进行连接，包括尾对尾（end-to-end，输出小管和附睾管相连）和尾对边（end-to-side，输出小管和附睾管的分支相连）。

输出小管在不同的物种中，具有不同的组织排列方式，可分为两种（图 1-4-1）：①漏斗式：多见于小型哺乳动物，如啮齿类动物。起始于靠近睾丸网的输出小管（称为近端输出小管），融合为一条很细的小管，进入附睾头起始段。②平行式：多见于大型哺乳动物和鸟类。起始于睾丸网的多条输出小管，保持独立，而非融合，接近附睾起始段时，颅侧的一些输出小管也会吻合成一条较短的共同小管，连接于附睾管，这种方式能够提供更多进入附睾起始段的通道。以上两种组织排列方式，都有多条近端输出小管，但是其数目因物种而异，甚至同一物种也会有较大的个体差异，如大鼠有 2～8 条，人类有 6～15 条。

从睾丸网到输出小管，上皮发生了明显变化，从睾丸网的扁平上皮（又称为鳞状上皮），变为输出小管的柱状上皮/立方上皮。输出小管上皮既具有区段差异性，也具有种属差异性。区段差异性体现在非纤毛细胞中的溶酶体颗粒、空泡和内吞囊泡的存在与否，目前尚不清楚这些形态差异是否为同一种细胞在不同功能状态的体现。在近端输出小管，上皮结构相对均匀，而在输出小管的锥囊和总管区，上皮的高度错落不一，在某些物种中形成很大的褶皱，如人类和鸟类。输出小管上皮到附睾起始段上皮的结构变化也非常明显，从短柱状细胞转变为较高的假复层柱状上皮。

输出小管上皮主要由纤毛细胞（ciliated cell）和非纤毛细胞（non-ciliated cell）组成（图 1-4-2），在某些物种中也可见基细胞、淋巴细胞或者巨噬细胞，纤毛细胞和非纤毛细胞的数量因物种而异。在输出小管的近端区，非纤毛细胞占更大的比例，在远端区，纤毛细胞的数量明显增加，占上皮细胞的比例可高达 80%。

1. 纤毛细胞　纤毛细胞呈高锥体形，细端伸向基膜，游离面有大量运动纤毛和少量微绒毛，组成上皮中的凸起部分。在所有物种中，纤毛细胞都具有一个典型的特点，即含有丰富的线粒体，为纤毛的运动提供能量。纤毛细胞的细胞核常具有较深的凹陷，在啮齿类动物和鸟类中，细胞核常位于靠近管腔的细胞质中，但在人类和大型哺乳动物中，细胞核的位置不定。纤毛细胞的主要功能是搅拌腔内液体以确保非纤毛细胞管腔液的均匀吸收。纤毛细胞也存在于女性的输卵管中，但有趣的是，最近在小鼠动物模型中的研究

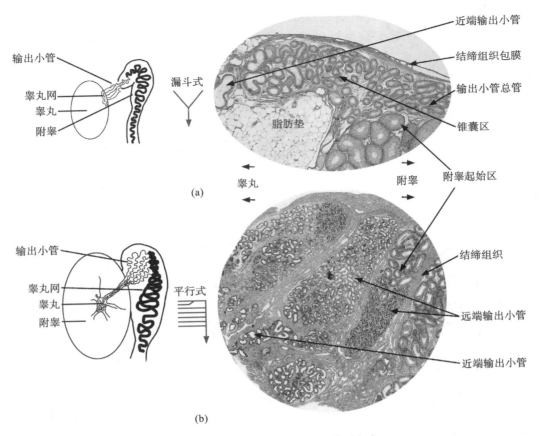

图 1-4-1　输出小管的两种组织排列方式

（a）漏斗式；（b）平行式

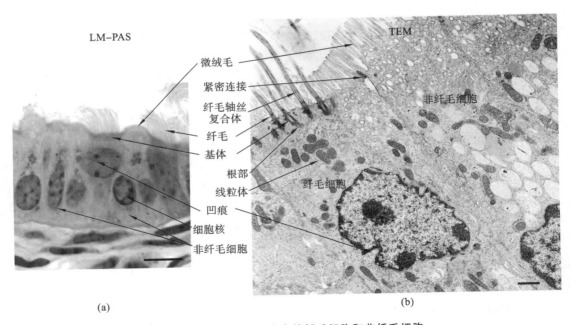

图 1-4-2　输出小管上皮中的纤毛细胞和非纤毛细胞

（a）光镜（light microscope，LM）观察输出小管上皮的 PAS 染色；

（b）透射电镜（transmission electron microscope，TEM）观察输出小管上皮

发现，男性输出小管中的纤毛细胞和女性输卵管中纤毛细胞的运动方式完全不同，输卵管中的运动纤毛呈现"节律波式"的摆动以促进卵子的转运，而输出小管中的运动纤毛为"涡轮搅动式"的无规律摆动模式，其

功能可能是维持精子处于悬浮状态以避免沉淀阻塞纤细的输出小管,精子在输出小管中的转运不依赖于运动纤毛的摆动,而是由输出小管的肌肉收缩造成的。

2. 非纤毛细胞 组成上皮的低凹处,游离面有整齐的微绒毛,微绒毛根部有细胞膜下陷所形成的吞饮泡。细胞核常位于基底附近,核膜偶有凹陷。在大多数物种中,非纤毛细胞与纤毛细胞的比例为(3～5):1。非纤毛细胞对管腔液的吸收功能使精子浓度大大提高,与其吸收功能相一致的是,基底的细胞质高度折叠。

(二)附睾

附睾(epididymis)是连接输出小管和输精管的导管状器官,本质上是一套高度盘曲的导管系统,其解剖结构具有很大的种间差异性,即使和其他灵长类动物相比,人的附睾结构也是比较独特的。人类附睾长约 6 cm,由三个解剖区域组成:附睾头(caput of epididymis)、附睾体(corpus of epididymis)和附睾尾(cauda of epididymis)。附睾头是一个 5～12 mm 的锥体结构,位于睾丸上极;附睾体长 2～4 mm,沿睾丸后外侧延伸;附睾尾是位于睾丸下极的弯曲结构,直径为 2～5 mm,为成熟精子储存的主要部位。附睾被一层被膜包裹着,由内而外依次为血管膜、厚而坚固的白膜以及最外层的鞘膜。在光镜下,附睾的不同区段呈现出不同的亮度,输出小管由于管腔狭窄而颜色较暗,附睾尾因有一层很厚的平滑肌细胞包裹而颜色较暗。附睾中可见由结缔组织形成的隔膜(septum),隔膜垂直于附睾的长轴。在小鼠和大鼠中,隔膜的数量和位置比较固定,且没有明显的个体差异,根据隔膜数量和位置,小鼠附睾可分为 10 段,大鼠附睾可分为 19 段。与啮齿类动物相比,人类附睾的隔膜并无规律,大部分隔膜不完整,而且个体差异性很大,因此,很难用隔膜对人类附睾进行分段(图 1-4-3)。

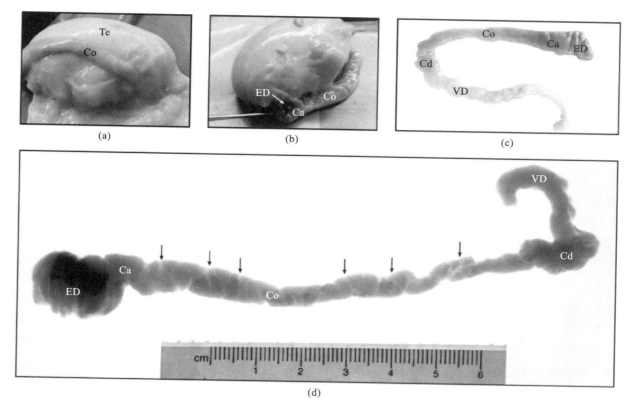

(a)   (b)   (c)

(d)

图 1-4-3 人类附睾的解剖结构

(a)为睾丸和附睾的结构;(b)为将附睾和睾丸进行部分分离的示意图;(c)为将附睾进行完全分离的示意图;
(d)为去除被膜后的附睾示意图,箭头所指为隔膜。ED 为输出小管;Te 为睾丸;Ca 为附睾头;Co 为附睾体;Cd 为附睾尾;VD 为输精管

啮齿类动物中,附睾可分为四个部分:起始段、附睾头、附睾体和附睾尾。近端区(起始段和附睾头)主

要支持精子的成熟过程,远端区(附睾尾)能够储存精子并维持精子处于静息状态。人类附睾没有明显的起始段,附睾的近端区主要由输出小管组成。在所有物种中,附睾上皮从近端区到远端区逐渐变薄,管腔越来越大。在多配偶的物种中,附睾较为发达,能够确保足量的精子供多次交配,但人类以及非人类灵长类动物的附睾与其他哺乳动物相比,附睾相对发育不良,其精子储存能力有限。多配偶物种中,精子储量可供 10~12 次射精,人类仅可供 2~3 次射精。

人类附睾上皮主要有四种细胞类型(图 1-4-4),分别为主细胞(principal cell)、亮细胞(clear cell)、基细胞(basal cell)和晕细胞(halo cell)。附睾细胞的功能主要由雄激素调节,参与内吞、分泌和代谢等活动。

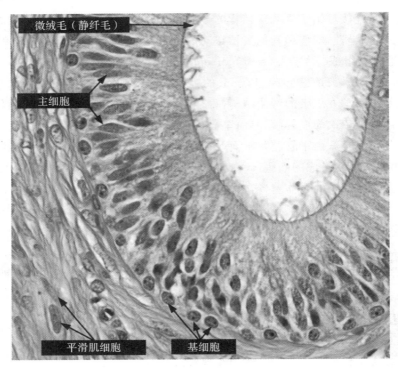

图 1-4-4　人类附睾上皮的细胞组成

(1)主细胞:呈长方形,富含细胞器,是附睾上皮中的主要细胞类型,并沿整个附睾管存在。主细胞的游离面有规则的长微绒毛,称为静纤毛(stereocilium),其高度从附睾头到附睾尾逐渐变低。根据区域的不同,主细胞占附睾上皮的 65%~80%,这些细胞主要负责将物质吸收和分泌到附睾腔中,因此具有较高的分泌和内吞活性。

(2)亮细胞:另一种具有高内吞活性的细胞类型,分布于附睾头、附睾体和附睾尾。亮细胞体积较大,是初级细胞类型,负责吸收精子细胞释放的细胞质液滴、吞噬精子碎片、清洁附睾腔内环境。

(3)基细胞:呈半球形,扁平伸展,定位于基底膜上,不接触管腔。基细胞具有多种功能,能够保护附睾管免受活性氧的影响,也具有内分泌功能(分泌前列腺素),分泌的前列腺素遍布附睾各个区段,且具备成体干细胞的特征,体外可分化为附睾上皮,被认作主细胞的储备细胞。可通过调节某些主要细胞的功能而间接影响管腔环境。

(4)晕细胞:体积较小,细胞质清澈,遍布附睾上皮,中下部较多,是游离入附睾上皮的淋巴细胞或巨噬细胞,且老年人中较多,具有免疫屏障和吞噬精子的功能。

二、精子成熟过程

精子从睾丸进入附睾后会进一步发生形态结构、物质代谢等一系列的变化,并在此过程中获得运动能力和使卵子受精的能力。由于精子本身处于转录停滞状态,其成熟过程由附睾上皮分泌的物质所调控,包括蛋白质、脂质、糖和离子等。附睾上皮分泌的物质具有高度的区段特异性,从而形成了不断变化的独特管腔环境,这对精子成熟至关重要。精子通过附睾头、附睾体、附睾尾,到最终变为成熟精子的一系列变化,称为附睾中的精子成熟过程。

(一)精子的形态变化

线粒体大小渐渐趋于一致,基质电子密度增大。残余体从头部移向尾部,最后脱落,如不能正常脱落,将影响精子的受精能力。顶体面积逐渐缩小,内容物密度不断增大,细胞核中鱼精蛋白和 DNA 的结合越发紧密,具有保护 DNA 的作用。细胞膜的主动转运能力增强,形成精子内的高 K^+ 和低 Na^+ 环境;细胞膜表面带负电荷的唾液酸糖蛋白逐渐减少,负电荷逐渐降低,能够阻止精子间的相互聚集和细胞膜的稳定;细胞膜表面糖基(凝集素受体)发生变化,有的减少,有的增加,在精子获能和精卵识别过程中有重要作用;精子膜流动性减弱,稳定性增强;精子膜蛋白发生变化,高分子量蛋白质逐渐被低分子量蛋白质替代,且有多种蛋白质修饰,和精子的前向运动及受精能力有关。

(二)精子运动能力的获得

获得运动能力,特别是前向运动能力是附睾内精子成熟的显著变化之一。由于附睾液量少且黏稠,并存在制动素,精子在附睾中处于静息状态,利于其能力的存储。精子运动能力指精子在附睾中获得的一种潜质,即精子离开附睾后(例如射精),在稀薄介质中表现出活跃的运动状态,随着精子在附睾中穿行,其运动能力逐渐增强。影响精子运动能力的因素较多,包括:①精子尾部结构的变化:如致密纤维中的巯基被氧化成二硫键,使得外周致密纤维更加稳定,从而增加精子尾部的弹性和强度,利于精子的前向运动。②精子能量系统的发育:线粒体的酶活性不断提高,肉毒碱和 ATP 含量逐渐增加,为精子获得运动能力提供保障。

(三)精子受精能力的获得

精子在附睾中穿行的过程中,精子表面蛋白质的分布和结构不断变化,且发生了再加工和修饰,如顶体素和前顶体素。受精能力的获得是精子成熟的核心,通过一系列复杂的生化和生理变化,精子获得识别和结合卵子透明带、与卵子细胞膜融合以及使卵子受精的能力。这些能力获得后,精子在女性生殖道中获能,这是精子成熟的最后事件。精子获得运动能力和受精能力具有不同的调控机制。来自附睾不同区域的精子,其功能不尽相同,家兔实验表明,附睾体中精子虽能使卵子受精,但是无法产生存活后代。到目前为止,精子受精能力的调控机制尚不清楚,但研究发现,精子在附睾中获得的蛋白质如果发生丢失或者异常修饰,将导致不育表型,说明精子受精能力的调控机制十分复杂。

三、精子成熟的调控

从睾丸生精小管中释放的精子在功能上是不成熟的,需要在附睾的运输过程中经历一系列复杂的结构与功能变化,才能获得运动能力以及使卵子成功受精。由于此时的精子处于转录和翻译沉默状态,因此这种成熟过程是由精子和复杂的附睾腔之间相互作用驱动的。许多影响精子成熟的蛋白质被分泌到附睾腔并和精子接触,从而调控精子的成熟过程。另一种向精子输送蛋白质等物质的途径是利用附睾小体的细胞外囊泡,附睾小体中含有蛋白质、非编码 RNA 和脂质。在附睾中,精子的蛋白质、脂质和小 RNA 含量由于与附睾上皮和细胞外囊泡、附睾小体分泌的管腔蛋白相互作用而被修饰。从附睾头到附睾尾,精子的蛋白质组成、脂质组成和小 RNA 均处于不断变化之中。

(一)影响精子钙信号传导的附睾蛋白

女性生殖道中精子细胞的激活主要依赖钙离子(Ca^{2+})的流入,由 Ca^{2+} 摄取引发的信号通路导致精子细胞获能,蛋白质磷酸化显著增加,精子表现出过度活跃的运动能力。在靠近卵子的地方,钙信号的增加促使精子完成顶体反应,这使得顶体内膜上的卵子结合蛋白暴露出来,从而完成配子融合。附睾上皮分泌的蛋白质与精子结合并调节精子膜中的 Ca^{2+} 通道。

CRISP 蛋白质家族的成员在蛇毒中起离子通道阻滞剂的作用,并且在哺乳动物的雄性生殖道中表达时具有类似的功能。它有不同的亚型:人类中为 CRISP1,小鼠中为 CRISP1 和 CRISP4。CRISP1 在人类和啮齿类动物中都以 D 型和 E 型出现,D 型在附睾迁移期间作为一种去容量因子与精子头部的质膜短暂地相互作用。E 型与精子头部的相互作用更为紧密,有助于精子与卵子结合。在小鼠中,CRISP1、CRISP2 或 CRISP4 的缺失分别产生不同的生育力降低表型,CRISP 的联合缺失导致雄性不育。

β-防御素是一大类抗菌肽,在男性附睾中表达,除了具有抗菌和免疫调节作用外,部分 β-防御素已被证明通过调节离子通道活性在精子成熟中起作用。SPAG11E(也称为 Bin1b)和 DEFB15 在附睾转运过程中与精子头部结合,并在体外诱导大鼠精子发生前向运动。大鼠 β-防御素的一系列单基因敲除,如 Defb23、Defb26 和 Defb42 敲除,不会导致精子活力或男性生育力发生任何变化,而 Defb23/26 双基因敲除或 Defb24/26/42 三基因敲除的动物生育力是下降的,并显示精子活力降低,过早获能和自发顶体反应增加。同样,从 8 号染色体上的 β-防御素基因簇中同时缺失 9 种小鼠 β-防御素,包括 Defb1、Defb50、Defb2、Defb10、Defb9、Defb11、Defb15、Defb35 和 Defb13,导致精子活力降低,降低了与卵子结合的能力。此外,与不具有生殖表型的 Defb1 敲除小鼠相比,在精子活力低的不育男性的精子中发现人类 Defb1 水平显著降低。另外,DEFB126 与精子表面结合,并形成精子糖萼的组成部分。它具有高度糖基化的 C 端尾部,为精子提供带负电荷的涂层,这是精子在猕猴宫颈黏液中有效游动所必需的。当精子到达输卵管时,DEFB126 对于精子附着到输卵管上皮至关重要。此外,精子糖萼上 DEFB126 的唾液酸化寡糖有效掩盖了精子表面的其他蛋白质成分,保护精子免受女性生殖道的免疫监视。有趣的是,Defb126 在人类的两个移码突变已被证明其可影响男性生育力。其中一个突变位点 rs11468374 影响了精子穿透宫颈黏液的能力,而其他精子参数,包括精子活力,则没有变化。此外,另一种 Defb126 突变 rs11467497 与男性不育有显著关联,但不影响精子活力。

(二)修饰精子蛋白的附睾蛋白

在附睾精子成熟过程中,精子蛋白发生翻译后修饰(post-translational modification,PTM),如磷酸化、糖基化和 O-GlcN 酰化。由于精子是转录沉默细胞,PTM 提供了一种控制精子蛋白活性的方法。以下将描述已知在附睾精子成熟过程中通过 PTM 影响精子功能的蛋白质。

附睾 Wnt 是通过抑制糖原合酶激酶-3(GSK-3)来调节精子运动的一个重要调节器,这是附睾转运过程中精子蛋白 PTM 如何影响精子运动的绝佳例子。抑制丝氨酸/苏氨酸蛋白磷酸酶 PP1-γ2 催化亚单位(PPP1CC2,也称为 PP1γ2)在附睾头中的活性可诱导精子运动。早期对牛精子的研究表明,在附睾头精子中,GSK-3 的高活性抑制 PPP1CC2 抑制剂(如蛋白磷酸酶 1 调节抑制剂亚单位 2(PPP1R2))的活性。在附睾尾精子中,GSK-3 活性降低导致 PPP1R2 活化,随后 PPP1CC2 失活,并诱导精子运动。在小鼠精子中,存在三种 PPP1CC2 抑制剂 PPP1R2、PPP1R7 和 PPP1R11,它们与 PPP1CC2 共同定位于精子头部和尾部主段。在不动的附睾头精子中,PPP1R2 和 PPP1R7 不与 PPP1CC2 结合,而在活动的附睾尾精子中,所有三种 PPP1CC2 抑制剂都以异二聚体或异三聚体结合。PPP1CC2 抑制剂与 PPP1CC2 的结合受其磷酸化的影响,已知 GSK-3 是磷酸化 PPP1R2 的蛋白激酶。总之,附睾小体中的 Wnt 通过附睾中的两个 Wnt 受体 LPR6 和 CCNY11 调节精子 GSK-3 活性。在 GSK-3 失活的情况下,PPP1CC2 抑制剂 PPP1R2 和 PPP1R7 与 PPP1CC2 结合,使其失活,从而导致精子中总磷酸丝氨酸的增加和运动性增强。

(三)影响精子膜脂组成的附睾蛋白

精子膜的蛋白质成分会影响精子的获能。精子在附睾中穿行时,细胞膜脂的总量减少,但是胆固醇/磷脂的比值以及饱和脂肪酸/不饱和脂肪酸的比值明显增大,导致细胞膜流动性降低,稳定性增强。当精子进入女性生殖道时,胆固醇从精子膜中流出,且先于获能所需的 Ca^{2+} 流入,导致精子膜的流动性增强,这是精子使卵子受精所必需的。

精子蛋白同源物 1 结合物(binder of sperm protein homolog 1,BSPH1)是一种影响精子膜脂含量并进而影响精子获能的蛋白质。该蛋白质首次在牛的精液中发现,随后其同源基因在小鼠(BSPH2)和人(BSPH3)附睾中发现。在附睾转运过程中,当 BSPH1 与精子结合时,它可阻止精子膜脂的移动,从而保护精子免于过早获能。当精子细胞到达输卵管时,它与高密度脂蛋白(HDL)接触,高密度脂蛋白与BSPH1相互作用,可导致精子膜释放磷脂和胆固醇,进而完成获能。

大肠杆菌酶样 2(CLPSL2)在人和小鼠的附睾头上皮细胞中特异表达、分泌并结合精子细胞。CLPSL2 在小鼠精子的顶体和尾部主段的定位对于顶体的完整性和精子的前向运动非常重要。此外,注射 CLPSL2 的 shRNA 慢病毒颗粒会导致雄性小鼠的精子数量显著减少,以及体外和正常繁殖中的生育力降低,这主要是由于精子膜的完整性降低。CLPSL2 在精子膜脂水解中不起作用,而是在脂质分布的重塑中起作用,这也可能影响精子的获能。

(四)调控细胞间相互作用的附睾蛋白

附睾能够分泌参与细胞间相互作用的蛋白质,这些蛋白质在结合精子后,允许精子识别卵子并使其受精。精卵融合过程与病毒与其宿主细胞之间的融合过程具有共同特征,在两种膜融合之前,需要病毒蛋白与细胞表面受体的初始结合。与病毒感染类似,精子细胞利用多种蛋白质促进配子的识别和结合。虽然阻断它们的功能并不能完全阻止受精,但这些蛋白质协同作用,能够促进精卵融合。

二羰基/L-木酮糖还原酶(dicarbonyl/L-xylulose reductase,DCXR)是一种能够催化几种不同芳香族二羰基化合物和糖还原的酶。然而,它也可以通过与钙黏蛋白和连环蛋白等蛋白质相互作用以非催化方式发挥作用,从而影响细胞间黏附。在人类中,DCXR 在男性睾丸到附睾远端的表达量是依次增加的,在附睾体中的表达量最高。同样,附睾转运期间精子顶体上的 DCXR 蛋白水平增加。用抗 DCXR 的抗体孵育精子极大地抑制了其与卵母细胞透明带(zona pellucida,ZP)的结合,但是其与不含 ZP 的卵母细胞结合和融合的能力并没有降低。精子与 ZP 相互作用过程中 DCXR 的分子机制尚不清楚,但由于 DCXR 与精子表面结合,因此可能具有与上皮细胞的细胞间相互作用类似的功能。有趣的是,不育症患者的精子样本通常显示出较低的 DCXR 蛋白水平,一项在体外受精实验中使用不含 DCXR 的精子细胞,结果没有产生任何受精卵,这有力地表明了该蛋白质在人类生殖系统中的重要性。

四、精子的结构

人类精子呈针状,头部位于顶端,呈球形,尾部较长,类似柔韧的圆柱体。由于精子尾巴被动地向前推动,精子能够像蠕虫一样游动。受精过程中,在尾部不停地摆动下,精子头部首先与卵母细胞接触,识别并穿透卵母细胞表层,最终将父本 DNA 运输至卵母细胞中。人类精子长约 60 μm,其头部略显扁平,呈椭圆形,长 4~5 μm,宽 2.5~3.5 μm,精子尾巴的总长度约 55 μm,其直径超过 1 μm,并向末端逐渐变细。精子头部在其 2/3 的位置出现横向收缩,致使后部比前部略狭窄,且收缩部位对应于质膜下方的顶体帽终止的位置。精子尾部位于约 1 μm 长的连接区域(称为颈部),由中段(middle piece)、主段(principal piece)和末段(end piece)组成。中段包含线粒体(mitochondrion),直径较粗,长约 7 μm;主段直径缩小,表面变得光滑,其长度约 40 μm;末段的直径进一步缩小,长度为 5~10 μm(图 1-4-5)。

(一)精子头部

1. 质膜(plasma membrane) 通过透射电子显微镜可观察到质膜的三层膜结构。散射的颗粒(约 9 nm)位于两个外层环形椎板之间。在啮齿类动物和人类精子中,精子头部的质膜比尾部厚,该区域被糖蛋白(glycoprotein)覆盖,并且包含唾液酸(sialic acid)和游离 SH 基团。此外,人类精子头部表面的糖蛋白具有特异定位的表面抗原。人类精子膜通过与 ATP 和 cAMP 相互作用,发生构象变化,促进底物运输,从而影响男性和女性生殖道中精子的代谢。cAMP 是影响人类精子获能的重要因素之一,它通过促进精子膜的变化使精子在女性生殖道内游动过程中获得受精能力。获能(capacitation)对质膜的结构有重要影响,因为这种现象改变了表面抗原的分布并增加了质膜的 ATP 酶活性。人类精子头部的质膜包含两种不同的结构:一种为环形椎板,又称为顶体后致密鞘(postacrosomal dense sheath),与纵向条纹交叉,且与限制膜相连;另一种称为环(ring),由紧密压缩的直径为 20 nm 的颗粒组成,围绕在核的基底区域。顶体后致密鞘的后缘被拉出,并有细纹,而其后的环将头部的间质空间与精子的其他部位分开。

2. 细胞核(nucleus) 与其他细胞相比,人类成熟精子的细胞核很小且非常致密,由紧密的染色质组

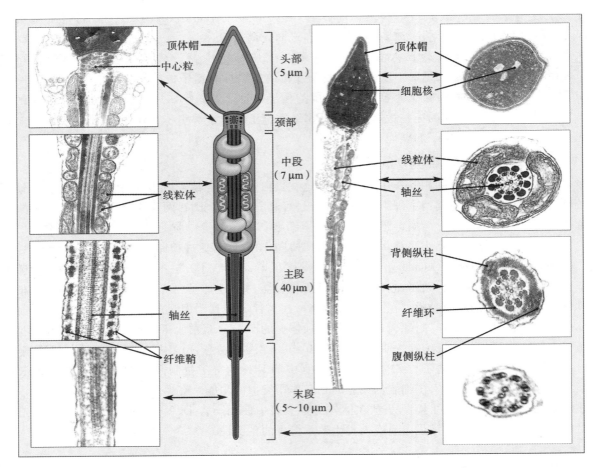

图 1-4-5 人类成熟精子的结构

精子主要由两个部分组成：头部（head）和尾部（或鞭毛（flagellum））。头部前端覆有顶体帽（acrosomal cap），细胞核中有多个核仁（nucleolus）；尾部可分为中段、主段和末段，中段结构从内向外依次为轴丝（axoneme）、外周致密纤维（outer dense fiber）和螺旋排列的线粒体，主段中轴丝依然存在，外周致密纤维的直径逐渐变细，围绕致密纤维的不再是线粒体，而是纤维鞘（fibrous sheath），末段中只剩下轴丝。纤维鞘汇合于背侧纵柱（dorsal longitudinal column）和腹侧纵柱（ventral longitudinal column）。

成，并包含大小不同的囊泡。细胞核呈现扁平卵形，其前部类似圆锥，后部凸出并与植入腔（鞭毛起源的位置）相连。细胞核的基本成分是 DNA，其数量几乎恒定。在任何类型的人类精子中，即使是少精症患者的精子中，带有 X 或 Y 染色体的精子数量基本一致。尽管成熟的精子不合成 RNA，但它不仅含有高分子量的 RNA，还存在 18S 和 28S 等核糖体 RNA。这些 RNA 在减数分裂之前已经被合成，主要在减数分裂后的各个阶段起作用。在精子细胞发育阶段，组蛋白被鱼精蛋白（protamine）所代替，并促使染色质高度浓缩，致使转录活性失活。精子的核膜与普通细胞的核膜不同，它几乎没有核孔和核周间隙。在人类精子中，许多带有环状结构的孔出现在细胞核后部；在最靠后的位置，核膜与质膜相连，形成一圈致密物。在鞭毛植入区域，哺乳动物精子的核膜被厚 6 nm 的致密颗粒横穿，其外表面被较厚的基底板覆盖。

　　3. 顶体复合体（acrosomal complex） 顶体复合体是一种帽状结构，由其自身的顶体膜结合，并覆盖于细胞核的前 2/3 区域。顶体（acrosome）起源于精子细胞中的高尔基体，而顶体膜源于高尔基体膜。许多高尔基体囊泡融合并形成一个帽状体，附着在细胞核上。在精子通过女性生殖道的过程中，顶体外膜在许多地方内陷形成囊泡，随着质膜解体，顶体的内容物被释放出来，这是人类精子获能和顶体反应的重要过程。在顶体反应完成后，纤维状膜内颗粒立即分散。顶体内容物有利于消化卵母细胞包膜。不同物种之间的差异很大，哺乳动物的顶体含有高活性的蛋白水解酶和糖酵解酶，包括酸性磷酸酶、β-葡萄糖醛酸酶、芳基酰胺酶、芳基硫酸酯酶、β-N-乙酰氨基葡萄糖苷酶、磷脂酶 A、非特异性酯酶、β-天冬氨酰-N-乙酰氨基葡萄糖水解酶、透明质酸酶等。

（二）精子尾部

1. 质膜 通过在电子显微镜下观察，人类精子尾部的质膜显示出与头部相同的经典三层外观，即在两个磷脂层和糖蛋白层之间包裹有 9 nm 的颗粒。然而，在分子水平上两者有着明显差异。首先，在啮齿类动物和人类中，与精子头部相比，尾部质膜表面结合凝集素的亲和力较低，但线粒体周围区域的结合力较强。此外，尾部的质膜与 ATP 和 cAMP 相互作用，显著影响精子的内部代谢和获能过程。

2. 颈部的细胞器 在人类精子颈部，主要有两种类型的细胞器，位于头部基底层和尾部鞭毛轴丝（axoneme）之间：一种是由头状体（capitulum）及与之相接的九个柱状体（column）构成的骨架结构；另一种是中心粒（centriole）。精子细胞中有 2 个中心粒，一个为近端中心粒，垂直于细胞核的长轴并和头状体相连，另一个为远端中心粒，沿着头状体方向。

3. 中段结构 精子尾部靠近颈部且包含线粒体的部分称为中段，长度约 7 μm，线粒体螺旋排列在轴丝周围。人类精子的线粒体呈半月形，并且富含极度曲折的线粒体嵴，紧密围绕轴丝形成 12 圈的线粒体鞘（mitochondrial sheath）。人类精子的中段没有糖原，表明其利用细胞内磷脂、来自精浆的果糖、多元醇和乳酸进行有氧氧化。

4. 主段结构 从中段延伸的一段较长的尾部称为主段，长度约 40 μm。主段没有线粒体鞘（图1-4-6），轴丝被位于质膜下方的细胞骨架包围。这种细胞骨架具有哺乳动物精子的典型特征，并由 3 个元素组成：环状体、纤维鞘和纤维鞘双柱体。在线粒体鞘的最后一个螺旋环绕之后，环状体紧紧围绕着轴丝，具有防止线粒体移位和稳定中段的作用，其直径为 3～4 nm，并与质膜紧密接触，在人类精子中，环状体的横切面

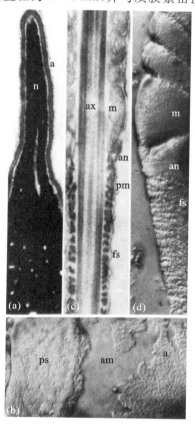

图 1-4-6　精子头部和尾部的结构

（a）为人类精子头部纵切面的透射电子显微镜图，a 为顶体（acrosome），n 为细胞核（nucleus）；（b）为顶体结构的冰冻蚀刻图，从左至右分别为顶体后致密鞘（postacrosomal dense sheath，ps），顶体膜（acrosomal membrane，am），顶体表面（surface of the acrosome，a）；（c）为精子尾部中段（上半部分）和主段（下半部分）连接区域的纵切面图，pm 为质膜（plasma membrane），m 为线粒体（mitochondrion），an 为环状体（annulus），ax 为轴丝（axoneme），fs 为纤维鞘（fibrous sheath）；（d）为精子中段和主段连接区域的冰冻蚀刻图

为扁平状,形成一个厚度约 10 nm,长度约 150 nm 的层状环。纤维鞘呈半圆肋状,从两侧包围轴丝并连接 2 个纵向柱。纤维鞘的功能目前知之甚少,可能参与调控精子尾部的运动幅度和摆动方式。

5. 轴丝(axoneme) 轴丝是鞭毛结构中能够主动运动的部分,由微管、致密纤维和连接元件组成。人类精子的轴丝按照"9+2"的方式排列,其中,轴丝外周的 9 组双联微管以规则有序的方式排列,其间隔距离为 18 nm,形成一个直径为 0.18 μm 的圆柱体,圆柱体中心是 2 条单联微管,间隔距离为 9 nm。每条双联微管由 2 个微管单体组成:一个称为 A 小管,直径为 20 nm,壁厚 5.5～8.5 nm;另一个称为 B 小管,略宽(20～23 nm),一侧连接部分 A 小管,因此是一个不完整的圆柱体。A 小管和 B 小管分别由 13 条和 10 条单层平行的原纤维组装而成。

(王晓莉　袁水桥)

第五节　精液的主要成分

一、精液的组成

精液(semen)指男性或其他雄性动物在射精时,从尿道射排出体外的液体,通常呈乳白色,弱碱性。正常精液是一种黏稠的液体混合物,是睾丸液、睾丸网液、附睾液、精囊腺液、前列腺液、尿道球腺液等男性生殖器官和附属性腺分泌的精浆与精子的混合物。在射精前,精子与精浆分别储存于各自生成的器官内,射精的瞬间两者合为一体,组成精液。精液射出后一般会立即变成胶冻状或凝结块样乳白色物质,15 分钟后精液将再次液化。

精子(sperm)是精液中的细胞成分,占精液体积的 5%～10%。精浆(seminal plasma)主要由睾丸中支持细胞分泌物、附睾分泌物、精囊腺分泌的精囊腺液、前列腺分泌的前列腺液和尿道球腺分泌的尿道球腺液等混合而成,占精液体积的 90%～95%。其中,精囊腺液占一次射精过程精液量的 60%～70%,前列腺液占 20%～30%,其余成分占 5%～10%。精浆不仅是输送精子的必要介质,且含有维持和激发精子生命活动必需的物质,是精子的营养及能量来源。

(一)精子

精子是男性或其他雄性动物的生殖细胞,与卵子结合从而形成受精卵,进而发育为胚胎。精子是在睾丸中产生的生殖细胞,它们在睾丸的生精小管中发育形成,后被转移到附睾内成熟储存;射精时,精子被推出附睾,与前列腺和精囊腺的分泌物混合。肉眼无法在精液中看到精子。从构造上说,精子主要由顶体、细胞膜、细胞核、具精子特征性的螺旋状线粒体以及鞭毛所构成。顶体含有溶解酶,当精子与卵子接触时,溶解酶会被释放出来,消融透明带(zona pellucida)后与卵子结合,形成受精卵。

(二)精浆

精浆为各段生殖道及副腺的分泌物,精浆的体积占射出精液体积的 90%～95%,其中精囊腺液占一次射精过程精液量的 60%～70%,前列腺液占 20%～30%,尿道球腺液以及其他成分占 5%～10%。射精时,按各种液体射出的先后次序,大致分为三部分:首先射出的是尿道腺分泌物,不含或仅含极少量精子;其次是大量精子和前列腺分泌物及附睾液,含丰富的枸橼酸和附睾成熟因子等;最后射出的精液部分仅含少数低质量的精子,主要是精囊腺的分泌物,内含丰富的果糖、前列腺素、蛋白酶抑制剂、蛋白水解酶和去获能因子等,与精子的活力、运动力以及受精能力密切相关。

1. 前列腺液 前列腺液大体呈乳白色,偏酸性(pH 约为 6.5),可能随年龄增大或感染状况而改变。前列腺液为精浆的前 1/3 段,精浆中段含的多种电解质离子、蛋白酶、多胺等也多来源于前列腺液。人前列腺可分泌一种膜性小体至精浆中,被称为前列腺小体,以疏水键与精子结合。前列腺小体内多有与精子的运动能力和穿卵能力密切相关的成分,如前列腺素 E,其不仅能诱发精子的免疫抑制反应,而且能明显地改善精子运动能力与穿透卵母细胞透明带的能力。

前列腺液中含有丰富的无机离子,包括钾离子(K^+)、钠离子(Na^+)、锌离子(Zn^{2+})、钙离子(Ca^{2+})、硒离子(Se^{2+})等。精浆中 K^+ 浓度为 (27.2 ± 5.3) mmol/L,Na^+ 浓度为 (118 ± 6.5) mmol/L。研究发现,精浆中 Na^+ 和 K^+ 浓度与精子顶体反应有关,高 K^+ 浓度可提高精子的顶体反应率。人类精子顶体反应的发生需要精子外环境中 K^+、Na^+、Ca^{2+} 等的存在,并且需钠泵参与。精液中 Na^+ 是精子启动及维持精子运动的重要离子,精浆中 Na^+ 浓度与精子平均运动速度有相关性。正常人精液中含有的 Zn^{2+} 浓度比血清中 Zn^{2+} 浓度要高得多。Zn^{2+} 及其氧化物一方面影响精子生物代谢过程而引起精子活力下降,另一方面,精子在射精过程中可吸收精浆中 Zn^{2+},与其细胞核内染色质的巯基结合,避免染色质过早解聚,从而有利于受精。Zn^{2+} 可有效延缓细胞的脂质氧化过程,以维持细胞结构完整性和合适的通透性,使精子具有最佳的运动能力。Zn^{2+} 具有抑制顶体酶释放的作用,当 Zn^{2+} 浓度降至 15 μmol/L 时,Zn^{2+} 与蛋白质含量较高的宫颈黏液发生结合,精子离开了高 Zn^{2+} 环境,导致顶体酶的再激活,从而使精子能顺利地穿透透明带,而与卵母细胞结合。人类精液 Ca^{2+} 浓度是血液中的 $3 \sim 4$ 倍。Ca^{2+} 对精子功能的影响可能表现为以下三个方面:影响精子活力、作为顶体反应的诱发因素、促进精子进入透明带。研究发现,机体内 85% 的硒存在于精浆,精子计数与精浆硒水平呈正相关。精浆硒水平为 $50 \sim 65$ μg/ml 时,精子活力最佳。

精胺、亚精胺和四甲烯二胺是人前列腺分泌物中的多肽。精胺在精浆中的浓度为 $0.5 \sim 3.5$ mg/ml。但目前对于精胺、亚精胺、四甲烯二胺与精子的生理功能的关系尚不清楚。

2. 精囊腺液 精囊腺液是射出精液的最后一部分,略呈黄色,处于中性和弱碱性之间。精囊腺分泌物是精浆中的主要蛋白成分。精囊腺分泌物占射精总量的大部分,新鲜精囊腺液为凝胶状,其中含极丰富的生物活性成分。

前列腺素(PG)是一类含 20 个碳原子的不饱和脂肪酸,精液中前列腺素可分为 A、B、C、D、E、F、G、H、I 九型,精浆中所含的前列腺素浓度最高。其中 PGE 和 PGF2α 研究得最为清楚且对男性生殖有明显的作用。PGE 可刺激细胞内 cAMP 浓度增加,由此可增强精子活力;而 PGF2α 则可致细胞内 cAMP 浓度降低,对精子运动有抑制作用。由此看来,不同类型前列腺素对精子运动的影响或有不同,且前列腺素对精子运动能力的作用是通过不同前列腺素间最适浓度比达到的。

目前,已知精浆中含有运输蛋白、结构蛋白、精子调节蛋白、免疫调节蛋白、酶抑制剂等,这些蛋白质多由精囊腺上皮细胞分泌。值得注意的一点是,某些蛋白质承担着多重功能,既是结构蛋白、精子调节蛋白、运输蛋白,又可能是免疫调节蛋白。

乳铁蛋白是精浆中最重要的免疫调节蛋白,可提高单核细胞的天然杀伤细胞活性和调节淋巴母细胞、巨噬细胞和粒细胞增殖。乳铁蛋白定位于前列腺上皮细胞和精囊腺上皮细胞。乳铁蛋白与受精前后子宫内膜抗精子抗体的免疫耐受性、精子的免疫制动性,以及精子表面抗原改变有关。

精囊腺分泌的精浆素、纤维连接蛋白,以及来自前列腺的丝氨酸蛋白激酶特异性抗原是与精液液化有关的结构蛋白。精浆素和相应的 MHS-5 抗原已被鉴定为人类精囊腺中普遍存在的蛋白质,二者共同调控精液的凝集过程。精液液化时,精浆素降解为小的亚单位,来自前列腺分泌物中的蛋白酶负责降解作用。纤维连接蛋白为部分溶解和部分固定的糖蛋白,对细胞黏附具有重要意义。人类精浆中纤维连接蛋白浓度为 1 mg/ml,两个相似的亚单位之间以二硫键相连,纤维连接蛋白参与的精液凝集过程是其生理功能的重要体现。精浆中果糖是精液中供能的主要糖类物质,由血液中的葡萄糖在精囊腺中转化而来,是直接参与精子获能的重要物质之一。精液射出液化 15 分钟时,葡萄糖水平最高,而新鲜精液中一般检测不到葡萄糖。因此,至少可以这么推测,有一种来自前列腺的因子,担当了果糖向葡萄糖转化的"载体"。精浆果糖浓度与男性生育力密切相关。精浆果糖浓度降低的患者,其精子存活率常较低,精子活力明显减弱;当治疗后精浆果糖浓度升高时,精子存活率及活力亦随之升高。此外,进行精浆果糖浓度测定可用于判断精囊腺功能,且有助于辅助诊断梗阻性无精子症和非梗阻性无精子症。

(三)精液的化学成分

精液中的化学成分复杂且不恒定,主要包括糖类、脂类、蛋白质、核酸、有机酸、无机成分等。

（1）水：精液中绝大部分成分为水，占 90% 以上。

（2）糖类：主要是果糖、葡萄糖、半乳糖、甘露糖等，其中果糖主要来自精囊腺，是精子活动的主要糖类能源。

（3）脂类：主要包括各种脂类激素如胆固醇、睾酮、前列腺素（脂肪酸衍生物）等，前列腺素在精浆中有很高的浓度，种类也很多，可分为 A、B、C、D、E、F、G、H、I 九型。前列腺素浓度与男性不育有关，如不育患者精液中 PGE 的浓度偏低。

（4）蛋白质：包括非酶蛋白质，如凝血因子、蛋白酶抑制剂、乳铁传递蛋白、抗糜蛋白酶、抗胰蛋白酶、免疫球蛋白等，其中凝血因子由前列腺产生并释放到精液中，被认为有助于保护精子。酶蛋白质包括酸性磷酸酶、透明质酸酶、糖苷酶、纤溶酶原激活剂等，其中精浆中酸性磷酸酶含量高于体内其他任何组织及体液，是目前法医鉴定精液最敏感的方法。

（5）肽类激素：如卵泡刺激素（FSH）、黄体生成素（LH）、催乳素（PRL）等。

（6）核酸：已在精浆中发现高浓度的核酸，包括 RNA 和 DNA。这些核酸又被称为胞外核酸或游离核酸。

（7）胺类化合物：如精胺、亚精胺、精胺素等。

（8）有机酸与有机碱：如柠檬酸、肉毒碱、甘油磷酸胆碱、乳酸等。

（9）无机离子：如锌离子、镁离子、钙离子、铜离子、钾离子、氯离子、钠离子等。金属辅助因子（包括锌离子和镁离子）也由前列腺分泌，作为精子运动所必需的酶的辅助因子。

二、精浆的功能

精浆含有多种成分，其中许多具体成分的确切功能尚不清楚。已知精浆中的一些成分在精子的维持、成熟和运输中发挥作用。精浆的功能大致可总结为以下几个方面。

（一）提供营养

精浆是输送精子的必需介质，使精子稳定存在其中，伴随着射精过程，将精子输送至女性生殖道，并为精子提供能量和营养物质。

（二）参与精液的凝固和液化

精囊腺产生的凝固因子促使精液凝固，防止精液逆流出女性生殖道。前列腺分泌的液化因子可使精液重新液化，让精子在女性生殖道内保持良好的活力。

（三）调节 pH

精浆可使精液维持在一个适当的 pH 和渗透压环境，其具有一定的缓冲能力，以适应精子活动的需要；精浆中的物质能够调节输卵管及子宫活动，精囊腺产生的前列腺素可增强子宫的活动，前列腺分泌的精浆蛋白酶可水解宫颈黏液的成分。

三、精液的特性及其异常的病理意义

我们可以通过各种属性对精液进行评估，包括精液体积、精子总数、精子浓度、精子活力、精子功能、生存能力及分泌物的组成，对这些因素的详细分析有助于确定男性不育的原因。

精液是一种半流体状的液体，有一定的黏稠度，黏稠度过高或过低均会影响精液质量。一般刚射出的精液呈灰白色，自行液化后则变为半透明的乳白色，长时间禁欲未排精者精液可呈淡黄色。精液的一般性状及常见异常状况如下。

（一）精液的颜色与气味

正常精液呈灰白色或略带黄色，若多日未射精，则精液呈淡黄色。乳白色或黄绿色精液提示生殖道或副性腺发生炎症；粉色、红色精液若在显微镜下见红细胞者为血性精液，常见于副性腺、后尿道的炎症，偶可见于结核或肿瘤。

正常精液有特殊气味，由精胺氧化而产生。精胺由前列腺分泌，若缺乏这种气味，表示有前列腺功能障碍，如前列腺炎患者的精液中常缺乏这种气味。

（二）精液的 pH 与黏稠度

精浆主要由精囊腺和前列腺等的分泌物混合而成，因精囊腺分泌物精囊腺液占 60%～70%，故精液呈弱碱性，pH 为 7.2～7.8。当精液 pH<7 时，精子活力及代谢能力下降；当精液 pH<6 时，精子活动受到抑制，甚至停止游动；过酸的精液不利于中和缓冲酸度较高的阴道环境。精液过酸可能与精囊腺病变有关，主要是精囊腺液不足所致。如果精液量少，同时精液 pH 又低（小于 7），则可能是射精管和精囊腺的缺如。如果精液 pH>8，因精液碱性过强，会抑制精子活力。精液偏碱可能由精囊腺液分泌太多或前列腺液分泌太少所致，均有可能存在炎症。

精液的黏稠度应待精液完全液化后测定。用吸管轻轻吸入一些精液，让精液依重力滴下，正常精液流出时应为不连续的小滴，异常时液滴连贯成大于 2 cm 的黏液丝。

（三）精液的体积

正常有生育力的男性一次射出精液的体积为 1.5～6 ml。射出精液体积超过 6 ml 为多精液症，多精液症常见精子密度低，且易从阴道中流出，以致能到达卵子处的精子总数降低，常见于副性腺功能亢进和感染。射出精液体积为 0.5～1.5 ml，临床上判定为少精子症；射出精液体积小于或等于 0.5 ml，临床上判定为无精子症，常见于严重的副性腺炎症、睾酮水平低下、射精管梗阻、逆行射精等。此时，精液与女性生殖道接触面积小，或因黏稠度高不利于精子进入宫颈口而导致不育。正常情况下，精液呈碱性，一定量的精液射入阴道后起明显的缓冲作用，降低阴道的酸度，以利于精子的存活。如精液体积太小，不能发挥缓冲、中和作用，不仅精子运动受到抑制，其存活也受到严重威胁。射出精液的体积与禁欲时间的长短有密切关系，禁欲时间长，射出的精液体积就偏大；禁欲时间短、射出不充分和部分精液漏出，则射出的精液体积减小。此外，副性腺的分泌物受雄激素调控，雄激素不足也可引起精液体积减小。随着年龄增长，身体各个系统机能逐渐衰退，每次射出的精液体积也会逐渐减小。

（四）精子的浓度及数量

精子浓度，即每毫升精液中所含的精子数。精子总数指一次射精的精子数。精子的正常浓度大于 $20 \times 10^6/ml$。世界卫生组织（WHO）规定精液常规分析标准：精子浓度大于 $16 \times 10^6/ml$，精子总数大于 39×10^6。精子浓度低于 $15 \times 10^6/ml$，为精子过少，见于各种原因导致的生精功能障碍等，使精子进入宫腔及输卵管等机会减少，导致生育力低下甚至不育。

（五）精液的凝固和液化

精液的凝固和液化是一种人类所特有的生理现象。正常射出的精液呈液态，遇到空气后即可呈胶冻状凝块，该现象即为精液凝固。在体外，射精后 15～60 分钟，凝固的精液又重新转变为液态，即为精液液化。在体内，精液在射入阴道后 5 分钟内可以完成液化，比体外所需的时间要短。精液的这一特征是保护精子功能及正常生育力的一个重要过程。

精液凝固主要受精囊腺调控。精囊腺分泌凝固因子，促进射入阴道的精液呈胶冻状，以防外流。如果直接射出的精液呈水样或者半液体状态，则属于精液凝固障碍。不凝固的精液后续会有从阴道流出的风险，引起留存精子数量不足，易造成不育。精液凝固障碍通常由精囊腺的炎症或其他异常引起，如果精液量很少而且不凝固，则可能是射精管和精囊腺先天性缺如，这时通常表现为无精子症。

精液的液化因子由前列腺分泌，内含纤溶酶原和纤溶酶原激活因子以及前列腺特异性抗原，能使凝固状态的精液变成液态。精子在凝块中不能有效运动，一般在室温下，精液在 15 分钟左右液化；一旦液化完成，精子在此液体环境中才开始有效地自由运动。若 25～35 ℃下 60 分钟内不发生液化，则称为液化障碍；通常由前列腺分泌功能低下，引起蛋白溶解酶缺乏所致。不液化的精液在显微镜下可见精子凝集成团，不能运动或者缓慢无效蠕动。大量精子被凝固性物质黏附，以致影响精子在女性生殖道的穿行，是男性精液液化障碍而引起不育的原因。

精浆中的各种成分为精子存活提供了适宜的理化环境,并为精子运动提供所需的能量,更为重要的是,某些成分可反映男性生殖系统特定器官的功能,有些成分如附睾成熟因子、凝固因子等与精子功能密切相关。因此,精液分析具有重要意义,不仅可以了解精液的质量和精子的功能及其异常,还可以了解整个男性生殖系统的功能状态及相关内分泌器官的功能状态。

(王凤丽　袁水桥)

参考文献

[1]　Ehmcke J,Schlatt S. A revised model for spermatogonial expansion in man:lessons from non-human primates[J]. Reproduction,2006,132(5):673-680.

[2]　Zelazowski M J,Sandoval M,Paniker L,et al. Age-dependent alterations in meiotic recombination cause chromosome segregation errors in spermatocytes[J]. Cell,2017,171(3):601-614.

[3]　García-López J,Alonso L,Cárdenas D B,et al. Diversity and functional convergence of small noncoding RNAs in male germ cell differentiation and fertilization[J]. RNA,2015,21(5):946-962.

[4]　Girard A,Sachidanandam R,Hannon G J,et al. A germline-specific class of small RNAs binds mammalian Piwi proteins[J]. Nature,2006,442(7099):199-202.

[5]　Krausz C,Riera-Escamilla A,Moreno-Mendoza D,et al. Genetic dissection of spermatogenic arrest through exome analysis:clinical implications for the management of azoospermic men[J]. Genet Med,2020,22(12):1956-1966.

[6]　Lindsey J S,Wilkinson M F. Pem:a testosterone- and LH-regulated homeobox gene expressed in mouse Sertoli cells and epididymis[J]. Dev Biol,1996,179(2):471-484.

[7]　O'Shaughnessy P J,Monteiro A,Verhoeven G,et al. Effect of FSH on testicular morphology and spermatogenesis in gonadotrophin-deficient hypogonadal mice lacking androgen receptors[J]. Reproduction,2010,139(1):177-184.

[8]　Alves M B R,Celeghini E C C,Belleannée C. From sperm motility to sperm-borne microRNA signatures:new approaches to predict male fertility potential[J]. Front Cell Dev Biol,2020,8:791.

[9]　Björkgren I,Sipilä P. The impact of epididymal proteins on sperm function[J]. Reproduction,2019,158(5):155-167.

[10]　Lee J C,Bhatt S,Dogra V S. Imaging of the epididymis[J]. Ultrasound Q,2008,24(1):3-16.

[11]　Sullivan R,Légaré C,Lamontagne-Proulx J,et al. Revisiting structure/functions of the human epididymis[J]. Andrology,2019,7(5):748-757.

[12]　Turner T T. De Graaf's thread:the human epididymis[J]. J Androl,2008,29(3):237-250.

[13]　Yuan S,Liu Y,Peng H,et al. Motile cilia of the male reproductive system require miR-34/miR-449 for development and function to generate luminal turbulence[J]. Proc Natl Acad Sci U S A,2019,116(9):3584-3593.

[14]　Ahsan U,Kamran Z,Raza I,et al. Role of selenium in male reproduction—a review[J]. Anim Reprod Sci,2014,146(1-2):55-62.

[15]　Canale D,Bartelloni M,Negroni A,et al. Zinc in human semen[J]. Int J Androl,1986,9(6):477-480.

[16]　Gerozissis K,Jouannet P,Soufir J C,et al. Origin of prostaglandins in human semen[J]. J Reprod Fertil,1982,65:401-404.

[17]　Gonzales G F. Function of seminal vesicles and their role on male fertility[J]. Asian J Androl,3(4):251-258.

[18]　Isidori A,Conte D,Laguzzi G,et al. Role of seminal prostaglandins in male fertility. I.

Relationship of prostaglandin E and 19-OH prostaglandin E with seminal parameters[J]. J Endocrinol Invest,1980,3(1):1-4.

[19] Mirnamniha M,Faroughi F,Tahmasbpour E,et al. An overview on role of some trace elements in human reproductive health,sperm function and fertilization process[J]. Rev Environ Health,2019,34(4):339-348.

[20] Zhao J,Dong X,Hu X,et al. Zinc levels in seminal plasma and their correlation with male infertility:a systematic review and meta-analysis[J]. Sci Rep,2016,6:22386.

第二章 女性生殖系统的结构与功能

第一节 女性生殖系统的应用解剖

一、女性生殖系统的组成

女性生殖系统由内生殖器和外生殖器组成。内生殖器包括生殖腺（卵巢）和输送管道（输卵管、子宫和阴道），其中卵巢和输卵管又称子宫附件。卵巢为产生卵子、分泌雌激素的器官。输卵管是输送卵子和受精的管道。子宫是胎儿生长发育和产生月经的场所。阴道是性交、排经及分娩胎儿的通道（图2-1-1）。外生殖器主要包括阴阜、大阴唇、小阴唇、阴道前庭、阴蒂、前庭球和前庭大腺等（图2-1-2）。

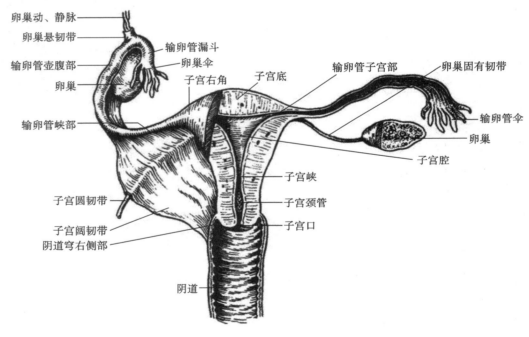

图 2-1-1 女性内生殖器组成

二、卵巢

卵巢（ovary）为女性的生殖腺。

（一）形态

卵巢是盆腔内成对的实质性器官，呈扁椭圆形，质较坚韧，灰红色，相当于本人拇指远节指头大小。根据年龄不同，卵巢的大小和形状有差异。幼女的卵巢较小，表面光滑。性成熟期女性的卵巢最大，因卵泡的膨大和排卵后出现瘢痕，表面凹凸不平，实质逐渐变硬。35～45岁卵巢开始缩小，50岁左右随月经停止

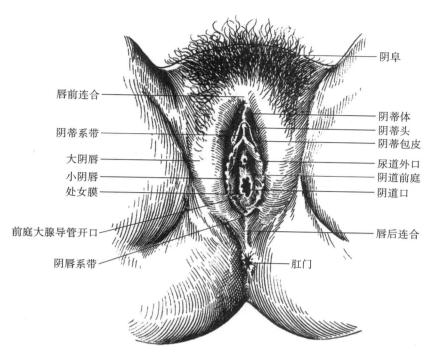

图 2-1-2 女性外生殖器组成

而逐渐萎缩,可缩小至原体积的 1/2。

（二）位置

卵巢位于盆腔侧壁的卵巢窝内,子宫底的后外侧,上端在骨盆上口平面稍下方,下端在盆底的稍上方,其长轴呈垂直位(图 2-1-3)。

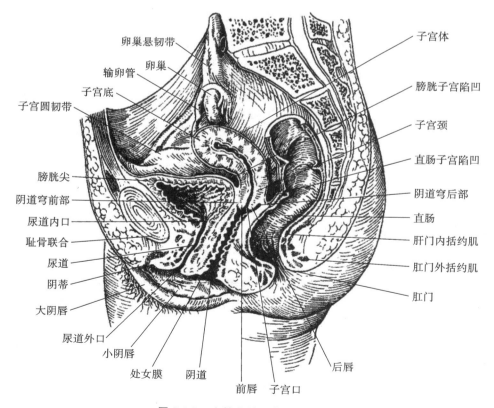

图 2-1-3 女性盆腔正中矢状切面

胎儿早期卵巢位于腰部、肾的下方,新生儿卵巢位于髂窝,以后逐渐下降至盆腔。卵巢固有韧带和子宫圆韧带相当于男性的睾丸引带,在胎儿期有牵引卵巢下降的作用。

（三）固定装置

卵巢借卵巢系膜、卵巢悬韧带、卵巢固有韧带分别连于子宫阔韧带、盆腔侧壁、子宫。卵巢系膜为卵巢前缘与子宫阔韧带之间的腹膜皱襞,内有至卵巢的血管、淋巴管、神经等。卵巢悬韧带,又称骨盆漏斗韧带,为起自骨盆入口、髂总动脉分叉处,向下连于卵巢上端之间的腹膜皱襞,内含卵巢血管、淋巴管、神经丛、结缔组织和平滑肌等,是寻找卵巢血管的标志。卵巢固有韧带,又称卵巢子宫索,起自卵巢下端,经子宫阔韧带的双层腹膜之间连至输卵管与子宫结合处(子宫角)的后下方,由结缔组织和平滑肌构成,呈条索状。

（四）结构及功能

卵巢表面由一层上皮覆盖。胚胎期上皮陷入卵巢皮质内形成卵泡细胞,故又称生发上皮。上皮深面为白膜,由薄层致密结缔组织构成。卵巢实质分为浅层的皮质和深层的髓质。皮质由卵泡、黄体及结缔组织等构成。成熟卵泡经卵巢表面以破溃方式将卵细胞排至腹膜腔。一般一个月经周期仅排 1 个卵,女性一生可排卵 400～500 个,左右卵巢交替排卵。髓质由结缔组织、血管和神经等组成。卵巢主要分泌孕激素(孕酮)和雌激素(FSH),透过毛细血管壁入血液,经血液循环作用于靶器官。

三、输卵管

输卵管(uterine tube)为成对的管状器官,连于子宫角与卵巢上端之间,位于子宫阔韧带的上缘内。其内侧端开口于子宫腔,称为输卵管子宫口,外侧端开口于腹膜腔,称为输卵管腹腔口。输卵管由内侧向外侧分为四部分:①输卵管子宫部:由输卵管子宫口向外行穿子宫壁至子宫角的一段,管道最短、管径最细。②输卵管峡部:由子宫角水平向外达卵巢下端的一段,约占输卵管全长的 1/3,管道直、管径细、管壁厚,是输卵管结扎术和粘堵法的首选部位。③输卵管壶腹部:自卵巢子宫端起于输卵管峡部外侧端,经卵巢前缘向外上行至卵巢输卵管端的一段,约占输卵管全长的 2/3,管道弯曲、管径粗、管壁薄。此部是卵子受精之处,亦是未受精的卵子变性吸收的部位。④输卵管漏斗:输卵管的末端,呈漏斗状膨大,自卵巢输卵管端向后下弯曲覆盖在卵巢独立缘和内侧面的部分。其末端周缘的指状突起,称为输卵管伞,其中较大的一个连于卵巢,称为卵巢伞,它是引导卵子进入输卵管腹腔口的通道。输卵管伞是识别输卵管的标志性结构。若受精卵未能移入子宫而植入输卵管内发育,即成为输卵管妊娠。

输卵管管壁由黏膜、肌层及外膜构成,黏膜上皮为单层柱状纤毛上皮,纤毛的摆动和肌层的蠕动有助于受精卵进入子宫腔。

四、子宫

子宫(uterus)是不成对的肌性管状器官,壁厚、腔小。

（一）形态

未孕育过的成年女性子宫呈前后稍扁的倒置梨形,重 40～50 g,长 7～8 cm,最大横径约 4 cm,厚 2～3 cm。子宫从外形可分为四部分:①子宫底:输卵管子宫口水平以上、子宫上端向上凸出的部分,宽而圆隆。子宫底的外侧端与输卵管结合之处,称为子宫角。②子宫颈:子宫下端长而狭细的部分,呈圆柱形。子宫颈的下段凸入阴道内,称为子宫颈阴道部;其上段位于阴道以上,称为子宫颈阴道上部。③子宫体:子宫底与子宫颈之间的大部分,上宽下窄,前平后凸,两侧圆隆。④子宫峡:子宫颈与子宫体之间相互移行的部分,较狭细,长 0.7～0.9 cm,妊娠晚期可增长至 7～11 cm,成为妊娠子宫下段,可作为剖腹取胎切开子宫之处。

子宫内腔可分为两部分:①子宫腔:子宫体内的腔,呈底在上的前后扁的三角形,底的两侧借输卵管子宫口与输卵管相通,尖向下延续为子宫颈管。②子宫颈管:子宫颈内的腔,呈梭形,其下口称为子宫口,通阴道。未产妇的子宫口为圆形,经产妇的子宫口为横裂形(图 2-1-4)。

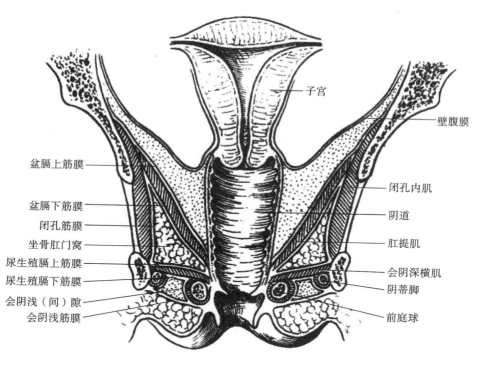

图 2-1-4 女性盆腔冠状断面

图中标注（左侧，自上而下）：盆膈上筋膜、盆膈下筋膜、闭孔筋膜、坐骨肛门窝、尿生殖膈上筋膜、尿生殖膈下筋膜、会阴浅（间）隙、会阴浅筋膜

图中标注（右侧，自上而下）：子宫、壁腹膜、闭孔内肌、阴道、肛提肌、会阴深横肌、阴蒂脚、前庭球

（二）结 构

子宫壁由外至内分为三层：①外膜：覆盖子宫体、子宫底的为浆膜，其余部位为纤维膜。②肌层：由平滑肌组成，较厚。③黏膜（或子宫内膜）：由单层柱状上皮和固有层组成，子宫体和子宫底的内膜呈周期性增生和脱落。脱落的内膜与血液一起流出成为月经，一个月经周期约为 28 天。

（三）位 置

子宫位于骨盆腔的中央、膀胱与直肠之间；子宫底位于骨盆入口平面以下，朝向前上方；子宫颈朝向后下方，其下端在坐骨棘平面的稍上方，接阴道；两侧为输卵管和卵巢。

成人子宫的正常姿势是轻度的前倾前屈位。所谓子宫前倾，即子宫颈长轴与阴道长轴之间的向前开放的夹角，稍大于 90°（为 100°～110°）。所谓子宫前屈，即子宫体长轴与子宫颈长轴之间形成的一个向前开放的夹角，约为 170°。子宫后倾是子宫颈的长轴指向后上方，与阴道的长轴之间形成一个向后开放的夹角。子宫后屈是子宫体长轴指向后上或后，与子宫颈长轴之间形成的一个向后开放的夹角。子宫极度前倾前屈或前倾后屈、后倾前屈、后倾后屈，均为子宫异常姿势。但子宫有较大的活动性，其位置受周围器官的影响而发生改变，如膀胱和直肠的充盈度等。

（四）固定装置

子宫正常位置和姿势的维持主要依赖子宫周围韧带的固定和盆底结构的承托（图 2-1-5）。

1. 子宫的韧带

（1）子宫阔韧带：由覆盖子宫前、后面的腹膜自子宫侧缘向两侧延伸的双层腹膜皱襞，称为子宫阔韧带，向外向下分别至盆腔侧壁和盆底，与盆壁腹膜相续。子宫阔韧带上缘游离，包裹输卵管；其前层覆盖子宫圆韧带，后层覆盖卵巢和卵巢固有韧带，前、后层之间有血管、神经、淋巴管和疏松结缔组织等。子宫阔韧带将盆腔分为前后两部，有限制子宫向两侧移动、防止子宫侧倾侧屈的作用（图 2-1-6）。

子宫阔韧带可分为三部分：①输卵管系膜：输卵管与卵巢系膜、卵巢固有韧带之间的双层腹膜皱襞，内含至输卵管的血管、神经和淋巴管等。②卵巢系膜：卵巢前缘与子宫阔韧带之间的双层腹膜皱襞，内含至卵巢的血管、神经和淋巴管等。③子宫系膜：子宫阔韧带的其余部分，内含至子宫的血管、神经、淋巴管以

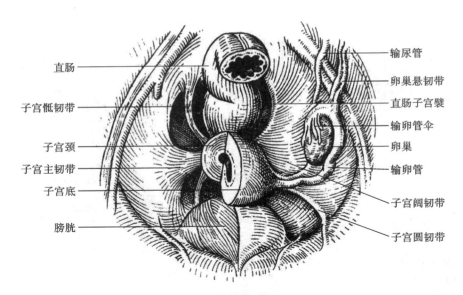

直肠

子宫骶韧带

子宫颈

子宫主韧带

子宫底

膀胱

输尿管

卵巢悬韧带

直肠子宫襞

输卵管伞

卵巢

输卵管

子宫阔韧带

子宫圆韧带

图 2-1-5　子宫的固定装置

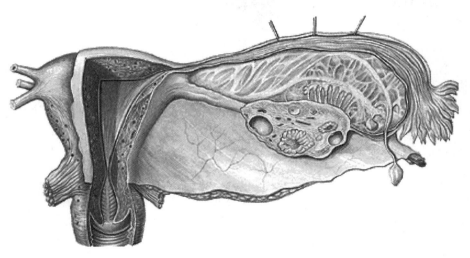

图 2-1-6　子宫阔韧带

及子宫圆韧带、子宫主韧带等(图 2-1-7)。

(2)子宫圆韧带:由结缔组织和平滑肌构成的圆索,起于子宫角的前下方,在子宫阔韧带前层的覆盖下向前外侧弯行,穿过腹股沟管,终止于阴阜和大阴唇前端的皮下。子宫圆韧带牵引子宫向前,维持子宫前倾前屈,阻止子宫后倾后屈。

(3)子宫主韧带:亦称子宫颈横韧带。在子宫阔韧带的基底部,位于子宫颈阴道上部及阴道侧穹壁与盆腔侧壁之间,由结缔组织和平滑肌构成。有固定子宫颈,防止其向下移位的作用,并与子宫阔韧带协同,防止子宫侧倾、侧屈。

(4)子宫骶韧带:由结缔组织和平滑肌构成,从子宫颈后面的上外侧,向后绕过直肠两侧,附于第2、第3骶椎前面的筋膜。其表面覆盖的腹膜形成弧形的直肠子宫襞。子宫骶韧带向后上牵引子宫颈,维持子宫的前倾前屈,防止子宫前移。

2.子宫的承托装置　盆膈、尿生殖膈、会阴中心腱、阴道以及子宫周围结缔组织等对子宫有承托和牵拉作用,在维持或固定子宫位置方面发挥着非常重要的作用。

若子宫的韧带或承托装置薄弱或受损伤,可导致子宫的姿势或位置异常,产生各种临床症状或疾病,如不孕、子宫脱垂等。

（五）子宫的年龄变化

新生儿子宫高于骨盆上口，子宫颈较子宫体长而粗。婴儿期子宫颈和子宫体长度比例为 2：1。性成熟前期，子宫迅速发育，壁增厚。性成熟期，子宫颈和子宫体长度比例为 1：1。经产妇的子宫体积增大，子宫内腔也扩大。绝经期后，子宫萎缩变小，壁变薄。

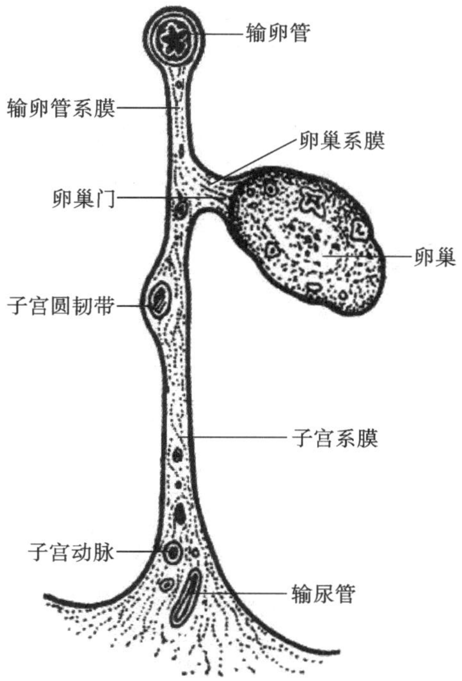

五、阴道

（一）形态

阴道（vagina）为扁的肌性管道，连接子宫与阴道前庭。阴道壁由黏膜、肌层和外膜组成。其下端的开口称为阴道口，处女的阴道口周围的黏膜皱襞，称为处女膜，其形态与厚薄存在着个体差异。处女膜破裂后所残留的黏膜痕迹，称为处女膜痕。阴道的上部较宽阔，其上端包绕子宫颈阴道部，两者之间形成的环形腔隙，称为阴道穹，可分为前部、后部、左侧部和右侧部。其中，阴道穹后部位置最深，并与直肠子宫陷凹相邻。

临床可经阴道穹后部进行直肠子宫陷凹的穿刺术、引流术，或作为输卵管、子宫等手术的入路，故其有较大的临床实用意义。

图 2-1-7 子宫阔韧带的分部

输卵管
输卵管系膜
卵巢系膜
卵巢门
卵巢
子宫圆韧带
子宫系膜
子宫动脉
输尿管

（二）位置与毗邻

阴道位于盆腔中央、子宫的下方，前邻膀胱和尿道，后邻直肠和肛管。临床上可通过直肠指诊触诊直肠子宫陷凹、子宫颈和子宫口的情况。阴道下部穿经尿生殖膈，膈内的尿道阴道括约肌和肛提肌的内侧肌纤维束均对阴道有括约作用。

六、女性外生殖器

女性外生殖器，包括以下结构（图 2-1-8）。

（一）阴阜

阴阜为耻骨联合前面的皮肤隆起，呈三角形，有丰富的皮脂腺、汗腺和皮下脂肪。性成熟期后皮肤生有阴毛。

（二）大阴唇

大阴唇为一对纵长隆起的皮肤皱襞。

（三）小阴唇

小阴唇是位于大阴唇内侧的一对纵行的皮肤皱襞，较薄，表面光滑无毛。左、右小阴唇后端互相连接，称为阴唇系带；每侧小阴唇的前端各形成内、外侧襞。左、右外侧襞在阴蒂背面相连成为阴蒂包皮；左、右内侧襞附于阴蒂头下面，称为阴蒂系带。

（四）阴道前庭

阴道前庭为左、右小阴唇之间的裂隙，主要有 4 个开口，即前部的尿道外口，后部的阴道口，阴道口后外侧的左、右前庭大腺导管开口。

（五）阴蒂

阴蒂由两个阴蒂海绵体组成，与男性的阴茎海绵体相当。阴蒂分为阴蒂脚、阴蒂体和阴蒂头三部分。

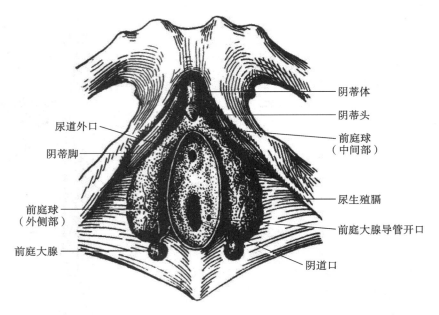

图 2-1-8 女性外生殖器

阴蒂脚附于耻骨下支和坐骨支。阴蒂脚在中线与对侧结合成为阴蒂体,背面有阴蒂包皮覆盖。阴蒂体的游离末端为阴蒂头,有丰富的神经末梢分布,感觉敏锐。

（六）前庭球

前庭球由海绵体构成,相当于男性的尿道海绵体。

七、附属腺体（前庭大腺）

前庭大腺又称巴氏腺,相当于男性的尿道球腺,位于阴道口的两侧、前庭球的后端,似豌豆大小。其导管开口于阴道前庭后部、阴道口的后外侧,可因导管阻塞而形成前庭大腺囊肿。

（李忠玉　赵　虎）

第二节　卵巢的功能

卵巢是雌性的生殖腺,负责生殖并且是雌性内分泌系统的主要组成部分。这一异质器官由围绕卵巢的表面上皮,包含卵泡、黄体和间质的外皮层区域,以及包含卵泡、大量血管、淋巴管和神经网络的内髓质区域组成。卵巢的主要功能包括雌性配子(卵母细胞)的发生,排卵以及分泌生殖和非生殖健康所必需的性类固醇激素。

一、卵泡发育过程及调节

卵巢的主要功能之一是促进卵泡的发育和成熟,排卵,以便随后受精。卵泡是卵巢的功能单位,由卵母细胞和其周围的体细胞(颗粒细胞和膜细胞)组成。在卵巢中卵泡会经历多次不可逆的发育转变,这一卵泡发育过程称为卵巢卵泡发生(图 2-2-1)。

在哺乳动物中,雌性出生后原始卵泡的数量是有限的;因此,卵泡储备在出生时就已完成,代表雌性的生殖潜力和生殖寿命。这些卵泡在人类胎儿期的后期阶段形成,在啮齿类动物产后的早期阶段形成。原始卵泡形成过程伴随的是生殖细胞合胞体破裂。在胚胎发育过程中,原始生殖细胞从卵黄囊迁移到未分化性腺所在的生殖嵴。这些生殖细胞,被称为卵原细胞,通过有丝分裂大量增殖,并在鳞状的前颗粒细胞

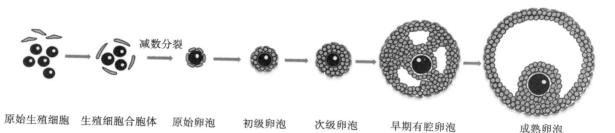

原始生殖细胞　　生殖细胞合胞体　　原始卵泡　　初级卵泡　　次级卵泡　　早期有腔卵泡　　　　成熟卵泡

图 2-2-1　卵泡发生过程

包围的卵原细胞簇或合胞体中发育。卵原细胞一旦在生殖细胞合胞体中建立,就停止有丝分裂,开始减数分裂。在这里,卵原细胞变为卵母细胞,卵母细胞通过减数分裂阻滞在第一次减数分裂前期的双线期阶段。人类卵巢卵泡的组装发生在妊娠期的第 6～9 个月,啮齿类动物卵巢卵泡的组装发生在出生后 3 天,形成原始卵泡。当原始卵泡组装时,生殖细胞合胞体必须经过卵母细胞的程序性细胞死亡,主要是通过调节 BCL-2 和类固醇激素及卵巢内生长与转录因子的作用。这些分子事件导致卵母细胞与单层扁平鳞状的前颗粒细胞相互作用,从而形成原始卵泡。

一旦原始卵泡库建立,卵泡注定的三个命运:长时间保持静止状态以构成卵巢的储备;直接闭锁,即卵泡通过细胞凋亡的程序性细胞死亡;或激活成为初级卵泡,这一过程称为原始卵泡的募集。原始卵泡的募集是一个通过卵母细胞、颗粒细胞以及周围卵泡膜细胞之间多方面交流控制的严格调节过程。这个过程不依赖于促性腺激素,而依赖于多种内在卵巢生长因子的旁分泌和自分泌调节,这些生长因子通过几种不同的信号通路发挥作用。原始卵泡的静止状态是由抑制卵泡激活的因子维持的,而原始卵泡的募集是由促进发育的因子激活的。这些刺激因子和抑制因子存在平衡以保持原始卵泡募集与静止的平衡,下调抑制因子或过度表达刺激因子能够促进原始卵泡的募集。

一旦激活发生,原始卵泡开始生长为更大的并且包围单层立方颗粒细胞的初级卵泡。然后初级卵泡发育为腔前卵泡,也称为次级卵泡和三级卵泡,其包含由至少两层立方颗粒细胞和两个外膜细胞层包围的卵母细胞。由于颗粒细胞和卵泡膜细胞的存在,这个阶段的卵泡对促性腺激素有反应并开始合成类固醇激素。

腔前卵泡进一步发育为有腔卵泡,这是卵巢中最成熟的卵泡类型。有腔卵泡包含被几层立方颗粒细胞包围的卵母细胞、充满卵泡液的卵泡腔以及两层膜细胞构成的细胞外层。

每一个月经/动情周期都需要存在对周期促性腺激素有反应的预先存在的有腔卵泡群,这一过程称为周期募集。因此,卵泡形成必须保持动态以允许有腔卵泡能够持续接受潜在的排卵周期募集。随着有腔卵泡的成熟,它们会产生雌二醇,并且它们对促性腺激素如 FSH 和 LH 的接受性增强。对于不同的物种,雌二醇增加引发的 LH 峰使一个或多个卵泡排卵。一旦卵母细胞被释放,剩余的颗粒和卵泡膜细胞各自分化为大小黄体细胞并与其他结构一起称为黄体。

并不是所有的卵泡都能发育和排卵,事实上,大约 99% 的卵泡会闭锁。人的卵巢在出生时大约有 200 万个卵泡,但到了青春期,卵泡的数量下降到大约 40 万个。此外,在青春期可利用的卵泡中,只有大约 400 个会在整个生殖周期内排卵,而其他的卵泡则会闭锁。闭锁是一个通过激素控制的卵泡退化的凋亡过程。虽然闭锁可以发生在卵泡发育的所有阶段,但早期有腔卵泡最容易死亡,其中体细胞和生殖细胞都可能发生凋亡。卵泡闭锁的调节涉及促凋亡因子和抗凋亡因子的平衡。具体来说,促性腺激素、雌激素、胰岛素样生长因子-1 和白细胞介素-1β 具有抗凋亡作用,有助于防止卵泡闭锁。相反,肿瘤坏死因子-α、Fas-Fas 配体和雄激素促进细胞凋亡并最终导致闭锁。这些促凋亡和抗凋亡因子的相互作用主要集中在 BCL-2 信号通路上,以调节卵泡闭锁。

二、排卵及调节

排卵是一种生理过程,主要表现为优势卵泡的卵母细胞从卵巢破裂并释放到输卵管中。排卵过程受促性腺激素(FSH、LH)水平的调节(图 2-2-2)。排卵是大子宫周期(即月经周期)的第三个阶段。卵泡释放在卵泡期(即优势卵泡发育释放)之后,在黄体期(即黄体维持)之前,随后移动到子宫内膜着床或者脱落。如果下丘脑-垂体-卵巢轴功能良好,卵泡释放会在月经前 14 天左右以循环模式发生。

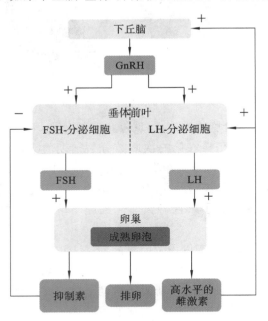

图 2-2-2　排卵时机体对 FSH 及 LH 峰的调节

排卵通常发生在典型的 28 天月经周期的第 14 天左右。由于卵泡内颗粒细胞产生的雌激素增加引起雌激素水平上升,其中一种雌激素水平达到临界点并保持 2 天,雌激素从下丘脑促性腺激素释放激素(GnRH)的负反馈调节剂转变为正反馈调节剂。这个过渡点导致 GnRH 分泌到垂体前叶的频率增加,导致 LH 激增。LH 激增增加了卵泡内的蛋白水解酶,削弱了卵巢壁,使成熟的卵泡得以排出。这种激增还会导致形成黄体的鞘膜细胞和颗粒细胞的黄体化,黄体细胞与孕酮合成水平有关。一旦卵泡被释放出来,它就会被输卵管捕获。除非受精发生,否则卵母细胞仍处于第二次减数分裂中期。

参与排卵调控的激素如下。

(1)促性腺激素释放激素(GnRH):一种由下丘脑制造和分泌的促性腺激素。它是一种释放激素,通过 GnRH 脉冲频率的变化,刺激垂体 FSH 和 LH 的释放。低频 GnRH 脉冲负责 FSH 的分泌,而高频 GnRH 脉冲负责 LH 的分泌。在子宫周期的卵泡期,雌激素的分泌导致颗粒细胞自主增加自身产生的雌激素,从而提高雌激素血清水平。这种提高被传递到下丘脑,有助于 GnRH 脉冲频率的增加,刺激 LH 激增,诱导卵泡破裂,黄体释放和颗粒细胞的黄体化,使合成孕酮取代雌激素。最后,高峰后的低水平 LH 通过释放低频 GnRH 脉冲频率重新启动 FSH 的分泌。

(2)促性腺激素:具有 α/β 亚基的异二聚体糖蛋白。α 亚基是所有糖蛋白共有的,包括 TSH(促甲状腺激素)和 hCG(人绒毛膜促性腺激素)。FSH 和 LH 之间的协调配合是诱导卵泡发育、破裂、释放和子宫内膜接受胚胎着床或者脱落的原因。GnRH、促性腺激素及其受体之间的激素交流中断可导致无排卵或闭经,从而导致各种病理后遗症。

(3)卵泡激素(FSH):一种促性腺激素,由垂体前叶合成并分泌,以响应低频 GnRH 脉冲。FSH 刺激排卵前未成熟卵母细胞卵泡的生长和发育。FSH 受体是 G 蛋白偶联受体,存在于发育中的卵泡周围的颗粒细胞中,颗粒细胞最初产生使发育中的优势卵泡成熟所需的雌激素。在雌激素水平持续升高 2 天后,LH 激增导致黄体化的颗粒细胞转变为 LH 接受细胞。这种转变使颗粒细胞对 LH 水平做出反应并产生孕酮。

(4)雌激素:一种类固醇激素,负责生长和调节女性生殖系统和第二性征。雌激素由发育中的卵泡颗粒细胞产生,并在月经周期早期对 LH 的分泌产生负反馈作用。然而,当卵巢内的卵母细胞成熟,准备排卵时,雌激素水平一旦达到临界水平,雌激素就开始对 LH 的分泌产生正反馈作用,通过影响 GnRH 脉冲频率导致 LH 激增。

(5)黄体生成素(LH):由垂体前叶在高频 GnRH 脉冲释放时合成并分泌。LH 负责诱导排卵,为受精卵在子宫着床做准备,卵巢通过刺激膜细胞和黄体化颗粒细胞产生孕酮。在 LH 激增之前,LH 与卵巢颗粒细胞相邻的膜细胞相互作用。这些细胞产生雄激素,雄激素扩散到颗粒细胞,并转化为雌激素,促进卵泡发育,LH 激增可增加蛋白质水解酶的活性,蛋白质水解酶可削弱卵巢壁,允许卵母细胞通过。卵母细胞被释放后,卵泡残余物是卵泡膜和黄体化颗粒细胞,它们将产生孕酮、负责维持子宫环境,使其能够接受受精卵。

(6)孕酮:属于类固醇激素,负责准备子宫内膜供受精卵着床和维持妊娠。如果受精卵植入,黄体会在妊娠早期分泌孕酮,直到胎盘发育,胎盘发育后在妊娠后期代替黄体,负责孕酮的产生。

三、生殖激素或细胞因子的分泌

卵巢的另一个主要功能是产生性类固醇激素,这一过程称为卵巢类固醇激素的生成(图 2-2-3)。卵巢类固醇激素的生成主要是由成熟的卵泡和排卵后的黄体完成。类固醇激素合成的过程中涉及酶催化胆固醇转化为 17β-雌二醇和其他必要的类固醇激素以调节生殖和非生殖健康。在排卵期之前,有腔卵泡雌二醇的合成增加能够促进 LH 的排卵高峰。在接近排卵时,排卵前卵泡增加了孕酮的产生以促进排卵和黄体的生成。一旦卵泡转变为高度血管化的黄体,大量孕激素以及雌二醇将会产生。

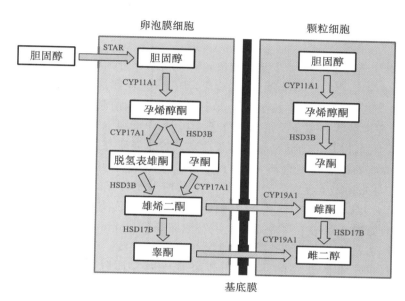

图 2-2-3 卵巢类固醇激素的生成

性类固醇激素的产生涉及几个在卵泡膜细胞和颗粒细胞的酶促反应,值得注意的是,胆固醇既可以通过脂蛋白受体输送到卵泡膜细胞的细胞质也可以从头合成。胆固醇通过类固醇激素合成急性调节蛋白(STAR)内化进入线粒体。再通过线粒体细胞色素 P450 胆固醇侧链裂解酶(CYP11A1)转化为孕烯醇酮。然后孕烯醇酮由线粒体扩散转运到滑面内质网,由 3β-羟基类固醇脱氢酶(HSD3B)或 17α-羧化酶(CYP17A1)分别转化为孕酮、脱氢表雄酮(DHEA)。孕酮和脱氢表雄酮再分别通过 CYP17A1 或 HSD3B 转化为雄激素雄烯二酮。雄烯二酮可通过 17β-羟基类固醇脱氢酶(HSD17B)或芳香化酶(CYP19A1)分别转换为另一种雄激素睾酮,或一种弱的雌激素雌酮。睾酮和雌酮通过 CYP19A1 或 HSD17B 分别被转换成最有力的雌激素雌二醇。雌二醇在卵巢中可以通过 CYP1A1/2 和 CYP3A4 灭活和代谢为 2-羟雌二醇或通过 CYP1B1 降解为 4-羟雌二醇。

没有卵泡膜细胞和颗粒细胞以及垂体分泌的 FSH 和 LH 增加的严格协调,雌激素是不能被合成的。这就是卵巢类固醇激素生成被称为两细胞-两促性腺激素理论的原因。在有腔卵泡早期卵泡膜细胞中只含有 LH 受体(LHR),当结合受体时,LH 刺激卵泡膜细胞内胆固醇转化为睾酮和雄烯二酮。基底膜将卵泡膜细胞和颗粒细胞分开,一旦转换完成,雄激素可以通过基底膜从卵泡膜细胞弥漫出去,然后进入颗粒细胞。与卵泡膜细胞相反的是,早期有腔卵泡颗粒细胞只包含 FSH 受体,并响应 FSH 结合,FSH 刺激颗粒细胞内芳香化酶活性,促进转化为雌二醇和雌酮。这种明显协调是需要的,因为卵泡膜细胞缺乏 CYP19A1(使雄激素转化为雌激素),而颗粒细胞缺乏 CYP17A1(使孕烯醇酮和孕酮转化为雄激素)。黄体中的黄体细胞也可利用两细胞-两促性腺激素方式产生孕酮和雌二醇。如在有腔卵泡中,来自卵泡膜的小黄体细胞利用胆固醇合成雄激素,而来自颗粒细胞的大黄体细胞催化雄激素转化为雌激素。

第三节　卵子成熟

卵母细胞成熟是卵子发生的最后阶段,也是雌性生殖发育研究的关键部分。当卵丘细胞、透明带、细胞质和细胞核发生一系列连续性的结构和分子方面的变化以完成细胞核成熟和细胞质成熟后,卵母细胞才能获得受精能力和受精后的发育能力。卵母细胞细胞核成熟和细胞质成熟的过程同步但独立地发生,其中细胞核成熟的标志是第一次减数分裂的阻滞和恢复,而细胞质成熟则需要细胞质的生化和结构变化,从而产生能够受精并发育成胚胎的卵母细胞。

一、卵母细胞细胞核成熟

卵母细胞发育成熟过程中经历了如下重要阶段:第一阶段,卵母细胞在出生前后的胚胎期大量增殖并生长,进入第一次减数分裂后阻滞在双线期;第二阶段,卵母细胞经卵泡激活后启动生长,细胞质内合成大量营养物质;第三阶段,卵母细胞完全生长至一定大小,在 LH 排卵前激增的作用下恢复减数分裂,此后经再次阻滞和最终排卵,完成减数分裂及受精形成合子。其中,卵母细胞第一次减数分裂的阻滞和恢复尤为关键,是细胞核成熟的标志,也是目前卵母细胞体外成熟调控机制研究的重点。

卵母细胞在卵泡内随着卵泡的发育而发育,直至格拉夫卵泡期,仍被阻滞在第一次减数分裂的双线期,这可能与卵母细胞内某些物质合成受阻有关。处于早期阻滞状态的卵母细胞含有一个特征性的位于细胞中央的核,体积很大,具有完整的核膜结构和部分浓缩的染色质,被称为生发泡(germinal vesicle,GV)。而卵母细胞减数分裂恢复的主要特征则是生发泡破裂(germinal vesicle breakdown,GVBD),与卵母细胞的生长和直径密切相关。生发泡破裂后,卵母细胞发育至第一次减数分裂中期,此时纺锤体形成,并向皮层移动,微丝帽、收缩环形成,切割染色体并排出第一极体,而后卵母细胞停滞在第二次减数分裂中期等待受精,与精子结合之后,合子形成并发育为新的个体。

1. 卵母细胞减数分裂的阻滞　卵巢卵泡的不同隔室通过由间隙连接产生的巨大细胞间通信网络协调为一个功能性整体。卵泡环境中存在着卵母细胞发育所需的营养物质和调控信号,它们通过卵母细胞与周围颗粒细胞之间形成的间隙连接来实现传递,其中抑制减数分裂恢复的信号也通过间隙连接进入卵母细胞中。间隙连接蛋白(connexin,CX)是间隙连接的主要成分,其种类丰富,在卵泡中含量最高的是间隙连接蛋白 43(CX43),存在于发育至各阶段的卵泡内的颗粒细胞中,间隙连接蛋白 37(CX37)则存在于卵母细胞和卵丘细胞之间,且在动情前期表达最多。间隙连接抑制剂可导致卵母细胞解除停滞状态而恢复减数分裂,这说明壁层颗粒细胞需要颗粒细胞与卵丘细胞间、卵丘细胞与卵母细胞间的间隙连接向卵母细胞传递抑制减数分裂恢复的信号。

大量研究表明,卵母细胞减数分裂的阻滞受到多种分子的调控,其中 cAMP 是主要抑制因子,而高水平 cAMP 的维持是卵母细胞细胞核成熟的主要抑制条件。卵母细胞中存在内源性和外源性 cAMP。一方面,卵丘颗粒细胞产生的 cAMP 通过间隙连接直接转运至卵母细胞,另一方面,卵母细胞质膜上 G 蛋白偶联受体(GPCR)激活 Gs 蛋白,进一步刺激腺苷酸环化酶(adenylate cyclase,AC),从而通过自身的级联反应产生足量的 cAMP。促成熟因子(maturation promoting factor,MPF)控制减数分裂的进程,由周期蛋白依赖性激酶 1(CDK1)和细胞周期蛋白 B(Cyclin B)组成。高浓度的 cAMP 激活蛋白激酶 A(PKA),激活的 PKA 磷酸化两个 CDK1 调节因子:磷酸酶 CDC25 和蛋白激酶 WEE1/MYT1。失活的 CDC25 和激活的 WEE1/MYT1 共同调控 CDK1 在 Thr14 和 Tyr15 位点的磷酸化,最终使 MPF 失活,以维持减数分裂的阻滞(图 2-3-1)。

壁层颗粒细胞产生的小分子 C 型钠肽(NPPC)通过与表达在卵丘细胞中的特异受体 NPR2 结合,刺激 cGMP 产生。卵丘细胞分泌的 cGMP 通过间隙连接进入卵母细胞,能够抑制 PDE3A 的活性,从而抑制 cAMP 的水解以维持卵母细胞内高水平的 cAMP,最终阻滞减数分裂的进程。一系列研究表明卵母细胞内注射 cGMP 或通过抑制次黄嘌呤核苷磷酸脱氢酶干扰 cGMP 合成均会促进减数分裂的恢复,而添加

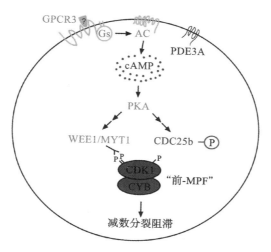

图 2-3-1　卵母细胞减数分裂阻滞中的细胞信号

PDE3A 的抑制剂则会导致减数分裂恢复失败,证明了 NPPC-NPR2-cGMP-cAMP 通路在卵母细胞减数分裂阻滞维持方面的重要功能。

2. 卵母细胞减数分裂的恢复　卵母细胞中生发泡破裂是由上游的促性腺激素,尤其是 LH 在排卵前激增启动的,而后核仁消失,减数分裂恢复,卵母细胞从卵泡排出进入输卵管,等待受精。减数分裂恢复的机制不仅与卵母细胞内部因素有关,而且与壁层颗粒细胞和卵丘细胞产生的物质有关。垂体分泌的促性腺激素 FSH 和 LH,对卵母细胞成熟的调控都不是唯一的,在不同阶段通过不同途径发挥作用,协调促进卵母细胞成熟。

存在于卵泡细胞中的促性腺激素诱导哺乳动物卵母细胞在排卵前恢复减数分裂的分子机制,包括减数分裂抑制因子的减少和卵母细胞成熟信号的激活,在很大程度上是通过 cAMP 水平的变化以及颗粒细胞中促分裂原活化的蛋白激酶(MAPK)的活化所介导的。LH 激增后整个卵泡中 cGMP 水平急剧下降,NPPC 合成被抑制,可能是因为同源 NPR2 受体的胍基环化酶活性受到了抑制,这又导致间隙连接介导的通路作用受到影响,卵母细胞内 PDE3A 活性增强,促进 cAMP 的水解,使得 cAMP 浓度降低。此外,促性腺激素促进颗粒细胞内 cAMP 水平的提高能够激活 MAPK,MAPK 则通过卵泡内 CX43 丝氨酸位点上的磷酸化中断细胞间的通路,通路的破坏又阻止了从体细胞到卵母细胞的 cAMP 的供应,导致卵母细胞内 cAMP 浓度降低,进而诱导卵母细胞成熟。最近的研究结果表明,蛋白激酶 A Ⅱ(PKAⅡ)参与 FSH 和 LH 诱导的 MAPK 的活化。在非活性状态下,PKA 是四聚体,通过卵母细胞中 cAMP 水平升高来激活 PKAⅠ,可防止自发减数分裂恢复;而卵丘细胞中 PKAⅡ的激活可诱导卵丘-卵母细胞复合体发生生发泡破裂。尽管 FSH 通过在卵母细胞成熟期间提高卵丘细胞中 cAMP 水平来激活 PKAⅠ和 PKAⅡ,但 PKAⅠ的活性与 FSH 介导的初级卵母细胞成熟停滞有关,而 PKAⅡ的活性才是负责 FSH 诱导的卵母细胞减数分裂恢复的主要亚型。此外,蛋白激酶 C(PKC)也参与 MAPK 的活化以及卵母细胞减数分裂恢复。PKC 激活剂 PMA 能够诱导卵母细胞成熟,PKC 抑制剂鞘氨醇则抑制 FSH 对 MAPK 的活化,并抑制卵母细胞成熟。

促性腺激素还可能通过诱导卵泡细胞产生一些刺激因子,克服抑制物质的作用来促进卵母细胞减数分裂恢复。在小鼠、大鼠、猪及人卵泡中均发现,LH 可诱导卵泡产生表皮生长因子(EGF 样生长因子),并引起卵丘扩散和卵母细胞成熟。EGF 家族的两性调节素(AREG)和表皮调节素(EREG)作为连接 LH 刺激和 cGMP 调节途径的介质起着重要作用。在缺乏 AREG 或 EREG 的小鼠中能观察到卵母细胞成熟的延迟或失败;特异性 EGF 受体(EGFR)酪氨酸激酶抑制剂(AG1478)可以抑制 EGFR 的激活,防止 LH 诱导的间隙连接闭合,进一步阻断 FSH 和 PMA 诱导的猪和小鼠卵母细胞减数分裂恢复。因此,EGF 样生长因子激活 EGFR 在间隙连接闭合和 cGMP 降低中起重要作用,有助于减数分裂恢复(图 2-3-2)。

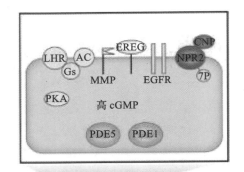
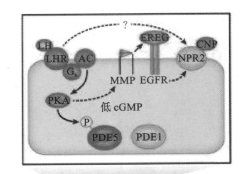

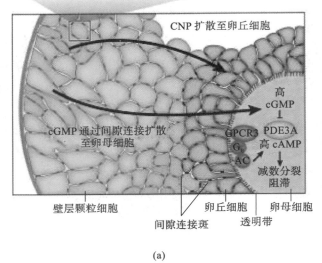
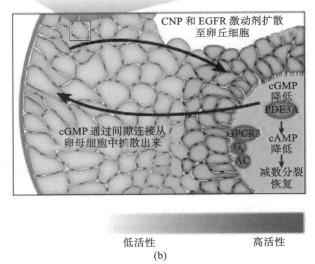

图 2-3-2　卵泡减数分裂阻滞和恢复的信号通路模式图

(a)LH 激增前;(b)LH 激增后

二、卵母细胞细胞质成熟

卵母细胞成熟过程中,细胞质与细胞核是相互关联的,完全生长的卵母细胞的细胞质成熟决定了后期卵母细胞的受精能力和早期胚胎的发育能力。细胞质成熟涉及一系列的变化,特别是细胞器重组,细胞骨架动态分布变化,mRNA、蛋白质和转录因子的储存等。

线粒体是卵母细胞细胞质内以 ATP 形式产生能量的主要来源。从成熟过程的开始(GV 期)到结束(MⅡ期),卵母细胞中观察到线粒体氧化活性的增加导致 ATP 含量的增加。由于卵母细胞形态与受精后发育到囊胚阶段的能力有关,因此可能存在 ATP 含量与发育能力之间的关系。在小鼠卵母细胞中,纺锤体的形成和染色体的迁移依赖于 ATP 提供能量。在牛和人的卵母细胞中,ATP 含量的升高能显著提高受精率和囊胚率,ATP 含量较低的卵母细胞在体外成熟过程中会增加纺锤体的异常率,破坏染色体排列和囊胚的形成。活性线粒体的重组可能与卵母细胞细胞质中能量的适当分配有关,是细胞质成熟过程所必需的。在牛和猪的卵母细胞中,活性线粒体在 GV 期主要在皮层分布,成熟过程中向中心迁移,在 MⅡ期卵母细胞细胞质中呈弥漫性分布。然而,在发育能力较差的卵母细胞中,没有观察到活性线粒体的重新定位,线粒体仍然局限于皮层。这些结果表明,卵母细胞成熟过程中活性线粒体的重组对细胞质成熟及受精能力和发育能力至关重要。

内质网的主要作用是合成蛋白质和脂类。在卵母细胞成熟过程中,内质网经历了一个动态重组过程。在 GV 期卵母细胞中,内质网分布在整个细胞质,之后在纺锤体周围形成 $1\sim2~\mu m$ 的聚合体并向卵母细胞皮层移动,第一极体排出前后,致密的聚合体消失,当卵母细胞发育到 MⅡ期,内质网聚集在皮质层。为了保证卵母细胞的受精和胚胎的发育,卵母细胞在受精过程中必须经历适当的 Ca^{2+} 释放,进一步调控细胞内信号的传导,而内质网是 Ca^{2+} 主要的存储部位。Ca^{2+} 通过 1 型 1,4,5-三磷酸肌醇受体(IP3R1)从内质网释放。IP3R1 的数量在卵母细胞成熟过程中增加。MⅡ期卵母细胞中 IP3R1 的含量几乎是 GV 期卵母细胞的 2 倍,这种增加在 Ca^{2+} 波峰的触发和维持中起着至关重要的作用。因此,内质网的重组是细胞质成熟的一个结构特征,并影响卵母细胞的受精和胚胎的发育(图 2-3-3)。

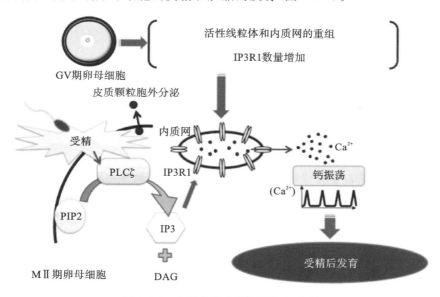

图 2-3-3　线粒体和内质网重组示意图

卵母细胞成熟过程中,细胞不对称分裂是由纺锤体的不对称定位引起的,即极体的产生归结于纺锤体的不对称定位。纺锤体迁移的方向和细胞质分裂的位置由卵母细胞的极性决定,而染色体信号决定着皮层结构的建立(图 2-3-4)。在小鼠 MⅠ期和 MⅡ期卵母细胞中,染色体引起皮层的显著修饰,包括卵母细胞表面微绒毛的消失和皮质细胞骨架增厚,皮质极化并形成微丝帽。微丝成核蛋白 Arp2/3 定位于皮层,是皮质极化的直接作用蛋白,当 Arp2/3 复合物或其上游活化因子 N-WASP 受抑制时,肌动蛋白帽的形成被破坏。染色体对皮质极性的调控作用是由小 GTP 酶 Ran(RanGTP)介导的,Ran 突变会直接导致 Arp2/3 复合物在皮层的定位受到破坏。CDC42 作为一种调节肌动蛋白聚合的 Rho 家族 GTP 酶,是 Ran 的另一个靶标,在小鼠卵母细胞中以 RanGTP 梯度依赖的方式聚集在皮层区域并调控 Arp2/3 复合物及

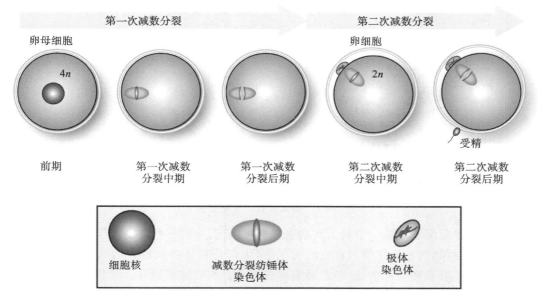

图 2-3-4　卵母细胞成熟模式图

N-WASP 的活性。此外,小 GTP 酶 Rac1 也在 Ran 的调控下定位于皮质微丝帽区域,其活性受抑制后同样会导致微丝帽形成的缺陷。MOS1MAPK 信号通路也参与纺锤体的迁移,通过调节 WASP 家族 Verprolin 同源蛋白 Wave2 的磷酸化以促进 Arp2/3 激活。MOS 是生殖细胞中特异表达的丝氨酸/苏氨酸蛋白激酶,在小鼠卵母细胞中能够激活 MEK1/2,然后激活下游的 ERK1 和 ERK2。MOS 敲除后卵母细胞会产生大极体,表明 MOS/MAPK 信号通路可能调控微丝组装,影响卵母细胞成熟。

第四节　输卵管与运输功能

一、输卵管的分泌功能

1. 输卵管分泌物　输卵管液的化学成分包括精细调节的血清渗出液和特定上皮分泌物的混合物。液体由白蛋白、转铁蛋白、糖蛋白、半乳糖、免疫球蛋白、葡萄糖、丙酮酸、氨基酸、乳酸、细胞因子、许多生长因子组成。输卵管液的渗透压和黏度与血清相似,分别约为 290 mOsm/kg 和 1.8 mPa/s。氧张力为 60 mmHg,比大气中氧分压的一半还小,氧化还原电位为 -0.1 mV。同时输卵管液中还含有高水平的抗氧化剂。输卵管液量呈周期性变化,在卵泡期发生液体积聚。毛细血管渗出和上皮活性分泌的相对值因循环阶段和区域而异。输卵管液流动的方向不是恒定的或均匀的。在发情周期中,输卵管液也会发生质的变化。输卵管蛋白质浓度在排卵期最低,在月经期最高。在卵泡后期,黏性糖蛋白分泌物在峡部积聚,在排卵前不久的尾峡部管腔中尤为突出。这种分泌物也受到卵巢类固醇激素的调节,并且在卵子或胚胎进入子宫时已大量分散。蛋白质浓度的变化会改变输卵管液的黏度,从而影响输卵管液的流速。输卵管上皮细胞通过感知液体黏度的变化并调节纤毛摆动频率,以在液体过于黏稠时增强液体运动。对哺乳动物的大量研究表明,输卵管分泌物或其某些成分能够调节精子功能、精子-透明带相互作用和受精过程,如图 2-4-1 所示。

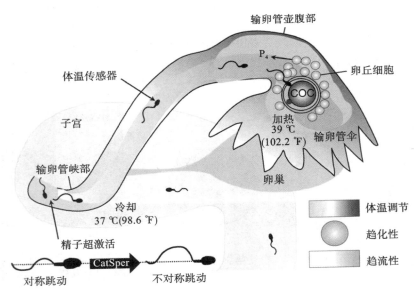

图 2-4-1　输卵管引导受精发生

2. 输卵管蛋白质参与配子功能　当精子到达输卵管时,它们中的一些会迅速迁移到输卵管壶腹部,但通常不能使卵母细胞受精,而在输卵管液存在的情况下,大部分精子将保持它们的活力和受精能力,直到排卵发生。在不同的哺乳动物物种中,已经表明隔离在输卵管峡部的精子可以附着在上皮细胞上,从而延迟精子获能,直到与排卵相关的信号诱导它们释放,从而使其转运到输卵管壶腹部,如图 2-4-2 所示。

　　这种相互作用将涉及精子顶体区域和输卵管上皮细胞的顶端区域。可以在输卵管液中检测到的肝素

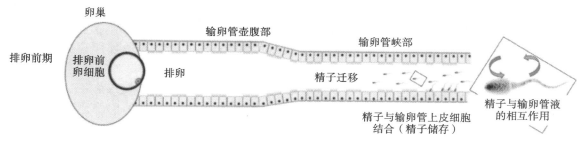

图 2-4-2 胚胎发育前输卵管微环境变化的因素及过程示意图

和其他硫酸化糖复合物被证明可以在体外诱导附着在牛输卵管上皮细胞上的精子同步释放。与黏附的精子相比,肝素释放的精子显示出更高的细胞内 Ca^{2+} 水平和更高的酪氨酸磷酸化蛋白水平。另一项研究报道,未获能的牛精子黏附在输卵管上,它们的释放与获能有关。研究表明,输卵管液中的巯基还原剂可调节表面蛋白质的氧化还原状态,导致精子通过将表面蛋白质二硫化物还原为巯基而从输卵管上皮释放。还有一种内源性大麻素在输卵管上皮细胞中合成并在输卵管液中检测到,研究观察到它对精子-输卵管结合和精子释放没有影响,但可能有助于输卵管精子储存功能,降低精子运动和获能,并延长精子的可育寿命。

与精子不同,卵子在排卵期间从卵巢释放并进入输卵管伞。卵子周围的卵丘细胞形成卵丘-卵母细胞复合体(COC)。一旦卵子进入输卵管,卵丘细胞就会成为卵子的营养支持。卵丘细胞利用葡萄糖来产生能量,供给自身,并且还产生卵细胞维持功能所需的能量物质(丙酮酸和半胱氨酸)。卵丘细胞还通过间隙连接架起环境与卵子之间的沟通桥梁。卵子与输卵管上皮细胞的初始附着是通过卵丘-卵母细胞复合体-输卵管上皮细胞相互作用完成的。然后,卵丘-卵母细胞复合体进入输卵管并准备受精。

3. 输卵管蛋白质参与配子相互作用 卵子和精子在输卵管壶腹部聚集后,精子必须穿过两个屏障,即卵丘细胞和透明带,才能接触雌配子质膜。精子-透明带相互作用需要不同蛋白质协调。透明带暴露于输卵管液增加了透明带对蛋白水解的抗性。一些早期研究表明,卵母细胞在输卵管的运输过程中,仓鼠输卵管蛋白质与透明带结合。然而,暴露于输卵管液会降低精子-透明带相互作用并抑制仓鼠无卵丘卵母细胞的体外受精。并且在体外受精之前和期间接触猪输卵管液可降低猪卵母细胞中多精症的发生率并减少结合精子的数量。对人而言,与输卵管细胞共培养可减少人精子与透明带的结合。

4. 输卵管蛋白质参与胚胎发育 精卵识别后,配子融合并形成原核。植入子宫前的胚胎在输卵管内,暴露于输卵管液,并与输卵管上皮细胞接触。输卵管内的微环境提供稳定的温度、最佳的 pH 和动态的液体分泌,以支持胚胎发育。在受精前,输卵管的主要作用是保护配子、引导精子和引导卵子。受精后,输卵管通过产生胚胎分裂所需的因子来帮助植入前胚胎的发育。研究发现,当胚胎与输卵管上皮细胞一起培养时,囊胚的分裂率为 80%,而与成纤维细胞一起培养时,囊胚的分裂率为 33%。这一发现表明,输卵管上皮细胞的存在,对囊胚发育至关重要。输卵管上皮细胞和输卵管液为着床前胚胎提供了维持发育的理想生理生化环境,如图 2-4-3 所示。

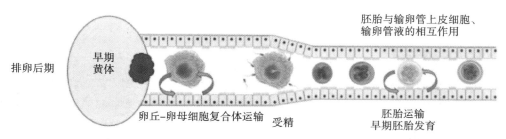

图 2-4-3 胚胎发育过程中输卵管微环境变化的因素及过程示意图

受精后卵丘细胞脱落,着床前胚胎利用氧化代谢获取能量,丙酮酸和乳酸是主要的能量来源。而丙酮酸、乳酸、脂质和氨基酸存在于输卵管液中,这些营养素的水平伴随发情周期而波动。在胚胎发育的早期阶段,输卵管液提供丙酮酸和乳酸作为氧化代谢的能量物质。输卵管还可以在卵裂阶段提供糖原作为胚胎的能量物质。在这个阶段,胚胎的线粒体还不成熟,没有功能。在桑葚胚和囊胚阶段,线粒体完全成熟,当它们离开输卵管时,可以利用氧气和葡萄糖通过糖酵解产生自己的能量。同时,输卵管上皮细胞提供胚胎营养因子,如生长因子,促进卵裂和胚胎发育。

来自人输卵管细胞的胚胎营养因子通过促进增殖和抑制细胞凋亡,在增强植入前胚胎发育方面发挥着重要作用。表皮生长因子(EGF)、转化生长因子(TGF)、胰岛素样生长因子(IGF)和成纤维细胞生长因子(FGF)均可在人类输卵管组织中检测到。用 EGF、TGF 和 IGF 培养的小鼠胚胎从 2 细胞胚胎发育的囊胚起数量增加。2 细胞胚胎和输卵管上皮细胞共同培养可以显著提高卵裂率并促进囊胚发育。在类似的共同培养的条件下,EGF 和 TGF 的抑制会减弱胚胎从卵裂期到胚泡的发育。这表明胚胎营养因子,包括输卵管液中的生长因子,可以对卵裂期胚胎发育产生直接的积极影响。除了这些生长因子外,前列腺素等激素样脂质也能促进胚胎发育,前列腺素 I2(PGI2)的峰值产生与胚胎的早期卵裂阶段同步,然后随着胚胎在子宫中孵化的时间延长而下降。这些发现表明,输卵管液中生长因子的存在可能在促进和增强胚胎发生中起重要作用。

二、输卵管的运输功能

输卵管的运输功能主要由输卵管肌肉收缩和纤毛上皮细胞的运动实现。输卵管腔内的配子运输将是一个高度受控的过程。有证据表明,输卵管上皮细胞的纤毛活动在配子和胚胎运输中起关键作用。排卵后人类输卵管上皮的纤毛运动频率也随之增加。纤毛上皮细胞在顶端质膜上具有多纤毛结构。输卵管伞和壶腹部中的纤毛向子宫移动。与输卵管峡部相比,输卵管伞的纤毛细胞更为丰富。在人类中,大约 50% 的上皮细胞有纤毛,而在输卵管峡部则减少到 35%。输卵管纤毛长 10 μm,直径为 0.25 μm。纤毛的摆动会使输卵管中液体流动,从而促进卵子、精子以及胚胎的运动。卵子进入输卵管伞,在管壁纤毛摆动、平滑肌收缩以及由此引起的液体流动的作用下,被运输至输卵管壶腹部。一方面,输卵管分泌性上皮细胞产生输卵管液,随之输卵管液从输卵管壶腹部流向输卵管峡部,能够通过激活鞭毛上的 CatSper(精子的阳离子通道)诱导精子过度活化,使鞭毛旋转,精子逆流而上,有助于将精子引导至受精部位;另一方面,输卵管壶腹部是大多数哺乳动物的受精部位,因此输卵管峡部也参与精子的运输。子宫-输卵管连接部作为精子的物理屏障,是女性调节精子运输的一种手段。尽管子宫-输卵管连接部的结构因哺乳动物物种而异,但通道一般很窄。这显著减少了通过子宫-输卵管连接部的精子数量,其余的精子继续在输卵管中到达输卵管壶腹部。一旦精子进入输卵管,它们就会在输卵管峡部来回移动,并且它们的运动与输卵管平滑肌的蠕动收缩相协调,最终至输卵管壶腹部。总之,子宫-输卵管连接部的肌肉收缩可以调节进入输卵管的精子数量。输卵管峡部平滑肌的蠕动收缩在精子运输的快速阶段发挥作用。在卵子受精后,胚胎自输卵管向子宫前进。当受精卵通过输卵管壶峡连接部时,输卵管运输的最后阶段开始。与输卵管壶腹部相比,输卵管峡部包含发育良好的输卵管平滑肌和相对较少的纤毛上皮细胞。输卵管峡部阶段的纤毛在胚胎运输中发挥的作用很小。输卵管峡部平滑肌的节律性收缩和舒张会产生管腔内压力梯度,使胚胎在输卵管液中高速来回移动,最终偏向子宫。在人体中,胚胎通过输卵管峡部的运输时间约 8 小时,相当于输卵管卵子运输总时间的 10% 左右。

三、输卵管功能的调节

1. 输卵管分泌功能的调节 输卵管液的分泌,受雌激素和其他激素的调节。雌二醇(E_2)和孕酮(P_4)是输卵管组织学周期性变化所需的唯一卵巢因子。去除卵巢动物的输卵管伞和输卵管壶腹部的上皮表现出几乎完全萎缩和纤毛丧失的状态。用 E_2 治疗去除卵巢的猴子,能够刺激上皮分化为纤毛和处于分泌状态。E_2 由卵巢中的颗粒细胞产生,而 P_4 由卵母细胞周围的颗粒细胞和黄体细胞分泌。1950—1990 年,对几个物种的研究描述了分泌细胞和纤毛细胞会随着 E_2 和 P_4 水平的变化而改变其形态的现象。例如,对恒河猴的研究表明,在自然月经周期的黄体期结束时,输卵管伞和输卵管壶腹部的大部分上皮细胞是立方形的,只有很少的纤毛和分泌细胞。在卵泡期,伴随高水平的 E_2,上皮细胞急剧增加并变成柱状和纤毛状,分泌细胞在输卵管伞和输卵管壶腹部占主导地位。这些细胞在月经周期中期附近增加到最大水平，然后在黄体早期，E_2水平下降而P_4水平上升，上皮细胞退化，并且部分纤毛脱落到管腔中。纤毛细胞似乎比分泌细胞收缩得更快，在月经周期的后半部分，后者的顶端远远超出纤毛的尖端。在月经周期结束时，E_2和P_4都处于基础水平，上皮细胞恢复为立方形，较少出现纤毛。然而，与输卵管伞和输卵管壶腹部不同，输卵管峡部的纤毛和分泌细胞在黄体期不会急剧消退。

2. 输卵管运输功能的调节 E_2通常会增加输卵管肌肉收缩、输卵管液分泌和纤毛摆动频率，从而加快胚胎运输速度。与E_2相比，P_4会导致肌肉松弛并降低纤毛摆动频率以降低胚胎运输速度。此外，P_4还能抑制E_2诱导的输卵管液产生。对于人类而言，催产素、P_4、前列腺素和一氧化氮参与输卵管肌肉的松弛和收缩。在人输卵管的离体培养中添加P_4可降低输卵管肌肉收缩的幅度和频率。E_2可以诱导产生三磷酸肌醇（IP3）以增加平滑肌收缩并加速大鼠输卵管中的卵子运输。此外，E_2、P_4和内皮素1可刺激输卵管中PGE2和PGF2α的释放。而PGE2和PGF2α均能增加输卵管的肌肉收缩。研究显示，PGF2α能引起子宫平滑肌收缩，帮助精子进入输卵管和子宫。同时，输卵管的壶腹部和峡部在排卵期间对PGE2、PGF2α的刺激非常敏感，PGE2、PGF2α及其偶联的受体在调节人输卵管的生殖分泌和平滑肌收缩方面发挥重要的生理作用。此外，单独的内皮素2也可以通过A型内皮素受体诱导输卵管的肌肉收缩。卵巢激素对刺激输卵管肌肉收缩具有直接作用，雌激素可以通过调控前列腺素的分泌及其受体的表达发挥间接作用。

第五节　子宫内膜细胞功能和子宫功能调节

一、子宫内膜细胞分泌功能及其调控

子宫是一个内分泌器官，对卵巢类固醇激素的存在均有反应。类固醇激素通过特定的核受体与其靶细胞相互作用，从而启动基因转录和一系列下游分子和细胞事件。子宫内膜细胞表达的核受体超家族成员包括孕激素受体、雌激素受体、雄激素受体和糖皮质激素受体。雌激素受体（ER）和孕激素受体（PR）的表达受雌二醇（E_2）和孕酮（P_4）的双重控制，并且与雄激素受体（AR）一起，在整个月经周期中随时间和空间的变化而发生变化。

1. 雌激素功能 颗粒细胞在FSH的作用下生成雌激素，并在子宫内膜增殖期逐渐升高，内膜也不断增厚。雌激素主要作用于子宫内膜上皮细胞、腺上皮间质细胞、纤毛细胞、微绒毛细胞以及血管细胞，通过加速细胞增殖，从而介导孕激素受体的生成，为分泌期做准备。

雌激素通过与ER结合来调节基因转录，从而控制子宫生理功能。大多数小鼠子宫生物学研究都围绕ERα基因展开，ERα是雌激素作用的主要驱动力。ERα缺失的小鼠子宫发育不良且不育，上皮特异性缺失ERα的小鼠表现出雌激素反应基因的异常表达和着床失败。有临床研究也发现子宫内膜厚度过薄的女性ERα表达异常，且影响参与增殖和血管生成的基因表达，从而在植入过程中发挥重要作用。

2. 孕激素功能 在女性中，孕酮主要由卵巢中的黄体产生。黄体在LH的作用下，由排卵（显性）卵泡的残余发育而成。它是一个高度血管化的器官，每个月经周期存在约14天。相对复杂的雌二醇的合成需要几种酶的参与，也涉及两种不同的细胞类型（生长卵泡的膜细胞和颗粒细胞）。相比之下，孕酮的合成相对简单：孕酮可以由黄体中的大多数细胞合成，通过两种酶参与，即首先在线粒体中胆固醇转化为孕烯醇酮（通过胆固醇侧链裂解酶，也称为P450scc），然后孕烯醇酮转化为孕酮（图2-5-1）。排卵后，孕激素含量明显上升，子宫内膜发生蜕膜样变，出现分泌现象，由增殖期转变为分泌期，且会分泌大量生长因子与细胞因子，可使子宫内膜血管得以重塑，在此时，子宫内膜可呈现出较高的容受性，使得胚胎植入较为顺利。孕激素有PRA和PRB两种同源受体。随着妊娠的进行，由于排卵后黄体的存在，血清孕酮水平升高，上皮增殖受到抑制。这种抑制作用也是由管腔上皮中PR表达水平的增加导致的。人子宫内膜白血病抑制因子（LIF）是第一个被证实对着床至关重要的子宫内膜蛋白；LIF的表达在小鼠中由雌激素诱导，但在人中由孕激素调节。孕激素可改变甾体激素和代谢酶的表达，及时下调ER，此外有研究表明，孕激素可调控雌激素活性的阻遏因子(REA)的表达,从而限制雌激素对内膜的增殖作用,同时增强孕激素对内膜的分泌作用,介导基质细胞的增殖、蜕膜的生长以及黏附分子的表达,从而促进胚胎种植,调节滋养细胞的侵袭和迁移。此外,孕激素可通过孕激素诱导阻断因子(PIBF)的作用影响母体的免疫系统,从而抑制母体对胚胎的排异反应。

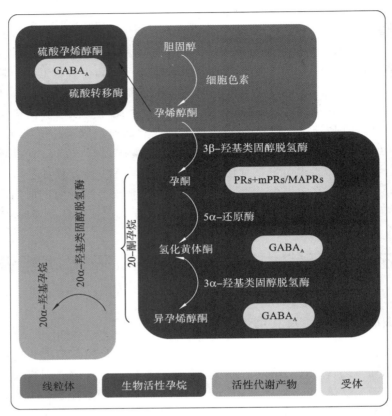

图 2-5-1　孕酮合成、代谢途径以及与孕酮受体相互作用的示意图

3. 雄激素功能　雄激素和 AR 不仅是男性生殖生理所必需的,它们也是女性生殖生理所必需的。女性生殖组织中广泛表达的 AR 水平,在子宫内膜中以一种有规律的方式波动(图 2-5-2)。雌性雄激素的产生取决于肾上腺和子宫内膜中促进局部雄激素生物合成和转化的关键酶的表达。此外,育龄女性的循环雄激素水平以周期依赖性方式波动,周期中期峰值与受孕有关。AR 和雄激素信号在人子宫内膜基质细胞分化为蜕膜细胞中具有决定性作用。流行病学研究提供了雄激素信号在调节与着床和妊娠相关的子宫内膜功能中的有力证据,证明多囊卵巢综合征、卵巢早衰或高龄产妇与不良妊娠结局之间存在密切关联。因此,雄激素信号传导是正常子宫内膜生理学的重要组成部分,其扰动与生殖失败有关。

4. 其他激素　子宫内膜也是功能复杂的内分泌器官,有着大量的间质细胞、免疫细胞及分泌性上皮包围的腺体,其具有自分泌和旁分泌功能,且主要受性激素调节。在自分泌和旁分泌因子之间存在着复杂的相互作用,如一系列细胞因子和趋化因子以及它们的受体和第二信使之间的相互作用。子宫内膜细胞能分泌激素、细胞因子、酶及多种功能蛋白等,这些物质共同参与调节局部和全身的生理及病理过程。其中,催乳素由子宫内膜间质细胞分泌,在晚分泌期能自发产生,而不依赖垂体的调节,它受孕激素、白细胞介素-6(IL-6)、α 干扰素(IFN-α)、表皮生长因子(EGF)、内皮素 3(ET3)等多种因子的调节,有促进内膜蜕膜化及受精卵着床的作用。此外子宫内膜腺上皮细胞和间质细胞也能分泌前列腺素(PG),对子宫功能起重要作用,花生四烯酸是 PG 合成前体。在蜕膜过程中,局部前列腺素和血管内皮生长因子明显增加,免疫细胞(主要包括巨噬细胞和自然杀伤(NK)细胞)外溢。

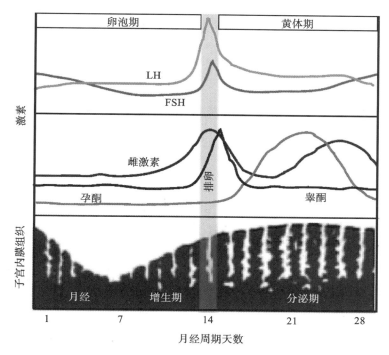

图 2-5-2 子宫内膜激素水平变化的示意图

二、子宫内膜容受性

1. 子宫内膜容受性的作用 子宫内膜容受性是子宫内膜接受胚胎着床的一种综合状态,也是胚胎成功着床的关键因素,为胚胎提供了附着、侵袭和发育的机会,最终形成一个新的个体,实现物种的延续。胚胎着床是一个复杂的过程,涉及胚胎和母体子宫内膜,其初始步骤发生在距黄体中期 4～6 天。子宫内膜允许胚胎正常着床的能力被称为容受性,最佳的容受性是胚胎正常着床的关键,是健康怀孕的基础。

着床的过程需要胚胎和可接受着床的子宫内膜协调、同步发育,排卵后 6～10 天为最佳时期。对于子宫内膜来说,排卵前 2 周左右暴露于雌二醇,排卵后黄体产生和全身释放的孕激素可促进子宫的蜕膜化过程(图 2-5-3)。在组织病理学上可见的蜕膜化过程反映了一个很大程度上不可见的和复杂的,但严格协调的分子事件,这对子宫内膜容受性是至关重要的。研究表明,Hox 基因参与这些过程且起到至关重要的作用。Hox 基因家族所编码的蛋白质作为转录因子,在月经周期中对功能性子宫内膜的发育至关重要,特别是子宫内膜的容受性。其中 HOXA-10 和 HOXA-11 通过激活或抑制靶基因整合素 β3 亚基和 Emx2 进而调控子宫内膜容受性的下游因子来影响胚胎着床。

2. 影响子宫内膜容受性的因素

(1)子宫内膜因素:子宫内膜厚度、血流状态会直接影响子宫内膜的容受性;适当的子宫内膜厚度为胚胎植入提供黏附场所和营养来源,子宫内膜厚度<7 mm 时,子宫内膜容受性下降,胚胎种植率下降。

(2)母体因素:如高龄患者,子宫内膜容受性就会受到影响。多囊卵巢综合征(PCOS)患者,全身内分泌和代谢情况的改变也会影响子宫内膜容受性,从而影响胚胎种植。子宫内膜异位症等也会在一定程度上影响子宫内膜容受性。

3. 提高子宫内膜容受性的方法

(1)药物提升法:低分子肝素(增加活产率和临床妊娠率)、阿司匹林(临床中应用广泛)、糖皮质激素、hCG 宫腔灌注等均可提高子宫内膜容受性。

(2)手术提升法:输卵管切除术(防止积水逆流将胚胎冲走,进而提高子宫对胚胎的接受能力)等。

4. 子宫内膜容受性的评估方法

(1)子宫内膜组织结构被用作评估子宫内膜容受性的主要指标。然而,组织学评估存在一定的局限性

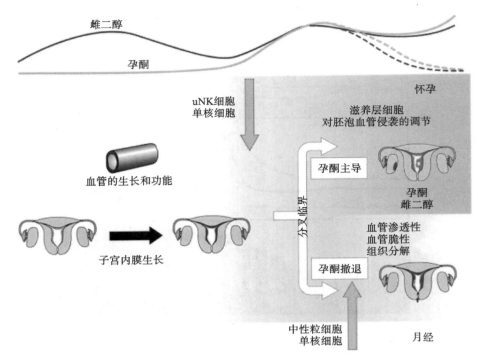

图 2-5-3　孕酮影响子宫内膜的变化说明示意图

和缺陷,不具有普遍性,且易受操作人员的主观性影响。基本上所有涉及子宫内膜容受性的检测的早期研究都是在不孕女性中进行的,其中许多人可能有子宫内膜异位症,因此对孕激素的反应异常。

(2)整合素测试可以对子宫内膜的组织学和生化完整性进行全面评估。其中,整合素 β3 亚基被证明在定义子宫内膜容受性缺陷方面具有最大的作用。其在子宫内膜异位症和输卵管积水,以及其他不明原因的不孕症和不明原因的复发性妊娠损失的女性中的表达显著异常。

(3)子宫内膜容受性阵列(ERA)是一种临床改进组织学检测。因子宫内膜黄体期分化加速或延迟引起的胚胎子宫内膜不同步的检测。ERA 检查的特点是准确性高,其异常说明胚胎正常着床的概率较低;可用来检测胚胎移植,根据 ERA 调整转移时间可提高胚胎着床成功率。

(4)ReceptivaDx 检测是一种新的子宫内膜容受性检测方法,该方法基于子宫内膜异位症女性中子宫内膜 BCL6 的过表达。与 ERA 不同的是,ReceptivaDx 检测通常用于识别由于子宫内膜异位症导致的与孕激素抵抗相关的子宫内膜容受性缺陷。

三、子宫功能的调节

1.子宫的功能　子宫的功能是接收来自输卵管的胚胎,并为胚胎的植入和随后的胎盘提供必要的环境,在生殖周期、生育力和生育过程中发挥着多种重要作用。在正常的月经周期中,子宫内膜会经历一个称为血管化的过程,在此过程中,微小的血管会增殖,如果该周期释放的卵子受精,内膜会变得更厚且富含血液。如果没有受精,子宫内膜就会脱落为月经。随着妊娠的进行,子宫逐渐变大,肌肉壁变得越来越薄,以容纳发育中的胎儿。在妊娠期间,子宫的肌肉层开始断断续续地收缩,为分娩做准备。

2.调节子宫功能的因素

(1)解剖因素:正常的子宫解剖结构是胚胎成功植入和良好妊娠的前提因素,研究证据表明,子宫解剖形态异常与反复妊娠失败密切相关。先天性子宫畸形是否会引起母体不孕仍存在争议,但女性生殖系统疾病导致的宫腔粘连、子宫内膜异位症、子宫内膜息肉、子宫肌瘤等后天性子宫疾病会破坏子宫内环境稳态从而导致母体子宫内膜容受性减弱,妊娠失败。

(2)免疫因素:子宫微环境中存在大量的免疫细胞,良好的妊娠依赖于母体内人体非特异性免疫系统与获得性免疫系统的平衡。在妊娠建立的过程中,这些免疫细胞通过分化重塑呈现出不同的作用,共同协调子宫微环境的免疫平衡。胚胎作为一个半异体,母体对其免疫耐受的建立过程是非常重要的。其中调节性 T 细胞在妊娠过程中具有抑制免疫反应的作用,在早期妊娠过程中会产生免疫抑制因子(如白细胞介素)以诱导免疫耐受;另一种参与母-胎免疫耐受的免疫细胞是子宫自然杀伤细胞(uNK 细胞),这是一种在子宫内的特殊类型的 NK 细胞,在妊娠期间,NK 细胞通过干扰素减少子宫内膜的炎症反应,并通过表达一些免疫调节因子来抑制 T 细胞的功能。

(3)代谢因素:有氧糖酵解和乳酸堆积是胚胎着床过程重要的代谢特征。患有代谢性疾病(如多囊卵巢综合征和糖尿病等)的患者的低生育力现象也提示代谢失衡可能会影响妊娠。在母体子宫内环境处于生理性低氧状态时,妊娠早期母体子宫通过有氧糖酵解产生大量乳酸,子宫腔上皮 ATPase 的表达量在胚胎种植时显著上升,这提示乳酸酸化的子宫微环境可能有利于胚胎种植。

(4)内分泌因素:健康女性的正常月经周期依赖适当的雌激素和孕激素水平来维持,子宫内膜状态随着性激素周期性的变化而发生改变,出现周期性的损伤与修复。在子宫内膜中,各种类型细胞对建立妊娠均有重要意义。子宫内膜上皮细胞在着床过程中参与母胚通信。基质细胞转变为分泌类型细胞(即蜕膜化),具有促进生长和发育的重要作用。孕酮和雌二醇是上述功能的主要调节因素,通过多种旁分泌、近分泌和自分泌因子协调子宫功能。

参考文献

[1] 杨增明,孙青原,夏国良. 生殖生物学[M]. 北京:科学出版社,2019.

[2] Skinner M K. Regulation of primordial follicle assembly and development[J]. Hum Reprod Update,2005,11(5):461-471.

[3] Adhikari D,Liu K. Molecular mechanisms underlying the activation of mammalian primordial follicles[J]. Endocr Rev,2009,30(5):438-464.

[4] Duffy D M,Ko C,Jo M,et al. Ovulation:parallels with inflammatory processes[J]. Endocr Rev,2019,40(2):369-416.

[5] Coticchio G,Dal Canto M,Mignini Renzini M,et al. Oocyte maturation:gamete-somatic cells interactions,meiotic resumption,cytoskeletal dynamics and cytoplasmic reorganization[J]. Human Reprod Update,2015,21(4):427-454.

[6] Duan X,Sun S C. Actin cytoskeleton dynamics in mammalian oocyte meiosis[J]. Biol Reprod,2019,100(1):15-24.

[7] Barton B E,Herrera G G,Anamthathmakula P,et al. Roles of steroid hormones in oviductal function[J]. Reproduction,2020,159(3):R125-R137.

[8] Li S,Winuthayanon W. Oviduct:roles in fertilization and early embryo development[J]. J Endocrinol,2017,232(1):R1-R26.

[9] Jabbour H N,Kelly R W,Fraser H M,et al. Endocrine regulation of menstruation[J]. Endocr Rev,2006,27(1):17-46.

[10] Gibson D A,Simitsidellis I,Collins F,et al. Androgens,oestrogens and endometrium:a fine balance between perfection and pathology[J]. J Endocrinol,2020,246(3):R75-R93.

[11] Wetendorf M,DeMayo F J. The progesterone receptor regulates implantation,decidualization,and glandular development via a complex paracrine signaling network[J]. Mol Cell Endocrinol,2012,357(1-2):108-118.

(孙少琛)

第三章　受　精

第一节　受精的基本过程

生命繁衍依赖无性生殖和有性生殖两种方式。对于哺乳动物而言,尽管通过物理或化学方法能够实现卵子孤雌激活,但胚胎发育会在某一阶段终止,无法产生后代;多种哺乳动物能够通过无性生殖克隆得到后代,但效率非常低,并且克隆后代可能存在诸多问题。因而,哺乳动物一般通过有性生殖方式产生后代,需要来自父方的单倍体精子和来自母方的单倍体卵子相互结合和融合,成为二倍体的受精卵,开始新生命的发育之旅;精子与卵子的结合融合过程即为受精(fertilization),使双亲的遗传信息得以延续。

受精是一个复杂的生物学过程,涉及精卵间多步骤的相互作用,各步骤又涉及多成分相互作用。对于哺乳动物而言,具有受精能力的成熟卵子外包卵丘细胞,从卵巢中排出,至输卵管壶腹部等待受精;获能精子到达受精部位,借助其自身运动穿过卵丘,与卵子周围的透明带(zona pellucida,ZP)识别、结合。精子与卵子透明带之间发生的初级识别作用诱发精子头部顶体的内容物发生胞吐,称为顶体反应(acrosome reaction,AR)。发生顶体反应的精子与透明带发生次级识别作用,精子借助于自身运动和顶体反应释放的水解酶穿过透明带。到达卵子卵周隙后,精子头部赤道段的质膜和顶体内膜与卵子质膜发生结合和融合,精子进入卵子(图 3-1-1)。

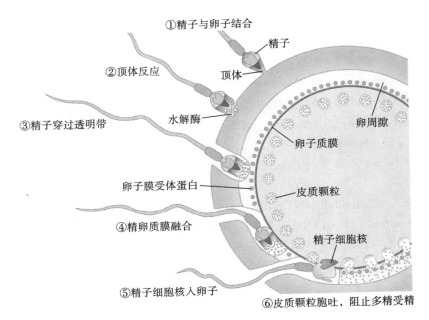

图 3-1-1　受精过程模式图

注:①精子通过卵子结合蛋白与卵子透明带识别、结合;②精子发生顶体反应释放水解酶溶解透明带;③精子借助水解酶的作用,穿过透明带到达卵周隙;④精卵质膜融合;⑤精子细胞核进入卵子;⑥精子进入卵子诱导皮质颗粒胞吐,阻止多精受精。

精子进入卵子后将激活卵子,并快速激发两个重要事件:①钙离子浓度升高引起卵子皮质颗粒胞吐,发生透明带反应和卵质膜反应,使其他精子不能再与透明带结合或穿过透明带,或进入卵周隙的精子不能再与卵质膜结合和融合,从而阻止多精受精;②卵子从第二次减数分裂阻滞中恢复,排出第二极体,完成卵子的减数分裂。此后,卵子的单倍体染色体转变为雌原核。同时,精子被卵子激活:精子进入卵细胞后,尾部将很快退化,浓缩的头部染色质去凝集,形成雄原核。在哺乳动物中,雌雄原核形成后,将相互靠近,各自核膜形成皱褶,然后破裂,父母方的遗传物质组装形成第一次有丝分裂纺锤体,并将遗传物质平均分配到两个卵裂球中。小鼠的最新研究表明,父母方的遗传物质没有混合形成一个有丝分裂纺锤体,而是各自组装纺锤体,并在第一次卵裂中将各自的遗传物质平均分配到两个卵裂球中。

第二节 精子在雌性生殖道中的运送及精子获能

对于包括灵长类在内的大多数哺乳动物来说,交配期间精液沉积在阴道前庭部位(阴道射精型);而有些哺乳动物(狗、啮齿类动物等)在交配时大部分精液直接进入宫腔(宫腔射精型),或通过宫颈进入宫腔。人的精子进入雌性生殖道内,要经过约 15 cm 的"长途"运送才能从阴道到达输卵管壶腹部受精部位。在通过宫颈、子宫-输卵管连接部及输卵管峡部到达受精部位的过程中,绝大多数精子被丢失(图 3-2-1)。

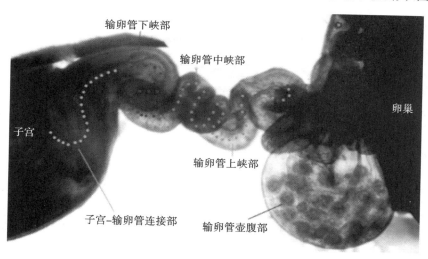

图 3-2-1 精子的运送通道

一、精子运送

(一)精子通过宫颈

精液进入阴道 1 分钟后发生凝集,但 20 分钟后发生液化。宫颈部位有许多狭窄的皱襞和黏稠的宫颈液,三个有利因素有助于精子通过宫颈部位:精液使阴道由酸性环境 pH 4.2 变为 pH 7.2,使精子运动能力增强;生殖道管壁收缩促进精子运动;排卵期孕激素的升高使宫颈液液化加强,有利于精子穿过。即便如此,在人一次射精的约 2 亿个精子中,只有不到 100 万个能通过宫颈。

(二)精子通过子宫-输卵管连接部

进入子宫的精子很快到达子宫-输卵管连接部。精子在子宫内的运动主要依靠自身运动和生殖道肌肉的收缩及纤毛摆动,后者更为重要。精子本身在子宫中的运行速度为 3 mm/min。精子进入子宫后,刺激子宫免疫系统,子宫免疫系统将攻击运动慢的精子,并吞噬死亡或正在死亡的精子,使得只有几千个精子能够到达子宫-输卵管连接部。子宫-输卵管连接部较狭窄,精子运行速度减慢,并进入两侧输卵管,最终只有几百个精子到达排卵一侧的输卵管。

(三)精子及卵子在输卵管中运行

精子进入输卵管后,运行速度减慢。排卵前,精子停留在输卵管峡部的较低部位。排卵后,精子到达受精部位,而通过输卵管壶腹部和伞部的精子将进入腹腔而被丢失。结合于输卵管峡部的精子的释放机制尚不清楚,精子的超激活运动可加速精子从输卵管峡部释放。游离的精子从输卵管峡部迁移到输卵管壶腹部要靠精子自身运动和输卵管上皮的收缩运动及纤毛摆动。

在输卵管中,精子由输卵管峡部向输卵管壶腹部运行,而卵子由输卵管伞向输卵管壶腹部运行,两者运行方向相反。卵子的运行需要输卵管伞肌肉的收缩及纤毛向子宫方向摆动,输卵管内产生向子宫方向的液流,将卵子运送到输卵管壶腹部。精子和卵子在输卵管内运行均依赖于纤毛,而方向相反的原因在于纤毛摆动的方向不同。输卵管壁凹陷部分的纤毛向卵巢方向摆动,而输卵管壁高崤部分的纤毛向子宫方向摆动;精子沿着输卵管壁凹陷部分运行,卵子沿着输卵管壁高崤部分向相反方向运行。

二、精子获能

(一)精子获能的发现

精子成熟后能够运动,但没有受精能力,还需要在生殖道中经历一系列生理生化,才能获得受精能力,这一过程称为精子获能(sperm capacitation),这一现象由张明觉和 Austin 于 1951 年分别发现。同一个体射出的所有精子并不是同时获能的。精子获能是可逆过程,获能精子与精浆和附睾液接触,可去获能;去获能的精子转移到雌性生殖道并停留一段时间,又可重新获能。宫腔射精型动物的精子在输卵管峡部较低部位全部或部分完成获能;对于阴道射精型动物,精子进入宫颈时,获能开始。

(二)精子获能及去获能的机制

目前认为,精子获能涉及对精子头部质膜起稳定作用的蛋白质和胆固醇的修饰或去除。雌性生殖道内诱发精子获能的分子尚不确定,一种可能性是排卵期卵泡液中的分子参与精子获能,卵泡液能够激发精子 Ca^{2+} 内流,而 Ca^{2+} 内流和活性氧的产生是精子获能中最早发生的事件。精子内的环磷酸腺苷(cyclic adenosine monophosphate,cAMP)参与精子获能;钙调蛋白和碳酸氢盐可能参与腺苷酸环化酶的激活,通过促进精子内 cAMP 产生和 cAMP 依赖的蛋白激酶激活,促进精子获能。能够促进胞内 cAMP 升高的物质如咖啡因等,都可刺激人精子获能。精子获能后期,依赖于 cAMP 的人精子蛋白磷酸化与获能相关。而孕酮能够提高人精子获能速度,其原因在于可激发精子 Ca^{2+} 内流及引起精子内 cAMP 升高等。此外,牛血清白蛋白(BSA)也可以诱发精子获能,其原理是可移除精子膜上的胆固醇、增加精子质膜的融合性。

第三节　精子穿过卵丘及透明带

在受精过程中,精子需要先穿过卵子周围的卵丘和透明带,然后到达卵子的卵周隙,最后通过精卵质膜融合作用进入卵子完成受精。

一、精子穿过卵丘

卵泡发育至有腔卵泡阶段,其中的卵母细胞包裹有一团颗粒细胞(卵丘细胞),共同逐渐独立为腔内的半岛结构,这种结构为卵丘-卵母细胞复合体(cumulus-oocyte complex,COC)。该复合体在排卵后仍保持着卵子与卵丘细胞间的协同发育,直至受精完成。卵丘由围绕在卵子周围的众多卵丘细胞组成;另外,卵丘细胞间有大量的透明质酸堆积,卵丘在排卵后会逐渐膨胀。精子在和卵子相遇前,必须消化卵丘细胞间的透明质酸以穿过卵丘。

透明质酸酶可以溶解透明质酸,帮助精子穿过卵丘。研究表明,精子头部表面的透明质酸酶在该过程中发挥重要作用,并且在精子头部表面发现了多种透明质酸酶,例如早期被报道的精子黏附分子 1(sperm adhesion molecule 1,SPAM1,也被称作 PH-20)、ADAM3 等。目前认为,这些透明质酸酶在溶解卵丘细胞间透明质酸的过程中,可能协同发挥作用。

二、透明带及其功能

在卵子和卵丘细胞之间,即卵子外周,包裹着一层细胞外基质,称为透明带(ZP)。哺乳动物的卵母细胞在初级卵泡期发育迅速,开始向胞外分泌透明带蛋白质,逐渐在卵母细胞外形成透明带。透明带会一直存在,伴随卵母细胞的发育成熟、排卵后受精,直至早期胚胎发育阶段。透明带是由糖蛋白、碳水化合物以及透明带蛋白质组成的海绵状网络结构。小鼠中透明带蛋白质包含三种,分别是 ZP1、ZP2 和 ZP3(图 3-3-1);而人类不同,具有 ZP1、ZP2、ZP3 和 ZP4 四种透明带蛋白质。

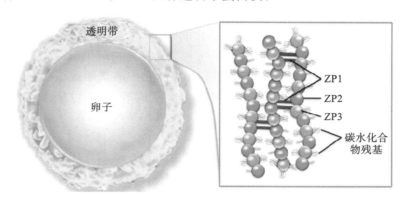

图 3-3-1　小鼠卵子透明带模式图

精子在穿过卵丘后,需要依次和透明带进行初级识别和次级识别。早期研究认为,精子与卵子之间的识别是通过卵子透明带上的精子受体(sperm receptor)和精子头部表面的卵子结合蛋白(egg-binding protein)相互作用实现的,具体的精卵识别过程大致如下:精子在穿过卵丘后与透明带蛋白质 ZP3 进行初级识别;初级识别后的精子发生顶体反应;发生顶体反应的精子与透明带蛋白质 ZP2 进行次级识别,并伴随顶体胞吐消化透明带到达卵周隙。但近些年来,随着研究手段不断丰富,经典的精卵识别模式受到了不少挑战。下面将依照精卵识别次序对精卵识别过程及识别过程中参与的蛋白质进行介绍。

三、参与初级识别的精子受体与卵子结合蛋白

(一)初级精子受体

哺乳动物精卵初级识别是成熟的两性配子自然结合并受精的前提。精子受体由卵子透明带蛋白质组成。虽然透明带蛋白质数量在人与小鼠中存在差别,但人与小鼠的透明带蛋白质 ZP2 和 ZP3 在进化上是保守的。在小鼠中,ZP3 被认作精卵初级识别的精子受体,且基因敲除 Zp3 的雌性小鼠表现为无透明带,完全不育。

多项研究也证明 ZP3 是精卵初级识别的精子受体,如 ZP3 抗体与正常卵子透明带蛋白质 ZP3 的结合,可以阻断精子与卵子的识别、结合;通过转染将 ZP3 表达到畸胎瘤细胞,该细胞分泌的 ZP3 可以与精子结合,并诱发顶体反应。这些证据表明 ZP3 可以与未发生顶体反应的精子识别、结合并介导顶体反应的发生,所以推断其为初级精子受体。不同的是,人卵子的四种透明带蛋白质都可以与顶体完整的精子结合,且除 ZP2 外,ZP1、ZP3 和 ZP4 都能够诱发顶体反应。

(二)初级识别的卵子结合蛋白

一般认为,精子的顶体质膜上存在精卵初级识别的卵子结合蛋白,这些蛋白质不仅能够介导精卵初级识别,还可以促进顶体反应的发生。候选卵子结合蛋白介绍如下。

1. GalTase　GalTase 是定位于精子头部的半乳糖基转移酶。研究表明,覆盖在完整精子顶体质膜上的 GalTase 可以与卵子透明带蛋白质 ZP3 特异性结合并发生顶体反应,且过表达 GalTase 可以增加该生理生化反应的强度。体外试验中,ZP3 竞争性底物和 GalTase 抗体均可与 GalTase 结合,并可显著降低精

卵识别的效率;且纯化的 GalTase 也可以竞争性地抑制精子与卵子的结合。这些研究表明,GalTase 是一种重要的初级卵子结合蛋白,在精卵识别中发挥重要功能。

2. SP56 SP56 被称为 ZP3 受体蛋白(ZP3 receptor,ZP3R),该蛋白可以与 ZP3 识别、结合。SP56 是一种同源多聚体外周膜蛋白,覆盖在顶体完整精子头部的质膜上,该蛋白质对 ZP3 功能区域的寡糖具有特异性亲和力。纯化的 SP56 可以与卵子的透明带结合,但不能和受精卵的透明带结合,这一点证明其在受精前的精卵识别中具有重要功能。人精子中不含 SP56,这也一定程度上为人精子不能与小鼠透明带识别、结合提供了解释。

3. P95 P95 是位于小鼠顶体完整精子头部的一种分子质量为 95 kDa 的蛋白质酪氨酸激酶受体,人精子中也存在 P95,该蛋白质在精子获能过程中逐渐累积。体外试验表明,P95 抗体干预下的精子无法与正常卵子结合和发生顶体反应。类似于 GalTase 和 SP56,P95 位于小鼠精子顶体质膜上,且可以与 ZP3 识别、结合,随后调节顶体胞吐作用。因此,P95 被认为可能是精卵初级识别的又一卵子结合蛋白。

4. 精子黏合素 精子黏合素是一类主要存在于有蹄类动物中的透明带结合蛋白,在猪精子中含量特别高,约占精浆蛋白的 75%。目前研究报道了猪精子黏合素的五个成员:碳水化合物结合蛋白 AWN、AQN-1 和 AQN-3,以及精浆糖蛋白 PSP-Ⅰ和 PSP-Ⅱ。其中,AWN 和 AQN-3 被证实是猪精子上的初级卵子结合蛋白。

关于精卵初级识别过程中的精子受体和卵子结合蛋白的研究较多,但基因敲除动物模型的建立对早期很多体外研究结果提出了质疑。ZP3 作为精子受体,其体外试验研究与基因敲除动物模型的结果都表明 ZP3 在精卵初级识别过程中的重要性;而对于卵子结合蛋白,尽管顶体完整的精子头部有多个候选卵子结合蛋白,但它们的单一功能似乎并不突出,例如,GalTase、Sp56 基因敲除雄性小鼠仍然可育。因此这些卵子结合蛋白可能在精卵初级识别过程中协同发挥作用。

四、参与次级识别的精子受体与卵子结合蛋白

(一)次级精子受体

在精卵初级识别后,精子发生顶体反应,精子与卵子透明带将发生次级识别。一般认为,精卵识别过程中,ZP2 是次级精子受体,且 Zp2 基因敲除的雌性小鼠表现为透明带显著变薄,完全不育。研究证明 ZP2 抗体干预下的小鼠卵子,可以与获能的精子发生初级识别,并诱发顶体反应,但无法与发生顶体反应的精子进行次级识别;纯化的人 ZP2 及人重组 ZP2 均可与发生顶体反应的精子结合;而人卵子的 ZP2 也可以与顶体完整的精子结合,但无法诱导其发生顶体反应。随后的研究发现,在介导精卵识别和结合的过程中,ZP2 的 N 端区域发挥重要功能:将编码 ZP2 N 端第 51 至 149 号位氨基酸的基因序列敲除后,ZP2 可正常跨膜并形成透明带,但无法与精子识别和结合,表现为雌性不育。

近年来的研究表明,ZP2 在人精卵识别过程中似乎参与初级识别过程。采用基因编辑方法获得可表达人源 ZP3 的鼠源 Zp3 基因缺失小鼠,表达人源 ZP3 的小鼠卵子无法与人顶体完整的正常精子结合;然而,对于获得表达人源 ZP2 的鼠源 Zp2 基因缺失小鼠,结果则是表达人源 ZP2 的小鼠卵子可以与人顶体完整的正常精子识别和结合。

(二)次级卵子结合蛋白

初级识别后的精子,伴随顶体反应的发生暴露其顶体内膜,次级识别的卵子结合蛋白分布于此。卵子结合蛋白会与精子受体 ZP2 持续相互作用,直至精子成功穿过透明带。精子中的候选次级卵子结合蛋白介绍如下。

1. SPAM1 SPAM1 是一种精子质膜蛋白,已被证明在包括人和小鼠在内的多种哺乳动物中具有透明质酸酶活性,前文也提到其参与精子穿过卵丘过程。在精子成熟过程中,SPAM1 逐渐迁移至精子头部质膜和顶体内膜上。在人的精子中,未获能和获能精子提取物中均表达 64 kDa 的 SPAM1,但在发生顶体反应的精子中还有 53 kDa 大小的 SPAM1 存在,说明其在获能前后可能以不同的形态参与受精不同阶段的生物学事件。精子穿过卵丘时,SPAM1 作为透明质酸酶,可以消化卵丘细胞间的透明质酸,协助精子穿

过卵丘。因此,顶体完整精子头部的 SPAM1 主要在精子穿过卵丘时发挥功能,而顶体反应后精子顶体内膜上的 SPAM1 主要参与精卵次级识别。有研究表明,SPAM1 抗体能够干扰顶体反应后精子与透明带发生次级识别。尽管 SPAM1 在精子穿过卵丘和精卵次级识别过程中参与重要的生物学事件,但 Spam1 基因敲除的雄性小鼠生育力不受影响。这可能类似于初级识别过程,这些参与次级识别的卵子结合蛋白在次级识别过程中协同发挥作用。

2. 顶体素与 PRSS21　顶体素(acrosin)是一种存在于精子顶体外膜和顶体内膜的膜蛋白,可以与 ZP2 相互作用,直至精子穿过透明带。顶体素是一种胰蛋白酶样丝氨酸蛋白酶,长期以来被认为是精子穿透透明带使卵子受精所需的关键酶。然而,基因敲除小鼠实验表明,顶体素破坏的雄性小鼠可育,这可能得益于功能类似分子的补偿作用。PRSS21 也是一种胰蛋白酶样丝氨酸蛋白酶,Prss21 和顶体素双基因敲除的雄性小鼠表现为生育力低下,精子无法在透明带表面进行顶体胞吐作用穿过透明带。目前认为,Prss21 的敲除增加了顶体素敲除的表型。顶体素和 PRSS21 的胰蛋白酶样蛋白酶活性对于精子穿过卵丘基质和透明带有重要作用,尤其是二者一起敲除的结果也在一定程度上说明了它们的重要性。

传统意义上讲,精子与卵子的初级识别和次级识别是"受体-配体"模式,且精子质膜上的卵子结合蛋白对于受精时的精卵识别和结合是必需的;但近年来的研究发现,这种经典的模式可能存在更为复杂的调控机制。对于小鼠卵子来说,透明带蛋白质数量有限,ZP2 和 ZP3 在精卵识别中作为精子受体具有重要意义;但对于小鼠精子来说,其顶体质膜上的卵子结合蛋白显然更多。目前报道的绝大多数关键卵子结合蛋白的体外试验与基因敲除实验的结果存在较大差异,这其中包括一些结构和功能上相近蛋白,它们可能在精卵识别和结合过程中存在一定的协同作用。

五、顶体反应

顶体是位于精子前部区域的分泌囊泡,内含多种水解酶。在精子形成过程中,由高尔基体加工并释放至细胞质中的顶体颗粒逐渐在细胞核前部融合并覆盖,形成帽状的顶体结构。顶体体积随着顶体颗粒的融合逐渐增大。精子质膜与顶体内膜靠近时,在 SNARE 蛋白和 MUPP1 蛋白的协作下,将两层膜结构拉进聚合,完成顶体膜融合的最后步骤。

精子获能阶段,顶体肿胀、质膜胆固醇含量下降,并伴随细胞内游离的 Ca^{2+} 浓度上升和 pH 升高。顶体内 Ca^{2+} 浓度的升高是顶体反应所必需的。精子顶体反应涉及复杂的细胞内信号传导过程。在生理条件下,ZP3 或孕酮可与精子头部质膜上的受体结合,激活质膜和顶体膜上的 Ca^{2+} 通道,促使 Ca^{2+} 进入细胞质。精子质膜上有两类受体参与顶体反应的起始。一种是 G 蛋白偶联受体(对百日咳毒素敏感),它会导致两种酶的激活,即磷脂酶 C(PLC)和腺苷酸环化酶;G 蛋白偶联受体由 ZP3 触发,激活腺苷酸环化酶,在腺苷酸环化酶参与下,ATP 可转化为 cAMP,激活蛋白激酶 A(PKA),进而激活顶体外膜上 Ca^{2+} 通道,Ca^{2+} 从顶体释放至细胞质中。Ca^{2+} 浓度升高间接激活 PLC,将磷脂酰肌醇 4,5-二磷酸(PIP2)裂解为二酰甘油(DAG)和三磷酸肌醇(IP3),IP3 可以与已定位于顶体的 IP3 受体结合,使 IP3 门控通道打开,将 Ca^{2+} 储存释放到细胞质中,导致 Ca^{2+} 浓度二次升高。此外,DAG 可以激活蛋白激酶 C(PKC),它能够打开电压依赖性质膜 Ca^{2+} 通道,从而增加细胞溶质钙水平。另一种是百日咳毒素不敏感受体,它也可能导致 PLC 反应,激活质膜 Ca^{2+} 通道。PLC 的激活需要 Ca^{2+},Ca^{2+} 的增加可以激活 PLC,导致 Ca^{2+} 浓度继续升高,形成一种正反馈调节(图 3-3-2)。

哺乳动物获能精子经历的顶体反应过程事实上是一种胞吐过程。前期的研究发现,在豚鼠、小鼠和兔子的卵子卵周隙中抽离出来的精子,都已经发生过顶体反应,这也表明,精子与卵子融合之前,精子必须经历顶体胞吐事件。发生顶体反应的精子可以通过覆盖在赤道段的精子质膜残余物与卵子质膜融合的方式进入卵子。普遍认为卵子透明带蛋白质 ZP3 是介导精子发生顶体反应的分子,只有与 ZP3 进行初级识别的精子,才能通过顶体胞吐作用释放水解酶、消化透明带,帮助精子穿过透明带。然而,体外研究发现透明带与顶体标记绿色荧光蛋白(GFP)的精子结合不足以使精子发生顶体胞吐作用,即使这种结合维持数小时也是如此。近年研究发现,绝大多数的精子在到达输卵管壶腹部与卵子相遇前已经发生了顶体反应,且顶体完整的精子在穿过卵丘前、穿过卵丘时和精卵识别时都会发生顶体反应。传统观念认为,只有精卵识

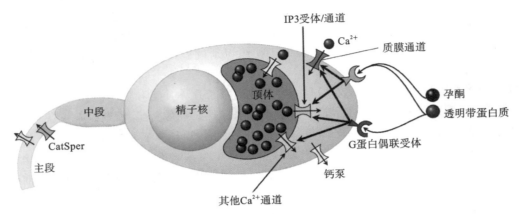

图 3-3-2　顶体反应信号通路模式图

别过程中发生顶体反应的精子才能穿过透明带,与卵子质膜识别融合,理由是在精卵识别过程中发生顶体反应的精子才可以释放顶体内的水解酶,对透明带进行打孔利于穿行。但这一观点已被近年来的研究推翻:在精卵识别前发生顶体反应的精子,包括卵丘细胞间的精子和已经穿过透明带到达卵周隙的精子,依然可以穿过透明带,与卵子融合并受精。

六、精子穿过透明带

精卵初级识别过程中,精子质膜上的卵子结合蛋白与 ZP3 识别和结合,精子得以附着于透明带,这是精子穿过透明带的关键。初级识别触发精子头部发生顶体反应,胞内 Ca^{2+} 的流入以及 pH 和 cAMP 水平的升高引发顶体胞吐过程。当精子的质膜与顶体外膜完成融合,引起顶体内容物胞吐,顶体内容物中的水解酶外溢,降解精子头部结合部位的透明带,并在透明带上形成一条通道;同时,精子尾巴快速摆动,得以顺利前进。顶体反应发生后,精子质膜上与 ZP3 识别和结合的卵子结合蛋白也随之降解,但同时顶体内膜暴露出来,在顶体内膜上存在可与 ZP2 次级识别和结合的卵子结合蛋白。这种与 ZP2 的次级识别和结合继续维持着卵子和精子之间的紧密接触。精子尾部也继续有力地摆动,帮助精子穿过透明带到达卵周隙与卵子的质膜接触。在实验条件下,人精子穿过人透明带的时间不足 10 分钟。

研究表明,精子顶体膜相关蛋白 4(SPACA4)在小鼠精子穿过透明带过程中发挥重要作用。对于小鼠,SPACA4 仅在精子中表达,且 Spaca4 基因敲除的雄性小鼠生育力受损严重。体外试验表明,缺乏 SPACA4 的精子无法与正常的卵子受精,但将正常卵子的透明带去除后,Spaca4 基因敲除小鼠精子的受精缺陷得到挽救,这表明 SPACA4 是受精过程中精子与透明带相互作用和穿透所必需的重要精子蛋白。

第四节　精卵质膜的融合

一、精卵质膜融合

精子通过与卵子识别、结合及顶体反应穿过透明带到达卵子质膜表面,随后精子附着在卵子质膜上通过膜融合进入卵子。精子在接近卵子时并不是头部朝向卵子,而是侧向接近卵子,在空间狭窄的卵周隙内精子头部与卵子质膜表面近乎平行。随后,精子头的后部附着在卵子质膜上,精卵质膜融合在一起并形成一个开口,随后精子核、中段和尾巴都进入卵子胞质中(图 3-4-1)。从卵周隙中抽离出的精子都是已发生顶体反应的精子,且未发生顶体反应的精子是无法与卵子质膜融合的,由此可见顶体反应对于精卵质膜的黏附和融合意义重大。

卵子质膜与赤道段的精子质膜之间的黏附是精卵质膜融合所必需的步骤,并且这种黏附作用的种间

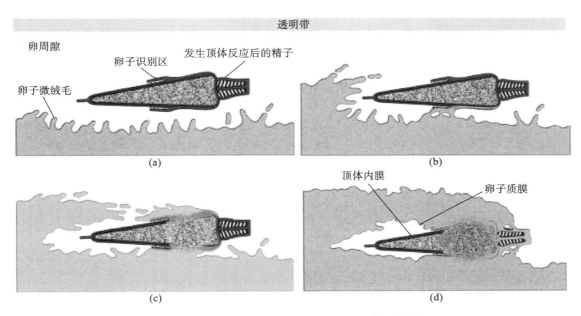

图 3-4-1 精子(已发生顶体反应)与卵子质膜融合模式图

特异性并不大,之后发生的精卵质膜融合过程也如此。小鼠发生顶体反应后的精子,可以穿过很多种哺乳动物的透明带。精卵质膜的结合与融合可能是由特定的且在进化上相对保守的蛋白质分子介导的,并以"受体-配体"的方式存在于两个膜结构上。

二、参与精卵质膜融合的蛋白质

精子穿过透明带到达卵周隙,会与成熟卵子纺锤体上方以外的质膜区域黏附并融合;该区域区别于成熟卵子纺锤体上方质膜,存在微绒毛,并在精卵质膜融合过程中发挥重要功能。精卵质膜上蛋白质分子的相互作用是介导精子进入卵子的必要条件。基于目前的研究,介导精卵质膜融合的候选分子,主要包括卵子质膜蛋白 CD9、卵子质膜上的 GPI 锚定蛋白 JUNO 和精子顶体膜上的 I 型跨膜蛋白 IZUMO1。这三种基因的敲除小鼠展示出类似表型,包括小鼠产生的配子在数量、外观等方面都无明显异常,但精卵质膜融合受阻导致受精失败。此外,精子质膜上的 ADAMs 家族成员 ADAM2 和 ADAM3 与卵子质膜上的整合素 α6 也可能参与精卵识别过程。

另外,近年来使用基因修饰小鼠模型发现了一些参与精卵质膜融合的新候选蛋白。例如,跨膜蛋白 TMEM95、精卵质膜融合蛋白 1(sperm-oocyte fusion protein 1,SOF1)和精子顶体膜相关蛋白 6(SPACA6)等。这些基因敲除的雄性小鼠和 IZUMO1 基因表型很相似,都表现为能产生正常数量、形态和运动能力的精子,但没有生育力。另外,体外互作试验表明,这些蛋白质均不参与 IZUMO1-JUNO 互作,而是通过与各自卵子质膜上未知的底物结合介导精卵质膜融合的。这些经典和新发现的关键分子如下。

(一)CD9

CD9 是一种广泛分布在各类细胞表面的跨膜蛋白,包含 4 个跨膜区域。在卵子质膜上,CD9 主要分布于微绒毛。早期研究发现,缺失 CD9 的卵子微绒毛的形状和分布都发生了改变,表明 CD9 不仅参与卵子质膜整体结构的形成,还可能参与其他蛋白质在卵子质膜上的嵌入。Cd9 基因敲除的雌性小鼠生育力严重受损,几乎不育。由于生育力受损源于卵子质膜与精子的融合失败,卵胞质内单精子注射(intracytoplasmic sperm injection,ICSI)可以挽救 CD9 缺失造成的表型。同为四跨膜蛋白的 CD81 也在卵子上表达,基因敲除后雌性小鼠生育力下降,但 Cd9 和 Cd81 基因双敲除的雌性小鼠是完全不育的。尽管 CD9 已被证实在精卵质膜融合过程中具有重要功能,但其在精子上的配体蛋白目前仍未知。

(二)IZUMO1

IZUMO1 是一种精子表面蛋白质,已明确参与精卵质膜融合的精子蛋白。Inoue 等于 2005 年鉴定出一种小鼠精子融合相关蛋白质分子,并表明其是一种新型免疫球蛋白超家族蛋白,将该基因命名为 Izumo。Izumo1 基因敲除小鼠健康,产生的精子数量、外观形态和活力都正常,还可以穿过透明带到达卵周隙,但雄性不育。人精子中也含有 IZUMO1,正常人精子可以与无透明带的仓鼠卵子融合,但添加人 IZUMO1 抗体的人精子无法与无透明带的仓鼠卵子融合。IZUMO1 在人和小鼠精子中参与精卵质膜融合,且功能保守。

(三)JUNO

JUNO 是一种在卵子质膜上表达的 GPI 锚定蛋白,也是精卵融合过程中精子 IZUMO1 的特异性受体。JUNO 是叶酸受体家族 Folr4 基因编码的蛋白质且为 IZUMO1 的特异性受体,且两种蛋白质的相互作用在哺乳动物中是保守的。Juno 基因敲除的小鼠排卵数量和卵子形态正常,但其卵子不能与正常精子融合,因此表现为雌性完全不育。受精后 JUNO 从卵子质膜上快速脱落,使得未参与受精的精子无法再通过 IZUMO1 与 JUNO 的相互作用进入卵子,表现为一种膜阻断的阻止多精受精机制。

IZUMO1 和 JUNO 的相互作用是目前已知唯一的以"配体-受体"组合形式参与精卵质膜的黏附和融合。在精卵质膜黏附过程中,单体形式存在的 IZUMO1 在和 JUNO 相互作用后二聚化,IZUMO1 二聚体不再和 JUNO 继续相互作用,而是和卵质膜上潜在的底物进行相互作用。IZUMO1 的 N 末端区域(第 5～113 个氨基酸)是与 JUNO 相互作用的位点,对于精子与卵子融合至关重要。

(四)ADAM2、ADAM3 与整合素 α6

早期关于精卵质膜融合的研究也有很多,也鉴定出一些重要的蛋白质,包括 ADAMs 家族成员 ADAM2 和 ADAM3,以及卵子质膜上的整合素 α6。最初绝大多数关于受精素和整合素参与精卵质膜融合的结论来源于体外试验,例如:①受精素抗体干预下可以抑制精卵质膜融合过程,整合素抗体干预下可以阻断小鼠体外受精;②很多哺乳动物的成熟卵子都有整合素的表达;③整合素配体结合位点的覆盖可阻断精卵质膜融合等。随后的 Adam2、Adam3 基因敲除雄性小鼠也呈现出雄性不育的表型。但是整合素 α6 敲除不影响精卵质膜融合;受精素 α 敲除也不影响精卵质膜融合;虽然 Adam2 和 Adam3 基因敲除的雄性小鼠不育,表现为精卵黏附效率变低,但二者敲除的精子一旦与卵子黏附仍然可以发生精卵质膜融合。因此,ADAM2、ADAM3 和整合素 α6 作为精卵质膜融合候选蛋白参与精卵质膜融合的结论还需商榷。

(五)TMEM95

TMEM95 是近年来被验证的一种参与精卵质膜融合的精子跨膜蛋白,其在精子发生顶体反应后,重新定位于赤道段区域。研究发现,Tmem95 基因敲除雄性小鼠完全不育,其精子形态正常,具有正常的运动能力,还可以穿过透明带与卵子质膜黏附。虽然可以与卵子质膜黏附,但 Tmem95 缺陷的精子无法与卵子质膜融合后进入卵子。ICSI 可以挽救 Tmem95 缺陷精子与卵子的融合障碍。体外试验表明,TMEM95 不与 IZUMO1 存在相互作用,也不与 JUNO 存在相互作用。所以,TMEM95 可能存在其特异相互作用的卵子膜蛋白,二者在精卵质膜融合过程中,以类似 IZUMO1-JUNO 相互作用的形式发挥作用。

(六)SOF1 和 SPACA6

类似于 TMEM95,SOF1 和 SPACA6 也是近年来被鉴定出的参与精卵质膜融合的精子蛋白。基因敲除 Sof1 或 Spaca6 雄性小鼠的精子都因无法与卵子融合而受精失败,进而完全不育;其精子形态和运动能力正常,也可穿过透明带。

第五节 精卵相互激活

一、卵子激活

在精子识别并进入卵子后,会激活卵子,引发一系列生理活动。

(一)质膜去极化和 pH 变化

海星、海胆和两栖类动物的卵子受精时,质膜快速去极化,形成动作电位,阻止多精受精;哺乳动物卵子受精后,动作电位由反复出现的膜超极化构成,可能与阻止多精受精有关。海胆卵子在受精后胞内 pH 显著上升至 7.3,有助于促进卵子中基因活动、代谢以及原核形成,但小鼠、大鼠、猪等哺乳动物的卵子在受精后 pH 无明显变化。

(二)Ca^{2+} 信号变化

受精后,卵子内首先发生的生理活动就是胞质内 Ca^{2+} 浓度的急剧升高,Ca^{2+} 信号对于卵子激活以及胚胎发育起着重要作用。精子进入卵子后,会引起卵子胞质内 Ca^{2+} 浓度反复、快速的升高,这种现象称为 Ca^{2+} 振荡(Ca^{2+} oscillation),见图 3-5-1。在小鼠中,第一次 Ca^{2+} 振荡发生在精卵相互作用后 1~2 分钟,可以持续 5~6 小时,频率为 10~20 次/分。Ca^{2+} 振荡的时间间隔在每个卵内基本一致,但具有物种差异性,在牛或者人的卵子中,每隔 30~60 分钟会发生一次 Ca^{2+} 振荡。

此外,卵子受精后 Ca^{2+} 信号还具有空间分布特性,从精子入卵处发生第一次胞质内 Ca^{2+} 浓度升高,随后以波的形式向整个卵子传播,称为钙波(calcium wave)。

未被激活的卵子胞质中 Ca^{2+} 浓度较低,为 10^{-8}~10^{-7} mol/L,当细胞接收到信号刺激后,下游信号信使会介导 Ca^{2+} 释放到胞质中,使 Ca^{2+} 浓度迅速升高。卵子激活中调控 Ca^{2+} 信号的途径有以下几种:①三磷酸肌醇(IP3)介导 Ca^{2+} 释放,当细胞内 IP3 浓度达到一定阈值后,结合内质网上的 IP3 受体,诱导钙通道开放,内质网中的 Ca^{2+} 释放到胞质中;②植物碱介导 Ca^{2+} 释放,植物碱受体钙通道是另一种重要的胞内钙通道,纳摩尔级浓度的植物碱便能诱导通道开放;③卵子内 Ca^{2+} 浓度升高后正反馈诱导胞内 Ca^{2+} 释放,在 IP3 和植物碱诱导胞内 Ca^{2+} 浓度上升后,Ca^{2+} 能正反馈作用于 IP3 受体和植物碱受体,进一步加强 Ca^{2+} 释放;④在卵子受精过程中,胞外 Ca^{2+} 的内流对维持胞内 Ca^{2+} 振荡来说是必需的。

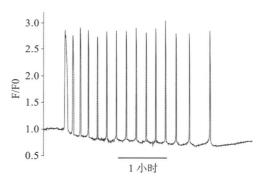

图 3-5-1　小鼠卵子受精后引起 Ca^{2+} 振荡

(三)锌火花

发生 Ca^{2+} 振荡后,卵子会快速大量释放锌原子,这一现象称为"锌火花"。哺乳动物卵子在受精或孤雌激活 90 分钟内会发生 1~5 次"锌火花"事件。某些调控减数分裂进程的酶如 EMI2 等是 Zn^{2+} 依赖的酶,高浓度的 Zn^{2+} 会使细胞周期停滞,"锌火花"导致卵子内 Zn^{2+} 浓度降低,恢复减数分裂进程。此外,Zn^{2+} 浓度过高会影响合子发育,使用 Zn^{2+} 载体处理的受精卵,在成功释放"锌火花"的情况下依然无法形成原核。

(四)蛋白激酶活性变化

1. MPF MPF 即促成熟因子,是由细胞周期蛋白 B1(Cyclin B1)和 p34^{cdc2}(CDK1)组成的异源二聚体,在真核细胞中调控有丝分裂和减数分裂 G2/M 期转换,成熟卵子的细胞周期停滞在第二次减数分裂中期,由高活性的 MPF 维持。在卵子受精或者进行孤雌激活时,Cyclin B1 降解,同时蛋白激酶 WEE1B 将

CDK1磷酸化,MPF活性降低,第二次减数分裂恢复。卵子激活过程中,MPF活性受Ca^{2+}信号调控,精卵识别后,胞质内Ca^{2+}浓度的瞬时升高会降低MPF活性,一次胞质内Ca^{2+}浓度升高便可以使减数分裂进程恢复,但如果胞质内Ca^{2+}浓度无法下降,MPF活性将会重新升高,使卵子进入所谓的MⅢ期。

2. MAPK 除了MPF,调控卵子减数分裂进程的还有促分裂原活化的蛋白激酶(mitogen-activated protein kinase,MAPK)家族,该家族蛋白中的ERK1和ERK2可以调控卵子第二次减数分裂以及受精卵原核的形成。一般认为MOS-MEK-MAPK通路可以维持卵子第二次减数分裂阻滞,MOS磷酸化激活MEK的激酶活性,接着MEK磷酸化ERK1/2,使其处于高活性状态。多个体内外试验证实了这一通路的作用:c-mos基因敲除的小鼠卵子排卵后无法停滞在第二次减数分裂中期,而是发生自发孤雌生殖;使用MEK抑制剂U0126处理成熟卵子能诱导原核形成;在小鼠和猪的卵子中抑制MAPK活性会导致卵子激活。

在卵子激活过程中,MPF和MAPK活性的降低具有先后顺序,小鼠卵子受精后MPF活性在30分钟内便会下降,而MAPK活性则在MPF失活后1.5小时才降低,这种现象在多种脊椎动物中保守,但MPF活性变化与MAPK活性变化之间的分子关联尚不明确。

3. CAMKⅡ 上文提及,胞质内Ca^{2+}浓度升高会引起MPF活性降低,这一过程由钙调蛋白及钙调蛋白依赖蛋白激酶Ⅱ(Ca^{2+}/calmodulin-dependent protein kinaseⅡ,CAMKⅡ)调控,Ca^{2+}结合钙调蛋白,进而激活CAMKⅡ。在小鼠卵子中注射重组的CAMKⅡ,会激活减数分裂恢复,而CAMKⅡγ缺失的卵子受精后仍然停滞在第二次减数分裂中期。CAMKⅡ可能通过两个通路在卵子激活中发挥作用,首先CAMKⅡ通过PLK1磷酸化EMI2,从而解除EMI2对APC/C的抑制作用,降低MPF活性,减数分裂恢复;随后通过MOS灭活MAPK,原核形成。

4. PKC PKC是一类丝氨酸/苏氨酸蛋白激酶,该家族共有11种亚型,分为三大类:①经典型PKC,活性依赖于Ca^{2+}和DAG;②新型PKC,活性依赖于DAG,但对Ca^{2+}不敏感;③非典型PKC,该类PKC的活性不受Ca^{2+}和DAG调控。在卵子中,Ca^{2+}浓度升高可以激活PKC,促进减数分裂恢复。此外,PKC激活会引发皮质反应,防止多精受精。

小鼠卵子激活过程中Ca^{2+}信号及其下游信号工作模型见图3-5-2。

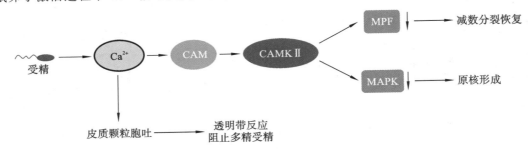

图3-5-2 小鼠卵子激活过程中Ca^{2+}信号及其下游信号工作模型

(五)代谢变化及基因活动

在卵子激活前后,能量代谢、脂代谢等生理活动会有明显变化,如海胆卵子受精后,6-磷酸葡萄糖吸收量上升,耗氧量明显增加;小鼠卵子受精后对核苷酸的吸收量增加。

受精后,受精卵进入卵裂期,快速的细胞分裂和细胞分化过程中基因表达均发生变化。首先DNA复制启动,在小鼠等哺乳动物的受精卵中,DNA复制发生在雌雄原核互相靠近的过程中。卵子在发育过程中累积了大量的母源mRNA,受精后开始翻译,提供受精卵最早的蛋白质合成模板。随着卵裂的发生,合子的mRNA转录启动,称为合子基因组激活(zygotic genome activation,ZGA)。ZGA在不同物种中发生的时间有所差异:在小鼠受精卵中,ZGA最早可以在雄原核中发生,大量的基因转录发生在2细胞期;在人和猪等物种中发生在4~8细胞期;而牛和绵羊的胚胎直到8~16细胞期才会发生ZGA。卵子受精后,蛋白质合成模式也与受精前大不相同,受精后蛋白质合成量以及种类增加;同时,许多蛋白质也会发生磷酸化和糖基化等修饰。

二、精子激活卵子模型

目前为止,关于精子如何激活卵子这一问题主要有两种假说:受体控制假说和精子因子假说。受体控制假说认为,在卵子质膜表面存在能与精子结合并识别的受体,当该受体被激活后,进一步激活下游的Ca^{2+}振荡和IP3信号通路。

虽然受体控制假说在一定程度上可以解释精子激活卵子的机制,但是有许多实验结果与该假说矛盾。比如,ICSI不涉及精子与卵子质膜表面识别,但依然能正常完成受精与发育;直接将精子提取物注射到卵内,能引起卵子Ca^{2+}振荡,且这种激活效应和精卵识别不一样,没有物种差异性,但具有精子特异性,即体细胞的提取物无法激活卵子。这些结果说明,精胞质中也许有某种分子,可以在精卵质膜融合后进入卵子胞质并诱导卵子激活,这就是目前被更多人认同的精子因子假说。

最初,人们将去除细胞膜的精子注射到卵子中,发现胞质内Ca^{2+}浓度正常上升;但将精子核周层去除后再进行胞质注射,便无法检测到Ca^{2+}振荡,说明精子核周层中可能有能激活Ca^{2+}振荡的因子,并取名为精子携带的卵子激活因子(sperm-borne oocyte activation factor,SOAF)。后来人们发现一种定位在精子头部赤道段和顶体后区胞质内的可溶性物质——磷脂酶Cζ(phospholipase Cζ,PLCζ),认为PLCζ就是可溶性的SOAF。体外试验中,在卵子内表达PLCζ会引起Ca^{2+}振荡并激活卵子;反之,抑制PLCζ则会使得卵子无法发生Ca^{2+}振荡。Plcz1$^{-/-}$小鼠的精子无法激活Ca^{2+}振荡,证明PLCζ在体内能激活卵子。但值得注意的是,Plcz1$^{-/-}$小鼠并非完全不育,说明有其他的替代途径来维持卵子激活和后续胚胎发育。

PLCζ主要通过IP3信号通路激活卵子Ca^{2+}振荡,PLCζ结合PIP2囊泡,使PIP2水解产生IP3,激活IP3诱导Ca^{2+}释放通路。PLCζ信号通路见图3-5-3。此外PLCζ自身的特殊空间结构也能解释其激活Ca^{2+}振荡的原理,PLCζ由X-Y催化域、4个EF手性结构域和1个C2结构域组成,其中EF手性结构域对Ca^{2+}敏感且允许PLCζ激发IP3合成,当胞内Ca^{2+}浓度上升时,正反馈调节进一步促进IP3合成。

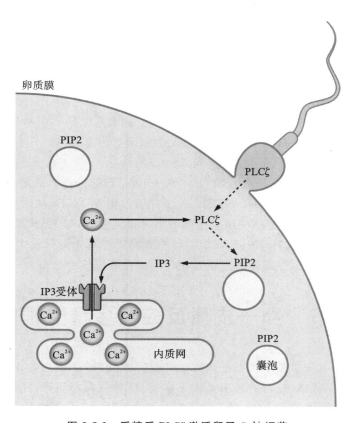

图 3-5-3　受精后 PLCζ 激活卵子 Ca^{2+} 振荡

在临床案例中也有报道与 PLCζ 相关的不育病例,PLCζ 基因两个位点突变的患者的精子 ICSI 无法成功,这些突变位于 PLCζ 的催化结构域,会使精子无法激活卵子 Ca^{2+} 振荡;另外有案例报道发现 PLCζ 的 C2 结构域中的基因突变会导致精子中无 PLCζ 表达,Ca^{2+} 振荡降低,这些临床案例的发现提示 PLCζ 的含量可作为一个指示受精与胚胎发育成功率的临床指标。

三、精子激活

在精子进入卵子后,和卵子激活一样,精子也会发生生理变化,主要过程为精子核膜破裂,高度浓缩的精核染色质去浓缩,核膜重建,形成雄原核。同时,卵子会恢复第二次减数分裂,排出第二极体,留在卵子中的遗传物质形成雌原核,随后雌雄原核逐渐靠近。在受精后还会发生遗传物质的重编程,这保证了胚胎发育的多能性与全能性。

(一)精核去浓缩、雄原核形成

在精子发生过程中,为了更紧密地包装父源 DNA,细胞核内染色质组蛋白会逐渐被鱼精蛋白所替代,染色质被 10~20 倍高度浓缩。但精子染色质组蛋白并不是完全被鱼精蛋白所替换,2%～15% 的染色质依然与组蛋白结合。受精后,为了保证精子基因组重编程以及胚胎的正常发育,精子基因组在卵子中会经历鱼精蛋白向组蛋白的转换。精核 DNA 去浓缩首先需要减少鱼精蛋白之间的二硫键(S—S),在体外条件下,使用 DTT 破坏鱼精蛋白中的二硫键,核质蛋白(nucleoplasmin)可以诱导精子基因组中鱼精蛋白的去除。鱼精蛋白逐渐被组蛋白 H3.3 替代,形成新的核小体,这个过程需要 H3.3 的分子伴侣 HIRA 的参与。精子染色质的去浓缩受卵子中的因子调控,且只有成熟的卵子具有诱导精核去浓缩的能力。在最新的研究中发现,SR 蛋白特异性激酶 1(SRPK1)可以通过磷酸化鱼精蛋白的第 9 号丝氨酸和第 43 号丝氨酸,降低鱼精蛋白和 DNA 复合物的凝集程度,提高核质蛋白作用并介导 HIRA 招募,促进鱼精蛋白向组蛋白转换,对父源染色质解凝集以及后续合子正常发育起重要作用。

精子染色质去浓缩后,在染色质周围进行核膜重建。在核膜重建过程中,内质网、精子的核膜和其他膜结构可能都参与了雄原核核膜的形成。

(二)原核表观遗传修饰变化

DNA 甲基化是一类重要的表观遗传修饰,通常为胞嘧啶第 5 位碳原子上加一个甲基,即形成 5-甲基胞嘧啶(5-methylcytosine,5mC),小鼠精子的 DNA 甲基化水平要高于卵子。受精后,雌雄原核都会发生大规模的全基因组去甲基化,但雄原核和雌原核中的 DNA 去甲基化是不同步的,雄原核在 DNA 复制之前便发生主动去甲基化,随后雌原核在 DNA 复制时发生被动去甲基化。这一过程由卵子中的一种 DNA 去甲基化酶 TET3 催化,TET3 可以催化 5mC 向 5hmC 的转化。Tet3 缺失的合子中,雄原核无法完成 5mC 向 5hmC 的转化,影响父源的部分基因如 Oct4 和 Nanog 等的表达。雌雄原核去甲基化的不同步可能由母源因子所调控,如 DPPA3 和 PGC7/STELLA 可能通过阻止 TET3 从而保护雌原核 DNA 甲基化。

除了 DNA 甲基化,合子中雌雄原核的组蛋白修饰也有很大差异,如 H3K27、H4K5、H4K16 的乙酰化只发生在雄原核中;H3K4 甲基化,H3K9、H3K36、H4K20 的三甲基化则只发生在雌原核中;H3K27 一甲基化在雌雄原核中都有分布,但二甲基化和三甲基化早期仅在雌原核中分布。

第六节　卵子皮质反应及多精受精阻止

对于哺乳动物来说,只有一个精子可以进入卵子并且完成受精,受精后合子为二倍体,如果有一个以上的精子与卵子结合形成多倍体,这样的胚胎无法正常发育,导致自然流产,所以多精受精阻止对于哺乳动物胚胎的正常发育起着至关重要的作用。卵子有一类特有的防止多精受精的细胞器——皮质颗粒(cortical granule,CG),见图 3-6-1。受精后皮质颗粒胞吐释放内容物,使透明带硬化,其余精子无法再与透明带识别;同时,随着精卵质膜融合,卵质膜性质改变,防止多精受精。

一、卵子皮质反应

(一)皮质颗粒

皮质颗粒是卵子内一种特有的细胞器,体积较小,由单层膜包裹,圆形颗粒状,来源于高尔基体,直径为 $0.2\sim0.6~\mu m$。皮质颗粒中含有大量酶及其他物质,如蛋白酶、过氧化物酶、金属内切酶以及糖基化物质等。随着卵子发育和成熟,皮质颗粒数量逐渐增加并向质膜迁移,在质膜下 $0.4\sim0.6~\mu m$ 处呈线状排列。在小鼠中,皮质颗粒的迁移依赖于胞质内的肌动蛋白网络,近来也有研究证明皮质颗粒的运输由两种途径调控,一种是依赖于肌球蛋白 Va 推动肌动蛋白细丝的运动;另一种是皮质颗粒通过结合 Rab11a 囊泡,被运输至质膜下。而皮质颗粒在卵子质膜下皮层的锚定则依赖于母源因子蛋白 MATER。皮质颗粒的分布具有明显极性,第二次减数分裂纺锤体所在区域的质膜下没有皮质颗粒,无皮质颗粒区域可能是为了保护母源染色体,因为精子一般不会在该区域进入卵子。

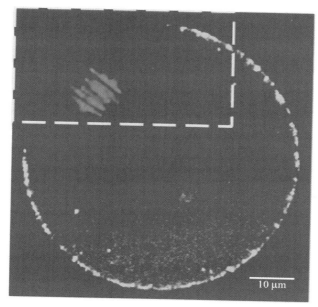

图 3-6-1 小鼠卵子皮质颗粒分布免疫荧光图
注:虚线框指示区域为无皮质颗粒区域。

(二)卵子皮质反应

在哺乳动物中,第一个精子进入卵子后,会诱导皮质颗粒从精子入卵点进行"爆发式"胞吐并迅速扩散至整个卵子,这个过程称为皮质反应(cortical reaction)。只有成熟的卵子才能发生皮质反应,精子进入 GV 期的卵子后仅 1% 的皮质颗粒发生胞吐。

目前主流观点认为皮质反应激活的主要信号是 Ca^{2+} 浓度升高,PLC 作用产生 IP3 和 DAG 两种第二信使,IP3 结合内质网上的 IP3 受体导致 Ca^{2+} 大量释放;同时 DAG 激活 PKC,这两条信号通路共同调控皮质反应的发生。值得注意的是,卵子激活后皮质反应的发生与前文提及的第二次减数分裂恢复是 Ca^2 浓度升高后发生的两个独立事件。Ca^{2+} 信号也可能通过钙调蛋白依赖的肌球蛋白轻链激酶(MLCK)调控囊泡在胞内的运输,从而调控皮质反应。PKC 激活可以有效诱导皮质颗粒胞吐,可能通过磷酸化 MARCKS 调控肌动蛋白重组参与皮质反应。除此之外,皮质反应的激活也可能通过 G 蛋白信号通路介导,使用 G 蛋白激活剂或 GTP 类似物激活 G 蛋白后可引起卵子皮质反应。此外,注射抗体抑制 G 蛋白超家族成员 Rab3A 后会抑制皮质颗粒胞吐,且这种抑制作用具有剂量效应。

二、多精受精阻止

(一)透明带反应

皮质反应发生后,皮质颗粒胞吐至卵周隙中的酶会引起透明带蛋白的生化反应和结构变化,阻止多精入卵,称为透明带反应(zona reaction)。传统观念认为,首先初级精子受体 ZP3 失活,游离的精子无法再与透明带识别;然后次级精子受体 ZP2 被水解,已经结合透明带的精子无法完成穿越。然而,最新的研究认为,ZP2 的裂解才是透明带反应阻止多精入卵的关键。储存在皮质颗粒中的 Ovastacin 在胞吐到卵周隙后会在 ZP2 的 N 端第 51~149 位点将其裂解。缺失 Ovastacin 或者是表达无活性 Ovastacin 的卵子受精后,发育到 2 细胞时,透明带依然能与精子结合,说明 Ovastacin 活性对于阻止精子穿越透明带不可或缺。此外,锌火花可以影响精子活力,从而瞬时阻止其穿越透明带,在透明带水平上阻止多精受精。

(二)卵质膜反应

研究发现,在多种哺乳动物受精卵的卵周隙中有精子的存在,说明在透明带反应后仍有屏障阻隔多精受精,即卵质膜反应(egg plasma membrane reaction)。目前有许多实验显示卵质膜反应的存在,如去除透明带的小鼠卵子进行体外受精时,1 小时后精子便无法再与卵质膜结合;小鼠卵子 ICSI 实验中,已经发生过皮质反应的卵子再进行体外受精时不能阻止精子入卵;直接用乙醇或 SrCl₂ 进行孤雌激活,激活皮质反应后,也无法阻止多精受精。

到目前为止,卵质膜反应的机制仍不清楚。低等动物卵子在受精时,卵质膜有明显的去极化和电位变化,可能足以阻止多精入卵,但在哺乳动物卵子中没有观察到明显的去极化。也有一种观点认为,哺乳动物卵子表面的微绒毛可能参与多精受精阻止,因为在小鼠和仓鼠卵子受精后,微绒毛数量减少,而不含微绒毛的区域通常不能与精子结合。目前较为明确的位于卵质膜上的精子受体 JUNO 在受精大约 40 分钟会脱离质膜,失去与精子结合的能力,这与卵质膜反应阻止多精受精的时间接近;同时,在上文提及的 ICSI 或孤雌激活的卵子中观察不到 JUNO 从质膜上的脱离,也与其无法阻止多精受精的现象吻合。

参考文献

[1] 杨增明,孙青原,夏国良. 生殖生物学[M]. 2 版. 北京:科学出版社,2019.

[2] Dun M D,Mitchell L A,Aitken R J,et al. Sperm-zona pellucida interaction:molecular mechanisms and the potential for contraceptive intervention[J]. Handb Exp Pharmacol,2010(198):139-178.

[3] Jang W I,Jo Y J,Kim H C,et al. Non-muscle tropomyosin (Tpm3) is crucial for asymmetric cell division and maintenance of cortical integrity in mouse oocytes[J]. Cell Cycle,2014,13(15):2359-2369.

[4] Primakoff P,Myles D G. Cell-cell membrane fusion during mammalian fertilization[J]. FEBS Lett,2007,581(11):2174-2180.

[5] Simons J,Fauci L. A model for the acrosome reaction in mammalian sperm[J]. Bull Math Biol,2018,80(9):2481-2501.

[6] Spina F A L,Molina L C P,Romarowski A,et al. Mouse sperm begin to undergo acrosomal exocytosis in the upper isthmus of the oviduct[J]. Dev Biol,2016,411(2):172-182.

[7] Swann K. The role of Ca²⁺ in oocyte activation during in vitro fertilization:insights into potential therapies for rescuing failed fertilization[J]. Biochim Biophys Acta Mol Cell Res,2018,1865(11

Pt B):1830-1837.

［8］ Swann K,Lai F A. Egg activation at fertilization by a soluble sperm protein[J]. Physiol Rev, 2016,96(1):127-149.

（王震波）

第四章 胚胎发育

第一节 早期胚胎发育

一、早期胚胎发育过程

从 16 世纪开始人类就已经开始研究胚胎,直到 19 世纪,由于显微镜的广泛使用,人们对胚胎发育的具体过程有了更为清晰的认识。近代胚胎学研究表明,在有性生殖的生命体中,精子和卵子结合形成的受精卵经过不断的增殖、分化等过程,最终形成一个复杂的生命体。在受精卵形成后,胚胎进入卵裂期,经过数次卵裂的胚胎形成类似桑葚的实心细胞团,称为桑葚胚(morula)。随着细胞分裂的继续,胚胎内部出现充满液体的腔,细胞分化成明显的两群:内细胞团(inner cell mass,ICM)和滋养外胚层(trophectoderm,TE),这个时期的胚胎称为囊胚(blastocyst),也称为胚泡。随着胚胎继续发育,透明带破裂,囊胚从透明带的裂缝中孵化(hatching),滋养外胚层细胞与子宫内壁接触并植入(implantation)子宫组织。植入子宫之前的胚胎发育过程被称为着床前胚胎发育(pre-implantation embryo development)。在胚胎着床之后,胚胎开始从母体吸取养料维持发育的需要,经过原肠胚(gastrula)逐渐分化出外胚层(ectoderm)、中胚层(mesoderm)和内胚层(endoderm)的各种细胞,最终形成各种组织和器官。

在有性生殖过程中,受精卵内的染色体数目恢复正常,细胞开始分裂,即卵裂。卵裂与普通的细胞分裂不同,卵裂过程中细胞进行连续的分裂,细胞分裂间期很短,因此会出现细胞数目增多但细胞体积却越来越小,胚胎体积整体变化不明显的现象。在卵裂期,为了进行快速的 DNA 复制和有丝分裂,细胞周期主要有 S 期和 M 期,而几乎没有 G1 期和 G2 期。在经过数次的卵裂后,胚胎内部会逐渐形成充满液体的腔,称为囊胚腔(blastocoel),此时胚胎被称为囊胚。通常认为囊胚的形成是细胞卵裂完成的标志,细胞开始恢复正常的分裂周期。根据卵裂的方式不同,卵裂可以分为完全卵裂和不完全卵裂两种。在哺乳动物中,卵裂的方式主要为完全卵裂。完全卵裂通常发生在卵黄含量较少的物种中,在细胞分裂过程中,细胞核与细胞质完全分裂,形成两个卵裂球。不完全卵裂则发生在卵黄含量较多的物种中,由于卵黄含量多而且集中,细胞分裂时,卵黄部分并不完全分裂,早期的卵裂球是含有多个核的融合细胞,经过几次分裂之后,才会出现完整的卵裂球。许多爬行类和鸟类的卵裂方式都属于不完全卵裂。

卵裂结束后,胚胎中细胞开始正常的分裂周期,形成拥有上百个细胞的囊胚,囊胚主要由两种细胞组成,位于外侧的滋养外胚层细胞最终发育成胎盘,而位于内侧囊胚腔一端的内细胞团将最终发育成胎儿的各种组织和器官。胚胎的着床主要由滋养外胚层分化成的滋养层细胞介导,滋养层细胞分泌的酶会打开子宫内膜,使得胚胎可以植入子宫内膜内,植入后的滋养层细胞开始扩张出辐射状的结构以便从母体的血管中吸收养分。而在胚胎着床的过程中,内细胞团也开始分化,形成原始内胚层(primitive endoderm)和外胚层两种细胞,人的胚胎主要从外胚层细胞发育而来。在人类受精后的第三周,胚胎发育开始进入形态发生阶段(原肠胚形成),在这个阶段,胚胎的部分细胞开始向内侧迁移,胚层开始建立,胚胎发育为拥有三个胚层,即外胚层、中胚层和内胚层的原肠胚。此后,三个胚层开始出现分化并形成不同的组织和器官。

二、早期胚胎发育中的细胞命运决定

在哺乳动物中,受精卵经过多次卵裂,在 3.5 天左右形成由两个不同的细胞群体——滋养外胚层细胞和内细胞团组成的囊胚,这个细胞分化过程被认为是胚胎发育过程中的第一次细胞命运决定。随着进一步的分化,内细胞团的细胞被进一步分化成原始内胚层和上胚层,这是胚胎发育的第二次细胞命运决定,原始内胚层会发育成卵黄囊(yolk sac),而上胚层的细胞才会最终发育成胎儿的器官和组织。在着床前胚胎的发育中,细胞的命运是被严格调控的,近年的一些研究也对细胞命运的调控机制进行了深入的探索。

(一)胚胎的第一次细胞命运决定与调控

小鼠胚胎在发育到 8 细胞之后,开始致密化(compaction)。致密化之后,胚胎开始进行第一次细胞分化,产生两类在位置和功能上都具有差异的细胞群,即外细胞(outer cell)和内细胞(inner cell)。外细胞位于胚胎外侧,内细胞位于胚胎内侧,它们在胚胎处于 32 细胞(E 3.5)左右逐渐形成桑葚胚。此后,外细胞分化为滋养外胚层细胞,而内细胞分化为内细胞团细胞。然后一个充满液体的囊胚腔形成,分开了内细胞团与大多数滋养外胚层(除极性滋养外胚层外),形成囊胚。目前的研究表明,胚胎的第一次细胞命运决定可能受到细胞的位置、极性(polarity)及基因表达水平等多种因素的调控。

在开始致密化时,胚胎中的所有 8 细胞都是有极性的,但是在 8 细胞到 16 细胞及 16 细胞到 32 细胞的分裂过程中,由于细胞分裂的对称性不同,有一部分细胞迁移到胚胎的内部,胚胎的细胞开始有了内细胞和外细胞两个群体的区别。在分裂过程中,细胞的分裂方式有对称分裂和不对称分裂,当分裂过程中细胞纺锤体与顶端-基底轴平行时,会产生两个类似的子细胞,每个子细胞都是有极性的,并且分布在胚胎的外侧。当纺锤体与顶端-基底轴垂直时,分裂产生的两个子细胞中的一个具有极性,另一个失去极性,分布在胚胎的内部。在这两次不对称分裂中产生的有极性的外细胞最终会发育成滋养外胚层,而没有极性的内细胞会发育成内细胞团。

在细胞命运决定过程中,特定的转录因子的调控与细胞类群的形成密切相关。在小鼠滋养外胚层形成的过程中,密切相关的转录因子主要有 Cdx2、Gata3 和 Eomes 等。如果受精卵中 Cdx2 的表达出现缺失,胚胎滋养外胚层的形成与功能会受到阻碍。与此同时,在滋养外胚层发育后期,Eomes 起到重要的调节作用。在滋养外胚层形成过程中,另外一个重要的转录因子 Tead4 可以直接调控 Cdx2 和 Gata3 的表达,进而对胚胎滋养外胚层的形成起到重要作用。在 16 细胞阶段,Tead4 在各个卵裂球中的表达量是没有差异的,但是它只有在外侧有极性的细胞中有活性。研究证实,Tead4 的活性主要受到 Hippo 信号通路的调控。在内细胞中,Hippo 信号通路是有活性的,该通路的磷酸化酶 Lats1/2 可以磷酸化 Tead4 的共激活因子 Yap/Taz,被磷酸化的 Yap/Taz 会留在细胞质中而不能进入细胞核,Tead4 不能发挥激活滋养外胚层相关因子的作用,细胞会发育成内细胞团;而在外细胞中,Hippo 信号通路没有活性,Yap/Taz 可以入核并激活 Tead4,进而激活 Cdx2 等滋养外胚层相关的转录因子,细胞会发育成滋养外胚层。

(二)胚胎的第二次细胞命运决定与调控

胚胎的第二次细胞命运决定是胚胎内细胞团向原始内胚层和外胚层的分化。早期囊胚的内细胞团中有表达 Nanog 的外胚层前体细胞和表达 Gata6 的原始内胚层前体细胞,随着胚胎的不断发育,它们逐渐形成位于囊胚腔附近的单层原始内胚层细胞和被包裹在内的外胚层细胞。原始内胚层细胞中 Sox17、Gata6 和 Sox7 等高表达,形成卵黄囊。外胚层细胞中 Nanog 和 Sox2 等与细胞多能性相关的基因高表达,形成胎儿。

虽然在胚胎发育晚期原始内胚层和外胚层才分化出现,但在内细胞团形成之前细胞命运决定就已经启动了。研究表明,细胞命运与卵裂球进入胚胎的时间可能存在关系。在第一轮不对称分裂(8 细胞到 16 细胞阶段)就进入胚胎内部的卵裂球发育为外胚层的可能性更高,而在之后不对称分裂中才进入胚胎内部的细胞则更倾向于发育成原始内胚层。这种现象可能与 Fgf4/Fgfr2 的表达有关。在早期内细胞团中,细胞同时表达 Fgf4 和它的受体 Fgfr2,到 64 细胞左右,Fgf4 就只在外胚层细胞中表达,而 Fgfr2 则只在原始内胚层细胞中表达。Fgfr2 能够激活 Gata6 并抑制 Nanog 的表达。

三、早期胚胎发育过程中基因表达调控

早期胚胎发育过程中表达的基因主要包括母源表达的基因、受精卵表达的基因以及母源和胚胎都高表达的基因。母源表达的基因在胚胎发育的初始阶段具有重要作用,但在胚胎基因组激活的过程中会被逐渐降解。受精卵表达的基因在胚胎基因组激活过程中被激活,对胚胎的正常发育起到关键作用。母源和胚胎都高表达的基因则通常是维持细胞生命活动的看家基因。

(一)母源因子

在卵子发生过程中,母源性的 RNA 和蛋白质会被大量积累起来,卵子的体积会增加到原来的几百倍,为受精过程中早期卵裂提供所必需的物质和调控因子。在人的胚胎中,4 细胞到 8 细胞期胚胎基因组大量转录,在此之前,胚胎发育都依赖母源因子。在受精后,受精卵中会形成雌雄两个原核并逐渐向中心移动并融合成一个细胞核。研究发现在小鼠中,母源因子 Zarl 在这个过程中发挥重要作用。Zarl 敲除的卵子可以正常受精并形成原核,但雌雄原核无法融合为一个细胞核,导致胚胎在第一次有丝分裂的 G2 期停止发育。在胚胎基因组激活的过程中,同样有母源因子的出现。例如,Brgl 对染色质结构的调控和对胚胎基因组激活至关重要。Lin28 的缺失会导致核仁无法形成,进而使胚胎基因组无法激活。还有 Ago2、Ringl 及 Atg5 等基因表达的降低都会导致胚胎基因组激活异常及卵裂期胚胎发育阻滞。

(二)胚胎基因组激活的时间

受精卵形成时,父源和母源的基因组的转录都处于一种不活跃的状态,此时胚胎的发育物质来源主要是卵子中存储的 RNA 和蛋白质。随着胚胎的不断发育,胚胎中的基因组开始被激活,这个过程被称为胚胎基因组激活(embryonic genome activation,EGA)或者受精卵基因组激活(zygotic genome activation,ZGA)。胚胎基因组激活是基因组从转录不活跃的状态转变为转录活跃的状态,在这个过程中有多种因素的参与,比如胚胎基因组从表观修饰到结构上的转变以及母源性 RNA 的大量降解,同时也是胚胎全能型逐渐建立的过程。胚胎基因组激活并不是一个瞬间的过程,不同的基因会在发育的不同阶段逐渐被激活,而这个过程在不同的物种中也相差很大。在人早期胚胎发育过程中,胚胎基因组大规模的激活发生在 4 细胞到 8 细胞阶段,并且在 8 细胞之后仍然会有上千个基因表达被激活,这些都说明胚胎基因组的激活是一个逐步实现并且有序进行的过程。

第二节　胚　胎　植　入

一、胚胎植入过程

胚胎植入,也称胚胎附植或胚胎着床,是胚胎与母体子宫建立联系并发生物质交换的过程。在这个过程中,有两者缺一不可,一是处于活化状态的囊胚,二是处于容受状态的子宫内膜。胚胎着床过程极为复杂,涉及一系列的形态和生理上的改变,并且需要信号传导通路的参与。在胚胎着床之后,胚胎才能从母体得到充足的营养物质以保证胚胎的正常发育,并实现胚胎与子宫之间的物质交换。

在胚胎着床过程中,按照子宫对胚胎的敏感性,可分成三个阶段:容受前期(pre-receptive phase)、容受期(receptive phase)和非容受期(non-receptive phase)。当子宫处于容受期时,处于活化状态的胚胎才能够着床,子宫的这个时期被称为"着床窗口"。在小鼠中,妊娠第 1～3 天,子宫均处于容受前期,子宫的着床窗口在妊娠第 4 天开始出现,但也仅出现一段时间,然后子宫便转为非容受期。人子宫的着床窗口出现在月经周期的第 20～24 天,胚胎在这之前或之后都不能着床。

在哺乳动物中,不同物种的着床方式也存在一定的差异。大致可以分为三个阶段:定位期、黏附期以及侵入期。胚胎发育至囊胚时进入子宫,并在宫腔中游走。胚胎与子宫内膜逐渐靠近后,滋养外胚层细胞与子宫上皮细胞之间的接触逐渐紧密,进行定位。定位发生后,在小鼠和大鼠胚胎着床早期,宫腔中液体

的吸收和子宫内膜的水肿使宫腔闭合,导致宫腔上皮包着囊胚,囊胚内细胞团对侧的滋养外胚层细胞逐渐与宫腔上皮紧密接触,这个过程称为黏附。当滋养外胚层细胞与宫腔上皮顶部接触后,宫腔上皮表面的突起减少,在两层表面形成一个长 20 nm 的连续的紧密接触区。之后宫腔上皮细胞逐渐发生凋亡,滋养外胚层分化为滋养层细胞,并逐渐穿透子宫内膜上皮的基底膜,而后侵入子宫基质部分,使子宫内膜基质部分发生重建,这个过程称为侵入。三个过程之间联系紧密,有着精密而又复杂的调控。在人的临床研究中,胚胎着床的概率低于 30%,其中很大一部分的妊娠失败都是由着床失败引起的,虽然目前体外受精的成功率很高,但是成功妊娠的概率也只有一半左右。因此,对于着床过程中子宫内膜容受性的改善依然十分重要。

二、胚胎植入的分子调控过程

(一)雌激素及其受体

在哺乳动物体内,雌激素(estrogen)主要在卵巢和睾丸合成,其生理功能主要通过其受体进行介导来实现。雌激素受体属于核受体,有两种亚型:ERα 和 ERβ。ERα 在 20 世纪 50～60 年代就已经被发现,ERβ 则发现于 1986 年。它们均为配基诱导性转录因子,在发挥功能方面都有起始较慢并且持续时间较长的基因组作用。雌激素受体在小鼠子宫中主要以 ERα 的形式存在,在 ERα 敲除小鼠中,小鼠子宫发育不全,在子宫内膜和基质上缺少一些应有的结构,并且在腺体发育上也存在问题,腺体分布比较分散,并且宫腔上皮和腺上皮细胞发育异常。对 ERα 敲除小鼠相关基因表达研究发现,小鼠子宫中受雌激素调节的基因表达水平显著降低,并且基质细胞的增殖能力和对雌激素的反应能力以及对生长因子的应答能力均降低。在 ERβ 敲除小鼠中,雌性小鼠表现为生育率降低以及仔鼠体型较小,并且在子宫上皮中,E-钙黏着蛋白(E-cadherin)以及细胞角蛋白(cytokeratin)显著降低,其上皮细胞和基质细胞中表皮生长因子受体(epidermal growth factor receptor)均出现表达,细胞增殖能力加强。这说明在小鼠子宫中 ERα 可能是介导雌激素作用的主要亚型。但 ERβ 又在一定程度上制衡着 ERα 的功能。17β-雌二醇(estradiol,E_2)通过促进子宫中上皮细胞的增殖在着床过程中具有重要作用。当子宫上皮细胞缺乏 ERα 时,雌激素仍可以诱导上皮细胞进行增殖,说明上皮细胞中 ERα 对于 E_2 诱导的上皮增殖不是必需的。并且将 ERα 敲除的上皮和正常基质进行重组后发现,上皮细胞仍具有增殖能力,说明基质细胞能够对 E_2 做出反应,诱导上皮细胞进行增殖。

(二)孕酮及其受体

在小鼠中,孕酮(progesterone)主要通过与孕酮受体进行结合来调节胚胎着床过程以及蜕膜化(decidualization)的发生。孕酮受体分为 PRA 和 PRB 两种亚型。PRA 在整个小鼠子宫中均有表达,但 PRB 仅在部分细胞上有表达。对总的 PR 敲除后,小鼠排卵和胚胎着床均出现异常,并且蜕膜化受阻。在 PRA 敲除小鼠中,其表型与总 PR 敲除者相类似,外源性激素处理都不能诱导小鼠发生蜕膜化。而 PRB 敲除后,小鼠具有正常的生殖功能。这说明 PRA 对小鼠的生殖功能更重要。在敲除 PRA 后选择性激活 PRB,小鼠子宫上皮细胞出现异常增殖。这表明 PRA 不仅在抑制 E_2 诱导的上皮细胞增殖中发挥作用,而且在抑制 PRB 的不利增殖中也发挥作用。

雌激素可以诱导子宫上皮细胞进行增殖,进而在胚胎着床过程中发挥重要作用。在妊娠第 2～3 天,小鼠的子宫上皮细胞表达的 PR 不仅抑制雌激素对上皮增殖的诱导作用,还能够激活相关的孕酮靶基因,如胚胎着床所必需的印度刺猬基因。在妊娠第 5 天,小鼠子宫内膜上皮细胞的 PR 表达水平开始降低,但是其在基质细胞中的表达水平会明显增加,这是为后续子宫发生蜕膜化做准备。

(三)环氧合酶

环氧合酶(cyclooxygenase,COX)是合成前列腺素(prostaglandin)的终端限速酶,具有两种形式,即 COX-1 和 COX-2,与 PLA2 共同调节体内前列腺素的合成。COX-1 和 COX-2 分别由不同的基因 Ptgs1 和 Ptgs2 进行编码,它们的结构组成和调节功能相类似,并且表达上具有明显的细胞特异性。COX-1 在妊娠第 4 天的子宫上皮中表达,可能参与宫腔的闭合过程。Ptgs1 敲除小鼠具有正常的生育力,但是其分娩能力有所缺陷。Ptgs2 在小鼠妊娠第 4 天晚上的胚胎着床点的宫腔上皮以及皮下基质中表达,能够调节血管通透性,同时也可作为蜕膜化发生的标志。Ptgs2 敲除后,部分功能可由 Ptgs1 进行代偿,但是仍会引起其他生殖功能障碍,例如受精、着床和蜕膜化以及胎盘发育。给大鼠注射 COX-2 的抑制剂后,能够剂量依赖性地降低妊娠比例,并且其蜕膜化程度减弱。这些表明 COX-2 在调节胚胎着床和蜕膜化方面具有重要作用。

三、胚胎植入与蜕膜化

在小鼠中,胚胎着床之后会逐渐侵入子宫内膜基质中。在雌激素和孕酮的作用下,胚胎着床点周围的基质细胞会发生变化,细胞形态从细长的纤维样基质细胞向多边形样的上皮细胞转化,这个过程被称为蜕膜化。蜕膜化在妊娠过程中是必不可少的一个环节。在早期妊娠过程中,蜕膜细胞具有非常重要的功能,可调节胚胎滋养层细胞的侵入程度、维持胚胎的正常发育、血管的形成以及调节免疫功能等。并且对于妊娠后期来说,蜕膜化的成功是形成功能完善的胎盘的基础,而一个功能完善的胎盘又是支持胚胎后续发育的关键。在小鼠妊娠第 5 天,胚胎着床点周围的基质细胞会首先转化为蜕膜细胞,并形成初级蜕膜区。随着胚胎侵入的加深,在初级蜕膜区外侧的基质细胞也开始进行增殖和分化,从而形成次级蜕膜区。在这个过程中,开始有多倍化的细胞以及血管逐渐形成,为支持胚胎发育做准备。然而蜕膜化并不会一直持续下去,随着胚胎的发育,初级蜕膜区和次级蜕膜区逐渐消退,直到蜕膜区被胚胎和胎盘替代。对于人类而言,蜕膜化是指在排卵后分泌期阶段子宫内膜组织的重塑过程。如果胚胎未着床,蜕膜组织就会退化并随着月经排出体外,进入下一个月经周期。

此外,还可以通过人工方法诱导蜕膜化发生。假孕第 4 天的小鼠可通过宫腔内注油或机械性刮伤等方法进行人工诱导蜕膜化。同时,对于体外分离培养的子宫内膜基质细胞,可以在细胞培养基中加入适当浓度的激素,达到体外诱导蜕膜化的目的。从小鼠的人工诱导蜕膜化和人的自发蜕膜化可以看出,蜕膜化的发生并不一定需要胚胎,但是如果蜕膜化过程出现异常,则会引起着床失败和流产等不良妊娠结局。

(一)间质-上皮转化

根据蜕膜化的定义可以发现,蜕膜化引起的细胞形态变化与间质-上皮转化(mesenchymal-epithelial transition,MET)的过程相似,并且受到激素的调节。人子宫内膜蜕膜化与肿瘤发生中 MET 相类似。在体外对人子宫内膜基质细胞进行培养,添加雌激素、孕酮和 cAMP 处理 14 天后,子宫内膜基质细胞表现出可逆的 MET 过程,撤回雌激素、孕酮和 cAMP 后,基质细胞恢复为拉长的成纤维细胞形态。小鼠的体外研究进一步证实了蜕膜化过程中 MET 的发生。在体外用雌激素和孕酮处理小鼠基质细胞诱导蜕膜化后,基质细胞表达细胞角蛋白(一种上皮细胞的标志物),并且伴随着上皮细胞形态的出现。

(二)蜕膜化功能

蜕膜化是侵入性着床的灵长类和啮齿类动物所有的。大量证据表明,蜕膜化对于协调滋养层细胞的侵入以及胎盘的形成必不可少。在形成血液绒毛膜胎盘(hemochorial placenta)的动物中,子宫蜕膜化的程度与滋养层细胞的侵入程度似乎存在一定关系,蜕膜化的子宫细胞也具有一定限制滋养层细胞侵入的特性。在妊娠期间,蜕膜化还具有一个重要的作用——作为胎儿的免疫屏障,保护胎儿免受母体的免疫排斥,在胎盘形成前为胎儿抵挡母体免疫系统的攻击以及为胎儿发育提供营养支持。

1. 感受器作用 在人类妊娠过程中,会存在大量的胚胎浪费现象。现在认为,母体会根据胚胎的质量对其进行选择,排斥具有侵入性但存活率较差的胚胎。当胚胎与子宫发生黏附后,子宫中内膜细胞的基因表达可以反映出妊娠结局。与多数哺乳动物不同的是,人子宫内膜的蜕膜化过程不依赖于胚胎的着床,而是由高水平的孕酮以及局部 cAMP 的升高所引起的。有证据表明,蜕膜化过程由胚胎控制到母体控制的转变代表一种进化适应性。这个概念推测蜕膜化基质细胞有能力对每个胚胎产生差异性的反应,从而决定胚胎是否能继续发育或者进行早期排斥。

在蜕膜化基质细胞与已孵化的囊胚共培养时发现,正常发育的胚胎对蜕膜因子的分泌没有影响,但停滞发育的胚胎则对 IL-1β、IL-6、IL-17、HB-EGF 等分泌具有显著的抑制作用,并且在未分化的基质细胞与胚胎共培养中没有发现这种变化。将正常女性的蜕膜化基质细胞分别与高质量胚胎或低质量胚胎进行培养,发现低质量胚胎会使蜕膜化基质细胞迁移率受到抑制。因此推测,基质细胞在分化成蜕膜化基质细胞后可以感受到胚胎的质量。

2. 保护胎儿免受母体排斥　　在妊娠过程中,对母体而言,胎儿属于半同种异源体,蜕膜在妊娠中胎盘的免疫耐受以及保护胎儿免受母体免疫排斥方面具有重要作用。子宫中的免疫细胞大部分为 uNK 细胞。外周血 NK 细胞具有细胞毒性,但妊娠期间 uNK 细胞失去杀伤能力,对胎儿的发育起到支持作用。在母胎界面上分化的基质细胞能够在招募 CD56^{bright}/CD16$^-$ uNK 细胞中发挥重要作用,uNK 细胞通过 INF-γ 调节炎症性 Th17 细胞,进而促进母体的免疫耐受。同时 uNK 细胞还能通过半乳凝素-1(galectin-1)以及 Glycodelin A 等免疫调节分子抑制 T 细胞功能。调节性 T 细胞(简称 Tregs)作为一种 CD4$^+$CD25$^+$ T 细胞,可以抑制其他免疫细胞的活性,参与母体免疫耐受。Tregs 可产生 IL-10 等免疫抑制性细胞因子,从而对 Th17 细胞等炎症性免疫细胞的活化产生影响。

3. 限制滋养层过度侵入　　在胚胎着床及胎盘形成过程中,涉及滋养层细胞侵入母体子宫结构,蜕膜是滋养层细胞在侵入过程中与子宫相互作用的结构。蜕膜化发生过程中会形成致密细胞外基质,可以形成微环境促进滋养层的黏附及侵入,同时也能限制滋养层的过度侵入。蜕膜细胞的细胞外基质是滋养层侵入的靶标,滋养层细胞通过蛋白水解性降解对蜕膜细胞外基质进行重塑,同时蜕膜细胞可以产生基质金属蛋白酶(matrix metalloproteinase)促进这一过程的发生。在体外模型中,胚胎周围的人蜕膜细胞会向外迁移,为滋养层的外迁提供空间。人蜕膜细胞的条件培养基对绒毛癌 BeWo 细胞的侵入具有抑制作用。

四、蜕膜化调控机制

在人月经周期的分泌期,在雌激素、孕酮和松弛素(relaxin)等作用下启动蜕膜化过程,并伴随催乳素(prolactin,PRL)和 IGFBP1 等蛋白质的表达。对于人而言,不论胚胎是否发生着床,在月经周期的第 23 天均可观察到基质水肿,并在 3~4 天于螺旋动脉附近开始出现前蜕膜化,一直扩展到子宫内膜的上部 2/3 区域。如果胚胎着床,则蜕膜化一直持续进行,最终形成妊娠蜕膜。

以 PRL 和 IGFBP1 为衡量标准,孕酮是人基质细胞蜕膜化的弱诱导剂,雌激素本身不能诱导蜕膜化,但当雌激素与孕酮共同长时间处理则可诱导蜕膜化。虽然在体内孕酮可能是蜕膜化的启动因子,但在体外孕酮必须与能够上调细胞内 cAMP 的因子共同作用才能诱导蜕膜化。且近年来发现,外周血中孕酮浓度很低的女性也可正常妊娠,这引发了有关孕酮对蜕膜化诱导必需性的质疑。在体外试验中,单独升高 cAMP 浓度时,也可诱导蜕膜化。而在啮齿类动物中,单独用孕酮可诱导蜕膜化。这表明某些受孕酮和 cAMP 影响的因素可能在分泌期的内膜中起作用,而这些因素与蜕膜化和催乳素产生密切相关。

蜕膜化的启动需要细胞内 cAMP 浓度持续性升高。在子宫内膜基质细胞的表面存在 PGE2、松弛素、促肾上腺皮质激素释放因子(corticotropin releasing factor)、LH 和 FSH 等多种因子的受体,可激活 G 蛋白。活性状态的 G 蛋白具有多种效应,既可以是激活性的,也可以是抑制性的。激活性的 G 蛋白可激活腺苷酸环化酶(adenylate cyclase)或磷脂酶 C(phospholipase C)等,从而产生 cAMP 和 DAG 等重要的第二信使分子。孕酮、cAMP、松弛素、促性腺激素、糖蛋白激素的 α 亚单位以及 PGE 等很多物质均能诱导或促进基质细胞的体外蜕膜化。在分离培养的人子宫基质细胞中,E$_2$ 加孕酮能有效地诱导催乳素的分泌,而催乳素为人蜕膜化的一个主要的标志分子。此外,以前发现在体外蜕膜化过程中 hCG 能诱导细胞内 cAMP 浓度的升高,认为 hCG 能通过提高细胞内 cAMP 的浓度来诱导体外的蜕膜化,而且 hCG 也能促进 E$_2$ 加孕酮共同诱导的蜕膜化过程。但近来发现在人子宫内膜中并不存在 LH/hCG 的受体。关于 hCG 在蜕膜化过程中的作用有待进一步证实。

第三节　胚胎发育过程中生殖系统的形成

在胚胎发育过程中,个体生殖系统的形成就已经开始。在生殖系统形成的过程中,首先是原始生殖细胞的形成,它是生殖细胞的前体细胞,由胚胎上胚层细胞特化形成。有研究表明,骨形态发生蛋白(BMP)是原始生殖细胞特化的重要外源诱导因子。原始生殖细胞特化形成后,会定向迁移到生殖嵴(gonadal ridge),进而和生殖嵴共同参与性腺的发育。

在哺乳动物中,性别是由未分化性腺中体细胞的分化决定的。在性别决定过程中,XY 个体的性腺体细胞开始表达 Sry 基因。Sry 基因在雄性小鼠性腺的体细胞中特异表达,并且在生殖嵴体细胞中的表达时间也比较短,自妊娠第 10.5 天开始,在第 11.5 天达到峰值,第 12.5 天时表达水平下降,到第 13.5 天后已检测不到 Sry 基因的表达。在 Sry 的作用下,这些体细胞开始分化成支持细胞(sertoli cell),并开始表达 Sox9 基因。Sry 基因的表达是暂时的,性别决定完成后停止表达,而 Sox9 基因则持续表达。支持细胞形成后就会快速聚集,形成管状结构,并包裹生殖细胞,形成睾丸索(testicular cord)或精索结构。在青春期,这些与生殖细胞相连的睾丸索变得空心化,分化形成生精小管(seminiferous tubule)。将来的生精小管远端的睾丸索也发育形成腔,并分化形成一套薄壁的管,称为睾丸网(rete testis)。在正在发育的性腺中央,这些睾丸网的小管与残留的 5～12 个中肾小管(mesonephric tubule)相连。妊娠第 7 周时,睾丸开始变圆,而且与中肾的接触区域也减小。相反,在 XX 个体中,缺乏 Sry 蛋白,未分化性腺中的体细胞分化为卵巢的颗粒细胞(granule cell),从而表达颗粒细胞特异基因 Foxl2。颗粒细胞不会形成明显的结构,因此在显微镜下能够明显地区别雌性和雄性的性腺。Dax1 表达的时间与 Sry 相同,即在小鼠受精后第 11.5 天开始表达,且在 XX 和 XY 个体的生殖嵴中均有表达,表明可能参与性别决定。当睾丸发育时,Dax1 的表达明显降低。但当卵巢发育时,Dax1 基因的表达则不变。在正常情况下,雄性个体中 Dax1 基因只有一个活性拷贝,不足以抑制 Sry 基因的表达。但若有两个活性拷贝时,可导致 Sry 个体发育为女性。在正常的雌性个体中,Dax1 虽然只有一个活性拷贝,但因无 Sry 基因的抵抗作用,所以卵巢得以正常分化。

除了胚胎期发挥作用的性别决定基因,有些基因在发育后期或成年个体中发挥作用。有研究表明在成年卵巢的颗粒细胞中敲除 Foxl2 基因后,卵巢颗粒细胞分化为支持细胞样细胞,开始表达支持细胞特异基因 Sox9,同时原来的卵泡结构发育为睾丸索样的结构,这个研究首次证实哺乳动物的性别逆转在成年个体中也可以发生。Dmrt1 基因敲除以后精子发生过程不能正常进行,但是不会导致雄性个体发生性别逆转。后来的研究发现,在缺失 Dmrt1 后,虽然不能导致性别逆转,但是支持细胞分化为颗粒细胞样细胞,开始表达 Foxl2 基因。说明 Dmrt1 对哺乳动物支持细胞的细胞谱系维持非常重要。

在性别分化过程中,除了形成睾丸和卵巢,同时会形成与性别相关的一些附属结构,如子宫、输卵管、附睾、输精管等。在哺乳动物的胚胎发育过程中会形成中肾结构,但是它不会行使肾脏的功能,而是在胚胎发育的后期退化。伴随中肾的发育,出现两套管状的结构,分别为副中肾管(也称为缪勒氏管,Müllerian duct)和中肾管(也称为沃尔夫氏管,Wolffian duct)。但是在性别分化完成以后,不同性别的个体只保留了其中一种结构,另外一种结构退化。在雄性个体中,睾丸支持细胞分泌的 AMH 诱导副中肾管退化,同时胚胎期睾丸间质细胞合成的少量雄激素诱导中肾管进一步发育为附睾、输精管和储精囊等结构。在雌性个体中,胚胎期的卵巢不能合成雄激素,因此中肾管不能进一步发育而发生退化。同时由于卵巢也不能分泌 AMH,所以副中肾管不会退化,进一步发育为输卵管、子宫、宫颈及阴道上部。

参考文献

[1] 杨增明,孙青原,夏国良. 生殖生物学[M]. 2 版. 北京:科学出版社,2019.

[2] Brar A K,Handwerger S,Kessler C A,et al. Gene induction and categorical reprogramming during in vitro human endometrial fibroblast decidualization[J]. Physiol Genomics,2001,7(2):135-148.

[3] Bultman S J,Gebuhr T C,Pan H,et al. Maternal BRG1 regulates zygotic genome activation in

the mouse[J]. Genes Dev,2006,20(13):1744-1754.

[4] Cha J,Sun X,Dey S K. Mechanisms of implantation：strategies for successful pregnancy[J]. Nat Med,2012,18(12):1754-1767.

[5] Eyster K M. The estrogen receptors：an overview from different perspectives[J]. Methods Mol Biol,2016(1366):1-10.

[6] Graham S J,Zernicka-Goetz M. The acquisition of cell fate in mouse development：how do cells first become heterogeneous? [J]. Curr Top Dev Biol,2016,117:671-695.

[7] Jukam D,Shariati S A M,Skotheim J M. Zygotic genome activation in Vertebrates[J]. Dev Cell,2017,42(4):316-332.

[8] Lessey B A. Assessment of endometrial receptivity[J]. Fertil Steril,2011,96(3):522-529.

[9] Lin Y T,Capel B. Cell fate commitment during mammalian sex determination[J]. Curr Opin Genet Dev,2015,32:144-152.

[10] Lindeman R E,Gearhart M D,Minkina A,et al. Sexual cell-fate reprogramming in the ovary by DMRT1[J]. Curr Biol,2015,25(6):764-771.

[11] Villarejo A,Cortés-Cabrera A,Molina-Ortíz P,et al. Differential role of Snail1 and Snail2 zinc fingers in E-cadherin repression and epithelial to mesenchymal transition[J]. J Biol Chem,2014,289(2):930-941.

[12] Wetendorf M,Wu S P,Wang X Q,et al. Decreased epithelial progesterone receptor A at the window of receptivity is required for preparation of the endometrium for embryo attachment[J]. Biol Reprod,2017,96(2):313-326.

（杨 宸 杨树标）

第五章　生殖内分泌

第一节　生殖系统的神经内分泌调节

女性生殖系统的神经内分泌功能是神经内分泌学的重要组成部分,正常的下丘脑-垂体-卵巢轴(hypothalamic-pituitary-ovarian axis,HPOA 或 HPO 轴)的调节机制对于维持女性生殖系统的生理功能具有重要作用。其中,下丘脑和垂体是生殖内分泌重要的调控器官。

一、下丘脑的结构及生殖相关神经内分泌

(一)下丘脑结构

下丘脑位于大脑腹面、丘脑沟以下,形成第三脑室下部的侧壁和底部,向下延伸与垂体柄相连,是间脑的组成部分(图 5-1-1)。它能够调控垂体前叶功能,合成神经垂体激素,控制自主神经的功能,是调节内脏活动和内分泌活动的较高级神经中枢所在。下丘脑是由解剖学上不同的区域以及不同的核团组成的结构。由前向后,下丘脑主要分为视上区、结节漏斗区和乳头状区三个部分。核团按部位又分为前部核团、漏斗部核团和后部核团三个部分。前部核团包括视前核、视前内侧核、视上核、室旁核、前核和视交叉上核;漏斗部核团包括下丘脑背内侧核、下丘脑腹内侧核、弓状核、外侧核和外侧漏斗核;后部核团包括乳头体核、后核、外侧核和结节乳头核。其中,漏斗部核团含有产生大多数下丘脑激素的神经元,主要参与内分泌功能的调节。

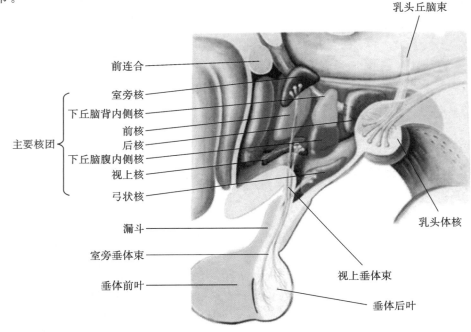

图 5-1-1　下丘脑主要核团及垂体位置示意图

（二）下丘脑生殖相关神经内分泌

下丘脑的神经内分泌系统主要有大细胞神经内分泌系统和小细胞神经内分泌系统。大细胞神经内分泌系统主要起源于视上核和室旁核,分泌催产素和抗利尿激素,激素经垂体进入门脉系统发挥作用。小细胞神经内分泌系统主要起源于下丘脑内侧基底部,该区域含有促性腺激素释放激素（gonadotropin releasing hormone,GnRH）神经元和结节漏斗多巴胺神经元,可分泌直接参与生殖功能调节的激素GnRH。

二、垂体的结构及生殖相关激素

（一）垂体结构

垂体位于脑底部蝶骨中的蝶鞍内,上方有视神经经过,借漏斗连于下丘脑,两侧被海绵静脉窦所包围,底部为蝶窦及鼻咽,是人体内最重要的一个内分泌腺。垂体由腺垂体和神经垂体两部分组成。腺垂体包括垂体前叶和中间部,由腺体组织构成。神经垂体包括神经部和漏斗部,负责储存或释放下丘脑分泌的两种激素。神经垂体的神经部与腺垂体的中间部合称为垂体后叶。下丘脑与腺垂体之间主要通过垂体门脉系统的体液进行联系;而下丘脑与神经垂体直接相连,两者之间的神经纤维构成下丘脑神经垂体束。

（二）垂体生殖相关激素

腺垂体受下丘脑分泌的释放激素、抑制激素作用,可分泌生长激素（GH）、催乳素（PRL）、黄体生成素（LH）、卵泡刺激素（FSH）、促甲状腺激素（TSH）等多种激素,对生长发育、新陈代谢、性功能等均有调节作用,并能影响其他分泌腺的活动。垂体后叶可分泌催产素和抗利尿激素,具有升高血压、刺激子宫收缩和抗利尿作用。与生殖相关的激素主要是PRL、LH和FSH。LH主要促进乳腺发育,引起并维持泌乳;LH和FSH与生殖内分泌功能最为密切,均受到下丘脑促性腺激素释放激素（GnRH）的调节,并受到性腺激素的反馈调节。LH与FSH具有协同作用,主要促进卵泡发育和排卵,促进性激素的合成与分泌。

第二节　生殖内分泌激素的合成与功能

一、促性腺激素释放激素

促性腺激素释放激素（GnRH）是由下丘脑合成并分泌的多肽类激素,具有调控垂体促性腺激素释放的生理作用。

（一）GnRH的合成与运输

GnRH主要由下丘脑视前区、内侧视交叉前区和弓状核等区域或核团中的神经细胞合成。GnRH含量最多的部位是在下丘脑核团的正中隆起的弓状核,弓状核对调节GnRH脉冲式释放起重要作用。GnRH被合成后以颗粒或囊泡的形式储存于细胞内,受到刺激后,沿轴突转运至正中隆起,直接通过垂体门脉血液循环进入垂体前叶,或进入第三脑室的脑脊液中,由正中隆起处的多突室管膜细胞转运至垂体门脉。

（二）GnRH的分泌特点及调节机制

GnRH呈间歇而规律的脉冲式释放,体分泌频率为60~120分/次,由于GnRH在血液循环中的半衰期仅为2~4分钟,且浓度很低,所以很难准确地检测GnRH的脉冲分泌。LH也呈脉冲式分泌,容易检测且与GnRH脉冲式分泌同步,故可通过检测LH脉冲式分泌来间接检测GnRH脉冲式分泌。GnRH的节律性分泌对维持月经周期具有重要的作用。它的快速短节律性的释放周期在卵泡期为60~90分/次,表现为高频低幅特征;而在黄体期,其周期为3~4时/次,表现为高幅低频特征。此外,GnRH分泌还具有季节性（高峰季节在春季）和昼夜节律性（高峰时段在清晨）,季节性和昼夜节律性分别由松果体和视交叉上核调控。

GnRH 的脉冲式分泌是 GnRH 神经元接受来自其他脑区及外周感觉神经等神经网络的传入信息,并将这些信息进行整合的结果。在神经网络中不同神经元通过神经递质进行信息传递。GnRH 神经元表达多种神经递质受体,其分泌受神经递质调控。促进 GnRH 释放的兴奋性神经递质主要有谷氨酸和去甲肾上腺素,而抑制其释放的抑制性神经递质主要有 γ-氨基丁酸和内源性阿片肽类等。其中 γ-氨基丁酸也可以作为兴奋性神经递质刺激 GnRH 神经元。另外,还有一些因素会影响下丘脑对生殖功能的调节。例如,调控代谢的神经肽(NPY)、瘦素和 Nesfatin-1 等速激肽,以及一些 RF 酰胺相关肽超家族成员均会影响 GnRH 的释放。

调控生殖系统活动的 HPOA 受到外周信号调节。一方面 HPOA 受到性腺激素的反馈调节,包括雄激素对 GnRH/FSH/LH 的负反馈调节和雌孕激素的正/负反馈调节,其调节效应主要依赖卵巢周期所处的状态。另一方面 HPOA 受到代谢类外周调节物调节,如源于脂肪组织的瘦素。此外,一些中枢神经系统分泌的兴奋性神经递质也参与了 HPOA 的调节。

除神经递质外,GnRH 的释放还与位于下丘脑内侧基底部的弓状核附近的 GnRH 脉冲发生器有关。研究发现,人类低促性腺激素性性腺功能低下症是由于患者体内的 G 蛋白偶联受体(GPR54)发生突变引起 GPR54 蛋白功能缺失。由此可见,GnRH 脉冲发生器的功能发挥不是由 GnRH 神经元独立完成的事件。GPR54 是 Kisspeptin 受体,Kisspeptin 由 KISS1 基因编码。大部分 Kisspeptin 神经元细胞位于漏斗核,少部分位于延髓视前区。能够合成 kisspeptin 的神经网络细胞也能够合成神经激肽 B(NKB)和强啡肽(Dyn),该神经网络细胞被称为 KNDy 细胞。Kisspeptin 可调节 GnRH 释放,介导雌激素的负反馈效应,刺激 LH 和 FSH 的分泌。研究发现,在 GnRH 释放的调节过程中,Kisspeptin/GRP54 发挥关键作用。大多数 GnRH 神经元表达 GRP54,Kisspeptin 与其结合后可刺激 GnRH 的释放。但是,GnRH 神经元并不表达雌激素受体,雌激素对 GnRH 释放的调节作用是通过由雌激素敏感的神经元释放的神经递质间接作用于 GnRH 神经元来实现的,但具体的调节机制目前尚不明确。

(三)GnRH 的分类及受体

GnRH 的功能发挥依赖于其与受体的特异性结合。GnRH 受体属于 G 蛋白偶联受体家族(GPCR),由 327～328 个氨基酸残基组成,有 7 个跨膜结构域。GnRH 受体基因位于染色体 4q13.2～13.3 上,是由 3 个外显子和 2 个内含子构成的单拷贝基因。研究发现,不同种属的 GnRH 受体序列具有 80% 以上的同源性,其结构具有很强的保守性。GnRH 受体在体内分布广泛,在 HPOA、胃肠道、外周血单核细胞及某些肿瘤细胞中均有表达,其中以垂体表达水平最高。GnRH 与其受体结合以后,会引起微聚集作用,通过 Gq 和(或)G11 激活磷脂酶 C(PLC),刺激磷脂酰肌醇(PI)水解,导致细胞外 Ca^{2+} 内流,最终激活钙调蛋白(CaM)。同时,PI 水解生成二酰基甘油(DAG),并激活蛋白激酶 C(PKC),CaM 和 PKC 分别通过各自的信号通路引起促性腺激素的释放。

根据对受体亲和力的不同,GnRH 可分为三类:GnRH-Ⅰ、GnRH-Ⅱ和 GnRH-Ⅲ。GnRH-Ⅰ主要分布在下丘脑和间脑,基本功能为刺激脑垂体促性腺激素的合成与分泌。GnRH-Ⅱ主要分布在中脑及其他脑区,基本功能为起神经递质的作用,间接参与生殖活动的调节。GnRH-Ⅲ主要分布在嗅叶和端脑,功能类似于 GnRH-Ⅱ。

(四)GnRH 的生理功能

GnRH 在生殖过程的神经内分泌调控中起重要的作用,其受体广泛存在于垂体及垂体以外的组织中,如卵泡和胎盘等。因此,在不同的组织中 GnRH 具有不同的生物学功能。

生理状态下,GnRH 的脉冲式分泌通过调控垂体对 FSH/LH 的合成与分泌,进而调节性腺类固醇激素的产生和配子发生。GnRH 对 LH/FSH 比值的调控可能与 LH 的半衰期较短而 FSH 的半衰期较长有关。LH 和 FSH 对 GnRH 的应答反应也有所不同,LH 也出现脉冲式分泌,而 FSH 的分泌则缓慢持久。一方面是血液中瞬时 GnRH 的浓度对 LH 和 FSH 的调节不同。另一方面是性腺分泌的抑制素对垂体分泌 FSH 具有特异性的抑制作用。GnRH 脉冲式释放作用也可以选择性调节其中一种激素的释放。

在长期保持垂体表型的过程中,GnRH发挥了重要作用。GnRH对生殖过程的神经内分泌调控起着核心作用,是性行为的重要介导者。GnRH广泛分布于不同组织中,且在不同的组织中具有不同的生物学功能。下丘脑中的GnRH可调控促性腺激素的释放;胎盘中的GnRH可调控人绒毛膜促性腺激素(hCG)的分泌;肿瘤中的GnRH可抑制癌细胞的增殖;消化系统中GnRH的功能目前尚不明确,但最近的研究结果表明,GnRH与胃小凹上皮细胞分泌黏液、胃壁细胞分泌胃酸等活动有关。

二、促性腺激素

促性腺激素是由腺垂体促性腺激素细胞合成并分泌的糖蛋白类激素,主要包括卵泡刺激素(FSH)和黄体生成素(LH)。

(一)卵泡刺激素

1. 分子结构　FSH分子主要含有4类碳水化合物,由α亚基和β亚基以非共价键结合。α亚基基因包括3个外显子和3个内含子,其氨基酸序列在不同的物种中相对保守。β亚基的结构决定了激素特异性抗原和特异功能,但只有与α亚基结合后才具有活性。α亚基和β亚基合成后各自释放进入血液,结合后发挥其生物学功能。人FSH的分子质量约为32600 Da,在垂体中的含量约为35 μg/g,在血浆中含量为0.5～1.0 ng/ml,每日分泌量约为15 μg,半衰期为60分钟。

2. FSH受体　FSH在人生殖过程中有重要作用,其对卵巢的作用主要是通过与颗粒细胞表面的特异性FSH受体(FSHR)结合来发挥的。FSHR是G蛋白偶联受体,由17个单肽678个氨基酸构成,分子质量约为75500 Da。FSHR基因位于2p21～p16,是单拷贝基因,长度为54 kb,包含10个外显子和9个内含子片段以及启动子区域。FSHR蛋白在结构上分为3个区域:胞内区、7次跨膜区和胞外区。氨基端17个氨基酸为疏水性信号肽,349个氨基酸组成亲水性结构区,共同构成FSHR的胞外区,其中包括由10个富含亮氨酸的重复序列形成的一个"马掌形"的口袋与配体FSH结合;随后是由264个氨基酸构成的跨膜区,由7个跨膜的α螺旋组成;65个氨基酸组成的羧基末端构成胞内区。

FSHR分布于不同组织。最初的研究发现,FSHR主要表达在卵巢颗粒细胞和睾丸支持细胞,在卵泡发育的不同阶段其表达水平不同,卵泡早期和中期表达水平上升,排卵后表达水平迅速下降。后续研究发现在卵母细胞内也有FSHR的表达,其表达量显著高于颗粒细胞。此外,在植入前的胚胎内(除4细胞外)均有FSHR的表达。

3. 生理作用　FSH的主要生理作用是刺激卵泡的生长和发育。FSH对窦前卵泡和窦状卵泡的生长发育、颗粒细胞芳香化酶的合成、雌二醇的合成与分泌均有促进作用。在卵泡晚期,FSH与雌激素协同作用,诱导颗粒细胞生成LH受体,为排卵及黄素化做准备。有研究表明,FSH可以促进雌激素受体在卵泡体细胞中的表达。雌激素与受体结合后,可直接与颗粒细胞中的钠肽和卵丘细胞中的钠肽受体(NPR2)基因的启动子结合,引起钠肽系统的表达,从而促进颗粒细胞中cGMP的合成。cGMP通过间隙连接被转运到卵母细胞内,抑制磷酸二酯酶对cAMP的降解,进而阻滞卵母细胞的减数分裂。生理条件下,FSH分别与LH/hCG具有协同作用。研究表明,给去垂体动物单独注射FSH,卵泡无法发育到正常大小,也不能分泌雌激素,并且阴道、子宫和输卵管处于幼稚状态。在胚胎体外培养体系中添加FSH能够促进颗粒细胞-黄体细胞分泌。FSH存在的情况下,cAMP浓度增加了5倍,磷酸化cAMP反应元件结合蛋白及类固醇激素合成也得到了增强。

(二)黄体生成素

1. 分子结构　LH的分子结构与FSH类似,也是由α亚基和β亚基组成的二聚体。其中α亚基为促性腺激素所特有的保守结构,β亚基是激素的特异亚基,与受体特异性结合,发挥生物学功能。LH分子质量约为29 kDa,垂体中含量约为80 μg/g,血浆中含量为0.5～1.5 ng/ml,每日分泌量约为30 μg,半衰期为19～38分钟。

2. LH受体　LH发挥生理作用是通过黄体生成素受体(LHR)介导的。LHR也是G蛋白偶联受体,由26个单肽673个氨基酸构成,分子质量约为75 kDa。LHR基因位于2号染色体,定位在2p21,由11个外显子和 10 个内含子组成。LHR 蛋白由对 LH 有高亲和力的激素结合域及 7 个跨膜胞质模件构成的锚定单元组成,后者具有 G 蛋白偶联和信号传导功能。LH 与 LHR 结合后激活细胞膜上的 G 蛋白,G 蛋白进一步激活腺苷酸环化酶(AC)和磷脂酶 C(PLC)。PLC 引起细胞内 cAMP 水平升高,进而激活蛋白激酶 A(PKA),最终导致前列腺素(CPG)合成增加。cAMP 也能使细胞内源性 Ca^{2+} 释放到胞质中,从而引起 PG 合成增加。而 PLC 会催化二磷酸甘油酯生成三磷酸肌醇(IP3)和二酰基甘油(DAG),激活 PKC 后进一步激活 PGHS 导致 PG 合成增加。PG 则发挥与生殖功能相关的多种作用。

LHR 也分布于多种不同的组织,主要表达于卵巢颗粒细胞、睾丸间质细胞和黄体细胞,在生殖过程中发挥重要作用。此外,LHR 在前列腺、大脑皮质、肾上腺、正常乳腺表皮细胞和肾脏等部位也有表达。近年的研究发现,一些恶性肿瘤,如胃癌、乳腺癌、宫颈癌、卵巢癌、子宫内膜癌等也有 LHR 的表达。LHR 的广泛分布也表明其在生殖学上可能具有很多重要的功能。

3. 生理作用　首先,LH 在卵泡发育过程中发挥了重要作用。对于发育阶段早期的卵泡,在形成有腔卵泡的过程中,LH 是必不可少的。另外,在优势卵泡的选择上,LH 也起着重要作用。目前的研究认为,卵泡能否发育为优势卵泡取决于血液中促性腺激素水平、卵泡体细胞中促性腺激素受体的水平和卵泡体细胞激素本身的分泌水平等多方面因素。其次,在排卵过程中,LH 起着关键作用。优势卵泡形成以后,卵泡内的雌激素会迅速增加,促进优势卵泡的生长。随着雌激素峰值的出现,雌激素通过正反馈使垂体释放 LH 的量增加,从而促进卵泡的最终成熟和排卵。此外,LH 还可以通过提高颗粒细胞中表皮因子相关分子的表达,促进卵母细胞减数分裂的恢复和卵丘扩展。

（三）促性腺激素的分泌调节

FSH 和 LH 的分泌调节是一个复杂的过程,主要受到 GnRH、雌激素、孕激素和非类固醇激素的综合调节。

1. GnRH 对 FSH 和 LH 的调节　下丘脑分泌的 GnRH 会刺激垂体分泌 FSH 和 LH。研究发现,垂体分泌的 FSH 和 LH 对 GnRH 的刺激会产生不同的反应。体内注射 GnRH 会引起血清 FSH 和 LH 水平升高,但是 LH 峰值与基线值的比率大于 FSH。体内注射 GnRH 拮抗剂后,血清 LH 水平会在几小时内迅速下降,FSH 则缓慢下降。LH 的分泌对 GnRH 的脉冲式刺激敏感,FSH 的分泌受 GnRH 的影响较小。一方面可能是因为 LH 的半衰期比 FSH 短,在血液循环中清除较快;另一方面可能是因为 FSH 的分泌还存在其他调节方式。研究发现,FSH 的分泌还受到性腺和垂体局部产生的因子如 ACT、INH 和 FS 等的综合调节。ACT 会导致 FSH 持续分泌,而 INH 和 FS 则会抑制 FSH 的分泌。

2. 性腺激素的反馈调节

（1）负反馈调节:非排卵期,FSH 和 LH 的分泌受卵巢性激素(雌激素和孕激素)的负反馈调节。相比于孕激素,低水平雌激素时,负反馈机制更加敏感。低浓度的雌激素通过负反馈抑制促性腺激素的分泌,尤其是 FSH 的分泌。此外,雌激素也会抑制下丘脑 GnRH 的分泌。孕激素协同雌激素发挥作用。

（2）正反馈调节:持续升高的雌激素会促进下丘脑和垂体分泌促性腺激素,这种调节为正反馈调节。有研究表明,雌激素水平持续在 300 pg/ml 左右时,促性腺激素的分泌水平会迅速上升。在有腔卵泡发育阶段的最后几天内,雌激素的分泌水平会突然持久地上升,并通过增加 GnRH 的释放频率促进促性腺激素分泌的增加,从而诱导卵泡破裂排卵。

三、生殖内分泌类固醇激素

类固醇激素又称为甾体激素,属于脂类化合物。类固醇激素来源于胆固醇,基本结构为环戊烷多氢菲核,包括 A、B、C、D 4 个环,前三个环构成菲,后一个为环戊烷,其结构与胆固醇类似,故称为类固醇激素。

（一）雌激素

雌激素是一类由 18 个碳原子的雌甾烷骨架组成的脂溶性类固醇激素。雌激素主要由卵巢、睾丸及肾上腺皮质分泌产生,在生殖活动中扮演核心角色。

1. 合成与代谢　雌激素主要在卵巢中合成并分泌,包括雌二醇(estradiol,E_2)、雌酮(estrone)、雌三醇

(estriol)等,其中雌二醇是人体内生物活性最强的雌激素。雌激素主要由雄激素在芳香化酶的催化作用下转化而来。目前认为,这个过程是通过"两细胞-两促性腺激素作用模式"实现的,即在 FSH 和 LH 两种促性腺激素作用下由卵巢卵泡膜细胞、颗粒细胞共同合成。

雌激素产生后立即释放,并不储存,释放后主要集中在卵泡液中,也可释放入血。在血液中雌激素主要与性激素结合球蛋白及白蛋白可逆性结合,结合后雌激素无活性,只有游离的雌激素可以扩散到靶组织发挥作用。这种特点可使组织中的游离雌激素保持动态平衡,起到缓释作用,同时也可防止其在肝中被迅速分解。雌激素分解代谢主要经过肝脏形成葡萄糖醛酸苷和硫酸盐,1/5 的雌激素被分泌进入胆汁,其余分泌进入尿液,排出体外。

2. 雌激素受体 雌激素主要通过与雌激素受体(estrogen receptor, ER)结合发挥作用。ER 属于激素核受体超家族,包括 2 个亚型,ERα 和 ERβ。ER 在结构上分为 A/B、C、D、E、F 5 个区域,功能上分为 4 个区域。其中,氨基端结构域是最小的保守区,其中存在一个活性功能区 AF-1,当雌二醇缺乏或选择性雌激素受体调节剂(SERM)存在时可激活其基因转录。中央的 DNA 结合区包含 2 个位于调控基因启动子区域并与特异性 DNA 序列结合的锌指基序。该基序中,ERα 和 ERβ 的 DNA 结合区域同源性高达 59%。激素结合区含有与各种不同配体结合的氨基酸序列,还能和调节蛋白相互作用。而羧基端结构域包含具有受体基本功能的配体结合域以及受雌激素约束的基因激活与应答功能区 AF-2。ERα 和 ERβ 的配体结合域氨基酸组成不同,使其具有不同的调节基因转录活性,从而发挥不同的作用。ER 的转录是配体依赖性的,可以与多种具有特殊结构的物质结合发挥一系列生物功能。研究发现 ERα 具有激活基因转录的作用,而 ERβ 则会抑制基因的转录。

ER 的表达具有组织特异性,ERα 主要在生殖器官、肾脏、肝脏、骨骼和白色脂肪部位高表达;ERβ 主要在前列腺、子宫、卵巢、乳房和中枢神经系统部位高表达。在不同的生殖器官以及同一生殖器官的不同发育阶段,ER 不同亚型的表达也存在差异。子宫的所有细胞类型均可见 ERα 和 ERβ 的表达,其中 ERα 表达更多。而在卵巢发育过程中,ERα 的表达相对恒定,而 ERβ 的表达与卵泡的发育和颗粒细胞的增殖数一致。研究发现,ERα 主要与乳腺和生殖细胞的增殖分化有关,ERβ 则与卵泡发育、骨骼发育和抑制细胞增殖相关。

3. 生理作用 雌激素在体内具有广泛的生理作用,对生殖系统、神经系统和骨骼系统均具有重要作用。其中,对女性生殖系统的作用主要表现在以下几个方面。

(1)促进卵泡生长发育。与 FSH 协同作用调节优势卵泡的选择和非优势卵泡的闭锁。

(2)促进输卵管内膜腺体组织和具有绒毛结构的上皮的增殖,有利于受精卵向子宫方向移动,并为其提供适合的发育环境。

(3)促进子宫内膜腺体的发育和增生。腺体的良好发育可为妊娠期受精卵着床提供组织营养。非妊娠期子宫内膜腺体的增生为排卵后子宫内膜增殖期向分泌期转变做准备。

(4)促进子宫平滑肌细胞收缩、增生和肥大。平滑肌收缩可促进精子运动,有利于精卵结合。分娩期间,雌激素与催产素协同作用,诱导分泌前列腺素,刺激子宫平滑肌收缩,促进分娩。

(5)促使宫颈口松弛、扩张。宫颈黏液分泌增多,变稀薄,富有弹性,易呈拉丝状,有利于精子通过。

(6)促进阴道上皮细胞的增生和角化,使黏膜变厚。增加细胞内糖原含量,维持阴道内酸性环境。

(7)促进阴唇的发育,使其丰满以及色素沉着。

(8)促进第二性征的发育。刺激乳腺管增生、乳头和乳晕着色、性毛的生长等。泌乳期间,雌激素与催乳素协同作用,促进乳腺发育和乳汁分泌。

(二)孕激素

孕激素是一类含有 21 个碳原子的类固醇激素。孕激素既是雌激素和雄激素生物合成的前体,又是具有独立生理功能的性腺类固醇激素。

1. 合成与代谢 孕激素主要由卵泡内膜细胞、颗粒细胞、睾丸间质细胞和肾上腺皮质细胞分泌,在卵巢排卵形成黄体后,孕激素主要由黄体分泌。此外,胎盘也可以分泌孕激素。孕激素主要包括天然合成的孕酮及一系列人工合成的乙炔诺酮、甲炔诺酮、乙酸孕酮等。孕激素是类固醇代谢通路中最上游的分子，是所有类固醇激素的前体。其代谢首先是由胆固醇合成孕烯醇酮，孕烯醇酮通过 3β-羟基类固醇脱氢酶使 C3 上的羟基氧化为酮基，再经 Δ^5-4 异构酶 C5、C6 位的双键转为 C4、C5 位双键，形成孕酮。孕激素在肝脏中以孕二醇的形式代谢，经肾脏排出体外。尿液中孕二醇的浓度可以反映孕激素合成器官的状态。大部分孕酮分泌后几分钟内就会被降解，其中约 10% 的孕激素进入尿液，可以通过检测尿液中的孕激素水平评估机体内孕酮的形成速度。

2. 孕激素受体　与雌激素一样，孕激素也通过受体发挥生理作用。孕激素受体（progesterone receptor，PR）也是核受体超家族中的一种，由位于染色体 11q22 上的单个 PGR 基因编码，经不同的启动子转录并翻译成两种亚型——PR-A 和 PR-B。PR-A 含有 769 个氨基酸，分子量为 96000；而 PR-B 含有 933 个氨基酸，分子量为 116000。PR 的功能区主要由 3 个部分组成：羧基末端第 633～933 位氨基酸构成配体结合区（LBD），其主要作用为与孕激素配体结合传递信息；第 456～567 位氨基酸构成 DNA 结合区（DBD），其主要作用为与核内的孕激素反应元件结合启动相关基因的转录；还有一部分为活性功能区（AF），AF-1 位于氨基末端，为配体非依赖性，AF-2 位于 LBD 内，为配体依赖性。与 PR-A 不同，PR-B 还具由氨基末端 164 个氨基酸所组成的 AF-3 功能区。

PR 主要分布于子宫内膜核腺体的上皮细胞、子宫基质细胞、子宫肌层以及阴道，在输卵管中 PR 含量极少。排卵前的卵泡颗粒细胞、黄体化的颗粒细胞和黄体也表达 PR。另外，乳腺组织、中枢的下丘脑腹内侧和视前区、垂体、血管内皮和成骨细胞也表达 PR。雌激素能促进 PR 的表达，孕激素能反馈抑制 PR 的表达。

3. 生理作用　在女性体内，孕酮与雌激素共同调控生殖活动，其主要生理作用如下。

（1）促进生殖道发育。生殖道在雌激素的刺激下开始发育，但是只有在经过孕酮的作用后才会发育得更充分。

（2）抑制输卵管节律性收缩的振幅，使输卵管峡部松弛，利于受精卵加速进入宫腔。

（3）抑制子宫收缩，降低子宫平滑肌的兴奋性及对催产素敏感性，有利于胚胎及胎儿在子宫内的生长发育。

（4）促进子宫内膜由增生期转变为分泌期，当雌激素作用于子宫内膜后，孕酮负责将雌激素刺激后的子宫内膜转化为富含营养和支持作用的、为受精卵着床做好准备的内膜结构。

（5）促使宫颈口闭合，宫颈黏液分泌减少，性状变黏稠。

（6）促进阴道上皮脱落。

（7）在雌激素刺激乳腺腺管发育的基础上，促进乳腺腺泡的发育，与雌激素共同维持乳腺的发育。

（8）兴奋下丘脑体温调节中枢，使基础体温在排卵后升高 0.3～0.5 ℃，可以此作为判定排卵日期的标志之一。

（9）妊娠期保护胚胎免受免疫损伤。

（三）雄激素

雄激素是一类含有 19 个碳原子的雄甾烷骨架构成的类固醇激素。雄激素的种类也很多，人体内以睾酮生物活性最高，所以通常以睾酮为代表。

1. 合成与代谢　在女性体内，睾酮主要由卵巢分泌，肾上腺也可分泌少量睾酮。与其他类固醇激素一样，睾酮是由胆固醇所衍生的。睾酮生成后，很快被利用分解，其降解产物为雄酮，经粪便和尿液排出体外。血液中 98% 的雄激素由类固醇激素结合球蛋白运送至身体的目标组织发挥生理作用，其余 2% 呈游离状态。

2. 雄激素受体　雄激素受体（androgen receptor，AR）是类固醇激素核受体超家族的成员之一，由 900 多个氨基酸组成。AR 一般由 4 个结构域构成：①氨基端转录激活区（NTD），与 AR 的转录激活有关，此区域包含两种多聚体，即多聚谷氨酸和多聚脯氨酸。多聚氨基酸结构在转录激活方面起重要作用。②DNA 结合区（DBD），由 68 个氨基酸组成，能折叠成两个锌指结构，该结构域高度保守。③铰链区和配体结合区(LBD)起着形成二聚体和结合配体的作用。AR分布极其广泛,除了生殖器官外,在中枢神经系统、皮肤、骨骼和肌肉等组织中均有表达。

3.生理作用 女性体内,雄激素一方面在芳香化酶的作用下合成雌激素,另一方面与AR结合进入细胞核内调控靶基因转录。在早期性腺发育方面,睾酮调控性腺和副性腺器官的发育。女性中,发育的性腺为卵巢,而副中肾管发育成输卵管、子宫、宫颈和阴道。外生殖器则发育成阴唇、阴蒂等。另外,雄激素在女性青春期发育中也发挥重要作用。肾上腺功能初现是青春期的重要部分,其雄激素分泌量增加,表现为阴毛和腋毛的生长。

四、其他生殖相关激素

(一)人绒毛膜促性腺激素

人绒毛膜促性腺激素(human chorionic gonadotropin,hCG)是由胎盘滋养层细胞合成并分泌的一类糖蛋白激素,分子量为46000。它是由一条α链和一条β链以共价键结合形成的二聚体结构。α链含有92个氨基酸残基,β链含有145个氨基酸残基,两个亚基由不同的基因复合体编码,分别位于染色体6q21.1~23和19q13.3。α亚基与垂体分泌的FSH、LH和TSH等糖蛋白激素中的α亚基相同,而β亚基具有特异性,决定了hCG的生物活性和免疫特性。

妊娠1~2.5周时,血清和尿液中的hCG浓度迅速升高,是临床上诊断早期妊娠的重要手段。到妊娠第8周,hCG的浓度开始缓慢降低,持续到第18~20周,随后保持稳定。hCG在体内的主要作用是在妊娠早期代替LH维持妊娠,直到胎盘产生足够的雌孕激素维持妊娠。同时,hCG还可以调节类固醇激素的合成、糖原降解及细胞外基质的产生等。

此外,hCG还参与了免疫调节。hCG能够降低淋巴细胞活力,具有免疫抑制作用,是母体对胎儿不产生免疫排斥反应的重要机制之一。研究发现,Th1型细胞因子IFN-γ和Th2型细胞因子IL-4分别对hCG的分泌具有抑制和促进作用,表明Th1/Th2型细胞因子可能通过影响hCG的分泌而在早期妊娠中起免疫调节作用。

(二)催乳素

催乳素(PRL)是由垂体前叶嗜酸性粒细胞分泌的具有广泛生理作用的肽类激素。PRL的合成与其他肽类激素一样,由垂体分泌后经门脉系统进入血液循环发挥生物功能。PRL由6号染色体上的单基因编码,其基因由4个内含子和5个外显子组成。PRL分子是由199个氨基酸残基组成的单链蛋白质,其内有3个二硫键,分子量为22000。PRL分子通过二硫键形成三环状结构,三级结构为球形。

PRL在体内与其受体结合,引起广泛的生物学效应。PRL的主要生理作用是促进乳腺组织发育和泌乳。女性青春期乳腺发育过程中,PRL与雌激素和生长激素协同作用刺激乳腺腺管发育,与孕酮协同作用刺激乳腺腺泡发育,与皮质类固醇协同作用启动和维持泌乳。PRL对卵巢的功能也有一定的作用,随着卵泡的发育成熟,卵泡内的PRL含量会逐渐增加。在次级卵泡发育成为排卵前卵泡的过程中,颗粒细胞上会出现PRL受体,它是在FSH的刺激下形成的。PRL与其受体结合,可刺激LH受体生成,LH与其受体结合后,促进排卵、黄体生成及孕激素与雌激素的分泌。

(三)前列腺素

前列腺素(prostaglandin,PG)是一类不饱和脂肪酸,广泛分布于身体各组织与体液中,在女性生殖和妊娠中发挥重要作用。结构上,PG是由一个环戊烷核与两个侧链构成的"发夹"结构。PG有多种不同的类型,用字母A~I定义,每个类型代表环戊烷环上不同的功能基因,而字母后面的数字则代表侧链的不饱和程度。在所有的PG中,PGE2和PGF2α对生殖的调节作用比较重要。PG的合成以花生四烯酸为底物,经前列腺素合酶和环氧合酶催化生成过氧化物PGG2,PGG2经前列腺素合酶-氢过氧化物酶催化生成PGH2,最后经不同代谢途径生成具有生物活性的PG。

PG具有广泛的生物学作用,在女性体内的生理功能如下。

(1)作用于下丘脑,诱导释放GnRH。

（2）促进卵泡的发育，诱发排卵。

（3）参与黄体退化的调控，PGF2α 是体内主要的溶黄体因子。

（4）PGE 引起非妊娠期子宫肌松弛，妊娠期子宫肌收缩；PGF 均能引起非妊娠期和妊娠期子宫肌收缩。

（5）PGE 抑制输卵管收缩，PGF 促进输卵管收缩，从而调节受精卵的运输。

（6）子宫内膜可合成 PG，其含量随月经周期而变化。PGF2α 可引起子宫肌和子宫内膜螺旋小动脉收缩，加速内膜缺血、坏死、血管断裂，加速内膜脱落。原发性痛经患者经血中 PGF2α 含量较正常女性高，可能是产生痛经的原因。

（7）PG 是启动分娩的关键激素，而孕酮降低是 PG 作用后导致黄体溶解的结果。

（四）抑制素

抑制素是一种糖蛋白激素，属于转化生长因子 β 蛋白超家族，由 α 和 β 亚单位经二硫键连接组成，分子质量约为 30 kDa。抑制素由 222 个氨基酸组成，其一级结构不含功能性的蛋白基元，功能性结构主要由二级或三级结构构成。抑制素主要由卵巢颗粒细胞和睾丸支持细胞分泌，对生殖内分泌、旁分泌和自分泌均具有调整作用，其主要的内分泌作用是抑制垂体 FSH 的分泌，从而调节卵泡的发育，对于检测卵巢功能具有重要的临床意义。

（五）胰岛素样生长因子

胰岛素样生长因子（insulin-like growth factors，IGF）是一类多功能细胞增殖调控因子，具有促进细胞增殖、分化、生长、代谢等多种生物学效应，还具有胰岛素样的生物活性。IGF 分为 IGF-Ⅰ 和 IGF-Ⅱ 两种。IGF-Ⅰ 是一个单链碱性多肽类生长因子，由 70 个氨基酸组成，分子量为 7649。IGF-Ⅱ 是一个单链中性肽，由 167 个氨基酸组成，分子量为 7471。两者的结构与功能均与胰岛素类似。IGF 的生物学功能是通过与特异性的靶细胞表面受体结合而实现的。研究发现，IGF 与卵泡的生长、成熟或闭锁、优势卵泡选择、卵子的成熟、甾体激素形成和黄体功能密切相关。IGF-Ⅰ 主要表达于颗粒细胞中，与受体结合后进入颗粒细胞增殖并维持芳香化酶功能，从而促进雌激素合成并促进卵泡进一步发育。另外，IGF 可通过促进排卵前卵泡颗粒细胞分泌血管内皮生长因子来促进排卵。IGF-Ⅱ 在优势卵泡中大量表达，随着卵泡生长，IGF-Ⅱ 的表达从卵泡膜细胞转移至颗粒细胞，调节卵泡的发育。因此，IGF 在卵泡发育中存在重要的调控作用。

第三节　月经周期及子宫内膜的周期变化

一、正常月经周期

（一）月经及月经周期的临床特征

1. 月经初潮　月经初潮（menarche）是指青春期早期女性体内的各激素水平开始有规律地波动，体内的雌激素水平达到一定量时突然下降而引起子宫内膜撤退性出血。月经初潮标志着女性青春期的开始。随着社会经济的发展，女性的月经初潮年龄有所提前，19 世纪月经初潮的平均年龄为 15 岁左右，目前大多数国家地区的女性月经初潮年龄集中在 12～13 岁。营养是调节性成熟的决定因素，体内脂肪堆积达一定比例时，启动下丘脑-垂体-性腺轴并开始形成规律的月经周期。青春期 IGF-Ⅰ 的快速升高可能引起神经内分泌轴成熟以及内分泌代谢信号，营养微环境达到生殖条件时，IGF-Ⅰ 与瘦素向下丘脑发出代谢信号，神经内分泌轴发挥作用。血清瘦素的水平与月经初潮的年龄有关，瘦素每增加 1 ng/ml，月经初潮时间提前 1 个月。月经初潮年龄还可能与遗传、文化因素、气温、光照时间等有关。

2. 月经及月经周期　月经是指在下丘脑-垂体-性腺轴调节下，卵巢激素发生周期性波动，导致子宫内膜发生周期性脱落及出血。前后两次月经出血第一天间隔的时间即为一个月经周期（menstrual cycle），正常的月经周期长度为（28±7）天，平均为 28 天。在月经初潮后的 2～3 年及绝经前的 3～5 年，月经周期常常不规律。月经周期的长短主要与卵泡期有关,黄体期长度相对固定。女性青春期时下丘脑-垂体-性腺轴发育不完全成熟,大部分周期为无排卵周期,没有排卵导致孕激素分泌的缺乏或黄体期太短,表现为月经周期不规律或异常子宫出血,部分女性可能表现为月经过多,这是由于子宫内膜失去孕激素的对抗雌激素的单纯作用下不稳定的表现。其次,体内雄激素水平的增加也会导致月经周期不规律,如多囊卵巢综合征患者。一般情况下,女性在月经初潮后的 24 个月开始有规律的排卵周期,同时月经周期开始趋于规律,而体内前列腺素水平的升高导致痛经困扰着部分女性,多表现为下腹部、腰骶部下坠感或子宫收缩痛,可伴有腹泻等胃肠功能紊乱症状。围绝经期女性卵巢功能逐渐衰退,早期卵巢生长速度加快导致卵泡期缩短,表现为月经周期缩短,随着卵巢功能的进一步下降,无排卵周期开始出现,表现为月经周期延长直至彻底停经,停经达 1 年以上则进入绝经期。

3. 月经期及经量 每次月经出血持续的时间称为月经期,一次月经的总出血量为经量,正常一次月经期为 3～7 天,经量为 30～50 ml,经量少于 20 ml 为月经过少,经量超过 80 ml 为月经过多。长期月经过多可导致缺铁性贫血,严重者累及心脏、脑等重要器官。经量很难统计,临床上一般根据卫生巾使用量及浸湿程度进行粗略估计。

4. 经血的特点 经血多为暗红色,主要特点是不凝固。经血的成分不仅仅是血液,还包括脱落的子宫内膜碎片、宫颈黏液、阴道上皮细胞及细菌等。子宫内膜中含有活性物质,可激活经血中的纤溶酶原变为纤溶酶,纤溶酶可分解纤维蛋白,使其分解为可流动的降解产物。另外,子宫内膜中还有破坏凝血因子的溶解酶,宫颈黏液中也存在纤溶酶,这些因素共同作用导致经血不凝固。当经量增多、出血速度过快时,经血可为鲜红色,纤溶酶等不能及时分解纤维蛋白,经血中可混有凝血块。

(二)月经周期的调节

随着研究的发展,我们对月经周期调节的认识有所提高。月经周期现在被认为主要由卵巢本身决定,它向垂体和下丘脑发送各种信号。月经周期的作用是从青春期到更年期每个月产生一个成熟的卵母细胞。然而,卵泡最常见的进化是闭锁,这是遗传控制的卵巢凋亡的结果。促性腺激素的周期性变化受卵巢类固醇激素(雌二醇(E_{21})和孕酮(P_7))和肽(抑制素)的控制。月经周期长短由卵泡生长和黄体的固定寿命决定。月经周期主要受激素水平调节而变化(图 5-3-1),女性青春期前下丘脑分泌的 GnRH 水平不足以刺激 FSH 和 LH 的分泌,体内的 FSH、LH 处于低水平,进入青春期后,下丘脑 GnRH 神经元被激活,LH 呈脉冲式分泌以及睡眠时分泌增加,绝经后卵巢分泌的激素水平降低,对 FSH 的负反馈减少,体内 FSH 的水平升高。根据子宫内膜的特点,月经周期分为增殖期、分泌期、月经期,而根据卵巢功能变化,月经周期又可分为四个期:卵泡期、排卵期、黄体期及月经期。

1. 卵泡期 通常将月经周期的前半期称为卵泡期。卵泡期的特点是卵巢有快速生长的卵泡,故命名为卵泡期。月经出血的第 1 天定为月经期的第 1 天,同时也为本次月经周期的第 1 天,月经期通常持续 3～7 天。而月经周期的第 1～5 天定为早卵泡期,月经期的最后 1 天开始为晚卵泡期,如果月经持续 5 天,那么第 6 天便是晚卵泡期的开始。卵泡的发育在上一个月经周期的黄体期已经开始,在下一个月经周期的月经期继续进行。月经来潮 2 天体内 FSH 分泌水平增加,是由于黄体期黄体的逐渐消亡,抑制素 A、雌二醇和孕酮水平快速下降,某些窦前卵泡发育为窦卵泡。卵泡的生长持续到卵泡期,从月经期开始发育的卵泡继续生长,并分泌雌激素和抑制素 B,雌激素使子宫内膜增生。在月经周期的第 10～12 天卵泡生长直径达到 14～21 mm。到月经周期的第 13 天,通常仅有一个卵巢存在一个优势卵泡,直径为 20～25 mm,其余卵泡均闭锁。各卵泡,包括闭锁卵泡,分泌的雌激素增加,使子宫内膜在卵泡期变厚增殖,若按子宫周期来说,此期也称为增殖期,在雌激素作用下,子宫腺体开始增大,内膜血供丰富,子宫平滑肌轻度节律收缩,这种轻微收缩通常不被察觉。在整个卵泡期,雌二醇水平持续升高,在周期第 12 或 13 天达到顶峰。在雌激素顶峰后 24～48 小时,血中 LH 水平开始迅速增加,使最大卵泡中的卵母细胞恢复减数分裂。LH 峰持续 36～48 小时,LH 达到顶峰值后 36 小时左右发生排卵。在排卵前,卵泡期的孕酮及 FSH 水平仍处于低水平。

LH 和 FSH 有调节卵泡生长和成熟速度以及卵泡间相关微环境的能力。由于雌二醇和抑制素是

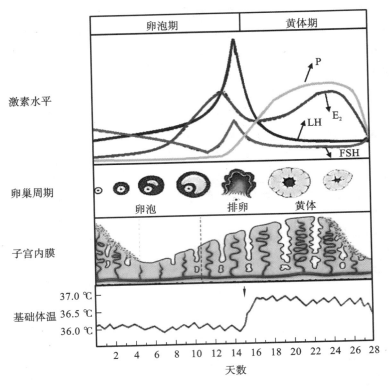

图 5-3-1　卵巢、子宫内膜周期性变化和基础体温、性激素水平的关系

FSH 分泌的强抑制因子,因此在中、晚卵泡期 FSH 的下降可能是卵巢雌二醇和抑制素负反馈抑制的结果。相反,LH 水平则是进行性增加。

2. 排卵期　通常月经周期中的 LH 峰很难测定,LH 峰持续 36~48 小时,达到顶峰后 36 小时左右发生排卵。排卵通常发生在下次月经开始前的 14 天,也就是 28 天月经周期的第 14 天左右,或 30 天月经周期的第 16 天左右。

3. 黄体期　黄体期是从排卵起至下次月经开始的一段时期。排卵后,黄体形成,分泌雌二醇和孕酮,这两种激素水平在黄体中期升高,子宫内膜增厚呈海绵状以利于胚胎植入。如果没有受孕,则月经来潮。若按子宫周期来说,此期亦称分泌期,子宫平滑肌收缩较卵泡期少。约月经开始前 4 天,黄体开始退化,雌二醇和孕酮水平下降,子宫内膜失去激素支持而发生脱落,即为月经来潮。在黄体期,雌孕激素对 FSH 和 LH 的分泌呈负反馈调节。因此,黄体期的 FSH 和 LH 水平相对低下,GnRH 脉冲亦减少,抑制了 FSH 的释放也限制了卵泡在黄体期的发育。在月经周期第 13 天,当孕酮水平比雌二醇水平低时,GnRH 被释放,当孕酮水平比雌二醇水平高时,GnRH 分泌被抑制。黄体功能的维持主要依赖 LH 的支持,不受 FSH 调控。抑制素、雌二醇和孕酮协同抑制 FSH 至最低点,从而在黄体期阻止卵泡发育。

4. 月经期　此时前一周期的黄体开始退化,逐渐启动下一个月经周期卵泡的发育,在来月经前的 2 天抑制素 A 水平下降而 FSH 水平升高,启动下一个月经周期卵泡的发育。因此,黄体期转换为卵泡期是黄体功能终止和 LH 脉冲由低频高幅向高频低幅转换的过程。

二、子宫内膜周期

(一)子宫内膜的组织结构

子宫内膜在形态上分为上 2/3 的功能层及下 1/3 的基底层。青春期开始,子宫内膜的增殖脱落便受卵巢分泌激素的影响。功能层是内膜增生、分泌及退化的部位,为胚胎植入做准备。基底层是在功能层脱落后,提供内膜再生子宫血管,因此若基底层受损,子宫内膜不易修复,临床中多次反复的人工流产术可使子宫内膜基底层受损,功能层无法恢复,不利于胚胎植入,可导致不孕。

血管结构对内膜生长及脱落的周期演变尤为重要。子宫的血供主要来自子宫动脉,子宫动脉为髂内动脉前干分支,在腹膜后沿骨盆侧壁向下向前走行,经阔韧带基底部、宫旁组织到达子宫外侧,相当于宫颈内口水平约 2 cm 处,横跨输尿管至子宫侧缘,分为上下两支,上支称为宫体支,下支较细,称为宫颈-阴道支。子宫动脉体支在沿子宫侧壁上行的途中垂直分出许多弓状动脉,弓状动脉的走行与宫腔平行,并各自吻合,围绕宫腔形成血管环。小的分支离开弓状动脉呈直角向着宫腔,给子宫肌层提供血供,称放射动脉。当放射动脉进入内膜,有小支的动脉向侧方扩张,供应内膜基底层,称基底动脉。此基底动脉不随激素的改变而改变。放射动脉继续伸向内膜表面,出现螺旋状改变,称螺旋动脉,为功能层提供血供。与基底动脉不同,螺旋动脉对激素改变非常敏感。功能层之所以脆弱是因螺旋动脉无吻合支。内膜的腺体与间质的血供来自螺旋动脉的毛细血管。毛细血管回流进入静脉丛,最后进入子宫肌层的弓形静脉而入子宫静脉。

(二)子宫内膜的周期性变化

1. 增殖期 增殖期在正常月经周期一般持续约 2 周,对于月经稀发的患者,子宫内膜增殖期的时间可长达数月。增殖期子宫内膜功能层的有丝分裂活动明显,核 DNA 和胞质 RNA 合成增加。增殖期伴有卵泡的生长及雌激素分泌增加,正常增殖期早期(第 4~7 天/28 天),厚度为 1~2 mm。腺体呈小直管状,腺上皮和表面上皮为柱状,间质疏松细胞为小梭形。在雌激素的作用下,腺体的反应最明显,腺上皮和间质细胞的有丝分裂活动活跃,腺体由最初的狭窄管形,逐渐形成假复层,腺上皮向周围扩张与邻近腺体联结。增殖期中期(第 8~11 天)腺体、间质细胞、上皮细胞的增殖表现达到顶峰,腺体伸长并开始弯曲,腺上皮呈柱状,拥挤成假复层,并有核分裂、间质水肿。增殖期晚期(第 12~14 天)腺体更为弯曲,腺上皮堆积更明显,细胞核增大,可见核仁和较多核分裂,间质细胞增大,而间质水肿程度较中期降低。间质水肿可使功能层增至 3.5~5 mm。

2. 分泌期 排卵后的子宫内膜由雌孕激素共同影响,腺体和间质继续发育成熟,为受精卵着床做准备。此时虽然有雌激素的作用,但整个内膜的高度较为固定,与排卵前的高度相差无几。由于孕酮的抑制,前三天腺上皮的增殖停止。由于腺上皮细胞比间质细胞更敏感,组织学的变化第一周以腺上皮的改变为主,第二周则以间质的改变较明显。分泌期早期(排卵后第 2~4 天),腺上皮表现较为一致,出现细胞核下空泡,即细胞底部聚积的糖原颗粒,是排卵的标志。分泌期中期(排卵后第 5~9 天)腺体进一步弯曲,腺腔内有大量分泌物充填,核下空泡移至核上,细胞核回到基底部,间质高度水肿。分泌期晚期(排卵后第 10~14 天),内膜继续增厚,可达 5~10 mm,腺体弯曲呈锯齿状,腔内分泌物减少;螺旋动脉发育,其长度增长远快于内膜厚度的增长,因此变得更加屈曲;血管周围的间质出现早期蜕膜样变。雌激素可刺激肿瘤基因的表达,这些基因可能介导由雌激素引起的内膜生长,孕激素通过抑制此过程 mRNA 的转录,而拮抗雌激素的作用。当雌孕激素其中之一出现分泌过多或过少时,无法达到拮抗作用,子宫内膜形态发生相应的改变,临床上可出现闭经、月经过多、阴道不规律出血、不育、继发贫血等症状。

3. 月经期 月经期出血是孕酮和雌激素撤退的最后结果。在月经前 3 天,如未妊娠,黄体萎缩,此时雌孕激素水平下降,内膜的螺旋动脉出现节律性的收缩与松弛,且痉挛的时间逐渐延长,导致子宫内膜苍白凋亡。出血前 4~24 小时,内膜局部缺血、瘀滞,小动脉收缩引起缺血,当小动脉舒张后发生出血,导致缺氧、重新灌流障碍,子宫内膜的浅层腺体由于形成血肿而肿胀,后形成裂隙,组织碎片剥离而出血。第 2 天功能层广泛出血并脱落,第 3~4 天腺体和间质开始再生。出血停止是由于血管收缩延长,组织萎缩,血管瘀滞及雌激素引起的内膜愈合。

三、卵巢的生命周期

女性的两个卵巢毗邻子宫角,胚胎 6 周后原始性腺开始分化,性腺分化缓慢,至胚胎 8~10 周性腺组织才出现卵巢的结构。每个卵巢由子宫-卵巢韧带锚定在子宫的内侧极。卵巢外侧极由携带卵巢动静脉的骨盆漏斗韧带(即卵巢悬韧带)锚定于盆腔侧壁。每个卵巢包含 100 万~200 万个原始卵泡,每个原始卵泡都包含初级卵母细胞(即卵子),这些初级卵母细胞可以为女性提供足够的卵泡,直到她活到第 4 个或第 5 个十年。下丘脑-垂体-卵巢轴功能发育、成熟和衰老的变化过程预示着女性一生的发育、成熟、衰老变化。依据不同的年龄和生理特征,卵巢的发育可分为儿童早期、儿童后期、青春期、性成熟期、绝经过渡期和绝经后 6 个阶段。每个阶段其实分界并不明显,下丘脑-垂体-卵巢轴功能受遗传、环境等多重影响,因此个体差异较大。

(1)儿童早期(8 岁以前):卵巢长而窄,表面光滑,卵泡大量生长,发育到窦前期即不再发育。

(2)儿童后期(约 8 岁以后至青春期前):卵巢形态逐渐变为扁卵圆形。

(3)青春期:卵巢增大,皮质内有不同发育阶段的卵泡,包括窦卵泡,可出现成熟卵泡。

(4)性成熟期:卵巢发育成熟,表面逐渐凹凸不平,大小约 4 cm×3 cm×1 cm,重 5~6 g。呈灰白色,每个卵巢交替出现周期性排卵。

(5)绝经过渡期:卵巢功能逐渐衰退,卵泡数明显减少,卵泡体积逐渐缩小。

(6)绝经后:卵巢进一步萎缩变小变硬,其内分泌功能消退。

第四节　其他内分泌轴与生殖内分泌轴的关系

一、下丘脑-垂体-肾上腺轴

(一)下丘脑-垂体-肾上腺轴的概述

下丘脑-垂体-肾上腺轴(hypothalamic-pituitary-adrenal axis,HPA)在应激反应中负责肾上腺皮质类固醇的刺激。皮质类固醇的负反馈调节限制了垂体促肾上腺皮质激素(ACTH)和下丘脑促肾上腺皮质激素释放激素(CRH)和加压素(AVP)的分泌,从而调节了基础和应激诱导的 ACTH 的分泌。皮质类固醇的负反馈效应是通过皮质类固醇对位于大脑和垂体多个部位的盐皮质激素受体(MR)和(或)糖皮质激素受体(GR)的作用而产生的。负反馈的调节机制因下丘脑-垂体轴内受体的类型和位置而异。GR 对下丘脑 CRH 神经元具有非常快速的非基因组作用,在垂体或由 GR 和(或)MR 介导的其他脑部位可观察到较慢的非基因组作用。皮质类固醇也具有基因组作用,包括抑制垂体中的阿黑皮素原(POMC)基因和下丘脑中的 CRH 和 AVP 基因。迅速上升的皮质类固醇浓度产生的快速效应抑制激素刺激分泌。对刺激分泌的延迟抑制作用与刺激的强度和皮质类固醇反馈信号的大小有关,但也与激活 HPA 的神经解剖学通路有关。一些应激源的激活途径部分可能绕过 CRH 神经元的下丘脑反馈位点,而其他应激源可能不涉及前脑位点;因此,一些生理压力可能会超越或绕过负反馈,而其他心理压力可能会促进对压力的反应。肾上腺皮质的球状带分泌醛固酮,束状带分泌皮质醇,网状带以分泌少量雄激素和极微量雌激素、孕激素为主,同时分泌少量皮质醇。肾上腺的各种甾体激素均来自胆固醇,经各种酶多级转化成为各种激素。醛固酮调节电解质的代谢,减少钠的排出、增加钾的排出,维持细胞外体液的容量稳定,糖皮质激素为生存所必需,促进肝糖异生,增加葡萄糖的产生,抑制细胞对葡萄糖的吸收,促进脂肪及蛋白质的分解,同时对免疫系统有重要的调节作用。

(二)HPA 与下丘脑-垂体-卵巢轴的相互关系

正常女性,生理状态下,LH 峰出现的时间与皮质醇的峰值具有同步性。排卵前,由成熟卵泡产生的雌激素高峰正反馈作用于下丘脑,刺激下丘脑分泌促性腺激素释放激素(GnRH),进而刺激垂体释放高水平 LH 以及 FSH,且形成 LH 峰及 FSH 峰。在 LH 峰的作用下,卵泡产生少量的孕激素,LH 峰、FSH 峰协同孕激素引起排卵。应激、营养不良、酗酒等会引起中枢性闭经,是由于 CRH 可以抑制下丘脑分泌 GnRH,糖皮质激素可抑制垂体分泌 LH,以及抑制卵巢分泌雌激素、孕激素。另外,雌激素也可反作用于 CRH,刺激 CRH 的基因启动子以及中枢去甲肾上腺素系统,雌激素的波动,引起 CRH 的波动,可介导免疫性疾病。因此,HPA 的异常会对 HPO 产生影响,进而影响女性的生殖内分泌。该影响主要分为两大类,即 HPA 功能亢进和 HPO 功能减退产生的影响。

1. HPA 功能亢进 当肾上腺皮质分泌过多糖皮质激素时，引起皮质醇增多症，即库欣综合征，临床表现主要为向心性肥胖、满月脸、多血质外貌、高血压等，垂体肿瘤或垂体外分泌 ACTH 的肿瘤、肾上腺皮质肿瘤等均会引起库欣综合征，其中以垂体分泌过多 ACTH 所致的库欣综合征较为常见。对于库欣综合征的女性患者来说，体内高水平的皮质醇激素可抑制垂体分泌促性腺激素，过多的雄激素会转化为雌激素，体内的雌激素水平升高，影响下丘脑的反馈作用，表现为经量减少、月经不规律或停经等。库欣综合征的患者常伴有不孕症，因为该类患者始基卵泡的数目明显下降，ACTH 以及皮质醇的增多影响排卵过程的发生。

2. HPO 功能减退 先天性肾上腺皮质增生症是一类常见的常染色体隐性遗传病，是由于某种代谢酶的缺乏影响肾上腺皮质类固醇的生物合成过程，引起肾上腺合成皮质醇或皮质酮的缺乏，反馈作用于垂体及下丘脑，导致 CRH 以及 ACTH 的分泌增加，进一步造成肾上腺皮质增生以及肾上腺皮质激素生成的中间产物堆积。该疾病可造成体内高水平雄激素，高水平雄激素导致女性男性化表现，如月经过少、稀发甚至闭经、不孕等。另一种常见的疾病为原发性慢性肾上腺皮质功能减退症（Addison 病），由于自身免疫系统、结核感染等因素破坏 90% 以上的肾上腺而造成肾上腺皮质功能的减退。女性患者多表现为阴毛、腋毛减少脱落，月经失调或闭经。

二、下丘脑-垂体-甲状腺轴

（一）下丘脑-垂体-甲状腺轴的概述

下丘脑-垂体-甲状腺轴（hypothalamic-pituitary-thyroid axis，HPT）决定甲状腺激素（TH）的产生。下丘脑促甲状腺素释放激素（thyrotropin-releasing-hormone，TRH）刺激垂体促甲状腺素（thyroid stimulating hormone，TSH）的合成和分泌，TSH 作用于甲状腺，刺激 TH 生物合成和分泌的各个步骤。甲状腺素（T_4）和三碘甲状腺原氨酸（T_3）通过负反馈控制 TRH 和 TSH 的分泌，维持 HPT 主要激素的生理水平。原发性甲状腺功能衰竭导致循环 TH 水平降低，导致 TRH 和 TSH 生成增加，而当循环 TH 过量时则相反。其他神经、体液和局部因素调节 HPT，在特定情况下，其决定 HPT 生理功能的改变。TH 在神经系统发育、能量代谢和产热等方面起着重要作用，还能调节肝脏的营养代谢、液体平衡和心血管系统。在细胞中，TH 的作用主要由甲状腺素核受体介导。T_3 是受体的首选配体。T_4 的血清浓度比 T_3 高 100 倍，可在甲状腺外转化为 T_3。这种转化是由 $5'$-脱碘酶（D1 和 D2）催化的，它们是甲状腺素激活酶。T_4 也可以通过 5-脱碘酶（D3）转化为对 TH 受体亲和力很低的逆转 T_3。脱碘酶，特别是 D2 和 TH 转运蛋白在细胞膜上的调节影响 T_3 的有效性，这是 TH 作用的基础。

（二）HPT 与 HPO 的相互关系

下丘脑分泌的 TRH 不仅可以促进垂体 TSH 的合成及释放，还可促进垂体前叶细胞合成以及催乳素的分泌。hCG 与 TSH 具有生物同源性，因此 hCG 具有较弱的促甲状腺活性，可刺激甲状腺增生以及 TH 的分泌，TH 的分泌增加，负反馈调节 TSH 降低。妊娠中晚期血中 hCG 水平下降，TSH 值也有所上升。TH 可直接作用于卵巢，也可通过对垂体促性腺激素的作用间接影响卵巢。TH 还可影响促性腺激素分泌，间接影响卵泡成熟和排卵，受精成功和囊胚形成均需要一定的促性腺激素和 TH。

另外，HPT 功能的亢进及减退同样也可影响 HPO 的功能。血液中的 TH 过多时，会引起神经、循环、消化等系统兴奋性增高和代谢亢进。甲状腺功能亢进症简称甲亢，是甲状腺腺体本身功能亢进而致的 TH 分泌合成增多综合征。甲亢患者雌激素、性激素结合球蛋白、睾酮以及雄烯二酮等水平升高，卵泡期以及黄体期 LH 显著高于正常女性。甲亢患者可出现闭经、月经稀发、月经频发、月经过少和月经过多等改变。甲状腺功能减退症简称甲减，是由于 TH 合成和分泌减少或组织利用不足导致的全身代谢减低综合征。TH 的降低，负反馈调节 TSH 水平升高。甲减患者主要临床表现为畏寒、乏力、记忆力减退、嗜睡等，女性患者还可出现月经紊乱或月经过多、不孕等。严重的甲状腺功能减退，TRH 增高可导致垂体增大、催乳素分泌增加，抑制 LH 的分泌，从而干扰排卵功能，影响生殖功能。甲减患者可发生月经过少、过多、频发和闭经。月经过多可能是长期不排卵所致的雌激素突破出血，同时甲减还可导致凝血功能障碍，如缺乏因子Ⅶ、Ⅷ、Ⅸ和Ⅺ。不孕及反复流产患者 TSH、抗甲状腺抗体升高,增加了不孕及反复流产的风险,临床中可通过予以 TH 的治疗改善结局。甲状腺素结合球蛋白(TBG)结合血液中大多数 T_3/T_4。一小部分 TH 在血液中自由循环。雌激素可促进 TBG 的合成。因此,过量的雌激素状态,如怀孕或使用口服避孕药,会导致 TBG 水平升高。TBG 的增加最初降低了游离激素的浓度。然而,一个完整的 HPT 可迅速使游离激素水平正常化并恢复动态平衡。因此,TSH 和游离 T_3/T_4 水平保持正常,而总 T_3/T_4 水平增加。相比之下,甲减患者需依赖外源性 TH(左甲状腺素)来维持足够的游离 T_3/T_4 水平,他们不能对游离 TH 水平的下降做出适当的反应。在这些患者中 TBG 水平升高会导致游离 T_3/T_4 减少。垂体负反馈抑制的丧失导致 TSH 水平上升。这些患者需要增加左甲状腺素剂量以维持甲状腺功能正常。

参考文献

[1] 杨增明,孙青原,夏国良.生殖生物学[M].2 版.北京:科学出版社,2019.

[2] 陈子江.生殖内分泌学[M].北京:人民卫生出版社,2016.

[3] 田秦杰,葛秦生.实用女性生殖内分泌学[M].2 版.北京:人民卫生出版社,2018.

[4] Ortmann O, Weiss J M, Diedrich K. Gonadotrophin-releasing hormone (GnRH) and GnRH agonists: mechanisms of action[J]. Reprod Biomed Online, 2002,5(Suppl 1):1-7.

[5] Szeliga A, Kunicki M, Maciejewska-Jeske M, et al. The genetic backdrop of hypogonadotropic hypogonadism[J]. Int J Mol Sci, 2021,22(24):13241.

[6] Emons G, Gründker C. The role of gonadotropin-releasing hormone (GnRH) in endometrial cancer[J]. Cells, 2021,10(2):292.

[7] Ulloa-Aguirre A, Reiter E, Crépieux P. FSH receptor signaling: complexity of interactions and signal diversity[J]. Endocrinology, 2018,159(8):3020-3035.

[8] Tang Z R, Zhang R, Lian Z X, et al. Estrogen-receptor expression and function in female reproductive disease[J]. Cells, 2019,8(10):1123.

[9] Polese B, Gridelet V, Araklioti E, et al. The endocrine milieu and CD4 T-lymphocyte polarization during pregnancy[J]. Front Endocrinol (Lausanne), 2014,5:106.

[10] Ortiga-Carvalho T M, Chiamolera M I, Pazos-Moura C C, et al. Hypothalamus-pituitary-thyroid axis[J]. Compr Physiol,2016,6(3):1387-1428.

[11] Keller-Wood M. Hypothalamic-pituitary-Adrenal axis-feedback control[J]. Compr Physiol, 2015,5(3):1161-1182.

[12] 王世宣.卵巢衰老[M].北京:人民卫生出版社,2021.

(吕慧敏　章汉旺)

第六章 母胎界面与免疫调节

在妊娠过程中,胎儿和母体的血液不直接相通,是由于母体的蜕膜(decidua)和胎儿的胎盘构成母胎界面(maternal-fetal interface),起到了胎盘屏障作用。母胎界面是母体组织与胎儿成分直接接触的界面,与胎儿的存活和正常的妊娠息息相关,在妊娠的建立、维持及临产的发动中发挥重要作用。

母胎界面对胎儿的生长有营养和分泌功能,母体的营养物质通过胎盘小叶转运给胎儿,同时也带走胎儿的代谢产物,胎儿生长所需的激素和酶也是在母胎界面合成和分泌的。母-胎免疫耐受的形成对胎儿的着床、生长发育和分娩起着非常关键的作用。在正常妊娠的情况下,母体对同种半异体胎儿不产生明显的免疫反应,同时还对感染具有防御性,这种现象是由于母胎界面存在复杂精细的交流调控机制。母-胎免疫耐受像是一场母胎之间持续而积极的免疫对话,母胎界面的免疫细胞和细胞因子均参与调控,从而营造出母-胎免疫耐受微环境来维持正常的妊娠,相反,母-胎免疫耐受微环境被破坏时则可能导致母体对胎儿产生免疫排斥,从而造成其母胎界面平衡紊乱或异常,导致各种妊娠相关疾病发生。

本章介绍了母胎界面的组成及功能、母胎界面的免疫调节,并对母胎界面的免疫调节机制进行了重点介绍。

第一节 母胎界面的组成及功能

母胎界面是正常妊娠建立和维持的关键部位,由母体蜕膜和胎儿胎盘组成。胎盘来自囊胚滋养外胚层(trophectoderm);蜕膜起源于子宫内膜,仅存在于妊娠期间,子宫内膜的蜕膜化改变与囊胚的发育同步。受精卵形成后,逐渐发育,到达宫腔后形成囊胚,经过定位(apposition)、黏附(adhesion)、穿透(penetration)3个过程在子宫内膜着床。着床后的囊胚滋养外胚层分化为滋养细胞(trophoblast cell)后开始分化形成绒毛的初始结构并逐渐形成胎盘,其与蜕膜相接,构成母胎界面。母胎界面主要由滋养细胞、蜕膜免疫细胞、蜕膜基质细胞共同组成。

一、母胎界面的主要功能

母胎界面的功能由滋养细胞、蜕膜免疫细胞、蜕膜基质细胞共同完成,发挥着营养和代谢、合成和分泌、免疫功能。

1. 营养和代谢功能 母胎之间的血液并不直接接触,其物质交换需在胎盘小叶的绒毛处进行;至妊娠足月时胎盘的绒毛表面积达 $12\sim14$ m^2,相当于成人肠道的总面积,具有强大的物质转运功能。

母胎血液之间进行物质交换的屏障称为血管合体膜(vasculo-syncytial membrane,VSM),是由合体滋养细胞(syncytiotrophoblast cell)、合体滋养细胞基底膜、绒毛间质、毛细血管基底膜和毛细血管内皮细胞组成的薄膜。母胎界面主要通过简单扩散、易化扩散、主动转运、胞吞和胞饮等方式进行物质交换,交换的物质包括 O_2、葡萄糖、氨基酸等胎儿所需的营养物质,也包括 CO_2、尿酸、尿素、肌酐等胎儿代谢产物。

母体子宫螺旋动脉依靠血液压力穿过蜕膜,进入绒毛间隙,再经蜕膜回流入蜕膜静脉网。胎儿血液经脐动脉直至绒毛毛细血管壁、绒毛间质及绒毛表面细胞层,依靠渗透、扩散和主动选择来完成与母体的物质交换,再经脐静脉返回胎儿体内。

2. 合成和分泌功能 胎盘的合体滋养细胞活跃地合成激素和酶类。激素有蛋白质类激素和类固醇类激素两大类。蛋白质类激素有人绒毛膜促性腺激素(hCG)、人胎盘催乳素(hPL)、妊娠特异性β1糖蛋白、人绒毛膜促甲状腺激素等。类固醇类激素有雌激素、孕激素等,合成的酶有催产素酶、耐热性碱性磷酸酶等。

此外,母体蜕膜基质细胞也分泌大量催乳素(PRL),并合成细胞外基质如层粘连蛋白(laminin)、纤连蛋白(fibronectin),与胎盘共同构成了母胎界面的内分泌微环境,同时参与调控绒毛外滋养细胞(extravillous trophoblast,EVT)的侵袭能力,避免过度侵袭或侵袭不足所导致的病理妊娠发生。

3.免疫功能 母-胎免疫耐受主要形成于母胎界面。来自胎儿一方的滋养细胞表达胚胎抗原、分泌细胞因子来帮助逃避母体免疫系统的攻击,而母体蜕膜免疫细胞的免疫功能发生适应性改变,形成以固有免疫系统为主的免疫调节机制,从而利于胚胎存活。

二、母胎界面的细胞组成及其功能

滋养细胞、蜕膜基质细胞和蜕膜免疫细胞共同组成母胎界面,且每类细胞不仅发挥着各自独特的功能,还形成相互作用网络,促进母-胎免疫耐受微环境稳态的建立和维持,下面详细介绍母胎界面的主要组成细胞及其功能。

(一)滋养细胞及其功能

滋养细胞来源于囊胚植入时的滋养外胚层,是一种个体较小的,并具有分化潜能的上皮来源的干细胞。绒毛膜由滋养层和胚外中胚层组成;在胚胎植入后,滋养细胞迅速增生并分化为内层的细胞滋养层和外层的合体滋养层。两层细胞在囊胚表面形成大量绒毛,突入蜕膜中。这些绒毛中央为细胞滋养层,外表为合体滋养层,是最早的绒毛干,此时的绒毛为初级绒毛干(primary stem villus)。滋养细胞与绒毛干和被覆的基膜组成绒毛膜绒毛(chorionic villus),是人类胎盘的基本结构单位。

晚期囊胚着床后,胎儿的滋养细胞开始分化增殖形成两层细胞,外层为合体滋养细胞,内层为细胞滋养细胞。细胞滋养细胞可沿绒毛和绒毛外两个方向分化,最终形成生物学特性明显不同的绒毛滋养细胞(villous trophoblast)及绒毛外滋养细胞。

绒毛滋养细胞融合成多核的合体滋养细胞,覆盖在漂浮绒毛表面,形成母胎之间物质交换的屏障,运输O$_2$及其他营养物质给胎儿,并承担胎盘的主要内分泌功能(如分泌hCG、hPL、SP、INSL4等)。

绒毛外细胞滋养细胞从固定绒毛的顶端入侵至子宫蜕膜深部聚集形成孤岛,取代子宫螺旋动脉血管内皮细胞,表达黏附分子,完成血管重塑。绒毛外滋养层还具有侵袭、迁移特性,直接参与绒毛膜绒毛向子宫的固定,且其迁移与肿瘤细胞的侵袭转移有惊人的相似之处。

妊娠早期阶段,绒毛外滋养细胞向子宫蜕膜层和肌层血管的侵袭和迁移是胎盘锚定于子宫壁、母胎循环成功建立的基础。所以在做基因诊断时,诊断是否患有遗传病时,通常取少量的绒毛外滋养细胞做检测,这样不会影响胎儿的发育。胎盘绒毛外细胞滋养细胞侵袭能力过强可发生胎盘植入和滋养细胞肿瘤,过弱则可导致流产、早产、胎儿发育迟缓、胎死宫内、妊娠期高血压疾病等。

绒毛外滋养细胞还是母胎界面免疫功能的主要协调者之一,通过表达一组独特的主要组织相容性复合体(major histocompatibility complex,MHC)分子积极创造耐受性表型的环境,也是母胎界面不同类型免疫调节的核心与关键。

经典的MHC分子——人类白细胞抗原(human leucocyte antigen A,HLA)HLA-A、HLA-B、HLA-C能够向细胞毒性T细胞(cytotoxic T lymphocyte,CTL)呈递抗原,产生组织相容性抗原特异性免疫应答。

绒毛外滋养细胞(EVT)不表达经典的MHC I类抗原HLA-A和HLA-B,而表达HLA-C和非经典的MHC I类抗原HLA-G和HLA-E。

HLA-G是一种非经典的人类白细胞抗原I类分子,其在EVT上的特异性表达取决于远程增强子L的活性,增强子结合蛋白(CCAAT-enhancer binding protein,CEBP)和GATA转录因子介导的远程增强子L通过染色质环被募集到近端启动子,从而上调HLA-G的表达。HLA-G在妊娠期间主要有以下三种作用。

1.增强 EVT 侵袭　与巨噬细胞(macrophage)和自然杀伤细胞(natural killer cell,NK 细胞)上免疫球蛋白样转录物 2(Ig-like transcript 2,ILT2)、杀伤细胞免疫球蛋白样受体(killer cell immunoglobulin-like receptor,KIR2D4)结合,增强促血管生成因子的产生,增强 EVT 的侵袭,从而促进螺旋动脉重塑。亦有学者认为,HLA-G 本身就能抑制 NK 细胞溶解细胞的功能。

如果 HLA-G 表达下降,尤其是妊娠早期时,EVT 侵蚀分化过程受阻,不易侵入子宫蜕膜及重塑螺旋动脉,导致胚胎着床过浅,血管发育欠佳,不能给胎盘提供充足的营养,使胎盘生长发育受限,可引起胎儿生长发育迟缓(intrauterine growth retardation,IUGR)、先兆子痫(preeclampsia)、流产等;如果 HLA-G 表达过高,EVT 侵蚀力过强,甚至有发生滋养细胞肿瘤的可能。

2.诱导免疫耐受　HLA-G 与 NK 细胞、T 细胞、巨噬细胞上的 ILT2、ILT4、KIR2D4 受体结合,能够抑制 NK 细胞和 $CD8^+$ T 细胞的细胞毒性;且 HLA-G^+ EVT 与 $CD4^+$ T 细胞的相互作用导致 $CD4^+$ $CD25^{high}$ $FOX3^+$ $CD45RA^+$ 调节性 T 细胞(Treg cell)数量增加,并增加这些细胞中调节性 T 细胞特异性转录因子 FOXP3 的表达水平,从而诱导免疫耐受。

HLA-G 可调节外周血单核细胞(monocyte)和蜕膜组织中细胞因子的释放。将妊娠早期蜕膜大颗粒淋巴细胞(LGL)与表达 HLA-G 细胞共培养,发现其上清液产生的 TNF-α、IFN-γ、IL-13、IL-10 和 GM-CSF 的浓度明显下降,这提示滋养细胞 HLA-G 的母体淋巴细胞/巨噬细胞发生的异常反应,可释放抑制滋养细胞生长和有胚胎毒性的细胞因子。

3.调节胎儿生长　EVT 上的 HLA-G 可以通过蜕膜自然杀伤细胞(dNK 细胞)诱导促生长因子的产生,从而调节胎儿生长。HLA-C 作为一种经典抗原,在母-胎免疫耐受和胎盘感染免疫中具有双重作用。它一方面为母体蜕膜 $CD4^+$ 细胞、$CD8^+$ T 和 dNK 细胞提供了配体,诱导特异性免疫耐受的产生。另一方面,HLA-C 能够向抗原特异性记忆 $CD8^+$ T 细胞呈递抗原,以在 EVT 感染时提供适应性免疫应答,调节耐受和免疫应答平衡。然而,HLA-C 的表达也为 $CD8^+$ T 细胞和 dNK 细胞提供了潜在的配体,这也可能会导致相关的并发症产生。

(二)蜕膜基质细胞及其功能

蜕膜基质细胞(decidual stromal cell,DSC)是蜕膜组织中含量最多的细胞,约占蜕膜细胞总数的75%。这些细胞起源于间质的成纤维细胞,由子宫内膜中的前蜕膜基质细胞(pre-decidual stromal cell,preDSC)分化而来。在人类的早期妊娠过程中,囊胚黏附并植入子宫内膜的功能层,孕酮和雌二醇促使内膜固有层中的基质细胞分化为充满糖原和脂滴的蜕膜基质细胞,并且合成新的细胞产物如激素、肽、细胞因子(白细胞抑制因子(LIF))、趋化因子(IL-8、GRO1、MIC-1、RANTES)以及生长因子等。

除去基本的营养作用,蜕膜基质细胞作为分泌细胞和免疫细胞的功能正逐渐被认识。妊娠早期,前蜕膜基质细胞在孕酮的作用下发生蜕膜化,形态由梭形转变成圆形,胞质高表达肌间线蛋白(desmin),它不仅可能通过大量分泌催乳素等多种激素,参与蜕膜的营养供应和内分泌微环境形成,还可能通过表达和分泌免疫相关分子来活化 T 细胞,调节蜕膜巨噬细胞的活性,参与母-胎免疫耐受,从而支持妊娠的顺利进行。此外,蜕膜基质细胞还可以通过内分泌或旁分泌作用于滋养细胞与蜕膜中母体 NK 细胞,增强胎儿侵入能力。

最近研究表明:蜕膜基质细胞还表现出免疫细胞的某些特性,可能参与了母体对胎儿的特殊免疫行为。研究证实,蜕膜基质细胞可表达特定的黏附分子,如白细胞抗原 CD10、CD13、HIL-Ⅱ,还可表达协同刺激信号 CD80、CD86,可能在蜕膜局部发挥专职抗原呈递细胞(antigen presenting cell,APC)的功能,将胚胎抗原呈递给蜕膜 T 细胞,从而活化 T 细胞,产生母体对胎儿的特殊免疫现象。

此外,蜕膜基质细胞还能分泌部分细胞因子调节蜕膜巨噬细胞的活性,参与母-胎免疫耐受。蜕膜基质细胞分泌的 LIF 可以协同胚胎分泌的前植入因子(PIF),共同增强滋养细胞的侵入能力,有利于呈递胚胎抗原和介导母-胎免疫耐受。

蜕膜基质细胞还可以介导蜕膜中母体 NK 细胞的增殖,通过旁分泌作用给蜕膜中广泛分布的 NK 细胞和 T 细胞提供抗凋亡信号。

（三）蜕膜免疫细胞及其功能

子宫内膜蜕膜化过程中，大量的免疫活性细胞被选择性募集到子宫蜕膜，构成了子宫蜕膜内独特的免疫细胞群，促进胚胎植入和成功妊娠。

妊娠期间，蜕膜免疫细胞至少占子宫蜕膜细胞总数的15%，蜕膜免疫细胞组成极为特别，超70%蜕膜免疫细胞为 CD56^{bright}CD16$^-$NK 细胞，也称为大颗粒白细胞，其余为 T 细胞（10%）及巨噬细胞（约15%），以及少量的 NKT 细胞、$\gamma\delta$T 细胞和树突状细胞（dendritic cell），几乎不存在 B 细胞。这些免疫细胞在母胎界面局部与 EVT 直接接触，而在绒毛干、细胞滋养细胞间隔基底膜与绒毛间质中大量的母体巨噬细胞（Hoffbauer 细胞）间接接触，共同构成了母胎界面上的重要免疫现象，即母-胎免疫耐受（maternal-fetal immune tolerance）。目前认为蜕膜免疫细胞群是调节母-胎免疫耐受的核心环节。

母胎界面免疫细胞和细胞因子的组成处于动态变化中：在妊娠早期，胚胎植入和胎盘发育的微环境为"促炎"表型——表现为炎症细胞因子表达的增加和蜕膜免疫细胞的积累；在妊娠中期（14～26 周），母胎界面则转换为"抗炎"表型；免疫细胞转化为 M2 型巨噬细胞、dNK 细胞和调节性 T 细胞，对介导母-胎免疫耐受和维持正常胎儿生长至关重要。

第二节　母胎界面的免疫调节

母胎界面在对同种异体胎儿产生耐受性的同时还可防御感染，在生物学和免疫学界引起了广泛关注，其特征是对同种异体胎儿具有免疫耐受性，同时能保持宿主对病原体的防御能力。在正常妊娠过程中，妊娠期的内分泌细胞和免疫细胞均参与母胎界面胎盘血管重塑的调节；在内分泌激素的主导作用下，启动血管重塑的滋养细胞通过招募外周免疫细胞到达蜕膜局部，共同参与蜕膜化过程的调节；蜕膜化的基质细胞和滋养细胞交互作用促使免疫细胞驻留在蜕膜局部并进一步完善其功能，从而营造母-胎免疫耐受微环境，以维持成功妊娠。滋养细胞增殖与侵袭不足、蜕膜螺旋动脉形成不良、母-胎免疫耐受的失调可导致自发流产、子痫前期、胎儿宫内生长受限等。

母胎界面免疫调节的关键在于两方面：一方面是携带父系抗原的胚胎滋养细胞通过多种途径诱导母体对胎儿的免疫耐受；另一方面是母体免疫系统对胚胎抗原的免疫识别及其后的免疫适应。母胎免疫行为的和谐统一对妊娠的维持非常有必要，其中任何一方的免疫失衡将导致妊娠失败。对母胎界面免疫机制的深入研究有助于进一步阐明人类妊娠并发症的发病机制。下面将围绕母-胎免疫耐受中受调节的关键功能细胞，以其种类为根据阐明基于母胎交互对话的母-胎免疫耐受的建立和维持机制。其中，对以滋养细胞为中心的母胎界面先天免疫应答、母胎界面适应性免疫应答及穿插于其中的协同刺激信号和趋化因子等进行概述。

一、母胎界面先天免疫调节及其机制

母胎界面先天免疫系统主要由子宫蜕膜及肌层的固有免疫细胞组成，包括淋巴样细胞和淋巴细胞。经典固有免疫细胞包括 NK 细胞、巨噬细胞、树突状细胞（DC 细胞）。一般情况下，巨噬细胞表达多种模式识别受体及调理和趋化性受体，可识别、吞噬和杀伤病原体；亦可分泌细胞因子和炎性介质调节免疫应答或引发炎症反应。经典 DC 细胞能诱导初始 T 细胞活化启动适应性免疫应答；浆细胞样 DC 细胞能产生 IFN-α/β 发挥抗病毒免疫作用。NK 细胞可直接杀伤肿瘤和病毒感染的靶细胞；中性粒细胞、嗜酸性粒细胞和肥大细胞是参与抗感染免疫和过敏性炎症反应的主要效应细胞。固有淋巴样细胞目前主要指 NKT 细胞、$\gamma\delta$T 细胞和 B1 细胞。固有免疫分子则主要包括补体系统和细胞因子。

（一）母胎界面固有免疫细胞功能

1. NK 细胞　NK 细胞是一类具有异质性和多功能性的细胞群体，也是母-胎免疫耐受微环境中最丰富的细胞，是先天免疫应答的重要成分，妊娠早期时的子宫蜕膜存在大量的 NK 细胞，占该处淋巴细胞总数的 50%~90%，尤以 CD56^{bright} CD16$^-$ NK 细胞为主。

经典 NK 细胞的表型为 CD3$^-$CD56$^+$，在外周血中可以分化为不同表型，其中约 90% 的外周血 NK 细胞（peripheral blood NK ceu，pNK 细胞）为 CD56^{dim} CD16$^+$ 表型，表现为高细胞毒性；而其他 10% 的 NK 细胞为 CD56^{bright} CD16$^-$ 表型，表现为低细胞毒性，倾向于产生多种细胞因子，如 IL-2、IFN-α、IFN-γ、TNF-α 等，有免疫调节作用。此类 NK 细胞富含颗粒，包括颗粒酶、颗粒溶素、穿孔素。目前蜕膜中发现的 NK 细胞多表现为 CD56^{bright} CD16$^-$ 表型。

NK 细胞功能的发挥主要依赖于其能够表达多种能与 MHC 或非 MHC 类配体结合的受体，包括 dNK 细胞 对 EVT 有限的细胞毒性。NK 细胞的杀伤效应具有 MHC 限制性，NK 细胞上抑制性受体和激活性受体的精细平衡调节着 NK 细胞的功能。在正常情况下，抑制性信号占主导地位，避免正常自身细胞被 NK 细胞杀伤。

超过 60% 的 dNK 细胞上表达有 T 细胞免疫球蛋白黏蛋白-3（T cell immunoglobulin domain and mucin domain-3，Tim-3）。Tim-3$^+$ dNK 细胞参与维持免疫耐受，表达较高水平的 IL-4 和较低水平的 TNF-α、穿孔素。抑制信号的产生则主要依赖于 dNK 细胞上存在的杀伤细胞免疫球蛋白样受体（killer cells inhibitory receptor，KIR）。受体具有 A、B 两种单倍型，其中 A 型多为抑制性受体，B 型则多为激活性受体。一旦这些抑制性受体和滋养层上的配体发生结合，细胞毒性就会降低。根据抑制性受体种类不同，dNK 细胞可分为三个亚群。dNK1 细胞高度表达杀伤细胞抑制性受体（KIR）和 LILRB1，对二聚体形式的 HLA-G 具有高亲和力。另外两种抑制性受体分别为可以间接识别 HLA-G 的 C 型凝集素受体（CD94/NKG2）和识别 HLA-A、HLA-B 与 G 抗原的免疫球蛋白样分子（ILT）。NK 细胞激活性受体包括非 MHC 分子依赖的 CD16、天然细胞毒性受体（NCR）（如 NKp30、NKp44、NKp46、NKp80）、MHC 分子依赖的杀伤细胞激活受体（KAR）、CD94/NKG2C、CD94/NKG2E、NKG2D 等，这些受体可通过抗体依赖的细胞毒作用或分别与靶细胞上相应配体结合，产生激活性信号使 NK 细胞处于激活状态，介导 NK 细胞溶解靶细胞。

关于 dNK 细胞的来源，主要有三种学说：① Carlino 等认为在子宫内趋化因子受体作用下，dNK 细胞主要来源于 pNK 细胞的募集，且这一过程依赖于孕酮。② Vacca 等认为母胎环境中各个分子的相互作用可诱导蜕膜中的 CD34$^+$ 细胞前体分化成熟为 dNK 细胞。③ Manaster 等则提出 dNK 细胞是原本就存在的未成熟的子宫内膜 NK 细胞，由 IL-15 激活成熟，并受到了蜕膜高孕激素环境影响。事实上，dNK 细胞的起源可能是多种机制综合作用的结果，共同参与妊娠的维持。

对不同时期女性 NK 细胞计数的研究表明，NK 细胞计数随月经周期而增加且在妊娠期功能也存在着变化，在妊娠早中期可能与 EVT 的侵袭与螺旋动脉重塑有关，在妊娠晚期颗粒的消失表明其倾向于分泌细胞因子来调节分娩。

螺旋动脉重塑早期，EVT 未出现时，dNK 细胞通过分泌基质金属蛋白酶（matrix metalloproteinase，MMP）、血管内皮生长因子、细胞因子参与螺旋动脉重塑。

EVT 出现后，dNK 细胞产生的趋化因子（CCL1）、IL-8、IP-10 与其表达的趋化因子受体结合，调节滋养细胞的迁移和侵袭。HLA-G 循环能够为 NK 细胞提供耐受性和抗病毒免疫性，通过胞吞、内化、降解、再摄取的 HLA-G 循环获得耐受性，而病毒通过激活 dNK 细胞打断循环，从而清除感染。

2. 巨噬细胞 单核细胞在外周血停留 1~2 天再从血管中渗出，迁移到各种组织内成为巨噬细胞。它们在宿主防御、免疫平衡、血管生成以及组织修复和重塑中发挥重要作用。全身各组织内都有巨噬细胞，如骨髓和脾内的网状细胞、肝内的星状细胞、肾上腺和脑垂体内的内皮细胞、肺内的法细胞等。血液中的单核细胞，脑、脊髓中的小胶质细胞等，都是巨噬细胞。巨噬细胞分布于人类、大鼠和小鼠子宫整个内膜基质和肌层结缔组织。胚胎植入后，子宫巨噬细胞即重新分布，从植入部位逸出，尽管如此，蜕膜中仍存在较多的巨噬细胞，可能由于巨噬细胞在蜕膜下层移行迟钝。巨噬细胞母胎界面免疫细胞中占比第二，妊娠早期占母胎界面免疫细胞的 20%~30%。

总的来说，巨噬细胞从三个方面参与了母-胎免疫耐受：①分泌细胞因子使 Th2/Th1 的值上升；②清除凋亡细胞功能增强；③抗原呈递功能下降。巨噬细胞通过分泌各种细胞因子、血管生成因子、基质金属蛋白酶等调节滋养细胞侵袭和螺旋动脉重塑的过程参与妊娠。在胚胎植入和滋养细胞侵袭过程中,胚胎周围母体组织细胞不断凋亡。巨噬细胞位于凋亡细胞周围,通过清除凋亡细胞碎片,阻止细胞内外抗原成分的释放,防止引起对胎儿的免疫反应,从而在母-胎免疫耐受方面发挥重要作用。病理性妊娠时,蜕膜巨噬细胞的特征:分泌细胞因子 Th1 型占比上升、Th2 型占比下降;不能及时清除凋亡的滋养细胞,凋亡细胞的蓄积促使胎儿抗原"泄漏",引发针对胎儿抗原的免疫攻击,影响细胞因子的合成、释放,促进 Th1 型反应,抑制 Th2 型反应,并可进一步增强细胞凋亡。同时,还可能存在巨噬细胞表面协同刺激分子 CD80、CD86 表达上升,抗原呈递能力增加,可刺激 Th1 细胞介导的细胞免疫,引发母胎间免疫攻击,导致流产概率增加。

经典巨噬细胞可分为 M1 和 M2 两个亚群,这两个亚群在表面标志物、细胞因子分泌方面有所不同。

M1 型巨噬细胞由 IFN-γ 和脂多糖诱导产生,并通过分泌 IL-12、IL-23 和活性氧参与炎症反应与 Th1 型反应。而由 IL-4 诱导产生的 M2 型巨噬细胞通过参与组织重塑和促进 Th2 型反应而具有免疫抑制特性。

囊胚着床期间,蜕膜巨噬细胞偏向 M1 型极化;着床后当滋养细胞开始侵入子宫肌层时,转变为 M1/ M2混合分布,为子宫血管重塑提供充足的血供;胎盘发育结束后,蜕膜巨噬细胞主要转变成 M2 型,在分娩前保护胎儿和胎盘,以防发生胎儿免疫排斥。

妊娠期间,子宫内的巨噬细胞表达出能执行抗原呈递和杀伤肿瘤细胞功能的活化标志物,有较多的巨噬细胞表达 MHC Ⅱ类抗原。活化的巨噬细胞能有效地清除微生物和异常细胞,保护胎儿免受感染。蜕膜巨噬细胞能激活 Ts 细胞,具有分泌 PGE2 的功能,可产生各种细胞因子,如 IL-1、IL-6、CSF-1、TGF-β、TNF-α、PGE2 等,并可表达黏附分子黏合素 αLαM、β2 亚单位。此外,其还可产生多种蛋白酶,如胶原酶、弹性蛋白酶和 NO 合酶等,前两种酶有利于胚胎生长的组织重建;NO 合酶则可能是妊娠所需的另一种重要物质。

巨噬细胞发挥生物学效应前需要激活;在各种刺激剂的作用下,巨噬细胞的形态、生化和功能上发生一系列较大的改变,从而使其吞噬能力、黏附能力、扩散能力及抗微生物和细胞毒性等能力都有明显的增强。巨噬细胞功能受到抑制可能是由于受到某些抑制物质的作用。

对巨噬细胞有激活作用的物质:特异性抗原、特异性抗体、抗原抗体复合物、细菌的细胞壁、脂多糖、干扰素诱导剂、IFNs、胸腺素、淋巴因子及某些中药等。对巨噬细胞有抑制作用的物质:特异性抗巨噬细胞血清、放射线、过量皮质激素以及某些病毒、原虫、细菌及其产物等。

活化的巨噬细胞是可以执行不同免疫功能的复杂群体,至少有三种不同生物学功能的巨噬细胞活化。

IFN-γ 诱导产生、经典活化的巨噬细胞参与 Th1 型免疫应答,对细胞内病原体如结核分枝杆菌有很好的杀伤作用。

由 IL-4、IL-13 所诱导的替代性活化的巨噬细胞,具有抑制免疫应答,促进细胞生长、胶原形成和组织修复的功能。

近年来的研究表明,FcγRs 与其配体结合所诱导活化的巨噬细胞——Ⅱ 型活化的巨噬细胞与上述两种活化的巨噬细胞不同,具有抗炎症并参与 Th2 型免疫应答的作用。

与炎性巨噬细胞不同,蜕膜处的巨噬细胞产生前炎性细胞因子 IL-1β 的能力较弱,抗感染能力相应降低,这虽然对母胎界面局部的免疫耐受有利,但也可能与引发宫内感染并缺乏临床症状有关。

蜕膜巨噬细胞可以抑制母胎界面局部 T 细胞的增殖和活化。具体机制将在后续部分免疫互作的调节中详细阐述。

根据 CCR2 和 CD11c 表面标志物,妊娠早期蜕膜巨噬细胞还可分为 CCR2⁻ CD11c^low、CCR2⁻ CD11c^high 和 CCR2⁺ CD11c^high 三个不同亚群。其中 CCR2⁻ CD11c^high 和 CCR2⁺ CD11c^high 巨噬细胞多分布在绒毛滋养层细胞中,而 CCR2⁻ CD11c^low 巨噬细胞分布在蜕膜中。CCR2⁺ CD11c^high 巨噬细胞显示出促炎特性,而CCR2⁻ CD11c^high 巨噬细胞被认为具有抗氧化和抗炎作用,这两个细胞亚群在母胎界面共同维持炎症的平衡,在促进病原体感染清除的同时又能帮助维持着母胎界面的稳态。

3. DC 细胞 DC 细胞是一种出现于外周组织骨髓来源的异质性细胞亚群,其共同的生物学特性是细胞表面有许多树枝状突起,胞内具有丰富的线粒体,但其粗面内质网、溶酶体与核糖体不发达。DC 细胞能捕获并呈递抗原给适应性免疫系统的细胞,它是目前发现的在胸腺实现 T 细胞阴性选择的重要细胞之一。因此,DC 细胞作为机体免疫应答的启动者而在免疫系统中占有独特地位。外周血中,DC 细胞是已知抗原呈递功能最强的 APC 细胞,能激活初始 T 细胞,启动保护性免疫应答,在激发机体排斥外来抗原中起主要作用。

DC 细胞前体存在于外周血、骨髓、胸腺、脐血等各种组织中,多种细胞因子能够在体外刺激 DC 细胞的生长与分化,在人和小鼠中有两种不同的 DC 细胞前体,它们分别来自髓系和淋巴系。通过对 DC 细胞特异性标志的识别将 DC 细胞分为三种不同类型:两种髓系来源的 DC 细胞和一种淋巴系来源的 DC 细胞。髓系 DC 细胞与单核细胞、粒细胞有共同的祖细胞;淋巴系 DC 细胞主要指胸腺内 DC 细胞。经典 DC 细胞通常分为两个主要亚型:一种是髓系 CD14$^-$ CD11c$^+$ DC 细胞,位于脾和淋巴结,与 Th1 极化和促炎反应相关;另一种是浆细胞样 CD123$^+$ CD11c DC 细胞(pDCs),位于非淋巴样外周组织并产生 Th2 型反应。在正常妊娠期间,髓系 DC 细胞表现出高度耐受,并在妊娠晚期随着总细胞数的减少而部分失活。人蜕膜 DC 细胞也可分为两种类型:大量不成熟的 DC$^-$ SIGN$^+$ DC 细胞以及少量 CD83$^+$ DC 细胞。

由于 DC 细胞的活化状态不同,它的表型、功能也不同。体内的 DC 细胞大部分处于非成熟状态,表达低水平的共刺激分子和黏附分子,体外激发同种混合淋巴细胞反应的能力较低,但具有极强的抗原内吞能力。在摄取抗原或接受某些刺激因素后可以诱导分化成熟;DC 细胞在成熟的过程中,同时发生迁移,由外周组织进入次级淋巴器官,在此激发 T 细胞应答。

成熟的 DC 细胞表达丰富的 MHC Ⅰ、MHC Ⅱ类分子及高水平的共刺激分子和黏附分子,如 CD80(B7-1)、CD86(B7-2)、CD54(ICAM-1)、CD50(ICAM-3)、CD58(LFA-3)及 CD40 等分子,但其捕获抗原的能力下降,而加工、呈递抗原,激活 T 细胞反应的能力则增强。CD83 是成熟 DC 细胞表面选择性的细胞表面标志物,免疫组化方法证实在人妊娠早期蜕膜上有免疫刺激活性的 CD83$^+$ DC 细胞,而且其与其他黏膜表面的 CD83$^+$ 细胞相似。进一步用流式细胞仪分析发现,所有 CD83$^+$ 细胞均表达 CD45、CD40 和 HLA-DR,但仅表达极低水平的 CD14,且不表达 CD56,可见蜕膜 CD83$^+$ 细胞与巨噬细胞和大颗粒淋巴细胞明显不同。CD83$^+$ DC 细胞定位于底蜕膜上,与内膜腺体非常接近,这与它们在非妊娠子宫内膜上的分布相似。蜕膜单核细胞中 DC 细胞的百分比明显高于外周血,而且蜕膜 DC 细胞表达共刺激分子如 CD80 和 CD86。Gardner 等用流式细胞分析技术发现蜕膜 DC 细胞占 CD45$^+$ 细胞的 1.7% 左右,这些细胞表型为 DC-SIGN$^-$、DEC-205$^+$、CD40$^+$,具有不成熟髓系 DC 细胞的表型。未发现蜕膜上有 CD1α$^+$ Langerhans 细胞或 CD123$^+$ 浆细胞系 DC 细胞;进一步用免疫组化方法发现 DEC-205 阳性染色的 DC 细胞散在分布于底蜕膜和壁蜕膜中。

母胎界面尚存在少量免疫刺激后的成熟 DC 细胞(CD83$^+$ DC 细胞),但在局部 IL-4 和 GM-CSF 的高水平抑制下无法增殖。由于 DC 细胞不仅能对所识别的抗原形成免疫应答和耐受,还能够诱导 Th 细胞的分化并决定着它的分化方向(Th1、Th2),因此,推测它可能也参与抑制母胎界面局部 T 细胞的免疫功能。

蜕膜树突状细胞(decidual dendritic cell,dDC 细胞)由于没有特异性标志,难以与其他免疫细胞区分,故在生殖免疫学中研究较少。Gardener 等利用 lin$^-$ 和 HLA-DR$^+$ 作为组合标记 dDC 细胞,其在妊娠早期蜕膜细胞中占总数的 1%。dDC 细胞主要作为抗原呈递细胞而存在,在免疫应答过程中诱导抗原特异性的激活或抑制。

在月经周期中,子宫内膜中未成熟的 DC-SIGN$^+$ 细胞可以通过暴露于抗原或炎性细胞因子而转化为成熟的 CD83$^+$ DC 细胞,表明 DC 细胞参与了子宫对病原体的防御。蜕膜化与 DC-SIGN$^+$ DC 细胞的增加和 CD83$^+$ DC 细胞的减少有关。在蜕膜化和胚胎植入过程中,DC-SIGN$^+$ DC 细胞通过分泌 IL-15 募集 NK 细胞进入子宫内膜,并上调 NK 细胞 CD56 的表达。

DC 细胞在诱导免疫耐受中也起着关键作用,胸腺 DC 细胞参与阴性选择中自身反应性胸腺细胞的清除,而在外周耐受中 DC 细胞通过下列不同的活化机制诱导耐受:①否决效应;②T 细胞无能;③诱导产生 IL-10 的调节性 T 细胞生成或免疫偏移(从 Th1 向 Th2、产 IL-10 的 Th2 型免疫应答偏移),其具体机制也将在免疫互作的调节中进一步阐述。

4. NKT 细胞 NKT 细胞是一种细胞表面既有 T 细胞受体(TCR),又有 NK 细胞受体的特殊 T 细胞亚群。NKT 细胞能产生大量细胞因子,且可以发挥与 NK 细胞相似的细胞毒作用。NKT 细胞表达的是"半恒定的"TCRαβ 肽链,意思是指 TCRα 链相对恒定,而 TCRβ 链具有多样性。例如,人 NKT 细胞的 TCRα 链均表达 Vα24/Jα18。NKT 细胞也可被定义为表达 NK 细胞的标志 NK1.1 的 T 细胞,NK1.1T 细胞包括双阴性(CD4$^-$CD8$^-$)细胞和单阳性(CD4$^+$ 或 CD8$^+$)细胞,是明显区别于传统 T 细胞、B 细胞和 NK 细胞的另一种淋巴细胞群。在人类也发现有 NKT 细胞,其特点如下:①可表达 NK 细胞受体;②其 TCRαβ 肽链具选择性倾向,主要为 Vα24$^-$JαQ、Vβ11,其配体为具有非多态性的 CD1 分子。胸腺和外周血 NKT 细胞表型类似于成熟活化的或记忆性 T 细胞,可表达高水平的 CD44 及低水平的 CD24、CD62 配体以及 CD5 和胸腺共同抗原(TSA-2),不表达 CD45RB,大部分 NKT 细胞还可表达 B 细胞的主要标志 CD38,但最突出的特征主要是表达 NK 细胞相关标志,如 NKRP-1(NK1.1)、CD16、Ly-49C、Ly-49A 及 CD122(IL-2Rβ 链),而这些标志在普通 TCR 多态性的 T 细胞中则非常少见。NKT 细胞还可表达出现频率较低的 TCRγδ。

NKT 细胞是一群数量极少却在免疫耐受和自身免疫中发挥重要作用的免疫细胞,已经证实其具有维持妊娠的作用。人蜕膜组织切片中发现其数量为该处 CD3$^+$T 细胞的 0.48%,是外周血中数量的 10 倍。NKT 细胞的受体 CD1d 主要表达于胎盘滋养细胞,可分泌 Th1 型细胞因子 IFN-γ 和 GM-CSF。妊娠期间 NKT 细胞在数量和性质上都发生着动态的变化。

妊娠期,近 1/3 的 TCRαβ(+)T 细胞是 NKT 细胞,随着妊娠的进行,子宫 TCRαβ(+)T 细胞和 NKT 细胞的数目增多,而到妊娠晚期,子宫 NKT 细胞数目减少,妊娠晚期小鼠子宫上发现有 NKT 细胞的表达,其主要为 Vβ7$^+$ 细胞。

有学说认为,子宫蜕膜上 NKT 细胞可能是在母胎界面原位产生的;实验注射 α-galcer 一天后,肝 NKT 细胞发生凋亡,而子宫 NKT 细胞并不发生凋亡,反而明显扩增,后者可能与子宫 NKT 细胞上抗凋亡因子 Bcl-2 的高表达有关。肝 NKT 细胞主要为 CD4$^+$ 细胞,而几乎所有子宫 NKT 细胞为 CD4$^-$ 或 CD8$^-$ 细胞。虽然子宫 NKT 细胞是 Vα14$^-$Jα2β1,但其 Vβ 与其他器官明显不同,主要由 Vβ3$^+$ 细胞和少量的 Vβ8$^+$ 细胞组成。而且它识别的是一种与 CD1 不同的 Ⅰ 类或 Ⅰ 类样分子,它的产生依赖于由胎儿和胎盘提供的父方的基因上的 β2$^-$m 的表达。

值得注意的是,导致 NKT 细胞活化的因素很常见,实验发现用人工合成的 α-GalCer 在小鼠体内激活 NKT 细胞,可上调穿孔素的表达,从而破坏滋养细胞,导致流产。此外,几种易引起人类流产的寄生虫也恰好能产生糖苷脂,刺激 Vα14NKT 细胞。因此当妊娠期并发寄生虫感染时,Vα14NKT 细胞将对胎儿造成威胁。而 NKT 细胞敲除鼠无一例发生流产的现象,进一步表明 Vα14NKT 细胞活化对于流产发生的必要性。

5. TCRγδT 细胞 在 T 细胞表面存在多种膜表面受体和膜表面抗原,TCR 是膜表面受体的一种,它是 T 细胞特异性识别抗原的受体。TCR 由两条异源肽链组成,每条肽链均有 V 区和 C 区,故属免疫球蛋白超家族。通过对 TCR 分子结构和基因进行分析,发现组成 TCR 的多肽链分为 α、β、γ 和 δ 4 种,其分子结构包括胞外区、穿膜区及一个短胞质区。根据 TCR 异源双聚体的组成不同,可将 T 细胞分为 TCRαβ 和 TCRγδ 两种类型。一般认为外周 TCRγδT 细胞来源于早期胸腺细胞,未经过胸腺内的分化过程,在表达 CD4 和 CD8 分子前离开胸腺,故为 CD4$^-$CD8$^-$ 双阴性细胞,仅少数为 CD8$^+$ 细胞,而 TCRαβ T 细胞均为 CD4$^+$ 或 CD8$^+$ 的单阳性细胞。TCRγδT 细胞是参与机体初次免疫应答的重要效应细胞,它可影响体内 Th1/Th2 平衡偏移。

在外周血 T 细胞中,TCRγδT 细胞仅占 3%～10%,但在肠道、呼吸道和泌尿生殖道黏膜组织的上皮 T 细胞中,可达 20%～50%。1992 年,Kent 等发现在蜕膜中存在 TCRγδT 细胞,而且这些细胞全部来自母体。动物实验发现小鼠蜕膜中 TCRγδT 细胞的数量较非妊娠期子宫内膜中的 TCRγδT 细胞增加 100 倍。在人妊娠早期蜕膜 T 细胞中,25% 以上是 CD4$^-$ 或 CD8$^-$ TCRγδT 细胞,比非妊娠期增加 2 倍。妊娠时蜕膜处 TCRγδT 细胞的比例较外周血明显上升,而且在异基因妊娠时的数量显著高于同基因妊娠,说明它参与了母-胎免疫耐受的有序调控。

有研究表明胚胎发育的早期阶段，IL-7 促进 TCRγδT 细胞的成熟。子宫内膜腺上皮表达 IL-7 mRNA 也说明蜕膜微环境能为 TCRγδT 细胞的发育提供重组、增生、分化的信号。对蜕膜单核细胞中的 TCRγδT 细胞及其表面 CD56 的表达进行分析后发现，蜕膜中 TCRγδT 细胞根据 CD56 表达的不同可分为四类：$CD56^{+bright}/TCR\gamma\delta^-$、$CD56^{+dim}/TCR\gamma\delta^{+low}$、$CD56^{+dim}/TCR\gamma\delta^{+high}$、$CD56^-/TCR\gamma\delta^{+high}$，这种表达反映了 TCRγδT 细胞可能源于 $CD56^{+bright}$ 细胞，并且在进化中 CD56 逐渐丢失，提示 CD56 是 TCRγδT 细胞进化的标志而不是 TCRγδT 细胞被激活的标志；此外，有研究还发现 15％ 的蜕膜 $CD56^{+dim}$ 细胞和 1/3 的 $TCR\gamma\delta^+$ T 细胞都可表达 IL-7R。

由于正常妊娠的滋养细胞不表达经典的 HLA-A、HLA-B 抗原，而表达非经典的 HLA-C、HLA-G、HLA-E 抗原，因此不能被 TCRαβT 细胞以 MHC 限制性方式识别。

正常妊娠时，具有潜在细胞毒性的 Vγ9Vδ2T 细胞通过其表达的 CD94 分子与 HLA-E、HLA-G 连接，从而被诱导产生抑制性信号，防止胚胎被母体排斥。在妊娠早期，蜕膜及外周血中的 TCRγδT 细胞显著增多，外周血优先表达 Vγ9Vδ2T 细胞亚群，而蜕膜以 Vγ1Vδ1T 细胞亚群为主。健康女性 Vγ1Vδ1T 细胞显著多于 Vγ9Vδ2T 细胞，蜕膜中激活的 TCRγδT 细胞均优先使用 Vδ1 链。而在复发性流产的患者中，情况恰好相反，Vγ9Vδ2T 细胞显著多于 Vγ1Vδ1T 细胞。

研究发现，Th1 型 TCRγδT 细胞和 Th2 型 TCRγδT 细胞的性质相反。妊娠 5.5 天的小鼠子宫内主要是 Th1 型 TCRγδT 细胞，可分泌 Th1 型细胞因子，如 TNF-α，易引起流产。妊娠 8.5 天以后主要由 Th2 型 TCRγδT 细胞分泌 Th2 型细胞因子，对妊娠起保护作用。因此提出，在胎盘和胎儿形成后，蜕膜 TCRγδT 细胞产生抗流产的 TGF-β2 分子等细胞因子，在此之前则产生致流产的 TNF-α 等细胞因子。在病理妊娠情况下，由于滋养细胞表达 HLA-G、HLA-E 缺乏，Vγ9Vδ2T 细胞的细胞毒作用显露出来，从而影响胚胎发育，导致流产。

（二）免疫调节主要方式

孕酮是维持妊娠的基本激素，它可能是一种局部免疫抑制物或免疫保护物。

细胞活性状态主要通过两个方面的改变，一方面是分化，即执行不同功能的各亚群占比，主要通过免疫细胞膜分子的动态变化实现；另一方面 NK 细胞活性的抑制可由多种形式实现，如孕酮与表达孕激素受体（PR）的 $\gamma\delta TCR^+$ 淋巴细胞（占正常妊娠外周血 $\gamma\delta TCR^+$ 淋巴细胞 97％）结合后，可产生特异性的孕酮诱导的封闭因子（progesterone induced blocking factor，PIBF），从而抑制 NK 细胞活性，并可诱导具有抑制表型和功能的细胞产生。

HLA-G 选择性激活 NK 细胞的 KIR2DL4、ILT2、ILT4 受体，但不激活具有细胞毒活性的 CD160 受体，从而避免了母体 NK 细胞对滋养细胞的杀伤效应。进一步研究 TCRγδT 细胞亚群发现正常妊娠者外周血中最常见的链组合为 γ1.4/δ1，可显著抑制 NK 细胞活性。

NKT 细胞在其 TCR 和 CD3 被交联或被 IL-2 活化后，可分化为细胞毒效应细胞，其细胞毒机制为 Fas/FasL 途径和（或）穿孔素途径。NKT 细胞表面标志物穿孔素和颗粒酶的表达与细胞杀伤作用有关；此外它也表达 FasL，可杀死 Fas^+ 的靶细胞，包括双阳性（DP）淋巴细胞。

妊娠时，母体外周血 TCRγδT 细胞的占比明显上升并处于激活状态，积极表达孕酮受体，并合成孕酮诱导的阻断因子 PIBF，PIBF 通过 JAK/STAT 途径产生淋巴细胞激活信号，促使产生 Th2 型细胞因子，有利于母-胎免疫耐受。

$Tim-3^+$ dNK 细胞还可以增加依赖于细胞因子 TGF-b1 的诱导调节性 T 细胞（induced regulatory T cell，iTreg 细胞）的表达。相比正常患者，流产患者的 Tim-3 在 dNK 细胞中的表达下降，表明 $Tim-3^+$ dNK 细胞对维持正常妊娠至关重要。

二、母胎界面适应性免疫调节及其机制

蜕膜免疫细胞中几乎不含 B 细胞，B 细胞总数仅占蜕膜淋巴细胞总数的 1％～2％，幼稚 B 细胞（naive B cell）、类别转换记忆 B 细胞（class-switched memory B cell，MBC）、非类别转换记忆 B 细胞（nonclassswitched MBC)为母胎界面 B 细胞的优势亚群,分别占 B 细胞总数的 26.5%、33.3%和 27.5%,在母胎界面,B 细胞除了分泌抗体,还在妊娠过程中起调节作用。蜕膜 T 细胞对维持正常妊娠发挥着重要作用,因此适应性免疫中以 T 细胞的免疫调节及其机制为主。T 细胞可分为 CD4$^+$ T 细胞和 CTL 细胞,CD4$^+$ T 细胞又可以进一步分为 Th1 细胞、Th2 细胞、Th17 细胞和调节性 CD4$^+$ T 细胞。人类 T 细胞可以通过识别同一种属个体之间的,由不同等位基因表达的多态性产物 HLA 分子而引起强烈的移植排斥反应。妊娠早期,CD3$^+$ T 细胞占蜕膜白细胞总数的 10%~20%。其中 30%~45%是 CD4$^+$ T 细胞,45%~75%是 CD8$^+$ T 细胞。

1. CD8$^+$ T 细胞　蜕膜 CTL 细胞是指 CD8$^+$ 效应 T 细胞,可以直接通过滋养层细胞上的 HLA-C 或间接通过母体抗原呈递细胞(APC)识别胎儿抗原并溶解滋养细胞。

T 细胞免疫球蛋白黏蛋白-3(T cell immunoglobulin domain and mucin domain-3,Tim-3)和程序性死亡受体-1(programmed death-1,PD-1)是负性免疫调节分子。CD8$^+$ T 细胞在人蜕膜中表达的 Tim-3 和 PD-1 高于外周血。蜕膜 Tim-3$^+$ PD-1$^+$ CD8$^+$ T 细胞识别在滋养细胞上表达的 PD-L1,表达抑制信号,促进母胎界面 Th2 型免疫优势,使滋养层抗原具有特异性和耐受性。此外,Tim-3$^+$ PD-1$^+$ CD8$^+$ T 细胞还可以以 HLA-C 依赖的方式富集滋养细胞。滋养细胞可以通过直接接触的方式,上调母胎界面 T 细胞上 Tim-3/PD-1 的表达,而借 Tim-3/PD-1 信号调节 T 细胞功能。蜕膜中主要存在穿孔素和颗粒酶 B 低表达的效应记忆 CD8$^+$ T 细胞群(CD8$^+$ CD45RA2$^-$ CCR7$^-$)。蜕膜中病毒特异性 CD8$^+$ T 细胞的百分比增加有助于保护胎儿免受有害感染。

2. CD4$^+$ T 细胞　Th1 细胞、Th2 细胞和 Th17 细胞是三种主要的效应 CD4$^+$ T 细胞亚群。Th2 细胞和 Th17 细胞分别占妊娠早期蜕膜 CD4$^+$ T 细胞的 5%和 2%。5%~30%的 CD4$^+$ T 细胞是 Th1 细胞。Th1 细胞、Th2 细胞、Th17 细胞和 Treg 细胞之间的平衡对于维持正常妊娠具有重要作用。

与 Th1 细胞相比,Th2 细胞表现为一种胚胎毒性较低的分化状态。Th2 细胞分泌的细胞因子可抑制 Th1 细胞的分化和功能,具有免疫营养作用。Th1 细胞主要参与外周组织内病毒和细胞内病原体的清除,表达 IFN-γ 和 TNF-α,具有免疫损伤作用,能够介导细胞免疫、炎症反应、迟发性超敏反应,威胁胎儿生存;Th2 细胞产生的细胞因子,如 IL-4、IL-5、IL-6、IL-10 和 IL-13,可介导 B 细胞增殖、抗体产生,在同种排斥反应的免疫耐受过敏性炎症中发挥作用,可维持妊娠。Th1 细胞和 Th2 细胞通过相互作用,在免疫调节中发挥作用。Th1 细胞分泌的 IL-2、IFN-γ 对 Th2 细胞有抑制作用,Th2 细胞分泌的 IL-4、IL-10 对 Th1 细胞有抑制作用。除 Th1、Th2 细胞因子互相调节外,其他一些因素如 T 细胞表面分子、孕酮、糖皮质激素、抗原呈递细胞、前列腺素等也会影响 Th1/Th2 的动态平衡。

妊娠开始时,以免疫炎症损伤为主的 Th1 型免疫可促进滋养细胞的侵袭,参与着床;胎盘形成后,Th2 型抗炎反应通过平衡 Th1 型免疫保护胎儿,调节胎儿和胎盘发育。此外,Treg 细胞和 Th9 细胞调节局部炎症反应,可能对胎儿有害。其他 Th 细胞亚群,如滤泡辅助 T 细胞(follicular helper T cell,Tfh 细胞),也通过在妊娠期间建立良好的体液免疫来促进胚胎着床。

Th17 细胞表达转录因子 RORγt、STAT3 和 IRF4,并分泌促炎性 IL-17 家族的成员,在妊娠期间有助于防御胞外细菌和真菌,而过度的 Th17 免疫反应可能诱导母胎界面中性粒细胞浸润。随着妊娠的进展,妊娠晚期 Th17 细胞以及其他炎性细胞因子的百分比显著增加,提示 Th17 细胞可能参与分娩的始动环节。

调节性 CD4$^+$ T 细胞是 CD4$^+$ T 细胞的一个独特亚群,表达高水平的 CD25,其分化和功能依赖于 X 染色体编码的叉状头转录因子(forkhead box P3,FOXP3)。CD25^{high} FOXP3$^+$ Treg 细胞占 CD4$^+$ T 细胞的 5%。Treg 细胞可抑制其他免疫细胞活性和下调免疫反应来维持免疫稳态,预防炎症反应。

Treg 细胞按来源可以分为两类:在胸腺中由 T 细胞前体产生的天然 Treg 细胞(natural regulatory T cell,nTreg 细胞)和在次级淋巴器官中由原始 CD4$^+$ T 细胞产生的诱导 Treg 细胞(induced regulatory T cell,iTreg 细胞)。nTreg 细胞和 iTreg 细胞可以通过它们对 Helios 转录因子的差异表达来区分,其中 nTreg 细胞是 Helios$^+$ Treg 细胞,iTreg 细胞是 Helios$^-$ Treg 细胞,目前利用 Helios 区分 Treg 细胞仍存在一定争议。

最新研究表明,蜕膜中 Helios[+] Treg 细胞的频率明显高于外周血,表明 nTreg 细胞可能在妊娠维持中起主要作用。Treg 细胞在介导母-胎免疫耐受中发挥重要作用。吲哚胺 2,3-双加氧酶(indoleamine 2,3-dioxygenase,IDO)是色氨酸代谢的限速酶,表达于母胎界面,对维持正常妊娠起着重要作用。激活的 Treg 细胞表面表达细胞毒 T 细胞抗原-4(cytotoxic T lymphocyte associated antigen-4,CTLA-4)分子,通过与 DC 细胞表面的 CD80 或 CD86 的连接诱导 IFN-γ 上调蜕膜基质细胞 IDO 的表达。研究发现,成功妊娠的女性 Treg 细胞水平明显高于未妊娠的女性,提示胚胎移植当天 Treg 细胞升高与胚胎移植后较高的胚胎着床率有关。

有研究指出,iTreg 细胞能抑制蜕膜炎症反应从而维持母胎耐受,并且可作用于胎儿滋养细胞,上调 HLA-G 表达并可促进其侵袭能力。同时,Treg 细胞/Th17 细胞的值与妊娠结局密切相关:Treg 细胞被认为能抑制炎症反应从而有利于维持妊娠,Th17 细胞则被发现在流产患者中占比增高。如果妊娠时 Treg 细胞扩增机制发生异常则可能引起过度炎症反应从而引起自然流产或其他不良妊娠结局。

由于 Th1/Th2、Th17/Treg 平衡并不能解释母胎界面免疫调节及耐受建立的全部问题,因为 Tfh 细胞也发挥着重要作用。Tfh 细胞是 CD4[+] T 细胞一个独特的亚群,表达趋化因子受体(CXCR5)和转录因子(Bcl-6),特异性分泌 IL-21,参与生发中心形成,调节 B 细胞增殖与分化。正常妊娠时,母胎界面 Tfh 细胞存在一定水平的增殖,而 CXCR3[+]CCR6[-] Tfh 细胞亚型数量增多,可能参与复发性流产的发生。

综上所述,Th1 细胞、Th2 细胞、Th17 细胞和 Treg 细胞在母胎界面存在一个适当的平衡;这种平衡是由蜕膜及胎儿胎盘相互作用共同维持的,包括蜕膜免疫细胞分泌的 IL-4、IL-10 等细胞因子,细胞表达的 CTLA-4 与 CD80、CD86 等配体之间的相互联系。激素失衡、感染、免疫和自身免疫性疾病等不同的机制都会打破平衡,导致病理性妊娠或妊娠并发症的发生。

三、母胎界面其他免疫细胞调节及其机制

(1)呈递 HLA-G 抗原:HLA-G 基因属于非经典的 HLA Ⅰ类基因,但它也有自身的特点。HLA-G 的启动子是独一无二的。所有 HLA Ⅰ类基因的 5′端调控元件在 HLA-G 启动子中均未发现。最近发现在其启动子中有一段控制 IFN-γ 诱导的 γ-激活序列。这些微妙的调控特征可能是独特的 HLA-G 组织分布的根源,也是其功能特性的决定因素。

HLA-G 高度表达在绒毛外滋养细胞上,这种独特的组织分布提示 HLA-G 在母-胎免疫耐受方面起重要作用。目前已证实其他一些类型的细胞也表达 HLA-G,如胎儿绒毛膜绒毛的间充质血管内皮细胞和 Hoffbauer 细胞,羊水、绒毛基底层的增殖性细胞滋养层细胞,某些人卵母细胞及植入前胚胎,胸腺髓质上皮细胞和激活的外周血单核细胞、树突状细胞以及某些肿瘤细胞等均可表达 HLA-G 的膜结合型和可溶性分子。在妊娠期间,无论是妊娠早期还是足月胎盘,HLA-G 主要表达在绒毛外滋养细胞(即浸润至子宫蜕膜层甚至达子宫浅肌层以及子宫螺旋动脉内皮层,与母血及子宫组织有直接接触的滋养细胞)上,在合体滋养细胞上只有少量表达或没有表达。

HLA-G 可诱导 CD8[+] T 细胞凋亡,抑制 CD4[+] T 细胞的增殖,清除绒毛间隙中的母体 T 细胞。有研究表明,当母胎界面遭遇巨细胞病毒感染时,HLA-G 还可以选择性活化 CTL 细胞,引起针对巨细胞病毒的特异性免疫应答。但这种免疫反应较弱,可能与 HLA-G 引起的母胎界面 T 细胞的免疫抑制有关。

滋养细胞不表达 HLA-A、HLA-B 抗原,但高表达非经典 HLA-G 抗原,并分泌可溶性 HLA-G 进入母血。HLA-G 的免疫调控有两种机制:一种是 HLA-G 能特异性亲和两种抑制性受体 ILT2(LILRB1/CD85j)和 ILT4(LILRB2/CD85d),这两种抑制性配体在 T 细胞、B 细胞、NK 细胞、单核巨噬细胞、DC 细胞均有表达,滋养层 HLA-G 通过与这些免疫细胞相互作用从而调节母体适应性免疫和先天免疫;另一种是 HLA-G 能够上调抗原呈递细胞(如 NK 细胞、T 细胞)表面的抑制性受体(如 ILT2、ILT3、ILT4 和 KIR2DL4 等)的表达,从而提高母体的免疫活化阈值。

(2)合成免疫抑制蛋白:滋养细胞表达 FasL 分子,与 T 细胞表达的 Fas 分子结合后诱导邻近的蜕膜 T 细胞凋亡;合体滋养细胞表达的色氨酸分解酶 IDO 可以分解母胎界面的色氨酸,从而抑制该处 T 细胞的增殖;滋养细胞表达补体调节蛋白 MCP 和 DAF 等,防止补体对滋养细胞的攻击行为。

（3）分泌细胞因子：研究认为，滋养细胞能够分泌细胞因子 IL-4、IL-12 等和某些趋化因子 CCL3、CCL2、CXCL12、CXCL16 等，促进滋养细胞自身的增殖分化，调节母胎界面局部的免疫耐受微环境，在感染发生时趋化激活母体的中性粒细胞参与免疫反应。

还有其他一般认为不参与免疫的细胞也会受到免疫相关分子的调节，影响妊娠状况。如实验表明子宫血管内皮细胞在 IL-2、TNF-α、IFN-γ 作用下易导致流产，使用抗 Fg12 凝血酶原酶抗体及抗粒细胞单抗分别处理后，流产率均明显下降，由此研究者提出细胞因子是通过刺激母体子宫血管内皮表达 Fg12，由Fg12 或组织因子启动凝血过程，进而引起血栓形成及导致炎症反应，使血管损伤，从而导致胚胎死亡，而非直接作用于滋养细胞而引起流产。高浓度的 TNF-α 还可能与细胞滋养层和合体滋养层细胞中的TNF-α 受体结合，从而限制细胞滋养层和合体滋养层的生长发育，导致早期胚胎的营养供给和吸收不良，不利于胚胎着床和妊娠维持。而 IFN-α 和 IFN-γ 对啮齿类动物胚胎成纤维细胞样细胞具有细胞毒性，在体外还可诱导滋养细胞凋亡。不仅如此，体外试验中发现重组的 IFN-γ 可提高 HLA Ⅰ 类分子的表达并改变 Bewo 绒癌细胞的形态，抑制 JEG-3 人绒癌细胞生长，可见 IFN-γ 有抑制滋养细胞的作用。然而其作用主要为导致滋养细胞侵袭能力减弱，母胎界面免疫应答增强及其他炎症反应。

四、母胎界面免疫互作调节及其机制

母胎界面免疫互作调节主要讨论在不同免疫类型细胞（固有免疫细胞与适应性免疫细胞）间的相互作用，包括免疫细胞膜分子直接相互作用和细胞因子分泌后间接调节。了解免疫互作的调节及其机制是更准确地理解母-胎免疫耐受与免疫应答动态平衡的关键，即 Th1、Th2 型细胞因子的平衡。同时更加明确母胎界面免疫调节的目的，即减少母胎免疫排斥，保持滋养细胞的侵袭能力。然而值得注意的是，Th1、Th2 型细胞因子对于妊娠免疫的调节作用不一定局限于对其的激活或抑制，还与其作用的细胞种类有关。

（一）促进妊娠免疫应答

1. Th1 型细胞因子 IFN-γ 增强了胎儿组织 HLA Ⅰ 类和Ⅱ类分子的表达，父方 HLA 抗原被母体 T 细胞作为同种异体抗原识别，导致胎儿被排斥。TNF-α 能通过激活肥大细胞而损坏母体子宫蜕膜内环境的稳态，致使胚胎停育。

2. 细胞直接相互作用 NKT 细胞还可诱导 NK 细胞增生，促进 B 细胞、CD4⁺ 细胞、CD8⁺ CTL 细胞活化。研究发现，鼠的 CD1 限制性 NKT 细胞能识别一种叫作 α-半乳糖基神经酰胺的糖脂类抗原，在该抗原的刺激下，鼠和人 CD1 限制性 NKT 细胞克隆发生增殖活化，并可迅速导致其他淋巴细胞如 NK 细胞、T 细胞、B 细胞的多克隆活化，通过 Th1 型细胞因子的分泌和其他固有和适应性淋巴细胞的活化，而影响微生物感染的免疫应答。

此外，NKT 细胞还可调节 DC 细胞功能，参与适应性免疫应答。

（二）促进妊娠免疫耐受

1. Th2 型细胞因子

（1）IL-4、IL-12：IL-4 及 IL-12 均可增强 NKT 细胞毒效应。研究发现 NKT 细胞在抗 CD3 抗体作用1 小时内即可大量分泌 IL-4，因而具有类似 CD4⁺ Th2 细胞的作用。NKT 细胞可通过大量生成 IL-4 诱导Th2 型免疫应答，从而有利于成功妊娠。体内试验证实 IL-12 可增强 NKT 细胞对肿瘤细胞的肝或肺转移的抑制作用。除 IL-4 外，NKT 细胞还表达 IFN-γ、IL-5 及 IL-10，但不产生 IL-2。IL-4 可抑制淋巴因子激活杀伤细胞，减少小鼠 T 细胞上 IL-2 受体表达及人 T 细胞上 IL-2 生成，调节单核细胞功能，减少 IL-1 及TNF-α 的生成。

此外，蜕膜髓系 DC 细胞可诱导初始型 CD4⁺ T 细胞向 Th2 分化，而与外源性 IL-12 共培养后，蜕膜髓系 DC 细胞则无此效应。可见，蜕膜 DC 细胞可调节 Th1/Th2 平衡向以 Th2 为主的模式转化，从而使妊娠得以成功进行。

（2）IL-10：IL-10 减弱了胎儿组织上 HLA Ⅰ 类和Ⅱ类分子的表达，保护胎儿免遭母体免疫系统排斥。当 APC 细胞存在时，IL-10 作用于 APC 细胞，抑制抗原呈递或 T 细胞共刺激信号的产生，进而抑制 Th1

型细胞活化及相关细胞因子分泌,防止与局部炎症性免疫应答,从而减少炎症导致的胚胎丢失。

2. IDO 巨噬细胞与 dNK 细胞的相互作用导致 dNK 细胞产生 IFN-γ,诱导巨噬细胞产生 IDO。IDO 通过将色氨酸分解代谢为犬尿氨酸酶(kynureninase,KYNU)来抑制 T 细胞活化和诱导 Treg 细胞分化。

体内,IDO 广泛地表达于免疫系统,包括初级、次级淋巴器官和单核细胞等,并定位于巨噬细胞和树突状细胞形态的亚群。表达 IDO 的细胞分布于免疫耐受或豁免的确切部位,包括胸腺、肠黏膜、附睾、胎盘和眼前房。人胎盘上可表达 IDO。据报道,母胎界面绒毛柱中的巨噬细胞可能是 IDO 的主要来源。

用 1-甲基色氨酸作为 IDO 抑制剂,抑制 IDO 介导的 L-色氨酸降解,发现 IDO 是同种异体胎儿保护自身免受母体免疫系统排斥机制中的必要成分,它的转运异常可能与免疫介导的病理妊娠有关。反之抑制 IDO 则破坏了母体对同种异体胎儿的耐受,增强了自身反应性 T 细胞的活化。

3. 表面分子直接相互作用 蜕膜巨噬细胞和 T 细胞之间的相互作用由共刺激分子介导,在蜕膜巨噬细胞上表达的受体 B7-H1 与蜕膜 T 细胞上表达的配体 PD-1 结合,抑制了妊娠早期 T 细胞产生 IFN-γ,有助于妊娠早期对胎儿产生适当的免疫反应。

同样,B7-H4 受体主要表达于蜕膜巨噬细胞,在妊娠维持过程中 B7-H4 高表达,可以帮助胎儿逃避机体的免疫攻击;而在不良妊娠中母胎界面 B7-H4 表达量降低。也有报道指出,巨噬细胞表面 CD80、CD86 分子表达水平下调;同时促进抑制性细胞因子 IL-10 的分泌,促进了母-胎免疫耐受的形成。

除了巨噬细胞外,DC 细胞的否决效应也会对 T 细胞的数量与功能有影响。作为抗原呈递细胞,DC 细胞可以引起识别它们的 T 细胞死亡,从而引起特异性的免疫抑制,此现象被称为"否决"效应。目前研究较为明确的一个机制是通过 CD8 分子介导 T 细胞凋亡,即某些抗原呈递细胞表面的 MHC/抗原肽复合物与 T 细胞的 TCR 结合后,抗原呈递细胞表面表达的 CD8α 分子通过与 TCR 的 α3 域结合,从而诱导 T 细胞的凋亡。

鼠脾脏分离的 NLDC145+ DC 细胞亚群被发现表达 CD8 分子,且表达 FasL,能引起 Fas 介导的同种 CD4+ T 细胞凋亡。进一步研究证明,CD8α+ 通过装载疾病或自体多肽的 CD8α+ DC 细胞,抑制 T 细胞增殖,其机制为 CD8α+ DC 细胞可以产生 IDO,能降低 T 细胞增殖所必需的色氨酸。

4. 原有免疫通路异常 DC 细胞诱导的 T 细胞失能主要通过改变第二信号,间接抑制 T 细胞的激活和增殖,以及诱导免疫应答的产生。T 细胞参与的免疫应答依赖于第一信号和第二信号,抗原呈递细胞上表达的 B7-1、B7-2、CD40 等共刺激分子一旦缺失,T 细胞则失去第二信号的刺激,导致其对抗原呈递细胞及抗原再次刺激无反应,即 T 细胞失能。

(三)动态免疫调节

除了上述对于 T 细胞单向的抑制外,不同微环境下 DC 细胞的分化,可使其对 T 细胞的调节倾向发生改变,如 Th1 与 Th2 之间的调节。同时 DC 细胞的来源也可能影响 Th 细胞(辅助性 T 细胞)的极化和后续的整个免疫应答效应。人体内来源于血液的 CD3+CD4+CD11c-浆细胞系的 DC2 亚群可触发 Th2 型免疫应答,而单核细胞来源的 DC1 可诱导 Th1 型免疫应答。在小鼠中,表达 CD8α 链的淋巴系来源的 DC 诱导 Th1 型免疫应答,而 CD11b 的髓系 DC 细胞诱导 Th2 型免疫应答。如 DC 细胞可以通过释放 IL-12p70 来驱使初始型 Th 细胞分化成 Th1 细胞,Th1 细胞分泌 IFN-γ、TNF-β 和 IL-2,并加速克隆扩增初始型 CD8+ T 细胞,再通过 CTL 细胞、NK 细胞引起细胞介导的细胞免疫效应。

在抗原呈递的初始阶段,DC 细胞和 T 细胞所处的微环境是影响 T 细胞分化成不同 T 细胞亚群的主要因素,这些因素包括细胞因子的种类和浓度、不同 DC 细胞亚群以及 DC 细胞通过其细胞膜结合的分子传递第二信号至 T 细胞的强度。体外试验发现,在 DC 细胞的成熟过程中,IL-10、TGF-β1、cAMP 诱导剂均能降低 DC 细胞产生 IL-12p70,从而下调 Th1 分化,可以诱导不同微环境下 DC 细胞的分化。同样,如暴露于炎症性细胞因子(TNF-α、IFN-γ、IL-1)或 HSV 上清液,人浆细胞系 DC 可使 Th2 细胞向产生 IFN-γ 的 Th1 细胞转化。

除了 DC 细胞的动态调节,母胎界面上的其他免疫细胞也可以对 Th1/Th2 平衡产生两种相反的影响。如母胎界面 NKT 细胞可能通过产生 IL-4 和 IFN-γ 来调控 Th1/Th2 平衡,达到调节母体对胎儿免疫反应的作用。TCRγδT 细胞是参与机体初次免疫应答的重要效应细胞,它可影响体内 Th1/Th2 平衡偏移。

参考文献

[1] Ball E,Bulmer J N,Ayis S,et al. Late sporadic miscarriage is associated with abnormalities in spiral artery transformation and trophoblast invasion[J]. J Pathol,2006,208(4):535-542.

[2] Moffett A,Loke C. Immunology of placentation in eutherian mammals[J]. Nat Rev Immunol, 2006,6(8):584-594.

[3] Ferreira L M R,Meissner T B,Tilburgs T,et al. HLA-G:at the interface of maternal-fetal tolerance[J]. Trends Immunol,2017,38(4):272-286.

[4] Tilburgs T,Crespo Â C,van der Zwan A,et al. Human HLA-G+ extravillous trophoblasts: Immune-activating cells that interact with decidual leukocytes[J]. Proc Natl Acad Sci U S A,2015,112 (23):7219-7224.

[5] Papúchová H,Meissner T B,Li Q,et al. The dual role of HLA-C in tolerance and immunity at the maternal-fetal interface[J]. Front Immunol,2019,10:2730.

[6] Le Bouteiller P,Bensussan A. Up-and-down immunity of pregnancy in humans [J]. F1000Research,2017(6):1216.

[7] Yang F L,Zheng Q L,Jin L P. Dynamic function and composition changes of immune cells during normal and pathological pregnancy at the maternal-fetal interface[J]. Front Immunol, 2019 (10):2317.

[8] Li Y H,Zhou W H,Tao Y,et al. The Galectin-9/Tim-3 pathway is involved in the regulation of NK cell function at the maternal-fetal interface in early pregnancy[J]. Cell Mol Immunol,2016,13(1): 73-81.

[9] Carlino C,Stabile H,Morrone S,et al. Recruitment of circulating NK cells through decidual tissues:a possible mechanism controlling NK cell accumulation in the uterus during early pregnancy[J]. Blood,2008,111(6):3108-3115.

[10] Vacca P,Vitale C,Montaldo E,et al. CD34+ hematopoietic precursors are present in human decidua and differentiate into natural killer cells upon interaction with stromal cells[J]. Proc Natl Acad Sci U S A,2011,108(6):2402-2407.

[11] Manaster I,Mizrahi S,Goldman-wohl D,et al. Endometrial NK cells are special immature cells that await pregnancy[J]. J Immunol,2008,181(3):1869-1876.

[12] Jiang X,Du M R,Li M,et al. Three macrophage subsets are identified in the uterus during early human pregnancy[J]. Cell Mol Immunol,2018,15(12):1027-1037.

[13] Darmochwal-kolarz D A,Kludka-sternik M,Chmielewski T,et al. The expressions of CD200 and CD200R molecules on myeloid and lymphoid dendritic cells in preeclampsia and normal pregnancy [J]. Am J Reprod Immunol,2012,67(6):474-481.

[14] Kämmerer U,Schoppet M,Mclellan A D,et al. Human decidua contains potent immunostimulatory CD83(+) dendritic cells[J]. Am J Pathol,2000,157(1):159-169.

[15] Gardner L,Moffett A. Dendritic cells in the human decidua[J]. Biology of Reproduction, 2003,69(4):1438-1446.

[16] Deluca D,Clark D R. Interleukin-7 negatively regulates the development of mature T cells in fetal thymus organ cultures[J]. Dev Comp Immunol,2002,26(4):365-384.

[17] Wang L,Jiang P,Zhao S,et al. The dynamic profile and potential function of B-cell subsets during pregnancy[J]. Cell Mol Immunol,2021,18(4):1082-1084.

［18］ Wang S C,Li Y H,Piao H L,et al. PD-1 and Tim-3 pathways are associated with regulatory CD8＋ T-cell function in decidua and maintenance of normal pregnancy［J］. Cell Death Dis,2015,6(5):e1738.

［19］ Thornton A M,Korty P E,Tran D Q,et al. Expression of Helios,an Ikaros transcription factor family member,differentiates thymic-derived from peripherally induced Foxp3＋ T regulatory cells ［J］. J Immunol,2010,184(7):3433-3441.

［20］ Inada K,Shima T,Ito M,et al. Helios-positive functional regulatory T cells are decreased in decidua of miscarriage cases with normal fetal chromosomal content［J］. J Reprod Immunol,2015,107:10-19.

［21］ Arck P C,Hecher K. Fetomaternal immune cross-talk and its consequences for maternal and offspring's health［J］. Nature Medicine,2013,19(5):548-556.

［22］ Figueiredo A S,Schumacher A. The T helper type 17/regulatory T cell paradigm in pregnancy［J］. Immunology,2016,148(1):13-21.

［23］ 栾晓蕊,李卫平.滤泡性辅助 T 细胞亚型与原因不明复发性流产的关系研究［J］.上海交通大学学报(医学版),2017,37(10):1346-1349.

［24］ Hudson L E,Allen R L. Leukocyte Ig-like receptors - a model for MHC class I disease associations［J］. Frontiers in Immunology,2016(7):281.

［25］ 付锦华,苏梅,朱霄鹤,等. TNF-α、IL-6、IL-2、IL-10 水平与复发性流产相关性分析［J］.中国妇幼保健,2014,29(31):5108-5109.

（骆　静　廖爱华）

第七章 生殖遗传与优生

第一节 染色体遗传变异

一、人类染色体

染色体是遗传物质的载体，主要由蛋白质和 DNA 构成。正常人细胞内含有 46 条染色体，分为 23 对，每对染色体中 1 条来自母亲，1 条来自父亲，其中有 22 对染色体在不同性别中具有相同的形态和大小，称为常染色体；除此之外，还存在 1 对决定个体性别的染色体 X 和 Y，女性有 1 对 X 染色体，男性有 1 条 X 染色体和 1 条 Y 染色体。一组常染色体加 1 条性染色体为单倍体，单倍体染色体的数目为 23，除生殖细胞（卵子和配子）为单倍体外，正常体细胞的染色体数目为 46 条，为二倍体。

染色体在细胞有丝分裂中期形态最典型，是分析的最好阶段。根据人类有丝分裂中期染色体的大小和着丝粒位置，染色体可编号为 1～22，以及 X 和 Y，并且根据其不同特点分为 A～G 组。A 组包括 1～3 号染色体，为大中着丝粒染色体；B 组包括 4～5 号染色体，为大亚中着丝粒染色体；C 组包括 6～12 号染色体及 X 染色体，为中等大小的亚中着丝粒染色体；D 组包括 13～15 号染色体，为中等大小的带有随体的近端着丝粒染色体；E 组包括 16～18 号染色体，为短着丝粒和亚中着丝粒染色体；F 组包括 19～20 号染色体，为短的中着丝粒染色体；G 组包括 21～22 号染色体及 Y 染色体，为短的带随体的近端着丝粒染色体，但 Y 染色体无随体。值得注意的是，在单个细胞中 D 组和 G 组染色体并不都显示随体，随体的数目和大小是可变的。

染色体通过一定的处理，用特定染料染色后可显现明暗或深浅相间的横行带纹，不同染色体显现不同带纹构成染色体带型。目前已有多种技术对有丝分裂中期染色体进行显带，使得染色体某个区域和附近的片段深染或浅染，这个明显和周围区别的区域就命名为带。已有的显带技术包括 G 显带（吉姆萨染液染色）、Q 显带（喹吖因荧光染料染色）、R 显带（吖啶橙或吉姆萨染液染色）、T 显带（吖啶橙染色）和 N 显带（硝酸银染色）等。这些技术一般分为两大组：①产生沿整条染色体带分布的方法，如 G 显带、Q 显带、R 显带等。②显示特殊染色体结构并且只限于特定带的显示方法，包括显示结构性异染色质（C 显带）、端粒带型（T 显带）和核仁组织者区（N 显带）。不同显带的分子基础涉及核苷酸碱基组成、相关蛋白质和基因组功能结构。一般而言，吉姆萨阳性显带（G 深带、R 浅带）富含 AT，包含基因较少；吉姆萨阴性显带（G 浅带、R 深带）富含 CG，包含基因较多。着丝粒 DNA 和近中着丝粒异染色质包含重复卫星 DNA 等序列，可通过 C 显带明显地显示出来。端粒由 6 个核苷酸微卫星重复单位 TTAGGG 串联组成，长 5～20 kb，可被 T 显带深染。

每条染色体都由一系列连续的带组成，带是染色体中的一个区域，该区域根据其染色的深浅，可以清晰地与邻近的区域进行区分。染色体的带分布于染色体臂的不同区，用特殊的界标来界定可从染色体的臂从着丝粒开始向远端连续地标记区和带。p 和 q 分别用于表示染色体的短臂和长臂，着丝粒区定义为 10，向着短臂部分称为 p10，面向长臂的部分称为 q10，具体的区、带、亚区带命名规则可参考 ISCN2020（图 7-1-1）。

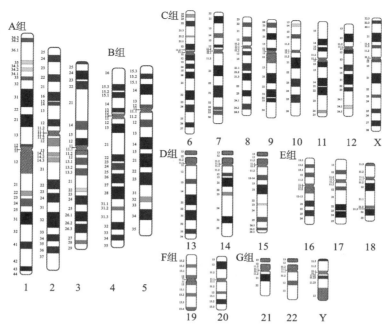

图 7-1-1　人类正常染色体 G 显带模式图（400 条带水平的单倍体核型）

二、染色体异常

染色体异常包括数目异常、结构异常以及小片段的拷贝数变异。染色体的数目异常包括染色体组的成倍增减（整倍体异常）和某一条染色体数目的增减（非整倍体异常）。染色体结构异常通常指显微镜下能观察到的染色体重排导致的缺失、重复、易位、倒位、环状染色体、等臂染色体以及双着丝粒染色体的改变。染色体的拷贝数变异通常也是由染色体重排所致，但由于其变异片段大小低于显微镜观察的分辨率，只能通过高通量测序或比较基因组杂交等分子检测技术发现。

（一）染色体整倍体异常

染色体整倍体异常发生后，染色体的数目是单倍体（n）的整数倍，如果在二倍体（$2n$）的基础上减少 n，则为单倍体；如果在 $2n$ 基础上增加 n，则为三倍体；如果增加 $2n$，则为四倍体，超过二倍体的整倍体称为多倍体。整倍体异常的发生机制包括双雌受精、双雄受精、核内复制、核内有丝分裂等，其中三倍体形成的主要原因是双雌受精或双雄受精，四倍体形成的主要原因是核内复制或核内有丝分裂。当胎儿染色体发生整倍体异常时，胎儿无法正常发育，通常在妊娠早期即发生自然流产，目前只发现极少数三倍体能存活至妊娠晚期或出生。

双雌受精：一个二倍体的异常卵子与一个正常的精子发生受精，从而产生一个三倍体合子。二倍体卵子的形成多是因为第二次减数分裂过程中，次级卵母细胞没有形成第二极体，使应分给第二极体的染色体仍留在卵细胞中。当这种异常卵子与一个正常精子结合时，就形成了含有三个染色体组的异常受精卵，其核型为 69，XXX 或 69，XXY（图 7-1-2）。

双雄受精：一个正常卵子同时与两个正常精子结合，形成含有三个染色体组的受精卵，其核型为 69，XXX、69，XXY 或 69，XYY（图 7-1-2）。

核内复制：指在一次细胞有丝分裂过程中，DNA 连续发生了两次复制，但细胞仅分裂了一次，形成两个四倍体的子细胞。

核内有丝分裂：指在细胞分裂过程中，DNA 发生了一次正常复制，但细胞核膜在分裂中期时未正常破裂和消失，也无纺锤体形成，细胞分裂未能进入下一步，未实现细胞质的均分，使细胞内含有四个染色体组，形成四倍体。

（二）染色体非整倍体异常

染色体非整倍体异常指一个细胞中染色体的数目增加或减少了一条或多条。非整倍体可分为亚二倍

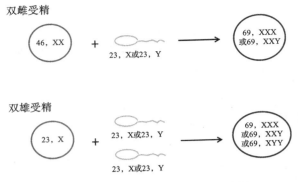

图 7-1-2　双雌受精和双雄受精示意图

体和超二倍体。亚二倍体指体细胞中染色体数目少了一条或数条,临床常见的亚二倍体为特纳综合征,其核型为 45,X。特纳综合征的特点将在后续章节详细介绍,其他常染色体如发生丢失,胎儿将难以存活。超二倍体指体细胞中染色体数目多了一条或数条。常见的超二倍体为某一条染色体的增加,称为三体,大部分三体在胚胎早期即发生流产,临床常见的能存活到胚胎晚期及出生后的三体有 13-三体、18-三体、21-三体,这些三体在胚胎期及出生后均伴有严重畸形。另外,还存在一些性染色体三体,如 47,XXX、47,XXY、47,XYY,这些三体综合征患者除性腺发育存在问题外,其他方面相对正常,其具体特点也会在后续章节进行介绍。

　　21-三体综合征又称唐氏综合征或先天愚型。21-三体综合征是由 47 条染色体的不分离而导致的,或者是额外的 21 号染色体易位到另一条染色体;这两种病因的临床特征没有差异。高龄与卵细胞老化是 21-三体综合征发生的重要原因。60% 的 21-三体胚胎在发育早期即流产,存活者有明显的智力落后、特殊面容、生长发育障碍和多发畸形。如 1866 年,John Langdon Down 第一次对唐氏综合征的典型体征进行了完整的描述,即 21-三体综合征患儿具有明显的特殊面容体征,如眼距宽,鼻根低平,眼裂小,眼外侧上斜,有内眦赘皮,外耳小,舌胖,常伸出口外,流涎多;身材矮小,头围小于正常,头前、后径短,枕部平呈扁头;颈短、皮肤宽松;骨龄常落后于年龄,出牙延迟且常错位;头发细软而较少;前囟闭合晚,顶枕中线可有第三囟门;四肢短,由于韧带松弛,关节可过度弯曲,手指粗短,小指中节骨发育不良使小指向内弯曲,指骨短,手掌三叉点向远端移位,常见通贯掌纹、草鞋足,拇趾球部约半数患儿呈弓形皮纹。大约半数患儿出生时患有先天性心脏病,因此建议所有 21-三体综合征患儿都应在出生后不久接受先天性心脏病、听力损失和眼科问题的评估。全世界约每 800 名新生儿中就有 1 名 21-三体综合征患儿出生。21-三体综合征患儿由于先天的各种问题,影响了其生活质量和寿命,并且给家庭和社会带来较大的负担,现代医学为了预防和减少 21-三体综合征患儿的出生,已加强了超声筛查、血清学生化筛查、无创游离 DNA 筛查,并对筛查高风险人群进行产前诊断,对 21-三体综合征确诊的胎儿进行干预。其中无创游离 DNA 筛查对 21-三体综合征的特异性超过 99.7%,该筛查方法的推广应用大大减少了侵入性产前诊断的使用。

　　18-三体综合征也称爱德华兹综合征,是一种常见的染色体疾病,体细胞染色体组存在额外的 18 号染色体,包括完全、嵌合三体或部分 18q 三体。该疾病是继 21-三体综合征之外第二常见的常染色体三体综合征,发生率随着母亲年龄的增加而增加。活产儿出生率为 1/8000～1/6000,但由于产前诊断后胎儿丢失和妊娠终止的频率较高,总体发生率预估为 1/5600～1/2600。18-三体在胎儿时期的超声特征包括颈部透明层厚度增加、生长迟缓、脉络丛囊肿、手指重叠和先天性心脏病。18-三体综合征患儿出生后生长发育不良,有明显的精神运动和认知功能障碍,新生儿和婴儿死亡率较高。典型的外观异常包括特征性颅面特征,握紧拳头,指甲小,拇指发育不全,胸骨短。较常见的畸形是心脏和肾脏畸形。约 50% 的 18-三体综合征患儿寿命超过 1 周,5%～10% 的患儿超过 1 岁。死亡的主要原因包括中枢性呼吸暂停、心脏畸形导致的心力衰竭、通气不足、吸入或上呼吸道阻塞导致的呼吸功能不全等。预防和减少 18-三体综合征患儿的出生,其筛查方式与 21-三体综合征相同,主要通过超声筛查、血清学生化筛查、无创游离 DNA 筛查,对高风险人群进行侵入性产前诊断。

13-三体综合征也称 Patau 综合征,指体细胞染色体组存在额外的 13 号染色体;13-三体中 20% 为易位型,最主要的原因是减数分裂不分离,常见于高龄(35 岁以上)母亲产生的卵细胞。13-三体是最常见的三体,每 5000 例新生儿中有 1 例发生。胎儿在宫内常表现出宫内生长受限和小头畸形。面部缺陷主要是中线,包括睫状体、唇裂和腭裂。面部特征包括倾斜的前额、小畸形的耳朵、无眼症或小眼症、小颌畸形和耳前标记。中枢神经系统异常通常也在中线,无前脑畸形是最常见的缺陷。常见的肢体缺陷包括轴后多指畸形、先天性马蹄内翻足或摇足。患者的心脏疾病谱包括室间隔缺损、房间隔缺损、法洛四联症、房室间隔缺损和右心室双出口。超过 50% 的患者存在器官系统缺陷,包括隐睾、尿道下裂、小阴唇发育不全和双角子宫。13-三体综合征患者存活时间相较于 21-三体综合征患者和 18-三体综合征患者更短。活产患儿的中位生存期为 7～10 天,90% 的存活时间不到 1 年,存活超过婴儿期的患者患有严重的精神运动障碍、发育障碍、智力障碍和癫痫。产前 13-三体综合征通常通过超声和无创游离 DNA 进行筛查,对高风险人群进行侵入性产前诊断确诊。

（三）染色体结构异常

染色体结构异常通常是染色体重排所致,染色体重排是指在物理、化学、生物学和遗传学等多种因素作用下,染色体发生断裂,断裂后未与原位置片段相连,而与其他位置片段连接,造成基因结构、数目、位置、顺序发生改变。染色体结构异常的类型包括缺失、重复、倒位、易位、插入、环状染色体、双着丝粒染色体等(图 7-1-3)。

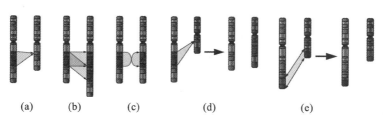

图 7-1-3　染色体主要结构异常示意图
(a)缺失;(b)重复;(c)倒位;(d)插入;(e)易位

缺失是指染色体的某一片段发生丢失,并导致这一片段区域的基因丢失,进而使个体产生与基因剂量不足相关的表型。缺失的类型包括末端缺失和中间缺失,末端缺失一般仅发生一次染色体断裂,而中间缺失包含两次染色体臂内断裂。重复是指染色体某一片段增加了一个拷贝以上,使片段内基因也增加一个拷贝以上,个体产生的表型与拷贝数增加的剂量敏感基因相关,也与断裂点是否破坏的剂量不足基因相关。倒位是指同一染色体发生两次断裂,断裂点之间的片段旋转 180° 后重接,造成染色体上基因的顺序发生重排。倒位的类型包括臂间倒位和臂内倒位,臂间倒位的断裂点分别在一条染色体的两条臂上,臂内倒位的断裂点在染色体的同一臂内,倒位的断裂如不发生在疾病相关基因内破坏基因结构,一般个体不会产生临床表型,但一些报道表示其与复发性流产相关。易位是指一条染色体的断裂片段连接到另一条非同源染色体的臂上,包括罗伯逊易位、相互易位、复杂易位等。罗伯逊易位是指近端着丝粒染色体之间的一种易位,两个近端着丝粒染色体的长臂在着丝粒处重接,形成一条由两条长臂组成的衍生染色体,而短臂形成的染色体往往在第二次分裂时丢失,罗伯逊易位携带者体细胞染色体为 45 条,但其通常无临床表型,只在配子形成时出现异常,导致死胎或流产。相互易位是指两条染色体分别断裂,断裂片段相互交换,形成两条衍生染色体。若相互易位仅改变染色体的位置,染色体片段无增减,则称为平衡易位。平衡易位的携带者通常无临床表型,但会产生 18 种配子,其中一种为正常配子,一种为平衡易位配子,其余 16 种都是不平衡的配子,因此平衡易位携带者容易出现流产、死胎和产生畸形胎儿。复杂易位是指断裂和重接涉及三条以上的染色体,产生数条衍生染色体。插入是指一条染色体发生两处断裂,另一条染色体发生一处断裂,前者的断裂片段插入后者的断裂点形成衍生染色体,前者的两个断裂点连接形成缺失片段的染色体。环状染色体是指断裂发生于染色体的两端,带着丝粒的部分通过粘合两断端形成环状染色体。双着丝粒染色体是指两条染色体同时发生一次末端缺失,两个具有着丝粒的片段断端重接,形成一条双着丝粒染色体。等臂染色体指染色体的两臂在基因的种类、数量和排列上是对称的。在细胞分裂期间,两条姐妹染色单体的着丝粒区未发生正常的纵裂,而在水平方向上发生断裂,从而使长臂和短臂分别形成两条等臂染色体。标记染色体是指无法从形态上确定其来源或特征的染色体。ISCN 对这些结构变异统一规定了详细的描述方法,具体可参考 ISCN2020。

(四)染色体拷贝数变异

拷贝数变异(copy number variation,CNV)由基因组发生重排而导致,一般指长度在 50 bp 以上的基因组大片段的拷贝数增加或者减少。CNV 主要表现为亚显微水平的缺失和重复,是人类重要的致病因素之一,因此 CNV 检测筛查疾病逐渐被推广应用。但由于人们对 CNV 与人类疾病的关系尚不清楚,世界各地不同实验室对 CNV 的认知和解读缺乏统一标准,后期临床诊疗抉择受到影响。据此,美国医学遗传学和基因组学学会(American College of Medical Genetics and Genomics)于 2019 年首次发布了关于 CNV 解读及其临床致病性分类的指南。

每个基因组平均有 12%～16% 的区域存在 CNV,涉及的片段从 50 bp 至整条染色体。CNV 包括缺失和增加两大类型,相较于拷贝数缺失,人类基因组更容易耐受拷贝数增加。CNV 产生于不同的突变机制,包括 DNA 重组、复制和修复相关过程。重复序列,包括低拷贝重复(如片段重复)和高拷贝重复,在断裂点附近富集,被认为是 CNV 不稳定的重要因素。基因组变异数据库(DGV)作为人类 CNV 和"对照"个体结构变异的综合目录,收录超过 250 万个结构变异;人们可以参考 DGV 的数据评估 CNV 的致病性。目前检测 CNV 的方法包括染色体微阵列技术和二代测序技术,两种方法各有优缺点。染色体微阵列技术与二代测序技术相比成本较高,但在单亲二倍体和纯合区域的检测方面有明显优势。目前用于 CNV 检测的二代测序技术主要是低深度全基因组测序技术,该方法成本低,一次性检测样本量大,而且随着测序深度的增加,分辨率逐渐提高,对单亲二倍体和纯合区域的检测也能通过增加测序深度的方法解决,有望取代染色体微阵列技术。

在长达近一个世纪的时间内,研究方法不断地发展,最终在 21 世纪初实现了全基因组、高分辨率的 CNV 检测。CNV 研究时间线见图 7-1-4。

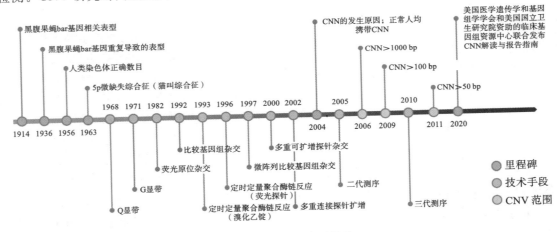

图 7-1-4 CNV 研究时间线

人类疾病的大规模关联研究揭示了两组不同的 CNV。第一种涉及群体频率超过 1% 的 CNV,并且可以多拷贝数状态存在,每个二倍体基因组可以有 0～30 个拷贝,这些被称为共同拷贝数多态性(CNPs)。第二种涉及较大的 CNV(>100 kb),这些 CNV 较为罕见(群体频率<1%),通常呈现较少的拷贝数状态(每个二倍体基因组 1～3 个拷贝)。CNV 可通过多种机制引起表型变化,其中最重要的机制是改变剂量敏感基因或多个连续基因的拷贝数。此外,CNV 可能具有"位置效应",它们可影响附近剂量敏感基因的表达水平。拷贝数缺失可以引发剩余未缺失等位基因的隐性突变或功能多态性。最后,CNV 可能通过阻断等位基因间所需的调控元件而具有转移效应(即同源染色体上的等位基因之间的通信)。

与人类疾病相关的 CNV 包括:①复发性微缺失或微重复,如 7q11.23 微缺失综合征(Williams-Beuren

综合征）、15q11～q13 微缺失综合征（Prader-Willi 综合征/Angelman 综合征）、22q11.2 微缺失综合征（DiGeorge 面部综合征）、16p11.2 微缺失综合征、17q12 微缺失综合征;②出现频率较低的非复发性 CNV，如 X 染色体上的 CNV，男性中 MECP2 基因重复是最常见的致病性非复发性微重复（图 7-1-5）。

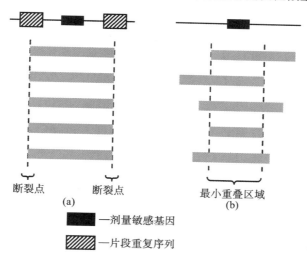

断裂点　断裂点　最小重叠区域
(a)　(b)

■—剂量敏感基因
▨—片段重复序列

图 7-1-5　复发性 CNV 区域和非复发性 CNV 区域示意图

注:(a)表示复发性 CNV 区域两端一般存在相同的断裂点,断裂点处存在长末端重复序列;

(b)表示非复发性 CNV 区域大小不同,断裂点可变,存在最小的基因组重叠区域

7q11.23 微缺失综合征(Williams-Beuren 综合征)的发生率为 1/10000～1/7500,缺失区域大小为 1.5～1.8 Mb,其染色体坐标位置在 chr7:72,744,454-74,142,513(GRCh37/hg19),大约包含 28 个基因,但该区域基因的具体作用尚不清楚。患者主要有心血管疾病(如弹性蛋白动脉病、周围性肺动脉狭窄、主动脉瓣狭窄、高血压)表现、独特的面相、结缔组织异常、智力残疾(通常轻微)、特定的认知特征、生长异常、内分泌异常(高钙血症、高钙尿症、甲减和青春期提前),喂养困难往往导致婴儿体重增加缓慢等。该疾病大多为新发,少数由父母遗传,无种族差异性。

15q11～q13 微缺失综合征可导致 Prader-Willi 综合征和 Angelman 综合征中的一种。15q11～q13 区域为染色体印迹区,如发生父源性缺失则会出现 Prader-Willi 综合征,如发生母源性缺失则会出现 Angelman 综合征。父母特异性 DNA 甲基化分析可检测到 99% 以上的 15q11～q13 微缺失综合征个体。Prader-Willi 综合征发病率为 1/30000～1/20000,其临床特征是严重的张力低下,婴儿早期吸吮和喂养困难,婴儿后期或幼儿期出现过度饮食,逐渐发展为病态肥胖,运动和语言发育延迟,有一定的认知障碍。此外,患者存在性腺功能减退症,表现为生殖器发育不全、青春期发育不全,最终造成不能生育。Angelman 综合征中 70%～75% 是 15q11～q13 区域母源性缺失(主要是母源性 UBE3A 基因功能丧失)导致,发病率为 1/20000～1/12000,多为散发,男女均受影响。Angelman 综合征是一种神经发育障碍,主要影响神经系统,表现为智力和发育障碍、木偶样共济失调表现,以及睡眠障碍和多动等。

22q11.2 微缺失综合征的发病率为 1/6000～1/4000,该综合征主要是由 22q11.2 区域发生 3.0 Mb 缺失所引起,这个区域包含 30 个基因,其中 TBX1 为关键基因,90% 以上个体为新发,约 10% 的个体遗传自杂合子父母,受影响个体后代有 1/2 的概率会遗传 22q11.2 缺失。患者表现差异较大,即使在家庭内也存在高度的变异性。患者主要有先天性心脏病(如室间隔缺损、法洛四联症、主动脉弓中断等)表现,还有腭部异常(腭咽闭合不全、黏膜下腭裂、悬雍垂裂等)、免疫缺陷、特征性面部特征、先天性发育不全、学习困难,喉、气管、食管、胃肠道、眼、中枢神经系统、骨骼和泌尿生殖系统也会出现异常。

16p11.2 微缺失综合征为发生在 16p11.2 BP4 和 BP5 区域的 600 kb 大小的复发性 CNV,该区域包含 29 个基因,发病率约为 1/2000,是神经系统发育异常的最常见的病因。该变异一般为新发,极少数遗传自父母。缺失携带者早期神经发育存在延迟,常见的神经行为疾病包括运动协调困难(60%)和自闭症(20%～25%)。其他先天性异常相比一般人群更常见,可能与大脑体积增加、白质微结构改变以及听觉皮层的早期电生理皮质反应有关。

17q12 微缺失综合征是 17 号染色体 q12 位置 chr17:34,815,072-36,192,492（GRCh37/hg19）发生一个拷贝的缺失导致，长度为 1.4 Mb，包含 15 个已知基因，其中包括 3 个关键的 OMIM 致病基因——HNF1B、PIGW、ZNHIT3。17q12 微缺失是先天性泌尿系统畸形中最常见的基因组 CNV，发病率为 1/14500。其临床表现复杂，包括肾异常（如多囊性肾发育不良、肾囊肿、肾回声增强等）、糖尿病、肝功能异常、自闭症、语言发育迟缓、学习障碍等，其中 85%～90% 的患者出现多囊性肾发育不良和其他结构与功能性肾异常，大约 40% 的患者出现成年型糖尿病 5（MODY5），大约 50% 的患者出现某种程度的发育迟缓或学习障碍。该综合征为常染色体显性遗传病，已有研究发现患者中约 70% 为新发，30% 遗传自父母。HNF1B 基因被认为是 17q12 微缺失综合征中对肾异常、糖尿病、肝功能异常调控的关键基因，据已有报道，单独的 HNF1B 基因突变或缺失也会引起以上的临床表现，而神经发育异常则可能是由该区域中除 HNF1B 基因以外的其他基因所调控。

MECP2 重复综合征是指位于 Xq28、包含 MECP2 基因的区域出现重复所引起的综合征，是一种严重的神经发育障碍疾病，其特征是早发性张力低下、进食困难、严重智力残疾、语言发育迟缓、进行性痉挛、反复呼吸道感染（见于约 75% 的患者）和癫痫发作（见于约 50% 的患者）等。MECP2 重复综合征以 X 连锁方式遗传，在男性中 100% 外显，偶见携带 MECP2 重复基因的女性出现从轻度智力残疾到与男性患者相似的表现。一旦在家庭成员中发现 MECP2 重复（和/或先证者的母亲被发现是平衡易位携带者），就可以对高危妊娠进行产前检测和胚胎植入前基因检测。

第二节　基因突变

一、基因突变的本质和特性

人类基因组约含有 30 亿个碱基对，约有 2 万个蛋白质编码基因，占基因组的 1.5%～2%，其他大部分区域为 RNA 基因和假基因。人类蛋白质编码基因的编码序列并不连续，而是被非编码序列间隔，主要由若干个外显子和内含子以及侧翼序列组成。外显子指基因内的编码序列。内含子指基因内的非编码序列，在形成成熟的 mRNA 前被剪切掉。侧翼序列指存在于结构基因两侧，对基因转录、表达具有重要调控作用的序列，包括 5′端的启动子、增强子和 3′端的终止子等。RNA 基因是非蛋白质编码基因，其双链均可转录为非编码 RNA。假基因指基因家族在进化过程中形成的无功能残留物，它与正常基因序列相似，但丧失正常功能，一般不被转录。

基因突变指 DNA 在分子水平上遗传物质发生的改变。基因突变可以是受到物理、化学及生物因素作用发生损伤，修复过程中出现错误导致的自发突变，也可以是人为干涉诱发的突变。基因突变是自然界中普遍存在的现象，但发生率较低，人类基因突变频率大约为 1×10^{-6}。基因突变可发生在体细胞，也可发生在生殖细胞。发生在生殖细胞的基因突变可传递给后代，称为种系突变。基因突变是进化的驱动力，基因突变产生的性状是进化过程中自然选择的对象。基因突变可能是有利的也可能是有害的。多数突变为有害突变，可导致各种遗传病。

基因突变的类型包括点突变、移码突变、动态突变。点突变是最常见的突变，是指单个碱基或碱基对发生的改变。其中不同嘌呤间或嘧啶间的相互置换称为转换，嘌呤与嘧啶间的相互置换称为颠换。基因突变如发生在基因的调控区，则会影响基因的转录表达水平；如发生在基因的编码区，则可能改变转录和翻译产物。发生在编码区的点突变包括同义突变、错义突变、无义突变、延长突变等。同义突变指密码子的一个碱基在发生改变的前、后都编码同一种氨基酸，即不改变基因产物，在绝大多数情况下，这种突变并不改变遗传表型。错义突变指碱基的改变使编码某一种氨基酸的密码子变为编码另一种氨基酸的密码子，从而改变蛋白质的氨基酸序列，有可能影响蛋白质的功能，进而使遗传表型发生改变。无义突变指一对碱基的改变使编码某一种氨基酸的密码子变为一个终止密码子，使多肽链的合成提前终止，肽链变短成为无活性的被截断的蛋白质。延长突变又称终止密码突变,指终止密码子突变为编码某种氨基酸的密码子,使肽链合成异常延续,形成的蛋白质序列发生变化,影响其功能。移码突变指编码区某位点发生一个或多个碱基的缺失或插入,引起阅读框架变化,造成下游的一系列密码子改变,使原来编码某种肽链的基因变成编码另一种完全不同肽链的序列,进而引起生物活性的变化。动态突变又称不稳定三核苷酸重复序列突变,是由基因组中某些短串联重复序列,尤其是基因侧翼序列的脱氧三核酸串联重复拷贝数的增加导致。随着世代的传递,拷贝数不断累加,因而称为动态突变。动态突变是导致人类遗传病的一种新的基因突变类型(图7-2-1)。

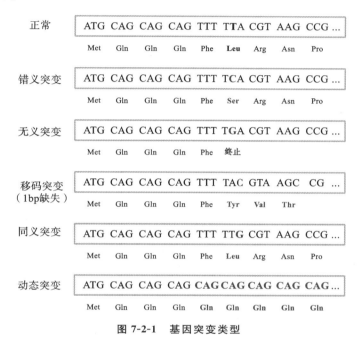

图 7-2-1 基因突变类型

二、单基因突变与遗传病

单基因突变引起的遗传病称为单基因遗传病,单基因遗传病的世代传递遵循孟德尔遗传定律,故又称孟德尔遗传病。单基因遗传病根据致病基因所在的位置,基因呈显性或隐性分为5种:常染色体显性遗传病、常染色体隐性遗传病、X连锁显性遗传病、X连锁隐性遗传病和Y连锁遗传病。

常染色体显性遗传病是指常染色体上单个致病等位基因发生突变,即处于杂合子状态下引起的疾病,且患者有特征性表现。该遗传病在家系中能代代相传,呈连续传递,且男女皆可发病,患者子女患病概率都为1/2。如果不存在生殖腺嵌合和外显不全,表型正常的个体不会有患病子女。部分常染色体显性遗传病病例属于散发病例,并且与新基因突变有关。常见的常染色体显性遗传病有软骨发育不全、亨廷顿病、神经纤维瘤、肾性糖尿病和先天性白内障等。

常染色体隐性遗传病指常染色体上单个基因需要两个等位基因同时发生突变才能表现性状的疾病。该遗传病的遗传模式与性别无关,在系谱中通常看不到连续传递现象,往往散在发病,患者的双亲一般为致病基因携带者,患者的同胞中可有患病者,表型正常的同胞携带致病基因的概率为2/3,患者的后代一般不发病,但一定是携带者,近亲婚配时子女患常染色体隐性遗传病的概率显著提高。常见的常染色体隐性遗传病有溶酶体贮积症、白化病、苯丙酮尿症和肝豆状核变性(Wilson病)等。

X连锁显性遗传病指由X染色体上显性致病基因引起的疾病。女性有2条X染色体,其中任何一条带有致病基因都会使其患病;如果是纯合子患者,则病情更为严重。男性只有1条X染色体,如果带有致病基因会患病,而且病情严重。群体中女性发病率约为男性的2倍,女性杂合子患者较男性患者病情轻,患者双亲中一方必为患者。如双亲均不患病,则致病基因为新发。男性患者的女儿全部患病,儿子均正常,女性杂合子患者的子女中患病概率均为1/2。系谱中疾病呈连续传递,但无父子传递。常见X连锁显性遗传病有抗维生素 D 佝偻病、Alport 综合征等。

X 连锁隐性遗传病指致病基因位于 X 染色体上,呈隐性传递的遗传病。患者常常是半合子男性,女性基因型为纯合子时才有疾病表现。群体中男性患者远多于女性患者,男性患者通常遗传自携带致病基因的母亲,如母亲不是携带者,则通常为新发突变,也有可能为生殖腺嵌合。携带者子女中,男性有1/2的患病概率,女性为携带者的概率为 1/2。常见 X 连锁显性遗传病有血友病 A、血友病 B、进行性肌营养不良、进行性神经性腓骨肌萎缩症、肾上腺脑白质营养不良、红绿色盲和眼脑肾综合征等。

Y 连锁遗传病指致病基因位于 Y 染色体上,并随着 Y 染色体而传递的疾病。该病呈现父传子、子传孙的遗传模式,特点是只有男性才出现症状,女性不会得病也不会传递基因。Y 连锁遗传病相对较少见,有外耳道多毛症、Y 染色体 SRY 基因相关疾病和 AZF 基因相关疾病等。

三、基因组变化

在长期进化过程中,基因组 DNA 序列不断发生变异。这些变异可能是有害的、有益的或中性的,其中一些被保存下来,导致不同种族、群体和个体间基因组的差异或多态性。人类基因多态性既来源于基因组中重复序列拷贝数的不同,也来源于单拷贝序列的变异,以及双等位基因的转换或替换。通常分为 3 大类:DNA 片段长度多态性(FLP)、DNA 重复序列多态性(RSP)和单核苷酸多态性(SNP)。DNA 片段长度多态性指由单个碱基的缺失、重复和插入引起限制性内切酶位点发生变化,而导致 DNA 片段长度的变化,又称限制性片段长度多态性,比较常见。DNA 重复序列多态性,特别是短串联重复序列,如小卫星(minisatellite)DNA 和微卫星(microsatellite)DNA,主要表现为重复序列拷贝数变异。小卫星 DNA 由 15～65 bp 的基本单位串联而成,总长度通常不超过 20 kb,重复次数在人群中是高度变异的。这种可变数目串联重复序列(VNTR)决定了小卫星 DNA 长度的多态性。微卫星 DNA 的基本序列只有 1～8 bp,而且通常只重复 10～60 次。单核苷酸多态性主要指在基因组水平上由单个核苷酸的变异引起的 DNA 序列多态性,是最常见的人类可遗传变异,占所有已知多态性的 90% 以上。单核苷酸多态性在人类基因组中广泛存在,平均每 300 个碱基对中就有 1 个,估计其总数可达 300 万个甚至更多。然而,单核苷酸多态性在基因组中的分布并不均匀,在两个区域之间,单核苷酸变异频率可能相差数百倍。一般来说,单核苷酸多态性在基因组编码区的出现频率远低于非编码区,大多数位于非编码区。虽然非编码区的单核苷酸多态性不会改变编码的蛋白质,但可作为比较或进化基因组学研究的重要遗传或物理标记。当单核苷酸多态性存在于基因的调节位点时,可以影响转录速率,导致编码的蛋白质发生变化。在编码区,单核苷酸多态性可导致蛋白质结构和功能发生改变,从而使疾病进展,或使机体对药物或环境毒素的反应发生变化。

第三节　X 染色体变异

一、X 染色体数目异常

常见的 X 染色体数目异常包括特纳综合征(45,X)、XXX 综合征(47,XXX)和先天性睾丸发育不全(47,XXY)。特纳综合征是一种较常见的性染色体异常疾病,与一条 X 染色体的完全或部分丢失有关,一部分为嵌合型染色体核型,占女性新生儿的 1/5000。99% 的特纳综合征胎儿均在妊娠早期自然流产,约占妊娠早期自然流产病例的 15%。特纳综合征是由于双亲配子形成时,在减数分裂过程中 X 染色体的同源姐妹染色单体不分离,导致其中部分配子缺失 1 条 X 染色体或 Y 染色体,与正常配子结合形成 45,X 的合子。此外约 10% 的性染色体丢失发生在合子早期卵裂过程中,形成嵌合体。特纳综合征患者常有身材矮小、青春期延迟、卵巢发育不良、不孕、先天性心脏畸形、内分泌紊乱(如 1 型和 2 型糖尿病)、骨质疏松症和自身免疫病等。尽管特纳综合征通常有明显的表型,但诊断延迟可能性很大,平均诊断年龄约为 15 岁。

XXX 综合征是一种较常见的性染色体数目异常疾病,发病率为 1/1000,多为新发。XXX 综合征是由于双亲配子形成时,在减数分裂过程中 X 染色体的同源姐妹染色单体不分离,其中部分配子多出 1 条 X 染色体,与正常配子结合形成 47,XXX 的合子。此外,约 10%的性染色体在合子早期卵裂时不分离,形成嵌合体。XXX 综合征女孩平均出生体重较轻,头围较小,出生时较难确诊。XXX 综合征的幼儿患者出现语言发育迟缓,在青春期前有加速生长的迹象,脑电图异常似乎很常见,许多女性患儿的运动协调能力较差。XXX 综合征患者一般能生育正常核型的后代。XXX 综合征通常为新发,再发风险低,但再生育者需进行产前诊断。

先天性睾丸发育不全是人类男性不育最常见的病因,发病率为 1/1000,大部分为新发,典型的临床表现为身材高大、性发育不良、不育和男性乳房发育。患者的睾丸小而硬,睾丸曲细精管发生纤维化和透明样变,管腔闭塞,基本无精子发生等。先天性睾丸发育不全的发生机制与 XXX 综合征类似,形成多一条 X 染色体的配子,与正常配子形成 47,XXY 的合子。少部分性染色体在合子早期卵裂时不分离,形成嵌合体。由于临床表现的巨大差异和对该病本身的认识不足,许多病例仍未确诊。睾酮替代治疗可以纠正雄激素缺乏患者的症状,但对不育没有积极影响。在相当多的无精子症患者中,可以从睾丸活检样本中提取精子,从而实现生育和活产。先天性睾丸发育不全患者精子的性染色体超倍体和常染色体非整倍体的出现频率高于正常男性,因此,染色体错误在某些情况下可能会传递给男性患者的后代。

二、X 染色体结构异常

X 染色体结构异常包括各种缺失、易位和等臂染色体。不同区段的异常由于所涉及基因不同,可有不同的临床表现。

X 染色体缺失:X 短臂缺失,如 Xp 远端缺失,患者有诸如身材矮小等特纳综合征的体征,但性腺功能正常;若整个 X 短臂缺失,则患者既有特纳综合征的体征,又有性腺发育不全;X 染色体长臂等臂染色体(46,X,i(Xq))患者的临床表现与此类似,因为也缺失了整个短臂。X 染色体长臂缺失患者,如为 q22 远端缺失,一般仅有性腺发育不全,原发闭经、不孕,而无其他特纳综合征体征(如身材矮小等);缺失范围较大(包括长臂近端)的患者,除性腺发育不全外,一些患者还有其他体征;X 染色体短臂等臂染色体(46,X,i(Xp))患者的临床表现与此类似。Xq 中段缺失累及 q13～q26 者性腺功能正常,但有其他体征,可见中段缺失与特纳综合征体征出现有关。

X 染色体易位:当 X 染色体与常染色体发生平衡易位时,由于基因平衡的保持,一般不会产生症状。但若平衡易位断裂点在 q12～q26,有活性的 X 染色体在该区被分为两部分,则导致性腺发育异常。此外,当常染色体节段易位到 X 染色体产生不平衡易位时,多数产生双着丝粒染色体,其表型取决于 Xp 或 Xq 上断裂点的位置。

脆性 X 综合征:在 Xq27～Xq28 带之间的染色体呈细丝样,导致其相连的末端呈随体样结构,由于这一细丝样部位易发生断裂,故称脆性部位。在男性中发病率约为 1/5000,在女性中发病率为 1/8000～1/4000。脆性 X 综合征是脆性 X 智力低下 1(FMR1)基因功能丧失所致。FMR1 基因位于染色体 Xq27.3 中,编码 FMRP(蛋白质),其功能是控制特定信使的翻译。该基因上游 CGG 三联体的重复(>200 次重复)和启动子的甲基化导致该基因沉默(图 7-3-1)。脆性 X 综合征具有特殊的表型,包括长脸、大而突出的耳朵、关节过度活动和巨睾症。90%以上的患病儿童发育迟缓。除了行为改变、学习和社会适应问题外,有 15%～20%脆性 X 综合征患者出现癫痫发作,这在自闭症患者中更常见。超过 30%的人有肥胖问题、睡眠障碍和胃肠功能障碍,包括胃食管反流。正常情况下,FMR1 基因很稳定地由亲代传递给子代,但脆性 X 综合征者 FMR1 基因 CGG 三联体重复次数有异常扩增的现象:当 CGG 三联体重复次数低于 54 次时,它们会稳定地传递给子代;若重复次数为 55～200 次,则称为前突变,个体本身并无症状,但经由女性传递给子女时,可能会进一步扩增 CGG 三联体,达到全突变,即 CGG 重复次数大于 200 次,甚至达数千次,而导致子女罹患此症,此症有明显的家族好发性。FMR1 基因 CGG 三联体重复次数和基因表达示意图见图 7-3-1。

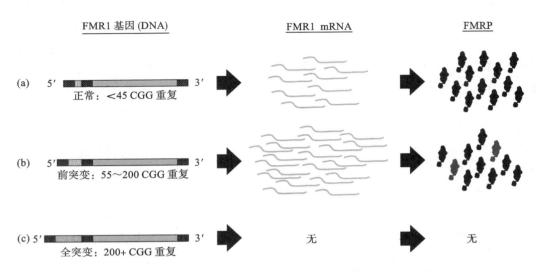

图 7-3-1　FMR1 基因 CGG 三联体重复次数和基因表达示意图

注:(a)表示正常重复,FMR1 基因正常表达;(b)表示前突变,FMR1 基因表达水平略微下降;(c)表示全突变,FMR1 不表达

第四节　Y 染色体变异

一、Y 染色体数目异常

常见的 Y 染色体数目异常核型为 47,XYY。发病原因可能是减数第二次分裂时姐妹染色体不分离,导致配子出现额外的 Y 染色体,在受影响的后代中产生 47,XYY 核型。47,XYY 性染色体变异是继先天性睾丸发育不全之后最常见的性染色体异常。丹麦队列研究显示,大多数 47,XYY 患者的诊断延迟,诊断时的中位年龄为 17.1 岁。虽然大多数 47,XYY 男孩没有表型异常,但更易出现行为问题、轻度学习障碍、语言发育迟缓以及身材高大症状。临床研究表明,47,XYY 男性子代性染色体非整倍体的发生风险并未明显增加。

二、Y 染色体结构异常

Y 染色体结构异常包括双着丝粒 Y 染色体、环状 Y 染色体、X 染色体与 Y 染色体易位、Y 染色体倒位等。由于 Y 染色体断裂点融合位置在长臂和短臂上不同,分别形成 Yp 和 Yq 的双着丝粒 Y 染色体。等臂双着丝粒 Y 染色体(idic(Y))可能是在一次断裂之后,姐妹染色单体断端融合、无着丝粒片段在精子细胞形成配子的过程中丢失而形成的。具有双着丝粒 Y 染色体患者的形体、外阴以及性腺的表现多样,其原因包括 Y 特异基因如 SRY、身高、精子生成基因的存在和缺失等。环状 Y 染色体是一种非常罕见的染色体异常,通常为 45,X 的嵌合体,男性可表现为性幼稚、尿道下裂或无精子症等,伴有 AZF 基因微缺失会导致生精缺陷。X 染色体与 Y 染色体易位可能会导致性反转,其中 X 和 Y 染色体的断裂点是恒定的,即 X 短臂远端 Xp22.3 和 Y 长臂近端 Yq11/q12。正常情况下,Y 染色体上有 SRY 基因,在此染色体异常的遗传病病例中,SRY 基因不再在 Y 染色体上,而是易位到了 X 染色体上。尽管胎儿体细胞内没有单独的 Y 染色体,但由于易位 X 染色体携带 SRY 基因,胎儿会发育成男性。Y 染色体倒位并不常见,其中 Yp 上的断裂点是恒定的,Yq 上存在 3 个断裂点,因此有 3 种类型的倒位,其中 inv(Y)(p11.2q11.223)可能破坏了 AZFc 区的 DAZ 和 CDY 生殖基因簇,与不育症相关,其他两种一般没有明显异常表型。

Y染色体微缺失（Y chromosome microdeletion）：约3％严重少精子症（精液中精子数少于1×10^6/ml）和10％无精子症患者在Y染色体长臂上存在部分缺失。因此，Y染色体长臂这一区域被称为无精子症因子（azoospermia factor，AZF）区，主要包括AZFa、AZFb和AZFc亚区。AZFa区缺失患者睾丸体积明显变小，临床上多表现为唯支持细胞综合征；AZFb区完全缺失的患者则表现为生殖细胞发育停滞在精母细胞或精细胞阶段，部分缺失的患者可表现为唯支持细胞综合征、无精子症或少精子症等；AZFc区缺失则是临床上最常见的Y染色体微缺失类型。在临床上，AZFc区缺失的表现呈多样化，可导致无精子症，亦可表现为精子数目正常但形态异常（图7-4-1）。由此可见，不同类型的Y染色体微缺失对男性生育力的影响不尽相同，而且部分微缺失可以传递给男性后代，因此确定患者缺失的具体基因很有必要。

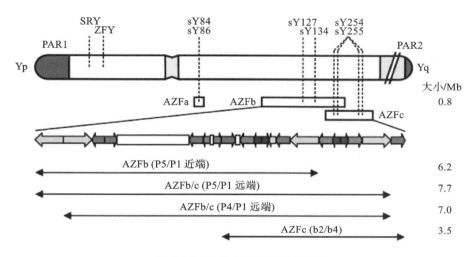

图7-4-1　Y染色体微缺失示意图
虚线—Y染色体微缺失鉴定常用STS引物的位置
AZFc（b2/b4）缺失是在严重寡/无精子症患者中最常见的Y染色体微缺失类型（约80％）

参考文献

［1］　Roizen N J，Pattoerson D. Down's syndrome［J］. Lancet，2003，361（9365）：1281-1289.

［2］　Bull M J. Down Syndrome［J］. N Engl J Med，2020，382（24）：2344-2352.

［3］　Riggs E R，Andersen E F，Cherry A M，et al. Technical standards for the interpretation and reporting of constitutional copy-number variants：a joint consensus recommendation of the American College of Medical Genetics and Genomics（ACMG）and the Clinical Genome Resource（ClinGen）［J］. Genet Med，2020，22（2）：245-257.

［4］　Pös O，Radvanszky J，Buglyó G，et al. DNA copy number variation：Main characteristics，evolutionary significance，and pathological aspects［J］. Biomed J，2021，44（5）：548-559.

［5］　Merla G，Brunetti-pierri N，Micale L，et al. Copy number variants at Williams-Beuren syndrome 7q11. 23 region［J］. Hum Genet，2010，128（1）：3-26.

［6］　Kalsner L，Chamberlain S J. Prader-Willi，Angelman，and 15q11-q13 Duplication Syndromes［J］. Pediatr Clin North Am，2015，62（3）：587-606.

［7］　Goldmuntz E. 22q11. 2 deletion syndrome and congenital heart disease［J］. Am J Med Genet C Semin Med Genet，2020，184（1）：64-72.

［8］　Chung W K，Roberts T P，Sherr E H，et al. 16p11. 2 deletion syndrome［J］. Curr Opin Genet Dev，2021，68：49-56.

［9］ 邬玲仟,张学.医学遗传学［M］.2版.北京:人民卫生出版社,2016.

［10］ Salcedo-arellano M J, Hagerman R J, Martínez-cerdeño V. Fragile X syndrome: clinical presentation, pathology and treatment［J］. Gac Med Mex, 2020, 156(1): 60-66.

（徐晶晶　赵元启　江小华）

第八章　表观遗传与生殖

第一节　表观遗传的发展史

1942 年,发育生物学家 Conrad H. Waddington(1905—1975 年)提出了表观遗传学这一概念,用来关注基因与蛋白质表达之间相互作用的新生物学分支。20 世纪 70 年代中期,高速泳动族(high mobility group,HMG)蛋白的鉴定使我们能够了解,除去已知的组蛋白外,其他特定蛋白质在染色质中具有结构作用,并影响个体的表型。在 20 世纪 80 年代,多个研究发现,受精和胚胎发育需要雄性配子基因组与雌性配子基因组完全融合,揭示了印迹基因(imprinted gene)的存在,即父源和母源基因特异性调控受精及胚胎发育。1997 年,Wilmut 等通过克隆技术将成年体细胞细胞核移植至去核卵母细胞,获得克隆羊多利,成功突破了雌雄配子融合这一过程。随后,研究者利用体细胞核移植技术在多个物种中实现克隆,但一直未能获得灵长类克隆动物。此外,克隆动物往往存在缺陷,其主要原因是无法对高度分化的体细胞核实现完全的表观修饰重编程。2018 年,中国科学家在体细胞克隆的过程中,同时对表观修饰进行重编程,成功获得克隆猴,具有里程碑意义。事实上,我们在 20 世纪中叶就已了解 DNA 的结构,表观遗传学却在 20 世纪 90 年代才开始发展,这主要归功于克隆技术及生物化学技术的全面发展,尤其是诸多与表观遗传标记建立及擦除相关的特异性酶的发现。

由于实验手段及材料的限制,配子发生和早期胚胎发育的表观遗传研究进展较为缓慢。在现代测序技术出现之前,借助传统的免疫荧光检测手段,研究者发现表观修饰在配子发生和早期胚胎发育中经历了广泛的重编程。近年来,随着测序技术的发展以及低起始样本量表观修饰研究手段的出现,我们可以从全基因组水平,以前所未有的广度、深度和精度来研究哺乳动物配子发生和早期胚胎发育过程中表观修饰的动态变化和潜在的作用机制。

第二节　表观遗传分类

表观遗传的定义:在不改变基因组 DNA 序列的前提下,由染色质变化引起的可遗传的表型变异。这种染色质结构的变化可以激活或抑制基因的表达,影响一系列的发育事件。表观遗传对基因的调控主要通过以下两个方面实现:一是通过 DNA 的甲基化和组蛋白甲基化、乙酰化、泛素化、磷酸化及组蛋白异构体等修饰调控基因表达;二是通过微小 RNA、小干扰 RNA 及长链非编码 RNA 等对基因进行转录后调控。

一、DNA 甲基化

DNA 甲基化(DNA methylation)是在 DNA 甲基转移酶的作用下,将 S-腺苷甲硫氨酸(S-adenosylmethionine,SAM)提供的甲基基团(—CH_3)转移到胞嘧啶第 5 位碳原子上,形成 C5-甲基胞嘧啶(5-methylcytosine,5mC),同时 SAM 转变为 S-腺苷同型半胱氨酸(S-adenosyl-homocysteine,SAH),通常发生在 CpG 位点上。DNA 甲基化是目前研究最广泛的表观修饰,其参与许多表观机制,包括基因印迹、转座子沉默、X染色体失活和基因表达抑制等,而且DNA甲基化涉及多种生命活动,如早期胚胎发育、干细胞分化、神经元发育调控以及肿瘤发生等。

二、组蛋白修饰

真核生物核小体是构成染色质的基本单位,每个核小体由DNA(约147 bp)缠绕组蛋白八聚体(H2A、H2B、H3和H4各2个)两圈构成;游离在核小体外的组蛋白N-末端可以进行多种翻译后修饰,包括甲基化、乙酰化、磷酸化和泛素化等(图8-2-1)。细胞内的染色质通常以两种状态(凝结状的异染色质和松散状的常染色质)存在,这两种状态的染色质分别与转录抑制和激活有关;组蛋白修饰会导致染色质疏松程度的改变,从而对基因表达产生不同的影响。组蛋白修饰中研究最多的就是甲基化和乙酰化,分别被组蛋白甲基转移酶和组蛋白乙酰转移酶所催化。

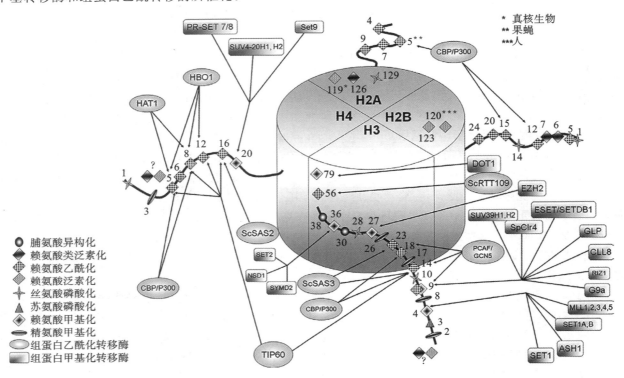

图8-2-1　核小体及主要蛋白修饰示意图

组蛋白甲基化可发生在赖氨酸和精氨酸残基上,其中,赖氨酸可分别被一、二或三甲基化,精氨酸只能被一或二甲基化,精氨酸二甲基化可以是对称的也可以是非对称的。一般情况下,组蛋白H3K4、H3K34和H3K79的甲基化主要聚集在转录活跃区域,而组蛋白H3K9、H3K27和H4K20的甲基化则与基因的转录抑制及异染色质的形成有关。组蛋白甲基转移酶(histone methyltransferase,HMT)可分为三类:第一类含有SET(suppressor of variegation 3-9,enhancer of zeste,and trithorax)结合域,第二类不含SET结合域(Dot1或Dot1L),第三类是精氨酸甲基化酶。2004年,人们首次发现了赖氨酸特异性去甲基化酶LSD1(KDM1A),该酶能够使H3K4me1/H3K4me2和H3K9me1/H3K9me2发生去甲基化修饰,已鉴定出超过15种组蛋白去甲基化酶。

组蛋白乙酰化是常见的组蛋白修饰之一,通过乙酰化,组蛋白带负电荷,从而减弱组蛋白和DNA之间的相互作用,使染色质结构更加松散,转录因子更易接近并结合于特定DNA区段,进而调控基因表达。组蛋白乙酰化由乙酰转移酶(histone acetyltransferase,HAT)和去乙酰化酶(histone deacetylase,HDAC)共同调控。组蛋白乙酰化可以使染色质结构变疏松,从而促进转录因子的结合,有利于转录的发生,因此,组蛋白乙酰转移酶常被认为是转录共激活因子(transcriptional co-activator),而组蛋白去乙酰化酶则常被认为是转录共阻遏蛋白(transcriptional co-repressor)。四个家族的蛋白具有HAT活性,分别为GNAT、

MYST、p300/CBP 和 HAT1,HATs 一般是多亚基的复合物,因此,催化亚基的功能主要依赖于与复合物上其他亚基的相互作用。去乙酰化酶 HDAC 家族共有 18 个成员,根据它们与酵母的同源性,可将 18 种 HDAC 分为 4 个类型:Ⅰ型 HDAC 与酵母的 RPD3 蛋白同源,主要包括 DHAC1、DHAC2、DHAC3 和 DHAC8,这些 HDAC 均在细胞核中表达;Ⅱ型 HDAC 与酵母 HDAC1 同源,进一步分为两个亚型,包含 HDAC4、HDAC7、HDAC9 的Ⅱa型和包含 HDAC6、HDAC10 的Ⅱb型,Ⅱ型 HDAC 可在细胞质和细胞核中穿梭往来;Ⅲ型 HDAC 又称 SIRT1-7,与酵母 SIRT2 家族蛋白同源,Ⅲ型 HDAC 的活性依赖于 NAD⁺;HDAC11 属于Ⅳ型 HDAC。在诸多 HDAC 中,HDAC1 和 HDAC2 酶活性最高,表达最广泛。

组蛋白除了发生甲基化和乙酰化外,还会发生其他的修饰,如泛素化(ubiquitination)、SUMO 化(sumoylation)和 ADP 核糖基化(ADP ribosylation)等。组蛋白泛素化参与基因调控和 DNA 损伤反应,此外,组蛋白 H2A 的单一泛素化通过抑制 H3K4me2 的甲基化来阻止转录发生。组蛋白 SUMO 化修饰是在与泛素化密切相关的酶级联反应过程中将小泛素化修饰物添加到组蛋白上,以此来调节基因表达。例如,组蛋白 H4 与泛素结合酶 E₂ 绑定,以 E₁(泛素激活酶)和 E₂ 依赖性实现泛素化,从而招募组蛋白去乙酰化酶和 HP1 实现基因沉默。组蛋白 Asp/Glu 残基上会发生 ADP 核糖基化,这对 DNA 损伤修复至关重要;但是,组蛋白 ADP 核糖基化在 DNA 损伤反应和修复中的确切作用尚不明确。

三、染色质重塑

染色质重塑是在基因复制和重组过程中,特别是基因调控区染色质包装状态、核小体和组蛋白以及对应的 DNA 分子发生的一系列改变,伴随着染色质结构和位置的改变,进而造成基因表达的差异。ATP 依赖性染色质重塑复合物介导核小体间距的变化以及染色质结构的改变,以促进转录因子的可及性。ATP 依赖性染色质重塑复合物分为四大类,分别为 SWI/SNF(也称 BAF 复合物)、ISWI、CHD 以及 INO80 复合物。这些染色质重构复合物通常由多个蛋白质亚基组成,其中一个催化亚基利用 ATP 水解产生的能量重新定位潜在的核小体。不同的染色质重塑因子在特定时间特异性定位于核小体上,通过调控染色质的结构来影响转录活性,进而确保细胞内各种生物学过程的正确运转。

四、非编码 RNA

人类基因组中仅有 2% 的 DNA 序列被翻译成蛋白质,其余约 90% 的 DNA 序列转录成非编码 RNA(noncoding RNA,ncRNA)。根据长度,这些非编码 RNA 分为长链非编码 RNA(long noncoding RNA,lncRNA)和小非编码 RNA(small noncoding RNA,sncRNA)。sncRNA 有很多种类型,可进一步分为成分型和调控型。成分型包括小核 RNA(small nuclear RNA,sncRNA)和小核仁 RNA(small nucleolar RNA,snoRNA);调控型 sncRNA 包括 miRNA(microRNA)、piRNA(PIWI-interacting RNA)和内源性小干扰 RNA(endogenous small interfering RNA,endo-siRNA)。通过高通量小 RNA 测序,研究者发现了一些新类别的 sncRNA,如 tRNA 衍生小 RNA(tRNA-derived small RNA,tsRNA)、核糖体 RNA 衍生小 RNA(ribosomal RNA-derived small RNA,rsRNA),这些新类别 RNA 的生物起源和调节机制逐渐成为研究新热点。

近年来,人们利用先进技术和生物信息学分析进一步拓展了 ncRNA 的研究领域,揭示了 RNA 修饰、RNA 结构以及 RNA、DNA 和蛋白质之间复杂的动态互作。研究显示,microRNA、endo-siRNA 和 piRNA 对生殖细胞的发育至关重要,这些调控型 sncRNA 调控生殖细胞发育的机制可以出现在表观遗传、转录以及转录后修饰等层面,并且在雄性和雌性之间存在差异。另外,细胞外 sncRNA 可以作为体细胞-生殖细胞交流的媒介,并可以作为反映精子和卵子质量的生物标志物。lncRNA 根据其在基因组中与邻近蛋白质编码基因的相对位置,可分为正义(sense)lncRNA、反义(antisense)lncRNA、基因间(intronic)lncRNA、双向(bidirectional)lncRNA 及长距离(long intergenic)lncRNA 几类。对 lncRNA 的功能研究起步较晚,起初认为其来源于 DNA 无用区域的转录,但后来发现 lncRNA 在调节细胞增殖、存活、周期、分化和凋亡中发挥重要作用。X 染色体失活特异性转录本(X-inactive specific transcript,Xist)是第一个被发现的 lncRNA,其主要作用是调控 X 染色体失活过程。

五、组蛋白变体

组蛋白变体是经典组蛋白的变异体,在染色质的特殊位置替换常规组蛋白,在染色质分离、转录调控、DNA 修复和精子包装等过程中发挥重要作用。目前已知的组蛋白变体主要出现在 H3 和 H2A 上,H3 变体主要包括 H3.3 和 CENP-A,H2A 变体包括 H2A. X、H2A. Z、macroH2A 和 H2ABb. d 等,而 H2B 变体只在睾丸中发现组织特异性的变体 H2BFWT 和 HTSH2B。迄今为止,还没有发现组蛋白 H4 的变体。

六、RNA 甲基化修饰

相较于 DNA 甲基化,RNA 甲基化是一个新兴研究领域,RNA 甲基化在各种高等生物中通过转录后调控基因表达,从而广泛参与多种生物学过程。在编码和非编码 RNA 中存在几个关键化学修饰,如 m^6A（N^6-methyladenosine）、m^5C（5-methylcytosine）、m^7G（N^7-methylguanosine）、m^1A（N^1-methyladenosine）和 $2'$-O-methylation 等,其中 m^6A 是真核生物中非常丰富的 mRNA 化学修饰,哺乳动物转录组 1/3 的 mRNA 中存在 m^6A 修饰,每个 mRNA 都有 $3\sim5$ 个 m^6A 修饰。m^6A 修饰几乎参与 RNA 代谢的每一个步骤,包括 mRNA 加工、运输、翻译、降解和 lncRNA 及 miRNA 的生成。与 DNA 甲基化相似,m^6A 修饰是动态且可逆的,通过甲基转移酶（"书写器"）、去甲基化酶（"擦除器"）和 m^6A 结合蛋白（"阅读器"）来维持。

第三节 表观修饰分子机制

一、DNA 甲基化的分子机制

在哺乳动物细胞 DNA 复制过程中,DNA 甲基化模式受 DNA 甲基转移酶（DNA methyltransferase, DNMT）催化的甲基化和 DNA 去甲基化酶催化的去甲基化控制。典型的 DNMT 包括 DNMT1、DNMT3A 和 DNMT3B,它们能够催化胞嘧啶的第 5 位碳原子生成带有甲基的 5mC。DNMT1 是一种维持性甲基转移酶,负责维持半甲基化的 CpG 位点。而 DNMT3A 和 DNMT3B 都可作为 DNA 甲基转移酶,使未甲基化的 DNA 链从头发生甲基化。与经典的 DNMT 不同,由于缺乏催化活性,DNMT2 和 DNMT3L 属于非典型酶。DNMT3L 蛋白是一种非活性调控因子,在体内可促进 DNMT3A 和 DNMT3B 的酶活性,并扩大序列上的甲基化。DNMT2 是一种多底物 tRNA 甲基转移酶,特异性甲基化 tRNA（Asp-GTC、Val-AAC 和 Gly-GCC）上第 38 位的胞嘧啶。在 DNA 复制过程中,新合成 DNA 链上未甲基化的 CpG 位点被 DNMT3A 和 DNMT3B 转化为完全甲基化链,在每一轮 DNA 复制后,DNA 半甲基化模式都能被 DNMT1 维持,DNMT1 表现出对半甲基化 DNA 结构的偏好性,从而加强了 DNA 甲基化模式的表观遗传。

TET（ten-eleven translocation）家族蛋白是去甲基化酶,由 TET1、TET2 和 TET3 组成。TET 蛋白通过 3 个连续的氧化反应介导 5mC 转化为 5-羟甲基胞嘧啶（5-hydroxy-methylcytosine,5hmC）、5-甲酰基胞嘧啶（5-formylcytosine,5fC）和 5-羧基胞嘧啶（5-carboxylcytosine,5caC）,最终逆转为未甲基化的胞嘧啶残基,从而起到去甲基化的"橡皮擦"作用。TET 诱导的 DNA 去甲基化由两种不同的机制触发:DNA 复制依赖的被动途径和胸腺嘧啶 DNA 糖基化酶（DNA glycosylase,TDG）启动的碱基切除 DNA 修复（base excision DNA repair,BER）激活途径。一旦 TET 蛋白在全基因组水平上使 5mC 去甲基化,DNA 复制依赖的被动途径成为主要方式,使所有 5hmC、5fC 和 5caC 位点有效转化为未修饰的胞嘧啶,并且不会造成 DNA 损伤。当局部基因组中,位点特异性的 5mC 被 TET 蛋白氧化时,TDG-BER 介导的活性通路在 DNA 复制开始前,竞争性地完成这些位点的去甲基化过程。与被动途径相比,TDG-BER 主动途径的去甲基化过程迅速,可能导致 DNA 损伤和基因组不稳定。

在真核细胞中,甲基-CpG 结合蛋白（methly-CpG binding protein,MBP）具有识别并结合到 DNA 甲

基化位点的"阅读器"功能。一般分为 3 种不同结合效用的类型：①甲基-CpG 结合结构域（methyl-CpG binding domain，MBD），包括 MeCP2、MBD1-6、BAZ2A 和 BAZ2B；②C2H2 锌指结构域，包括 Zfp57、KLF4、EGR1；③SET 和 RING 指相关结构域，包括 UHRF1 和 UHRF2。鉴于正常细胞 DNA 甲基化状态的动态平衡，TET 介导的去甲基化对于拮抗 DNMT 诱导的 DNA 高甲基化至关重要。TET 氧化产物的广泛沉积可促进被动复制依赖的 DNA 去甲基化，同时抑制 DNMT1 的活性。因此，DNMT 和 TET 之间的相互作用对于维持基因组 DNA 序列中正确的甲基化模式至关重要。

哺乳动物基因组 DNA 甲基化的过程高度复杂，需要多种因素的参与（图 8-3-1）。例如，RNA 分子、转录因子、翻译后修饰、靶位点上下序列和组蛋白修饰已被证明通过构象变化与 DNMT 复合体之间相互作用。此外，研究发现维生素 C 是 TET 介导的 DNA 去甲基化的辅助因子，有助于羟甲基胞嘧啶转化。因此，表观遗传酶以及其他因素对改变 DNA 甲基化的具体机制需要进一步研究。

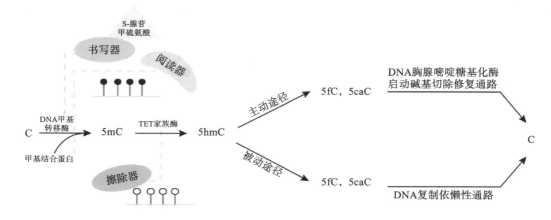

图 8-3-1 DNA 甲基化动态平衡中的"书写器""阅读器"和"擦除器"

二、组蛋白修饰的分子机制

组蛋白甲基化通常发生在组蛋白 H3 和 H4 的赖氨酸残基上，是重要的转录后修饰。一般认为，H3K4、H3K36 和 H3K79 是染色质中基因转录活性区域的标记；而 H3K9、H3K27 和 H4K20 是抑制标记，通常与基因表达沉默和染色质浓缩有关。这些组蛋白标记在染色质中并不相互排斥，在相同的基因组位点中，分别有 2 个或 3 个组蛋白标记的二价或三价结构域（图 8-3-2）。

（一）H3K4 甲基化

H3K4 甲基化在增强子、启动子和转录起始位点（transcription start site，TSS）高度富集。H3K4me1 在增强子区富集，分别与 H3K27ac 或 H3K27me3 协作来激活或抑制增强子。与其他的 H3K4 甲基化富集在基因间不同，H3K4me2 富集在转录基因的 5′端。H3K4me3 在转录活跃基因和与分化相关的平衡基因的启动子上呈典型分布。酵母中，与 Set1 相关的复合蛋白（complex protein associated with Set1，COMPASS）是唯一催化所有 H3K4 甲基化的酶。在人类细胞中，则有 6 个 Set1 同源体（SET1A、SET1B、MLL1、MLL2、MLL3 和 MLL4）以及其他 5 种 H3K4 甲基转移酶（SMYD1，SMYD2，SMYD3，SET7/9 和 PRDM9）负责催化 H3K4 甲基化。

（二）H3K9 甲基化

H3K9 甲基化，特别是 H3K9me2 和 H3K9me3 通常与基因抑制和异染色质形成有关。除了异染色质和沉默基因外，在激活基因的 TSS 周围也检测到 H3K9me1。哺乳动物细胞中，H3K9me1 和 H3K9me2 同时存在于细胞质和细胞核中，而 H3K9me3 只存在于细胞核中。此外，组蛋白在细胞质中表达，然后在组蛋白伴侣的帮助下组装成染色质，因此 H3K9 甲基化的这种分布模式表明，在核小体组装过程中存在由 H3K9me1/H3K9me2 到 H3K9me3 的逐步甲基化。

（三）H3K27 甲基化

H3K27 甲基化通常被认为是基因抑制的标志,其在沉默基因的启动子上形成宽结构域。H3K27me3 通过在启动子和增强子上的富集,在抑制与发育相关基因的表达中发挥重要作用。H3K27me2 与活性基因和抑制基因的启动子都相关。与 H3K27me2 和 H3K27me3 不同,H3K27me1 分布在活跃转录基因的启动子上。H3K27 的甲基化由 PRC2 复合物催化,PRC2 复合物包含 4 个核心亚基(Ezh2、Suz12、EED 和 RbAP46/48),并优先使核染色体上的 H3K27 发生甲基化。虽然 G9a 是 H3K9me1/H3K9me2 的组蛋白甲基转移酶,但它参与了 H3K27 的单甲基化。此外,在胚胎干细胞中,抑制型 H3K27me3 标记和活性型 H3K4me3 标记同时存在于发育基因的启动子上,这些启动子上的二价模式可以将基因表达预设在"蓄势待发"状态,快速激活和抑制,保证了发育过程中基因转录的快速反应。

（四）H3K36 甲基化

H3K36 甲基化在基因间和基因内的富集,通常被认为是活性标记。在转录活跃的基因中,H3K36 甲基化从启动子向 3′ 端逐渐由一甲基化转变为三甲基化。H3K36 甲基化可以抑制 PRC2 复合物的酶活性,从而阻止 PRC2 介导的 H3K27 甲基化。哺乳动物细胞中发现了多种 H3K36 甲基转移酶:NSD1-3、SMYD2、SETMAR、ASH1L 和 SETD3 催化 H3K36 的一甲基化和二甲基化,而 SETD2 和睾丸特异性的 PRDM9 催化 H3K36me3。组蛋白甲基转移酶及其组蛋白靶位点见图 8-3-2。

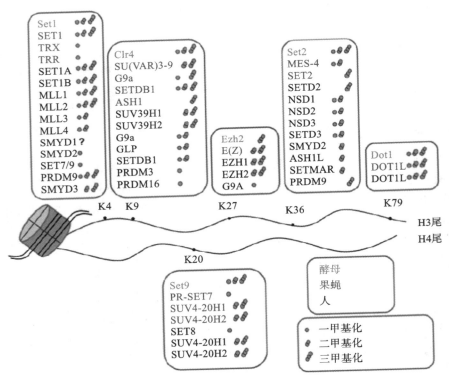

图 8-3-2　组蛋白甲基转移酶及其组蛋白靶位点

（五）H3K27 乙酰化

组蛋白中有多个赖氨酸残基可以被乙酰化,包括 H3K4、H3K9、H3K27、H3K36、H3K79、H4K5、H4K12 和 H4K20 等,以研究较为深入的 H3K27ac 为例:H3K27ac 一般定位在活性转录基因的启动子和增强子上,与 H3K4me3 共定位。此外,H3K27ac 可以在基因间区域形成较大的宽域,即所谓的超级增强子,从而进一步促进基因表达,这些超级增强子通过调控关键的调控基因表达而参与干细胞分化、肿瘤发生等多种生物学进程。CBP 和 p300 是重要的催化 H3K27 乙酰化的酶,CBP 常与 p300 结合形成 CBP/

p300 复合物,CBP/p300 复合物进一步招募 PCAF 等组蛋白乙酰转移酶。含溴结构域和额外终端域家族蛋白(bromodomain and extraterminal domain,BET)包括 BRD1、BRD2、BRD3、BRD4 和 BRDt,可以识别 H3K27ac。

(六)组蛋白磷酸化

磷酸化是常见的翻译后修饰之一,发生在组蛋白的丝氨酸和酪氨酸残基上。两个重要的甲基化位点 H3K9 和 H3K27 具有的丝氨酸残基均可被磷酸化,形成 KS 结构域。这两个修饰位点之间的紧密位置引出一种假说,即 H3 磷酸化可能全部或部分改变了接触赖氨酸残基的"阅读器"或"书写器"的亲和力。组蛋白磷酸化和甲基化之间的这种交互允许对组蛋白标记进行时空控制,从而精确调控复杂的染色质结构。在哺乳动物细胞中,H3S10 的磷酸化开始于着丝粒周围的异染色质区域,在有丝分裂中期达到最大丰度,后期迅速下降。

三、染色质重塑的分子机制

染色质重塑是染色质结构动态变化的过程,高阶的染色质结构处于不均匀状态,有些区域疏松,有些区域浓缩。在染色质疏松区域,DNA 处于"开放"状态,可以被其他控制基因表达的蛋白质接近,包括转录因子和 RNA 聚合酶。转录相关蛋白质很难结合到处于"关闭"状态的浓缩区域,因此,这些区域的基因表达会受到抑制。染色质重塑由染色质重塑复合物调控,ATP 依赖的染色质重塑复合物利用 ATP 水解的能量破坏 DNA 与组蛋白的结合,引起核小体位置的改变。这些重塑复合物可分为 4 个家族:SWI/SNF、ISWI、CHD 和 INO80,它们的区别在于配合物中 ATP 酶的序列和结构不同(图 8-3-3)。

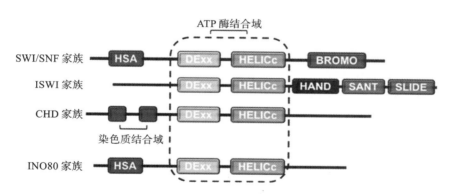

图 8-3-3 4 种 ATP 依赖的染色质重塑复合物不同的结构域

SWI/SNF 家族在真核和原核生物中均存在,是最早被发现的 ATP 依赖的染色质重塑蛋白。SWI/SNF 家族的核心亚基是 swi2/snf2,其具有 DNA 刺激性 ATP 酶活性,并在重组核小体中破坏组蛋白与 DNA 相互作用的稳定性。此外,SWI/SNF 家族的 ATP 酶含有一个溴化结构域,可以识别并结合乙酰化的组蛋白。ISWI 家族最先在果蝇中被发现,其家族蛋白的功能是改变核小体定位,促进染色质凝结。此外,ISWI 家族可直接促进转录调控因子介导的转录来激活基因表达。ISWI 家族的 ATP 酶的 C 端有一个识别并结合组蛋白 H3 赖氨酸的 HAND-SANT-SLIDE 结构域。CHD 复合物的 ATP 酶含有一个染色质域,根据亚基的不同,CHD 家族又分为 3 个亚类。Chd1 和 Chd2 属于第一类,含有一个优先结合到 AT 富集区的 DNA 结合域;Chd3 和 Chd4 属于第二类,其 N 端有 1 对锌指结构域;第三类是其 C 端区域存在附加的 motif(如 SANT 域或 BRK 域)。INO80 家族富集在复制叉和 DNA 损伤位点,包括 Holiday 连接和 H2A 变体(H2A. X 和 H2A. Z)。SWR1 复合物是 INO80 复合物之一,在体内催化 H2AZ-H2B 变异体取代典型的 H2A-H2B。

染色质重塑过程复杂,重塑因子与组蛋白或 DNA 序列结合,然后复合物中的 ATP 酶锚定,破坏组蛋白八聚体与 DNA 之间的相互作用,引起组蛋白八聚体滑动而导致 DNA"凸起"或形成"环"状结构。例如,ISWI2 可以在亚基 SHL2 和核外 DNA 之间产生一个大约 10 bp 的 DNA 凸起。此外,与组蛋白转录后修饰不同,组蛋白可以被组蛋白变体所取代,从而导致染色质结构的改变。例如,酵母中,Swr1可以促使H2A.Z和H2A之间的交换;Ino80与Swr1功能相反,具有去除核小体中H2A.Z的作用。人类CHD1参与组蛋白H3变体H3.3在转录活性基因上的聚集。

四、非编码RNA的分子机制

miRNA、endo-siRNA和piRNA是研究最深入的sncRNA类别,它们的主要区别在于产生机制和彼此之间的互作关系。在哺乳动物中,miRNA加工的经典途径起始于RNA聚合酶Ⅱ对初级转录产物pri-miRNA的加工;在细胞核内发卡型pri-miRNA经Drosha-DGCR8复合物切割产生长度约65 nt的pre-miRNA;切割后的前体pre-miRNA经Exportin5/RanGTP运出细胞核进入细胞质中;细胞质中的DICER切割pre-miRNA茎环结构的一端形成成熟长度约为22 nt的双链miRNA,并通过DICER、TRBP或PACT加载到AGO蛋白上。成熟的miRNA与AGO组装形成miRNA诱导的沉默复合体(miRNA-induced silencing complex,miRISC)。在miRISC中,miRNA通过互补配对靶向mRNA的$3'$UTR区,进而导致mRNA降解或抑制其翻译。此外,单个miRNA可以产生长度或序列不同的同分异构体,这些同分异构体在结构稳定性、如何形成miRISC以及与靶向mRNA互作等方面存在差异。近来的研究显示,miRNA也可调控RNA的修饰。例如,miRNA可以通过碱基配对机制调节m^6A的修饰酶METTL3与mRNA的结合能力,进而改变m^6A的丰度。

endo-siRNA比miRNA稍短,约为21 nt,在高等真核生物中普遍存在。endo-siRNA前体的产生在物种间不太保守,在线虫和植物中,这一过程通常依赖RdRP,但在果蝇和哺乳动物中不需要RdRP参与。不同于外源性siRNA(exogenous siRNA,exo-siRNA)的产生需要引入外源的转录本(如病毒RNA),endo-siRNA前体通常来源于重复元件和假基因形成的正-反义成对转录本或长茎环结构。与miRNA不同的是,endo-siRNA前体是长双链RNA,并不需要Drosha和DGCR8切割,其进入细胞质基质中被DICER裂解。与miRNA相同的是,endo-siRNA也需要与AGO家族蛋白组装形成miRISC才能调控靶向mRNA,包括mRNA降解以及抑制转录。

piRNA长度为24～32 nt,其主要与PIWI蛋白相关,PIWI蛋白是AGO家族中一个具有生殖特异性和高度保守的群体。piRNA的$5'$端对尿苷具有强烈的偏好性,而$3'$端通常表现为由Hen1介导的$2'$-O-甲基化。与miRNA和endo-siRNA不同,piRNA单链前体的产生不依赖于DICER和Drosha。piRNA单链前体来源于piRNA簇的重复原件及位点,由RNA聚合酶Ⅱ加工产生,然后通过与UAP56和Vasa互作转移至细胞质中。piRNA的产生途径有2种,即前体的初级加工和转录后的"乒乓"循环扩增。在初级加工中,piRNA基因转录的长单链RNA(称为piRNA前体),经切割形成初级piRNA;在乒乓循环中,与PIWI蛋白结合的piRNA识别逆转座元件转录产物,并与其互补配对,然后通过PIWI蛋白的切割活性将初级piRNA切割,产生次级piRNA前体;随后,次级piRNA前体与MIWI2蛋白结合,经过$3'$端剪切和加工形成成熟次级piRNA。研究表明,piRNA通过与PIWI蛋白结合,形成piRNA诱导的沉默复合体(piRNA-induced silencing complex,piRISC),并介导类似miRNA和endo-siRNA的mRNA降解。最近研究也发现,piRNA/PIWI在小鼠精子发生和果蝇胚胎发生中发挥转录激活的作用。

lncRNA是一大类转录的RNA分子,其长度超过200 nt。lncRNA来源主要分为5种,一是蛋白质编码基因发生突变转化为非编码序列;二是两个单独的非转录区域合并在一起产生新的非编码序列;三是逆转录转座子复制产生非编码RNA;四是由局部串联重复序列串联产生;五是转座基因插入产生有功能的lncRNA。lncRNA可通过顺式(cis)或反式(trans)作用调控蛋白质功能和RNA表达。lncRNA作用机制取决于其结构构象、生化性质和特定的亚细胞定位,主要分为以下几类:①作为信号分子,在这种情况下,lncRNA对环境刺激做出反应,然后在特定的时间和空间转录,这一特性使其成为特定生物事件的生物标记。②通过与转录调控因子结合形成诱导分子,例如,lncRNA可以与RNA结合蛋白、转录因子或染色质修饰因子结合,从而抑制其生物学活性。③作为引导分子,指导调控因子的定位。例如,lncRNA可以直接与蛋白质分子结合形成核糖核蛋白复合物,并引导其精准定位到特定的靶点,从而调控基因表达。④作为支架分子,将各种效应分子组装成大分子,实现对生物事件的精确、特异性控制。⑤通过充当内源性"海绵"或竞争内源性 RNA(competing endogenous RNA,ceRNA)与 miRNA 互相作用,进而影响靶基因的表达。多项研究表明,当转座子(transposable element,TE)嵌入 lncRNA 时,其可能在 lncRNA 的加工、稳定和定位中起作用,相反,lncRNA 的功能区域通常也是 TE。

五、组蛋白变体

CENP-A 是染色体着丝粒特异的组蛋白变体,从酵母到人均较为保守。关于 CENP-A 参与的核小体结构存在两种说法,一是 CENP-A 核小体和常规核小体一样包含组蛋白八聚体,CENP-A 替换了其中一个或两个 H3;二是 CENP-A 核小体仅包含四聚体,每种组蛋白只含有 1 个分子,即 CENP-A-H4-H2A-H2B,以及其他 CENP-A 核小体模型。H3.3 是一类存在于染色质活性区域的组蛋白变体,H3.3 与常规 H3.1 只有 5 个氨基酸残基的差别。已发现 3 种组蛋白分子伴侣 HIRA、DAXX 和 DEK 参与了 H3.3 核小体的组装。组蛋白 H2A 的变体,主要包括 H2A.Z、H2A.X、MacroH2A 和 H2A.B.bd。其中 H2A.Z 是启动子的标志,也是染色质边界界定的信号;H2A.X 的磷酸化修饰是 DNA 双链断裂的信号;MacroH2A 是雌性失活 X 染色体特有的变体;而 H2A.B.bd 是不失活的 X 染色体特有的变体。H2A.Z 核小体是通过 ATP 依赖的染色质重塑复合物 Swr1 催化 H2A.Z 替换常规核小体中的 H2A 而形成的,该过程可逆。另一个染色质重塑复合物 INO80 催化 H2A 替换 H2A.Z。与 H2A.Z 不同,H2A.X 相对均匀地分布在染色体上,其主要功能是当 DNA 双链断裂时,H2A.X 会立即发生磷酸化修饰,警示细胞进入双链断裂损伤修复进程。MacroH2A 是脊椎动物特有的组蛋白 H2A 变体,其特征是包含额外的 C 末端 Macro 结构域。大的 Macro 结构域阻碍了转录的进行,也妨碍了 SWI/SNF 等染色质重塑复合体的作用,因此包含 Macro H2A 的染色质呈现浓缩的异染色质状态。MacroH2A 富集在雌性失活 X 染色体上,但与 H3K9me3 并不发生共定位,推测其是兼性异染色质,可在异染色质和常染色质状态之间转换的标记,而 H3K9me3 则是组成型异染色质的标记。

六、RNA m⁶A 修饰

(1)m⁶A"书写器":核心 m⁶A 甲基转移酶复合物由两个子复合物组成,分别是 m⁶A-METTL 复合物(m⁶A-METTL complex,MAC)和 m⁶A-METTL 相关复合物(m⁶A-METTL associated complex,MACOM)。MAC 包括甲基转移酶样蛋白 3(METTL3)和甲基转移酶样蛋白 14(METTL14),负责甲基转移酶活性,将甲基从 S-腺苷甲硫氨酸(SAM)分子转移到腺苷酸的第 6 个氮上。METTL3 具有催化性能,而 METTL14 提供了增强 METTL3 活性的关键结构功能。MACOM 组成部分包括 WTAP、KIAA1429(也称 VIRMA)、RBM15/15B、HAKAI、ZC3 和 H13。这些蛋白质都是 mRNA 中 m⁶A 形成所必需的,有助于将书写复合物招募到转录本的特定区域。METTL16 是保守 snRNA 的甲基转移酶,并通过控制 SAM 的动态平衡调控人 MAT2A 表达,同时在结构性 RNA 中优先甲基化腺苷。

(2)m⁶A"擦除器":两种去甲基化酶促进 m⁶A 的去除,分别是脂肪质量和肥胖相关蛋白(fat mass and obesity-associated protein,FTO)、α-酮戊二酸依赖双加氧酶同源物 5(alpha-ketoglutarate-dependent dioxygenase homologue 5,ALKBH5)。根据催化活性,FTO 靶向 pre-miRNA 并调节选择性剪接和 3′ UTR 加工,ALKBH5 的去甲基化活性显著影响核斑点中 mRNA 输出、代谢及 mRNA 加工因子的组装。

(3)m⁶A"阅读器":mRNA m⁶A 修饰的生物学功能由阅读蛋白介导,阅读蛋白启动不同的下游效应。研究较多的"阅读器"是包含 RNA 结合蛋白的 YT521-B 同源结构域(YT521-B homology,YTH),包括核阅读器 YTHDC1 和细胞质阅读器 YTHDF1/2/3 和 YTHDC2。YTH 结构域蛋白直接与 m⁶A 修饰位点结合,控制 mRNA 的剪接、翻译和降解。此外,m⁶A 可以改变 RNA 结构,促进与核 RNA 结合蛋白的相互作用,例如,HNRNPC 和 HNRNPG 依次促进 pre-mRNA 加工和选择性剪接。近来有报道认为,胰岛素样生长因子 2 mRNA 结合蛋白(insulin-like growth factor 2 mRNA-binding protein,IGF2BP)也可以作为 m⁶A 的阅读器。

第四节　精子发生中表观遗传调控

一、DNA 甲基化

除 H3K4me3 标记区域外,雄性生殖腺的大多数基因组元件发生 DNA 从头甲基化。在雄性生殖细胞中,DNA 从头甲基化需要 DNMT3A 和 DNMT3L 的参与,但不需要 DNMT3B 的参与;缺少 DNMT3A 和 DNMT3L 后,减数分裂受阻,主要是因为 LINE-1 和 IAP 等逆转录转座子的激活影响染色体联会,最终导致减数分裂停滞。

在雄性生殖系中,DNA 甲基化介导沉默逆转录转座子活性需要 piRNA,例如,缺失 piRNA 通路相关蛋白质可以观察到与 DNMT3L 敲除相同的减数分裂障碍表型。虽然 piRNA 招募 DNMT 的潜在机制尚不清楚,但 piRNA 途径在目标位点建立了一个富含 H3K9me3 的异染色质环境,这可能促进 DNA 甲基化的建立。此外,DNMT3C 可能参与了 piRNA 介导的 DNA 重新甲基化,DNMT3C 或 piRNA 通路蛋白的缺失均会引起基因组元件,包括 young 逆转录转座子和 Rasgrf1 印迹位点的低甲基化。

人类精子 DNA 甲基化程度与小鼠相似(约 75% vs 80%),但潜在的从头甲基化机制可能存在差异。与小鼠不同,人类精子 DNA 甲基化不需要 DNMT3L 的参与,因为在人类雄性生殖系中不表达 DNMT3L。此外,对雄性小鼠生育至关重要的 DNMT3C 在人类基因组中也不存在(图 8-4-1)。

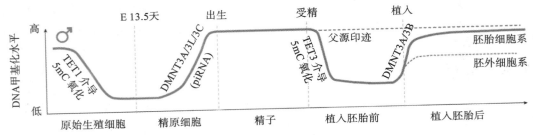

图 8-4-1　雄性小鼠发育不同阶段(原始生殖细胞、精原细胞、精子及植入胚胎前后)DNA 甲基化的动态分布

二、组蛋白修饰

组蛋白甲基化在精原干细胞自我更新中发挥重要作用,但乙酰化在该过程中的研究较少。精原干细胞的维持需要 PLZF,其位点上的 H3K9、H3K27 和 H4K20 均处于二甲基化和三甲基化状态,多位点的甲基化比单位点的甲基化更持久地维持表观沉默。通过 G9a 使 H3K9 发生甲基化会阻止干细胞因子 OCT4 和 NANOG 的表达,另外,通过 JMJD1C 使 H3K9 发生去甲基化能维持精原干细胞的自我更新。缺失 H3K4me2 去甲基化酶 KDM1A 会严重影响精原干细胞的分化,并改变维持精原干细胞更新所必需的相关基因的表达(如 PLZF、NANOS2 和 BCL6b)。H3K4me3 在 B 型精原细胞中逐渐增加,诱导调控细胞分化和减数分裂启动相关基因的表达,相反,与转录抑制相关的 H3K27me3 在 A 型精原细胞中比 H3K4me3 更多,这可能是抑制了与自我更新相关的基因表达。在 NANOG、SOX2、LEFTY 和 PRMD14 等多能性基因的启动子区域存在二价标记的 H3K4me3/H3K27me3,二者的动态平衡对于精原细胞分化至关重要。ALDH2、STRA8 和 SPO11 等基因启动子缺失 H3K27me3,会诱导染色质激活,有利于精原细胞分化和减数分裂启动。

在小鼠和人类中,减数分裂重组起始于重组位点特异性激活。通常热点处存在与激活相关的组蛋白甲基化标记(如 H3K4me2、H3K36me3 和 H3K79me1),而不存在与抑制相关的组蛋白甲基化标记(如 H3K27me3、H3K9me3 和 H4K20me3)。减数分裂重组热点由 PRMD9 或 Meisetz 催化的 H3K4me3 标记,另外,PRMD9 也可催化 H3K36me3,在核小体上与 H3K4me3 偶联形成组蛋白二价修饰。

在小鼠精子发生过程中,精原细胞富集组蛋白乙酰化修饰,尤其是 H3 和 H4,这可能对精原细胞 DNA 复制过程中组蛋白的聚集和变换起关键作用,在 A 型和 B 型精原细胞中也存在其他多种 H3 乙酰化修饰,包括 H3K9ac、H3K18ac 和 H3K23ac。组蛋白 H4 乙酰化(H4K5ac、H4K8ac、H4K12ac 和 H4K16ac)在前细线期精母细胞到圆形精子细胞中富集,促进染色质开放及重组热点的形成。

在精子发生过程中,圆形精子细胞发生形态变化,组蛋白修饰在该过程中呈现动态分布模式。H4K5ac、H4K8ac 和 H4K12ac 在长形精子细胞中高表达,随后逐渐消失,而 H4K16ac 只存在于长形精子细胞中。在精子细胞变形过程中也存在多种组蛋白甲基化修饰,如 H3K4me2、H3K4me3、H3K9me2、H3K9me3、H3K27me3、H3K79me2 和 H3K79me3。H3K4me1/H3K4me2/H3K4me3 在圆形精子细胞中表达加强,在常染色质区域参与调控活跃基因的表达,H3K4me2 与 H4 高度乙酰化共同促使染色质开放,完成组蛋白-鱼精蛋白转化。H3K36me3 可能通过激活 TNP 和 PRM 表达来调控组蛋白-鱼精蛋白的转化。缺失 SETD2 导致精母细胞和精子细胞中 H3K36me3 完全丢失,并使发育停止在圆形精子细胞阶段,影响 TNP 和 PRM 的激活(图 8-4-2)。

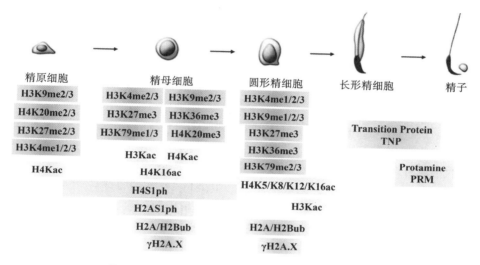

图 8-4-2 参与精子发生过程中的主要组蛋白修饰

三、非编码 RNA

miRNA 在精子发生的所有阶段都有特异性表达,表明其参与雄性生殖细胞分化的每个阶段。在小鼠睾丸支持细胞或生殖细胞中,特异性敲除 Drosha 或 Dicer 基因均会导致精子发生异常,出现少精子症或无精子症,提示 miRNA 参与调控精子表达发生并发挥关键作用。精子发生起源于精原干细胞(spermatogonia stem cell,SSC),许多 miRNA 参与了 SSC 的有丝分裂增殖。近年来,随着分析技术的发展,已经发现大量 miRNA 在 SSC 中高表达,如 miR-17-92 簇和 miR-290-295 簇。miRNA-20、miRNA-21 和 miRNA-106a 可调节 SSC 的自我更新;部分 miRNA 参与调控 SSC 的增殖和凋亡,如 miR-204 通过靶向 Sirt1 调控 SSC 增殖,而 miR-34c 可影响 SSC 凋亡。miRNA 也参与调控减数分裂,例如,miR-10a 负调控 RAD51 表达,过表达可导致雄性完全不育和减数分裂停滞;miR-871 和 miR-880 的缺失也会导致精子形成过程的减数分裂停滞,二者通过靶向 Fzd4 mRNA 的 3′UTR 抑制其表达;miR-34b-5p 通过靶向 Cdk6 调控减数分裂。miR-34c 通过靶向 Notch1、CDK4、MYC 和其他细胞周期调控因子影响减数分裂。

Piwi/piRNA 主要在表观和转录后水平沉默转座子,调控蛋白质编码基因的表达,以及动物生殖细胞发育、分化和配子发生中发挥重要作用。在小鼠出生前后,MILI 蛋白可以结合转座子衍生的 piRNA,然后切割与 piRNA 同源互补的转座子 RNA,生成次级 piRNA。新生成的次级 piRNA 也可以与 MILI 结合,并切割与次级 piRNA 同源互补的转座子 RNA,生成新的初级 piRNA。因此通过 piRNA 的乒乓循环,能够连续切割转座子转录的 RNA,从而有效地沉默转座子。MIWI 和 MILI 蛋白裂解活性的缺陷导致了 LINE-1 等转座子的激活,提示 MIWI 和 MILI 蛋白可能直接调控小鼠精子细胞转座子的转录。除了转座子沉默外,piRNA 还可以通过调节蛋白质编码基因的表达发挥生物学作用。在小鼠精子细胞中,粗线期 piRNA 与 MIWI 和 CAF1 蛋白结合,形成 pi-RISC 复合体,通过类似于 miRNA 的碱基不完全配对方法识别目标 mRNA 的 3′UTR 区序列元件,诱导目标 mRNA 的脱腺苷化,并发生降解。在精子细胞发育后期,依赖于数百万个不同序列的 piRNA,pi-RISC 介导数千个不同 mRNA 的降解。此外,粗线期 piRNA 与靶向 mRNA 配对时,还可以通过 siRNA 样机制引导 MIWI 蛋白切割并降解睾丸组织中的目标 mRNA。有趣的是,piRNA 不仅靶向 mRNA 降解,还可以促进 mRNA 翻译,例如,MIWI/piRNA 联合 eIF3f 和 HuR 可以调控精子细胞中大量 mRNA 的翻译,该机制是小鼠精子顶体成功组装所必需的。

在人类、大鼠和小鼠特定发育阶段的睾丸中检测到大量的 lncRNA,其中 Mrhl、Tsx、Dmr 和 HongrES2 在睾丸发育和精子发生中发挥重要作用。睾丸特异性 X 连锁基因(testis specific X-linked,Tsx)是一种特异性表达于粗线期精母细胞的 lncRNA。Tsx 敲除小鼠睾丸重量下降,精母细胞凋亡。在精原细胞中,lncRNA Mrhl 与 Ddx5/p68 蛋白存在相互作用,当 Mrhl 或 p68 敲低时,Wnt 通路关键蛋白 β-catenin 的核定位将受到严重影响;而当 Wnt 通路激活时,Mrhl 表达下调,表明 Mrhl 是 Wnt 通路的负调控因子。此外,Mrhl 可以直接招募 Sin3a 与 HDAC1 在 Sox8 启动子位点形成共抑制复合体,从而降低 Sox8 的表达水平,在精原细胞分化过程中,Wnt 通路被激活,Sox8 抑制消失,这些结果表明 Mrhl 在减数分裂启动和精原细胞分化中起着重要作用。

四、组蛋白变体

在哺乳动物中,已发现了组蛋白 H1 的 11 种亚型,其中 H1t、H1T2 和 HILS1 等在睾丸中特异性表达。组蛋白变体 H1t 最早能在粗线期精母细胞中被检测到,它的表达一直持续到减数分裂后染色质重构阶段。H1t 缺失的小鼠可育且精子发生未见明显异常,但同正常小鼠相比,在 H1t 缺失的精子细胞中,经典组蛋白亚型 H1.1、H1.2 和 H1.4 基因的表达增强。组蛋白 H1 变体 H1T2 在圆形精子细胞中开始表达,并持续到组蛋白-鱼精蛋白转换阶段。在精子细胞的细胞核中,H1T2 呈帽状结构定位于顶体的顶极,这一定位可能赋予了精子细胞核极性,并为精子细胞 DNA 凝缩所必需。H1T2 缺失引起精子细胞核凝集异常,并导致雄鼠生育力下降。精子细胞特异 H1 样蛋白,即 HILS1,在正在延伸或已完成延伸的长形精子细胞核中高表达。

TH2A 和 TH2B 分别是睾丸特异性表达的组蛋白 H2A 和组蛋白 H2B 的变体,最早在圆形精子细胞中被检测到,且随着精子细胞核凝缩而逐渐消失。精子特异性的 H2B 变体(ssH2B)在圆形精子细胞中表达,并在染色质包装过程中组蛋白开始大量降解前就开始减少。由于哺乳动物的圆形精子细胞具有转录活性,ssH2B 可能参与了圆形精子细胞的转录调控。非经典组蛋白变体 H2A.B.bd 在人和小鼠的睾丸中均呈高表达,H2A.B.bd 在体外能使染色质去稳定化及去折叠,因此这一组蛋白变体可能在染色质重构和鱼精蛋白对组蛋白的替代中发挥作用。此外,还发现了 5 个主要在睾丸中表达的组蛋白变体,即 H2AL1、H2AL2、H2AL3、H2BL1 和 H2BL2。与细线期精母细胞相比,H2AL1、H2AL2、H2AL3 和 H2BL1 的 mRNA 在圆形和长形精子细胞中高度富集,而 H2BL2 的 mRNA 在减数分裂及减数分裂后阶段均较低。

除了 2 种经典的组蛋白 H3.1 和 H3.2 之外,3 种非经典的组蛋白 H3 变体 H3.3、H3t 和 CENP-A 在哺乳动物中也都被检测到。组蛋白变体 H3t 在雄性生殖细胞中高度富集,其在精原细胞中开始表达,且精母细胞和早期精子细胞中仍能检测到。非经典组蛋白变体 H3.3 由两个不同的基因(H3.3A 和 H3.3B)编码,但氨基酸序列相同,H3.3A mRNA 在各阶段生殖细胞均能被检测到,而 H3.3B mRNA 的表达只限于减数分裂前期。此外,组蛋白变体 CENP-A 与着丝粒的功能相关,可替换着丝粒特异的核小体中的组蛋白 H3。

五、RNA m⁶A 修饰

METTL3 是 m⁶A 修饰的关键甲基转移酶,其已被证实参与哺乳动物的精子发生,并对生精细胞 RNA 中 m⁶A 的含量起关键调节作用。敲除 Mettl3 基因导致小鼠早期胚胎死亡,而生殖细胞特异性敲除

Mettl3 基因严重抑制精原细胞分化,偶线期/类偶线期的减数分裂发生阻滞,转录组和 m⁶A 分析显示,Mettl3 基因介导的 m⁶A 修饰调控精子发生相关基因的表达模式和选择性剪接。生殖细胞特异性敲除 Mettl14 基因的表型与特异性敲除 Mettl3 基因相似,mRNA 的 m⁶A 水平下降且 SSC 的增殖和分化出现异常。另外,Mettl3 和 Mettl14 基因双敲除小鼠与 Mettl3 或 Mettl14 基因单敲除小鼠呈现出相似的表型,表明在早期雄性生殖细胞中 Mettl3 和 Mettl14 基因之间没有明显的代偿作用。但是在晚期生殖细胞中单独缺失 Mettl3 或 Mettl14 基因的小鼠精子发生正常,这表明 Mettl3/Mettl14 介导的 mRNA m⁶A 修饰在精子发生后期可能具有不同或部分冗余的功能。WTAP 是 m⁶A 甲基转移酶复合物的关键亚基,在生殖细胞和支持细胞中均有表达。小鼠支持细胞中条件性敲除 Wtap 基因,可造成 SSC 数量进行性丢失,精子浓度减小,导致不育表型;通过 RNA-seq 和 m⁶A-seq 分析,研究者发现 WTAP 介导的 m⁶A 调节了与精原细胞命运决定相关基因的选择性剪接。

ALKBH5 是一种哺乳动物核 RNA 去甲基化酶,在小鼠睾丸初级精母细胞中高表达。ALKBH5 基因敲除小鼠睾丸变小,精子数量大幅减少,形态异常,活力降低,导致生育率显著降低。在分子水平上,RNA-seq 分析表明,ALKBH5 基因缺陷小鼠的生精细胞中多数基因表达异常;在小鼠精母细胞和圆形精子细胞的核内,ALKBH5 基因介导的 m⁶A 擦除参与了 mRNA 的正确剪接;在产生具有更长 3′UTR 的 mRNA 中发挥重要作用。FTO 是另一种 RNA 去甲基化酶,其缺失后脂肪组织明显减少,体重减轻,但并未出现明显的生精功能障碍。在小鼠 GC-1 精原细胞系中通过 CRISPR/Cas9 技术敲除 FTO 基因引起染色体不稳定和 G_2/M 期阻滞,增加了关键分裂检查点复合物转录本中 m⁶A 的水平。

YTHDC2 基因作为 m⁶A 阅读器在小鼠减数分裂中发挥作用,YTHDC2 基因敲除小鼠不育,睾丸变小。在进入减数分裂后,缺失 YTHDC2 基因的雄性生殖细胞仍然表达有丝分裂的 Cyclin A2(Ccna2),但不能正确表达许多减数分裂标记物,最终诱导细胞凋亡。YTHDC2 结合特定的 RNA 靶点,包括有丝分裂转录本,这些 RNA 中 76% 富集 m⁶A 修饰,提示 YTHDC2 介导转录后调节控制着生殖细胞从有丝分裂向减数分裂的转换。YTHDC1 基因仅存在于具有转录活性的精原细胞、精母细胞和圆形精子细胞的细胞核中,全身性敲除 YTHDC1 基因导致小鼠早期胚胎死亡;在生殖细胞中条件性失活 YTHDC1 基因的雄性小鼠,虽然在出生后的生精小管中观察到精原细胞,但成年后表现为仅有支持细胞的表型。因此,YTHDC1 基因对精原细胞发育和雄性生育力至关重要,但其作用机制尚不清楚。

第五节　卵子发生的表观遗传调控

一、DNA 甲基化

在 PGC(原始生殖细胞)中 DNA 甲基化几乎完全消除,但雄性和雌性生殖细胞会以一种性别特异性的方式进行全基因组从头甲基化(图 8-5-1)。与雄性生殖细胞的 DNA 甲基化在出生时就已完全建立不同,雌性生殖细胞则是在出生后的卵母细胞生长过程中获得了 DNA 甲基化。除了再甲基化时间不同,成熟的精子和卵母细胞也有非常不同的甲基化组,如精子 DNA 全域甲基化,而卵母细胞基因组由高甲基化区域和低甲基化区域组成。在卵子发生过程中,是 DNMT3A 和 DNMT3L 负责从头 DNA 甲基化,而不是 DNMT3B。DNMT3A 或 DNMT3L 缺失的卵母细胞,由于母源 DNA 甲基化印迹缺陷而不能支持胚胎发育。此外,与小鼠卵母细胞相比,人类卵母细胞表现出更高的 DNA 甲基化水平(约 54% vs 约 40%)。

二、组蛋白修饰

组蛋白乙酰化的关键位点包括组蛋白 H4 中 4 个保守的赖氨酸(K5、K8、K12 和 K16)以及 H3 中两个保守的赖氨酸(K9 和 K14)。一般在发育完全的生发泡(GV)期卵母细胞中,所有赖氨酸残基都会被乙酰化,包括 H4K5ac、H4K8ac、H4K12ac、H4K16ac、H3K9ac 和 H3K14ac,在 GV 期破裂后发生去乙酰化,并一直保持到 MⅡ 期。

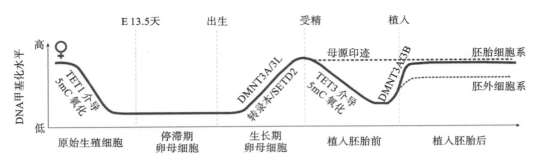

图 8-5-1　雌性小鼠发育不同阶段(原始生殖细胞、不同阶段卵母细胞及植入胚胎前后)DNA甲基化的动态分布

Ⅰ型 HDAC 在卵母细胞发育成熟过程中起重要作用。小鼠生殖细胞系中缺失 HDAC1 或 HDAC2 基因都将导致胚胎死亡。ZP3-Cre 介导条件敲除 HDAC1 基因对小鼠生育力和卵母细胞成熟无明显影响,敲除 HDAC2 基因则引起生育力下降,但卵泡发育正常;而 HDAC1 和 HDAC2 基因同时缺失将导致卵母细胞发育停滞在次级卵泡阶段。母源 HDAC2 基因缺失引起 H4K16 高乙酰化,导致 MⅡ期卵母细胞中染色体分离和着丝粒功能紊乱。HDAC3 基因表达于 GV 期卵母细胞细胞核,减数分裂恢复后弥散于卵母细胞胞质中。在卵母细胞中敲低 HDAC3 基因表达,会使纺锤体/染色体组织失败,并伴有着丝点-微管连接严重受损。HDAC8 广泛分布于小鼠 GV 期卵母细胞的胞质中,在卵母细胞中抑制 HDAC8 会导致减数分裂成熟过程中纺锤体形态缺陷和染色体排列错位;Vasa-Cre 介导的 HDAC8 基因敲除将导致雌性小鼠低生育力。

Ⅱb 型 HDAC 中,关于 HDAC6 的研究较为广泛,但 HDAC10 几乎没有相关报道。小鼠 HDAC6 基因定位于 GV 期卵母细胞的细胞质中;其过表达导致 GV 期卵母细胞和原核期受精卵核结构改变以及染色质凝结;抑制 GV 期卵母细胞中的 HDAC6 基因,破坏了成熟进程和减数分裂组装,阻止第一极体排出;但是,HDAC6 基因敲除小鼠可存活且可育,无明显表型。

SIRT1、SIRT2、SIRT3 和 SIRT6 基因有利于提高人类和哺乳动物卵母细胞发育或体外成熟的能力。通过白藜芦醇激活 SIRT1 基因可以提高小鼠、猪和牛的卵母细胞质量和胚胎发育能力。SIRT1 与卵母细胞线粒体的生物合成和降解有关,因此补充白藜芦醇可以改善卵母细胞线粒体的功能和发育;相反,特异性抑制 SIRT1 基因会导致 ROS 生成增加和 MⅡ期卵母细胞异常。卵母细胞体外成熟过程中抑制 SIRT2 或敲除 SIRT2 可导致生发泡破裂(GVBD)后的卵母细胞发育停滞;SIRT2 敲低也会影响减数分裂中的纺锤体组织和染色体排列。SIRT3 可调节卵母细胞 ROS 水平,过表达可降低卵母细胞纺锤体缺陷和染色体错排的概率。

乙酰转移酶 KAT8 是 MYST 家族高度保守的成员之一,特异性催化 H4K16 乙酰化,并通过调节活性氧水平而影响小鼠卵母细胞的发育;KAT8 的表达在 GV 期卵母细胞中显著增加,随后在 GVBD-MⅠ期卵母细胞中急剧减少;母源 KAT8 缺失将导致雌性不孕、卵泡发育缺陷和卵母细胞凋亡增加。

在小鼠卵子发育过程中,H3K4me3 水平在染色质构型由非包围核仁(NSN)型向包围核仁(SN)型转变过程中升高;H3K4me1 和 H3K4me2 水平升高,但 H3K4me3 水平在 GVBD 后降低,在 MⅠ后期最低。SETD1/COMPASS 组蛋白甲基转移酶复合物是通过识别 H3K4 的基本亚基 CXXC1 来催化 H3K4 甲基化的主要酶;SETD1A 和 SETD2B 的表达从卵母细胞一直持续到囊胚时期,外胚层中首先需要 SETD1A 存在,而 SETD1B 则在原肠胚发育中至关重要。在 GDF9-Cre 介导的 SETD1B 敲除小鼠中,卵泡数量逐渐减少,排出的 MⅡ卵母细胞出现减数分裂纺锤体异常,卵母细胞和受精卵表现出细胞器紊乱和脂滴聚集。KMT2B 通过调控 H3K4me3 激活基因表达。小鼠卵母细胞中 GDF9-Cre 介导 KMT2B 基因敲除,导致减数分裂异常、无排卵、卵母细胞死亡,雌性不孕,并伴有 H3K4 水平降低以及基因表达异常。

KDM1A 表达于卵母细胞细胞核,特异性催化 H3K4me1 和 H3K4me2 去甲基化。KDM1A 缺失卵母细胞发育阻滞在减数分裂前期并且提前发生 GVBD,另外,大部分 KDM1A 缺失卵母细胞在完成减数分裂前就已凋亡。KDM1B 在生长的卵母细胞中高表达,并在卵子发生后期持续表达,但在小鼠原始和初级卵泡的卵母细胞很难检测到;KDM1B 缺失不影响小鼠胚胎发育、子代生存以及卵母细胞生长,但 KDM1B

缺失的卵母细胞显示出高水平的 H3K4 甲基化。KDM4A 和 KDM4B 存在于育龄女性的卵母细胞、颗粒细胞、鞘膜细胞和黄体细胞中；卵子发生过程中 KDM4A 缺失对排卵无显著影响，M Ⅱ 期卵母细胞中的 KDM4A 对于维持早期胚胎发育基因组的稳定性至关重要。KDM5 家族由 KDM5A～D 组成，KDM5A 敲除的小鼠能够存活并且可孕，但 KDM5B 敲除导致早期胚胎死亡，提示 KDM5B 是体内功能最强的 KDM 家族成员。

三、非编码 RNA

在雌性个体中，非编码 RNA 参与卵子发生、卵泡发育、卵泡闭锁、黄体的形成和退化等多个生物学过程。随着对 miRNA 成熟和发挥功能的关键酶基因 Dicer 和 Ago2 等敲除小鼠研究的深入，人们发现 miRNA 在卵子发生和成熟的过程中具有重要作用，随后大量在卵子发生和成熟中发挥调控作用的 miRNA 被鉴定出来。Otsuka 等利用 Dicer 亚效等位基因突变小鼠（Dicer^{hypo}）研究发现，雌性 Dicer^{hypo} 小鼠虽可正常排卵，但排卵后黄体功能不足，血清中孕酮水平显著降低，最终导致不孕；而卵母细胞特异性敲除 Dicer，导致纺锤体和染色体聚集异常，引起第一次减数分裂停滞。miRNA 在卵巢颗粒细胞中也起着重要作用。在小鼠卵泡颗粒细胞中特异性敲除 Dicer1，会导致原始卵泡库的消耗增加，卵巢中早期卵泡的募集加速和退化卵泡数量增加，以及许多卵泡发育相关基因发生改变，如 Cyp17a1、Cyp19a1、ZPS、GDF9 和 BMP15。此外，FSH 在颗粒细胞中以时间特异性的方式调节 miR-29a 和 miR-30d 的表达；LH 峰的出现可促进颗粒细胞中 miR-21、miR-132 和 miR-212 的表达；TGF-β1 诱导小鼠颗粒细胞中 miR-224 的表达。

近年来的研究发现，piRNA 不仅在睾丸中特异性表达，在卵巢中也检测到大量的 piRNA。PIWIL2 在人胎儿卵母细胞中表达，PIWIL1 和 PIWIL2 在成人卵巢中表达。piRNA 在人、牛和恒河猴的卵母细胞中也大量存在，但其在卵母细胞中的功能尚未明确。小鼠卵巢卵母细胞中也有 PIWI 蛋白表达，但 PIWI 蛋白的丢失并不影响雌性生殖。由于黄金仓鼠卵母细胞中小 RNA 的类型和表达特征与大多数哺乳动物（包括人类和食蟹猴）相似，因此建立了黄金仓鼠 PIWIL1 缺失突变体模型，PIWIL1 缺陷的雌性卵巢正常，能够产生成熟的卵母细胞，但与野生型雄性交配产生的受精卵发育不正常，停滞在 2 细胞胚胎阶段；细致分析发现 PIWIL1 基因的缺失导致卵母细胞转座子异常积累，母源 mRNA 降解受阻，胚胎发育早期合子基因激活失败。这些结果意味着，piRNA 通路可能在人及哺乳动物的雌性生殖过程中也发挥着重要作用。

lncRNA 在卵泡发育中也发挥着重要的作用。有临床回顾性研究比较了高质量胚胎组和低质量胚胎组来源的卵丘细胞（cumulus cell，CC）基因表达谱，发现 lncRNA Y00062 在低质量胚胎组的 CC 中表达显著下降，其可能参与了纺锤体组装和有丝分裂所必需的基因 NEK 的调控。lncRNA ENST00000502390 在来自低质量胚胎组的 CC 中高表达，与高不饱和脂肪酸的生物合成基因 ELOVL5 相关。因此，lncRNA ENST00000502390 可能调控高不饱和脂肪酸的合成，参与卵母细胞的成熟和排卵。多囊卵巢综合征患者卵巢颗粒细胞中，lncRNA HCG26 高表达，其表达水平与卵巢腔卵泡数量有关。敲低人卵巢颗粒细胞系中 lncRNA HCG26 的表达可抑制细胞增殖和细胞周期进程，并影响芳香化酶基因的表达和 17β-雌二醇的产生。另外，lncRNA Gm2044 可作为 miR-138-5p 的竞争性内源性 RNA，来挽救其对 Nr5a1 的抑制作用，进而调控 17β-雌二醇的合成。lncRNA Amhr2 转录自 Amhr2 基因上游，在卵巢颗粒细胞中具有特异性调控抗缪勒管激素的作用。

四、RNA m^{6}A 修饰

在小鼠卵母细胞和早期胚胎发育中，细胞质 m^{6}A 信号从 GV 期卵母细胞到 2 细胞胚胎逐渐减弱，再到囊胚期逐渐增强，这与已知的母源 mRNA 降解和合子基因激活有关。METTL3 在 M Ⅱ 期卵母细胞中高表达，受精后下调；向 GV 期卵母细胞中注射 siRNA 敲除 Mettl3，不影响减数分裂恢复，但导致 M Ⅱ 期卵母细胞第一极体排出率下降以及纺锤体排列异常，说明 Mettl3 敲低影响卵母细胞成熟，因此，METTL3 介导的细胞质 m^{6}A 信号在卵母细胞成熟过程中保证了 mRNA 的翻译效率。

KIAA1429 是新近发现的 m^{6}A 阅读器，在小鼠卵泡发育过程中参与 RNA 代谢。KIAA1429 在小鼠卵母细胞不同发育阶段均有表达；条件敲除 KIAA1429 可导致雌鼠不孕，卵泡生长受到破坏，并伴有颗粒细胞的异常凋亡和增殖。KIAA1429 缺失的卵母细胞在体外成熟过程中 GVBD 率和第一极体排出率明显低于对照组，GV 期卵母细胞染色质构象和 RNA 代谢也存在异常。缺失 KIAA1429 的卵母细胞中 m^6A 水平降低，并且 m^6A 丰度更高的转录本发生下调，而这些 m^6A 主要富集在 3'UTR 和终止密码子附近。

在卵母细胞中，YTHDC1 在协调 m^6A 依赖性 pre-mRNA 转录本的加工进程中发挥关键作用。YTHDC1 在胎儿的卵母细胞中就可以检测到，尤其是在 MⅡ期卵母细胞中富集。YTHDC1 缺失的卵母细胞成熟阻滞在初级卵泡阶段，并含有较大的细胞质 RNA 颗粒，提示 RNA 代谢严重异常，进一步的转录组分析显示，YTHDC1 失活导致 mRNA 剪切严重受损。

YTHDF2 是一种在哺乳动物配子发生的所有阶段都能检测到的蛋白质。YTHDF2 作为一种 m^6A 阅读蛋白质，是卵母细胞和受精卵发育能力的内在决定因素。小鼠 Ythdf2 失活可导致雌性小鼠特异性不孕，但卵母细胞条件性敲除 Ythdf2 不影响 MⅡ期卵母细胞形成和受精过程；然而，受精卵在 2 细胞胚胎或 2 细胞胚胎之前出现异常，伴有各种卵裂缺陷，说明 YTHDF2 在小鼠卵裂期中是不可或缺的母源物质。此外，在卵母细胞成熟过程中，YTHDF2 调控母源转录本剂量的潜在机制可能是 m^6A 依赖性的方式。

第六节　早期胚胎发育中表观遗传调控

一、DNA 甲基化

受精后，父本和母本基因组以不同方式发生 DNA 去甲基化。早期认为父本基因组的去甲基化是通过 TET3 介导的主动去甲基化，而母本基因组通过 DNA 复制而被动去甲基化。通过对发育阻滞的受精卵进行重亚硫酸盐测序，研究者发现 DNA 复制（而不是 TET3）是父本和母本 DNA 去甲基化的主要驱动力。

尽管受精后会发生全基因组 DNA 去甲基化，但印迹位点和一些逆转录转座子可以逃脱 DNA 甲基化重编程。例如，在印迹基因控制区，锌指蛋白 ZFP57 和 ZFP445 共同维持亲本等位基因特异性 DNA 甲基化；当两者结合到印迹基因控制区后，会招募 DNMT1、KAP1（也称为 TRIM28）和 H3K9me3 保护印迹位点免受 DNA 去甲基化。在人早期胚胎发育中，可能主要由 ZNF445 在印迹维持中发挥作用，因为 ZFP57 不存在于人类卵母细胞和合子基因组激活之前的胚胎中。在人早期胚胎发育中，大量卵母细胞来源的差异甲基化区域（differentially methylated region，DMR）直到囊胚期依然保留。

二、组蛋白修饰

在体细胞、精子和未成熟卵母细胞中，H3K4me3 主要富集在启动子区，这一分布形式称为经典分布形式（canonical H3K4me3）。在成熟卵母细胞中，H3K4me3 的分布变得更广泛，不仅富集在启动子区，也会在基因体（gene body）和基因间（intergenic）大量富集，这一分布形式称为非经典分布形式（noncanonical H3K4me3，ncH3K4me3）。经典分布形式和非经典分布形式的 H3K4me3 富集可能是由不同的组蛋白甲基化酶负责调控。受精后，从精子中携带而来的父源 H3K4me3 被快速去除，这可能与鱼精蛋白-组蛋白的转变有关，继而在晚期 1 细胞期，H3K4me3 又以非经典分布形式在父源基因组上重新建立；与之不同的是，来自卵母细胞中的母源 ncH3K4me3 可以遗传至受精卵中。胚胎基因组激活结束后，父母源的 H3K4me3 都会被重编程为经典分布形式。研究发现，KDM5A 和 KDM5B 可能调控了胚胎基因组激活期间 ncH3K4me3 的擦除，敲低 KDM5A 和 KDM5B 基因后，尽管胚胎的囊胚形成率有所下降，但是合子基因组激活（ZGA）并未受到太大的影响，表明 ncH3K4me3 的去除对胚胎基因组激活并非是必需的。值得注意的是，H3K4me3 在基因组上的分布在不同物种间并不完全保守，另外，ncH3K4me3 在早期胚胎发育过程中的功能仍然有待进一步的明确。

H3K27me3 在小鼠早期胚胎发育过程中呈动态变化。受精后,小鼠胚胎中发育基因启动子区的父母源 H3K27me3 迅速消失,随后逐渐建立起非经典分布形式的 H3K27me3,然而,新建立的 H3K27me3 对早期胚胎发育的影响还不清楚。有趣的是,卵母细胞中富集于基因间的非经典分布形式的 H3K27me3 可传递给受精卵,且这些标记可持续至囊胚期。母源建立的 H3K27me3 可调控部分印迹基因的表达,例如,在雌性小鼠胚胎中,母源 Xist 遍布非经典 H3K27me3,不能进行转录,只有未被修饰的父源 Xist 能够表达,进而导致父源的 X 染色体失活。母源敲除 Eed 后,卵母细胞中非经典 H3K27me3 无法建立,雌性胚胎中的 X 染色体失活不再局限于父源,而是母源或父源随机发生。除了 Xist 基因外,一些参与调控胎盘发育的印迹基因,如 Slc38a4、Sfmbt2 和 Grab1 也由 H3K27me3 负责印迹调控。值得注意的是,胚胎着床后,母源的 H3K27me3 会消失,此时,这些受 H3K27me3 调控的印迹基因会在母源位点重新建立起 DNA 甲基化修饰,进而继续保持母源印迹的状态。因此,印迹基因的维持需要 DNA 甲基化和 H3K27me3 的协同调控。在人类胚胎中,H3K27me3 仅以经典分布形式富集于发育基因的启动子区。在胚胎基因组激活时期,胚胎中的 H3K27me3 被大量擦除,而后 H3K27me3 在发育基因的启动子区又重新富集;造成这一现象的原因可能是 H3K27me3 的甲基转移酶 EED 和 SUZ12 在人的卵母细胞和胚胎基因组激活前的胚胎中是不表达的,而在胚胎基因组激活之后才开始逐渐表达。

H3K9me3 作为一个抑制性组蛋白修饰标记,其在胚胎发育中同样具有重要功能。SETDB1、SUV39H1 和 SUV39H2 等是 H3K9me3 的甲基转移酶,KDM4A 是其去甲基化酶。合子敲除 Setdb1 时,小鼠胚胎中内细胞团的特化受到抑制,胚胎无法着床;同时敲除 Suv39h1 和 Suv39h2 则会造成小鼠胎儿在出生前死亡;敲除 Kdm4a 时,小鼠胚胎基因组激活受阻,胚胎基因组上 H3K9me3 的分布异常增多,尤其在非经典 H3K4me3 区域大量富集。H3K9me3 可通过改变染色质结构调节小鼠胚胎发育,例如,父源 H3K9me3 的从头建立由 SUV39H2 负责催化,但这些从头建立的 H3K9me3 不会立刻抑制其靶基因的表达,而是让这些基因所在的染色质变成非成熟的异染色质;而 SUV39H1 参与调控非成熟异染色质的进一步压缩。因此,非成熟异染色质的维持可能在早期胚胎发育过程中发挥重要作用。

对于组蛋白乙酰化,在小鼠胚胎中,H3K9ac 在胚胎基因组激活前后无明显变化,但 H3K27ac 在胚胎基因组激活前出现显著下降,H3K64ac 和 H3K122ac 也有类似的变化。鉴于组蛋白乙酰化往往与转录激活相关,胚胎基因组激活期间出现的这种组蛋白乙酰化剧烈下调的现象看似与转录激活相悖,亟须深入研究。组蛋白乙酰化的异常导致胚胎发育失败,例如,小鼠 p300 敲除胚胎会在第 9～11.5 天死亡,Cbp 缺失胚胎会在第 10.5～12.5 天死亡。在小鼠核移植胚胎中,核移植完成后的初始阶段胚胎中的乙酰化水平会低于同时期的正常胚胎。用去乙酰化酶抑制剂 TSA 处理核移植胚胎,可有效提高核移植胚胎的乙酰化水平,从而极大地提高了核移植胚胎的囊胚形成率(提高 2～5 倍)(图 8-6-1)。

三、染色质重塑

基因敲除研究表明,胚胎发育需要不同的 SWI/SNF 亚基。Brm 缺失小鼠能存活到成年,只表现出轻微的过度生长表型,Brg1 缺失导致胚胎死亡,其中 Brg1 在早期胚胎发育中表达,而 Brm 与胚胎后期的发育与分化有关。Snf5 或 Baf155 基因失活导致早期胚胎死亡,Baf180 缺失小鼠因胎盘异常而死亡。Mta2 是 NuRD 复合物组分之一,在小鼠胚胎基因组激活过程中显著增加,同时参与调节 DNA 甲基化和母源基因表达,Mta2 基因靶向突变会导致部分胚胎和围产期小鼠死亡。Mbd3 是 NuRD 复合物的核心成分,参与小鼠着床前后胚胎中基因表达的调控,Mbd3 缺失后的胚胎显示出异常的外胚层扩张和滋养外胚层发育过早,且内细胞团细胞植入后未成熟。Chd11 仅在小鼠囊胚内细胞团中表达,敲低 Chd11 表达会使小鼠胚胎发育停滞在囊胚阶段。小鼠早期胚胎发育需要 SNF2H 的存在,Snf2h$^{-/-}$ 胚胎在着床前后死亡。SNF2H 与 BRG1 和 TIF1α 共定位,小鼠胚胎中 TIF1α 缺失导致发育停滞在 2～4 细胞胚胎期,BRG1 和 SNF2H 定位异常,提示 TIF1α 可能是染色质重塑 ATPase 核定位的影响因素。Bpft 是 NURF 复合体中最大的亚基,其对小鼠胚胎发育至关重要,Bpft 敲除胚胎可以正常植入,但从 E7.5 开始死亡,到 E8.5 时大多数胚胎被重吸收。INO80 在小鼠胚胎发育过程中表达持续增加,到囊胚阶段仅在内细胞团细胞的核

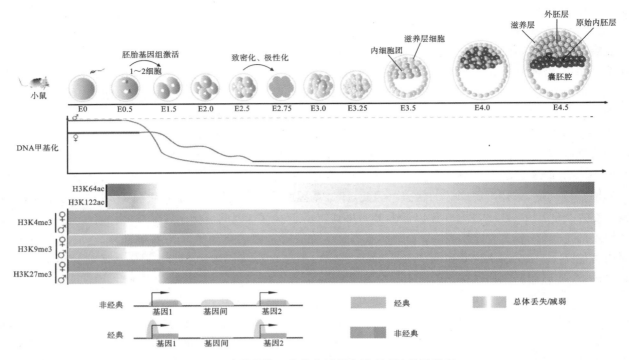

图 8-6-1 小鼠早期胚胎发育过程中的表观遗传重编程

中表达;敲低 INO80 将导致囊胚率下降并且多能性基因表达水平降低;因此,INO80 复合体可能通过调节多能性基因的适当表达而在早期胚胎发育中发挥重要作用(表 8-6-1)。

表 8-6-1 小鼠染色质重塑因子敲除研究

重塑因子类型	基因	敲除后表型
SWI/SNF	Brm	轻微过渡生长
	Brg1	胚胎死亡
	Snf5	着床前死亡
	Baf57	早期胚胎发育死亡
	Arid1a	发育停滞在 E6.5
	Arid1b	囊胚发育正常
	Baf155	着床前死亡,多能性基因表达异常
	Baf180	E12.2~E15.5 死亡
CHD/NuRD	Cdh1	着床后死亡
	Cdh1l	发育阻滞在囊胚之前
	Mta2	部分在胚胎期和围产期死亡
	Mbd3	外胚胎异常
ISWI/NURF	Snf2h	着床后死亡
	Snf2l	存活,正常生育
	Bpft	着床后死亡
INO80	Ino80	囊胚发育率降低

四、非编码 RNA

miRNA 表达谱或特异性功能研究证实,其在着床前胚胎发育的母源-合子转化、致密化和囊胚形成过程中发挥重要作用。DICER 和 AGO2 缺失将导致胚胎停滞在 E6.5,或在原肠发育前后死亡。因此,推测 miRNA 可能通过降解 mRNA 或抑制蛋白质翻译来限制蛋白质或酶的种类或数量,从而促进或阻碍胚胎发育。在早期胚胎发育中,miRNA 表达具有动态性,例如,在小鼠原核到 2 细胞胚胎期,母源 miRNA 整体发生降解,随着胚胎基因组激活后重新开始合成 miRNA;又如 miR-182 在小鼠胚胎 2～4 细胞胚胎期下调,在 4～8 细胞胚胎期上调。此外,早期胚胎发育中 miRNA 的表达模式也用于提示异常的胚胎发育。miR-24 表达增加与囊胚发育效率相关。因此,抑制部分有害的 miRNA 表达,可能会提高增加胚胎发育的效率和质量,如降低 miR-145 的表达可以增加多能性基因 POU5F1 和 SOX2 的表达,进而提高囊胚质量;降低 miR-130b 和 miR-302 的表达水平有利于胚胎母源转录本的清除,提升胚胎发育潜力。

lncRNA 表达模式同样存在发育阶段特异性。lncRNA 的表观遗传特征与蛋白质编码基因相似,包括转录起始位点的甲基化分布、甲基化动力学以及基因表达与启动子甲基化水平呈负相关。人类内源性逆转录病毒(human endogenous retroviruse,HERV)来源的 lncRNA 在人类早期胚胎发育的特定阶段表达,并在功能特异性方面发挥作用。由 OCT4 激活的 HERVK 从胚胎基因组激活到胚胎干细胞形成中持续表达,它参与人类胚胎对外源性病毒感染的免疫保护过程。HERVH 是另一种内源性逆转录病毒,它在人类早期胚胎发育过程中表达,产生多能性和特异性 lncRNA。HPAT2、HPAT3 和 HPAT5 来源于转座子,通过调节多能性基因和内细胞团形成在早期胚胎发育中发挥重要作用。此外,在早期胚胎发育过程中,X 染色体的活性受 lncRNA Xist 和 XACT 的调控。

五、RNA m⁶A 修饰

在小鼠早期胚胎发育过程中,m^6A 修饰水平呈动态变化,囊胚期的 m^6A 表达水平高于 2 细胞胚胎、4 细胞胚胎和 8 细胞胚胎。在桑葚胚向囊胚转化过程中,敲除 METTL3 降低了 m^6A 修饰水平,胚胎中的细胞仍处于未分化状态,导致着床期胚胎死亡。METTL14 通过促进外胚层从原始状态向始发状态转化,对着床后胚胎发育至关重要;METTL14 缺失的胚胎在 E6.5 时就出现了明显的生长迟缓和分化失败,导致胚胎在早期妊娠时死亡。METTL3 和 METTL14 共同敲除,降低了 Oct4、Sox2 和 Nanog 等多能性基因在小鼠早期胚胎中的表达水平。胚胎发育过程中 YTH 结构域蛋白通过 m^6A 修饰维持 mRNA 的稳定性和翻译。YTHDC1 失活可导致胚胎死亡,而 YTHDC2 缺失会导致早期胚胎发育中出现异常的 m^6A 修饰。此外,m^6A 修饰可以在母源向合子转化过程中促进合子关键转录激活因子的翻译。

m^6A 修饰在干细胞的自我更细与分化中也存在作用。Zc3h13 是一种锌指蛋白,在调控核 RNA m^6A 甲基化中起着重要作用,Zc3h13 与核内因子 WTAP、Virilizer 和 Hakai 形成复合物,进而发挥调节核 RNA m^6A 甲基化修饰的作用;Zc3h13 敲除后,小鼠胚胎干细胞(ES 细胞)中 mRNA 上整体 m^6A 水平显著降低,抑制自我更新,并引起小鼠 ES 细胞分化。

参考文献

[1] 卢绪坤,李元元,颉伟.哺乳动物早期胚胎发育中表观遗传信息的传递和重编程[J].中国细胞生物学学报,2019,41(5):822-833.

[2] Chen Z Y,Zhang Y. Role of mammalian DNA methyltransferases in development[J]. Annu Rev Biochem,2020,89:135-158.

[3] Zhang Y Y,Sun Z X,Jia J Q,et al. Overview of Histone Modification[J]. Adv Exp Med Biol,2021,1283:1-16.

[4] Chioccarelli T,Pierantoni R,Manfrevola F,et al. Histone post-translational modifications and circRNAs in mouse and human spermatozoa:potential epigenetic marks to assess human sperm quality[J]. J Clin Med,2020,9(3):640.

[5] He C F,Wang K X,Gao Y Y,et al. Roles of noncoding RNA in reproduction[J]. Front Genet,2021,12:777510.

［6］ Liu L，Fang F. Long noncoding RNA mediated regulation in human embryogenesis，pluripotency，and reproduction［J］. Stem Cells Int，2022，2022：8051717.

［7］ Zhu Q F，Kirby J A，Chu C，et al. Small noncoding RNAs in reproduction and infertility［J］. Biomedicines，2021，9(12)：1884.

［8］ Fang F，Wang X，Li Z L，et al. Epigenetic regulation of mRNA N6-methyladenosine modifications in mammalian gametogenesis［J］. Mol Hum Reprod，2021，27(5)：gaab025.

［9］ Peixoto P，Cartron P F，Serandour A A，et al. From 1957 to nowadays：a brief history of epigenetics［J］. Int J Mol Sci，2020，21(20)：7571.

［10］ Cabot B，Cabot R A. Chromatin remodeling in mammalian embryos［J］. Reproduction，2018，155(3)：R147-R158.

［11］ Wang J，Yang J，Li D D，et al. Technologies for targeting DNA methylation modifications：Basic mechanism and potential application in cancer［J］. Biochim Biophys Acta Rev Cancer，2021，1875(1)：188454.

［12］ Xia W K，Xie W. Rebooting the epigenomes during mammalian early embryogenesis［J］. Stem Cell Reports，2020，15(6)：1158-1175.

（罗　磊　江小华）

下篇

生殖医学临床

第九章　男性不育总论

大约有 15% 的夫妇无法正常生育子代。虽然无法准确评估男女双方因素对不孕不育的影响,但是多数学者认为,男女双方同等重要。因此,临床上对男性不育的准确评估和规范治疗非常重要。

随着理念的不断更新与技术的发展,男性不育的诊断和治疗取得显著进步。对男性不育遗传学病因的阐明和检验精子功能的新方法的应用,使我们能够更充分地了解男性不育的病因及预后,使许多既往被认为无法治愈的不育夫妇成功生育。

第一节　男性不育的病因

男性不育有不同的分类标准,临床上常根据发病部位分为以下 3 类。

一、睾丸前因素

睾丸前因素通常为内分泌性病因,主要包括下丘脑疾病、垂体疾病以及其他内源性或外源性激素异常。

(1)卡尔曼综合征(Kallmann syndrome):低促性腺激素型性腺功能低下综合征,病变部位在下丘脑,伴嗅觉障碍或减退。由于下丘脑促性腺激素释放激素(GnRH)分泌障碍,促性腺激素分泌减少而继发睾丸功能减退。

(2)先天性低促性腺激素综合征:继发于数种综合征的性腺功能低下,如 Prader-Willi 综合征等。

(3)垂体功能不足:由肿瘤、感染、手术、放射和肉芽肿性病变等影响垂体功能所致,血清睾酮水平低下伴促性腺激素水平低下。全垂体功能障碍者,血清卵泡刺激素(FSH)和皮质激素的水平低下。

(4)高催乳素血症:原发性高催乳素血症常见于垂体腺瘤患者。催乳素水平过高会引起 FSH、黄体生成素(LH)和睾酮水平降低,导致性欲丧失、勃起功能障碍、男性乳腺增生和生精功能障碍等。

(5)雌激素和(或)雄激素过多:外源性雄激素增多常见于口服激素、先天性肾上腺增生、有激素活性的肾上腺肿瘤或睾丸间质细胞肿瘤患者。过度肥胖、肝功能不全是雌激素增多的常见原因,雌激素增多还与一些能分泌雌激素的肿瘤(如肾上腺皮质肿瘤、睾丸支持细胞瘤或间质细胞瘤)有关。

(6)糖皮质激素过多:多见于库欣综合征患者或医源性摄入增加者,糖皮质激素过多能抑制 LH 分泌,导致精子发生、成熟障碍。

(7)甲亢或甲减:可改变下丘脑激素的分泌和雌、雄激素的比值,影响睾丸生精功能,引起不育。

二、睾丸因素

睾丸因素指睾丸本身疾病引起生精功能障碍,导致男性不育,包括先天性因素、获得性睾丸疾病、特发性精子发生障碍。

1. 先天性因素

(1)先天性睾丸发育不全:原发性性腺功能减退症伴精子发生受损和睾酮缺乏的常见原因,发生率在男性中可能达 1/700～1/500,在无精子症不育男性中可能达 10%～15%。该病的特征是性染色体非整倍体,最常见的是多了 1 条 X 染色体。这些患者的睾丸通常非常小,几乎都为无精子症患者。

（2）隐睾：相较于正常男性，隐睾男性的精子数量更少，精子质量更差，生育力更低。隐睾男性精子发生受损可能与基因、激素和发育异常等有关，其中一些可能通过早期手术干预部分逆转。成年期精子数量与青春期前行睾丸固定术时的生殖细胞计数和细胞类型直接相关。

2. 获得性睾丸疾病

感染、环境毒素、高温、电离辐射等可导致获得性睾丸疾病，引起睾丸生精功能障碍，进而导致男性不育。

（1）感染：最常见的感染因素是腮腺炎继发睾丸炎，此外，结核病、淋病、衣原体感染、HIV 感染等也可引起睾丸炎，造成生殖细胞受损、睾丸萎缩、生精功能障碍，导致不育。

（2）药物：许多药物可引起精子发生受损和/或睾丸间质细胞功能障碍，其中最重要的是烷化剂类药物（环磷酰胺和苯丁酸氮芥）、抗雄激素药物（氟他胺、环丙孕酮、比卡鲁胺、螺内酯）、酮康唑和西咪替丁，可能通过抑制睾丸雄激素的产生或发挥作用而导致生精功能障碍。

（3）电离辐射：低至 0.015 Gy（1.5 rad）的剂量就可暂时抑制精子发生，而超过 6 Gy（600 rad）的剂量通常导致不可逆的生精功能障碍，甚至无精子症。

（4）高温：精索静脉曲张、长期桑拿、热水浴、久坐、经常穿着紧身内衣、使用笔记本电脑等可能与男性不育有关，其根本原因在于睾丸温度升高。研究表明，睾丸温度升高会通过促进细胞凋亡加速生殖细胞的减少。

（5）环境毒素：农药、铅、镉和汞等环境毒素可能减少精子数量。摄入残留农药的水果和蔬菜可能与精液质量较低有关。针对暴露于杀虫剂男性精液质量数据的回顾性研究表明，精液质量的变化可能为多方面因素所致，包括生殖细胞的 DNA 损伤和精子形态异常等。

（6）吸烟：关于吸烟对精子数量的可能影响，各研究的数据不一致。一项纳入 20 项观察性研究的荟萃分析显示，吸烟男性更可能出现精子数量减少。

3. 特发性精子发生障碍 多数存在精子数量、活力、形态异常的不育男性无法找到明确病因，被称为特发性男性不育，但其中可能存在尚未阐明的先天性因素或未被发现的获得性睾丸疾病。

三、睾丸后因素

睾丸生精功能正常，但睾丸网、附睾、输精管、射精管等输精管道梗阻或缺如，导致精子无法排出。此类患者睾丸体积正常，血清性激素水平正常，体检或辅助检查可发现输精管道梗阻或缺如。

1. 附睾梗阻 附睾梗阻是梗阻性无精子症的常见原因。先天性附睾梗阻常伴有先天性双侧输精管缺如和精囊发育不良。扬氏综合征也是先天性附睾梗阻的原因，主要由近端的附睾管腔纤维化所致。获得性附睾梗阻主要由附睾炎、附睾外伤、医源性损伤（如阴囊手术）等所致。

2. 输精管梗阻 先天性双侧输精管缺如（congenital bilateral absence of vas deferens, CBAVD）是最常见的先天性输精管因素，常为纤维囊性病的并发症。单侧输精管不发育或部分缺如也常伴对侧输精管道异常。后天性输精管梗阻最常见于输精管结扎术后，也可发生于疝修补术后。

3. 射精管梗阻 射精管梗阻的常见原因有米勒管囊肿、射精管囊肿等，可表现为无精子症或少弱精子症，伴有精液量少、精液果糖降低和 pH 降低。

4. 精道功能性梗阻 这可能由局部神经性因素所致。输精管平滑肌无力或射精管高张力，导致尿流动力异常。精液分析可表现为无精子症和少弱精子症。

第二节 男性不育的诊断

一、病史采集

获取详尽的生殖系统病史与不育相关的危险因素，是评估男性不育的关键。在重点询问男方病史的同时,不应忽略女方生育力的相关信息,以及夫妻双方对生育的愿望。

1. 性生活和生育史 应明确不育的持续时间和既往生育状况,明确患者有无性欲减退、勃起或射精功能障碍,应记录性交频率和性交持续时间,确定夫妻是否根据排卵周期安排性生活。精子在宫颈黏液和宫颈管可存活 48 h 或更长时间,性交时间不一定要求与排卵时间完全吻合。在临近排卵期可每两天进行 1 次性生活,以保证卵子排出后到达输卵管的 12～24 h,活动精子仍存在于女性生殖道内并使其受精。过于频繁的性生活可能导致精液精子数量不足,反之,性生活次数过少可能错过排卵。使用阴道润滑剂可能影响精子活力。

2. 泌尿生殖道感染病史 既往有尿道感染、附睾炎、泌尿生殖系统结核、前列腺炎、性传播疾病病史,可导致生殖道梗阻,也可对精子生成产生不利影响。附睾炎是导致附睾梗阻的常见原因。青春期腮腺炎性睾丸炎是导致睾丸萎缩和无精子症的重要原因,有 10%～30% 的患者在青春期患腮腺炎时并发睾丸炎,其中 20%～60% 的病例累及双侧睾丸。

3. 儿童期疾病和发育史 隐睾是男性成年后生育力下降的重要因素,严重者可导致无精子症或睾丸肿瘤。青春期发育延迟提示内分泌障碍或雄激素受体异常的可能。男性乳腺发育可能与睾丸肿瘤、高催乳素血症或雌激素水平异常有关。

4. 手术史 外科手术可能损伤睾丸生精功能和下丘脑-垂体-睾丸轴,也可能直接损伤生殖道或性功能。颅脑手术可能影响精子发生和睾丸雄激素的产生。盆腔或腹膜后手术可能影响勃起和射精功能。腹膜后淋巴结清扫术,可能损伤交感神经,导致不射精或逆行射精。膀胱颈部手术可能导致逆行射精。腹股沟疝修补术可因直接损伤输精管或影响输精管供血导致输精管损伤。鞘膜翻转切除术、附睾囊肿切除术等阴囊手术,可能导致输精管和/或附睾的损伤或梗阻。睾丸损伤或扭转可能使睾丸萎缩或形成瘢痕,导致生精功能障碍或输精管道梗阻。

5. 系统性疾病 糖尿病可引起勃起功能障碍、不射精、逆行射精等性功能障碍。睾丸肿瘤或淋巴瘤等患者可表现为无精子症或少精子症。肿瘤患者接受放疗和化疗,可能导致生精功能受损,甚至无精子症,部分患者在放、化疗结束后生精功能可能恢复,其恢复情况取决于使用的药物、剂量和治疗时间。

6. 药物、毒品和性腺毒性因素的影响 一些药物,包括呋喃妥因、甲氰咪胍和柳氮磺胺吡啶等,会损伤生精功能。某些毒品,包括可卡因和大麻也有相似作用,应用合成代谢类固醇和长期酗酒也会损伤生精功能。另外,雄激素作用可导致低促性腺激素性性腺功能减退。接触杀虫剂或其他有毒化学物质可能对睾丸产生损伤。高温和频繁热水浴均可导致生精功能受损,精液质量下降。

二、临床表现

详细的生殖系统检查有助于发现不育的原因,是评估男性不育的关键。

查体时应注意生殖器官有无疣、溃疡、疱疹样病损及尿道分泌物,这有助于判断有无性传播疾病;应检查阴茎有无阴茎硬结症表现(如阴茎弯曲及斑块);应注意检查尿道外口的位置,有无尿道下裂等畸形。

阴囊检查可于仰卧位和站立位进行,并且应当保持室内温暖以使提睾肌放松。应仔细触诊睾丸大小,尤其注意睾丸质地,注意有无阴囊肿块。透光试验可明确肿块性质是囊性还是实性。用游标卡尺测量睾丸长轴或短轴,或用睾丸测量仪估计睾丸体积。不同种族间正常睾丸的大小不同,高加索人和非洲裔美国人正常成年男性睾丸体积大于 20 ml,亚洲人正常睾丸体积大于 12 ml。睾丸体积减小多与生精功能受损相关。仔细触诊附睾可辨别头、体、尾部,附睾硬结或饱满提示附睾梗阻。正常输精管触诊为条索样较韧组织,如不能触及,提示存在 CBAVD 或输精管发育不良;如触及串珠样改变,则提示有生殖系统结核。对于输精管结扎术后考虑行再通术的患者,触诊有助于评估输精管断端结节的大小、间隙的长度等。

精索静脉曲张可通过检查精索判断,这是男性不育最常见的可纠正的病因。精索静脉曲张左侧多发,单纯右侧发病十分少见,应进行腹膜后检查,以排除肿块压迫的潜在病因。检查时患者取仰卧位和站立位,可同时配合瓦尔萨尔瓦动作。精索静脉曲张可分为三度,轻度精索静脉曲张只在行瓦尔萨尔瓦试验时触及,中度精索静脉曲张无瓦尔萨尔瓦动作时可触及,重度精索静脉曲张在站立位时可以通过阴囊视诊明确,亦可触及。站立位有精索静脉曲张,平卧位时仍有精索增粗,提示有继发性因素,应怀疑有精索内肿块或继发于腹膜肿块所致的下腔静脉梗阻。

直肠指诊对男性不育的评估价值较低,但如患者有前列腺炎、前列腺增生、泌尿生殖系统结核病史等,可行直肠指诊协助诊断。

三、辅助检查

精液分析是男性不育实验室评估的基石。如果精液分析的主要参数指标低,则女方自然妊娠的概率小;精液分析参数正常时,女方妊娠机会大。然而仍需注意,不能单纯依靠精液分析结果定义可育和不育夫妇。

同一个体的不同精液样本之间可能存在明显差异,所以建议至少应检测 2 份规范收集的精液样本。如果最初的 2 份精液报告差别很大,应再次收集精液样本进行检查。如果病史提示生精功能受损,应多次收集精液样本行精液分析。分析精液结果应结合病史和体检,必要时还需进行其他检测,以明确不育的病因。

精子浓度通常是指每毫升精液中的精子数量。精子总数是指射出精液中精子的总量。无精子症指精浆中无精子,不代表射精时无精液。无精子症可由精道梗阻(梗阻性无精子症)或生精功能受损(非梗阻性无精子症)引起。所有的无精子症者精液样本应离心沉淀后检查是否存在精子。少弱精子症可能有许多病因,如精索静脉曲张、睾丸肿瘤、药物、系统性疾病等。

精子活力是评估任何形式运动的精子的百分率,特别是呈直线或较大圆周运动(前向运动)的精子的百分率。多种因素可导致精子活力下降,如精索静脉曲张、抗精子抗体、药物作用、射精障碍和系统性疾病等。不动精子并不代表死亡精子,如有超微结构缺陷(如原发性纤毛不动综合征)的精子虽不运动,但仍存活。精子活力低于 10% 时,应考虑精子超微结构缺陷的可能,应行精子存活率检测。

形态学报告是指正常形态精子的百分率。许多实验室报告精子正常形态率的低限包括 60%、30%、14% 和 4%。对精子形态学评分的解读必须考虑尝试受孕的方式:性交、宫腔内人工授精(intrauterine insemi-nation,IUI)、体外受精(in vitro fertilization,IVF)或卵胞质内单精子注射(intracytoplasmic sperm injection,ICSI)。大部分研究表明,单纯的精子形态缺陷影响妊娠最低的精子正常形态率小于 4%。但在有些情况下,精子形态率偏低时仍有妊娠可能。精子形态率与性交、IUI、IVF 妊娠率的相关性仍存在很大争议,大多数报道称精子正常形态率与 ICSI 受孕率无关。相反,某些精子超微结构缺陷(如圆头精子症),导致 ICSI 的受孕率很低。精液常规的主要参数:精子浓度、活力和正常形态率,联合评估比单独评价更具预测价值。

精液是多种泌尿生殖系统腺体分泌物的混合体。大部分精液来自精囊产生的碱性液体,在精囊管与输精管末端汇合后经射精管进入尿道,而前列腺分泌物直接排入尿道。因此,射精管梗阻可导致精液量减少,呈酸性,这种情况也见于双侧输精管缺如和双侧射精管梗阻。反之,单纯的输精管、附睾梗阻或生精功能受损,不影响精液量或 pH。精液量减少而 pH 正常可见于精液收集不全、射精障碍(如逆行射精或糖尿病),也可见于睾酮水平低下。

完整的精液分析还包括一些其他检测项目。精子聚集(又称精子凝集)指精子互相粘连,这不是指"成块"的精浆,大量精子聚集提示抗精子抗体的存在。精液中可能存在圆形无尾细胞。精液中精母细胞(不成熟精子)和白细胞外观相同。如果这些细胞存在,精液分析报告中将描述为圆形细胞。特殊的白细胞染色可以区分白细胞和精母细胞。大量圆形细胞没有诊断意义,可不予重视。尽管人工进行精液分析非常普遍,也可以尝试使用计算机精液分析系统。计算机精液分析系统可以检测更多的精子运动参数,但绝大多数情况下并未证明具有更多的临床价值。

精子存活率检查可区分死精子和不动的活精子。鞭毛缺陷(如原发性纤毛不动综合征)患者可出现不动的活精子。这种情况下,精液样本的典型表现为精子活力特别差。精子存活率可以通过染色法或者低渗肿胀试验来评估。台盼蓝和伊红都可使死精子染色,而活精子不着色,结果报告为活精子的百分率。使用染色法时,精子因暴露在染料中而被风干和杀死,因此没有可用于 ICSI 的活精子。相反,低渗肿胀试验(hypo-osmotic swelling test,HOST)对精子没有毒性,这项检测利用了精子在低渗环境中能够维持渗透压梯度的特性。活精子细胞膜膨胀,尤其是尾部,然而死精子不会膨胀。膨胀精子(活精子)可用于 ICSI。尾部膨胀精子的百分率即为精子存活率。

在使卵子自然受孕之前,精子必须获能,这使精子发生顶体反应(acrosome reaction,AR)。正常情况下,这一反应发生在女性生殖道内,在体外也可诱导。顶体反应检测是检测精子发生顶体反应的能力,可准确检测在基线水平(自发性顶体反应)已经发生顶体反应和暴露于顶体反应刺激剂后可诱导发生顶体反应的精子比例。诱导性顶体反应(induced acrosome reaction,IAR)评分是诱导性 AR 与自发性 AR 的百分率之差(又称对离子载体诱导的顶体反应评分、ARIC 或者透明带诱导的顶体反应(zona pellucida induced acrosome reaction,ZPIAR))。不育样本可能显示高水平的自发性 AR 或低水平的 IAR 评分。10%~15%精液参数正常的不育男性 IAR 评分偏低或异常。偏低的 IAR 评分通常与 IVF 受孕率偏低相关,与 ICSI 受孕率无关。

精子透明带结合试验可检测精子与透明带结合的能力。大部分试验将精子与透明带共同培养,并计数黏附于透明带的精子数量。一些检测还将已育捐献者的精子与透明带共同孵育,并计算患者精子与捐献者精子结合数量的比例(透明带指数,hemizona index)。一般认为,透明带指数低于 40%者为异常,而且与 IVF 受孕率低相关。联合应用 SAR 评分检测与透明带结合试验,可在 36%的精液参数正常者中发现异常。

精子穿透试验利用去除透明带的仓鼠卵细胞进行,它允许人精子穿透卵细胞。精子必须经历获能、顶体反应、与卵细胞膜融合、进入卵细胞浆的过程,才能发生正常受精。这项检测评分既可以计算被精子穿透卵细胞的百分率,也可以统计穿入每个卵细胞的平均精子数。其意义和临床应用指征与 AR 检测和透明带结合试验相同。由于利用仓鼠获取卵细胞的费用较高,这项检测没有广泛地开展和应用。

正常的氧代谢产生活性氧(ROS)。正常精子发挥功能需要少量的 ROS,过量的 ROS 会损伤精子 DNA 和细胞膜。ROS 可被酶或非酶类复合物等抗氧化物灭活。产生过多的 ROS 或者抗氧化物减少可导致氧化应激状态。不育男性精液中 ROS 水平高于生育男性。有许多方法可检测 ROS 的量、总体抗氧化能力以及两者间的差别,但目前尚无统一的实验室检测标准和临界值,只有一项研究报道了精液高 ROS 水平和低性交妊娠率之间的关系。关于 ROS 对 IVF 受孕率的作用,不同实验室的研究结果相互矛盾。目前还没有研究证实过量的 ROS 可提高受孕率。

精子 DNA 排列紧密以便将染色体正确传递给卵子。不育男性常存在精子染色体完整性缺陷。有许多技术可检测 DNA 完整性,最常用的是直接或间接检测 DNA 碎片。一些检测如彗星实验(comet assay)和末端脱氧核糖核酸转移酶介导的三磷酸脱氧尿嘧啶(sUTP)缺口末端标记技术(TUNEL)可直接检测 DNA 碎片率。间接检测包括精子染色体结构检测(sperm chromatin structure assay,SCSA)和精子染色质扩散(sperm chromatin dispersion,SCD)实验。尽管 DNA 碎片率较高时,统计学上性交妊娠率显著降低,但 DNA 碎片率较高者的妊娠率仍可达到 40%。已有大量研究评价 DNA 碎片率检测在 IVF 和 ICSI 中的预测价值。总之,荟萃(meta)分析显示精子 DNA 完整性与 IVF 妊娠率的关系存在微小差异。

精子荧光原位杂交(fluorescence in situ hybridization,FISH)可用来检测单个精子的染色体数量异常,即精子的染色体数量增多还是减少。但只有某些染色体可以被检测,通常是性染色体及一些常染色体,还可用于报告检测非整倍体精子(aneuploidy sperm)的百分率。正常男性大约 7%的精子为非整倍体,在严重少精子症、平衡易位或罗伯逊易位者中,精子染色体异常的比例显著增加。不育夫妇非整倍体检测没有标准临界值,但是对于染色体结构和数量异常的男性、有反复流产史、子代染色体结构或数量异常者,该检测可能具有一定价值。

四、结论

精液分析是目前评估男性不育的首要检测方法。ROS 或精子 DNA 完整性检测对男性不育也具有重要的诊断意义。精子功能检测,如顶体反应检测、透明带结合试验、精子穿透试验对于辅助生殖治疗具有一定参考价值。对于染色体异常患者,精子 FISH 检测是有力工具。对于临床医生而言,了解各种实验室检查很重要,以便选择最恰当的方式来诊断和治疗不育患者。

第三节 男性不育的治疗

不同类型的男性不育,可以选择药物或手术等不同治疗方法,特别是显微外科的发展,给男性不育的治疗带来曙光。

一、药物治疗

男性不育的药物治疗方案多样,但多数是经验治疗,仍需要大样本前瞻性临床研究提供证据,在临床工作中需规范合理用药,以达到安全有效治疗的目的。

1. 内分泌治疗 精子发生受下丘脑-垂体-睾丸轴的调控,下丘脑分泌促性腺激素释放激素,调控垂体前叶促性腺激素的分泌,垂体分泌卵泡刺激素(FSH),FSH作用于睾丸的支持细胞,使其分泌雄激素结合蛋白;黄体生成素(LH)调节睾丸间质细胞产生睾酮,雄激素结合蛋白和睾酮结合,保持生精小管中高浓度的睾酮,这有利于精子发生。男性不育的激素治疗主要针对下丘脑-垂体-睾丸轴,以改善精子发生。

(1)外源性促性腺激素替代治疗:主要针对睾丸前无精子症,这类患者由于下丘脑或垂体病变,导致体内FSH、LH水平低,继发睾丸生精功能障碍,严重者可表现为无精子症。此类患者可使用人绒毛膜促性腺激素和尿促性素治疗,如排除垂体功能异常,还可选择GnRH治疗。

(2)内源性促性腺激素分泌药物治疗:常用的药物有雌激素受体拮抗剂(如他莫昔芬、氯米芬)和芳香化酶抑制剂(如阿那曲唑、来曲唑)。他莫昔芬通过阻断雌激素的负反馈抑制效应,使垂体分泌的FSH和LH水平增加,刺激睾丸间质细胞产生睾酮,进而促进精子发生。阿那曲唑阻断雄激素转化为雌激素,睾酮水平显著升高,促进精子发生。

2. 非激素药物治疗

(1)抗氧化治疗:口服抗氧化剂可能改善精子发生的微环境,保护精子结构和功能,改善精液参数,修复不育男性的精液过氧化状态,提高生育力。临床上常用维生素C、维生素E、辅酶Q10、硫辛酸、番茄红素等药物制剂。其中,维生素E是最主要的抗氧化剂,其在体内通过对抗活性氧所导致的膜脂质过氧化损伤而发挥作用。

(2)针对能力代谢治疗:左旋肉碱可提高细胞线粒体的代谢功能,并调节睾丸支持细胞功能,改善精子发生和成熟。长链脂肪酸和磷脂等物质通过在线粒体内氧化为附睾精子提供能量,但脂肪酸不能直接通过线粒体内膜,必须由左旋肉碱转运完成。有研究发现,不育男性精浆左旋肉碱含量比正常生育男性低,补充左旋肉碱可提高精子数量和活力。

(3)改善生殖系统微循环治疗:胰激肽原酶可提高血管的弹性,促进睾丸与附睾血液循环,提供精子发生和成熟的理想微环境。

(4)抗感染治疗:多种微生物可以感染生殖系统并诱发炎症反应,精液中白细胞增多可能影响精子功能,进而引起男性不育。感染可依据临床症状和微生物学检查确诊,使用敏感抗生素治疗。

二、手术治疗

对于存在外科致病因素的男性不育患者,可采取手术治疗。尤其近几十年来男性不育显微外科的飞速发展,更加丰富了男性不育的手术治疗方法。

1. 精索静脉曲张 详见第十章第三节"遗传性因素导致的男性不育"(四、治疗)。

2. 梗阻性无精子症 因输精管道梗阻导致的梗阻性无精子症,可尝试输精管道重建手术,使患者夫妇自然妊娠。如无法复通,可尝试外科取精手术获取精子,借助辅助生殖技术生育子代。常用手术方法为显微镜下输精管吻合术和显微镜下输精管-附睾吻合术。显微外科复通率为60%~87%,累计妊娠率为10%~43%。因输精管结扎引起的梗阻,建议行显微外科吻合术,成功率较高,而且比ICSI经济。

(1)睾丸网或睾丸内梗阻:常用睾丸取精术和睾丸细针精子抽吸术进行治疗,这两种手术方式也适用于其他类型的梗阻性无精子症。

（2）附睾梗阻：因炎症等因素造成的获得性附睾梗阻可行显微镜下输精管-附睾吻合术。如果梗阻严重无法行吻合术，或手术失败，也可行经皮附睾精子抽吸术或睾丸取精术等获取精子。

（3）输精管梗阻：输精管结扎术后的近端输精管梗阻可行显微镜下输精管-输精管吻合术。如果术中探查近附睾端输精管液无精子，需考虑继发性附睾梗阻，可尝试显微镜下输精管-附睾吻合术。儿时行腹股沟疝修补术、睾丸下降固定术，或其他阴囊腹股沟区手术导致的输精管损伤，也可尝试腹腔镜联合显微镜手术再通。

（4）射精管梗阻：可行精道内镜探查，行经尿道射精管切开术或射精管囊肿切除术再通。

3. 非梗阻性无精子症　非梗阻性无精子症是由睾丸生精功能障碍导致的精液无精子，但此种类型患者仍有可能通过睾丸取精术获取精子，尤其采用显微镜下睾丸取精术，提高了精子获取率，改善了非梗阻性无精子症患者夫妇的治疗结局。

参考文献

［1］　郭应禄,周利群,译. 坎贝尔-沃尔什泌尿外科学[M]. 9 版. 北京：北京大学医学出版社,2009.

［2］　Balasubramanian R,Dwyer A,Seminara S B,et al. Human GnRH deficiency：a unique disease model to unravel the ontogeny of GnRH neurons[J]. Neuroendocrinology,2010,92(2)：81-99.

［3］　Bouchard P，Lagoguey M，Brailly S，et al. Gonadotropin-releasing hormone pulsatile administration restores luteinizing hormone pulsatility and normal testosterone levels in males with hyperprolactinemia[J]. J Clin Endocrinol Metab,1985,60(2)：258-262.

［4］　Krassas G E,Poppe K,Glinoer D. Thyroid function and human reproductive health[J]. Endocr Rev,2010,31(5)：702-755.

［5］　BarrattC L R,Björndahl L,De Jonge C J,et al. The diagnosis of male infertility：an analysis of the evidence to support the development of global WHO guidance-challenges and future research opportunities[J]. Hum Reprod Update,2017,23(6)：660-680.

［6］　Wang C,Cui Y G,Wang X H,et al. Transient scrotal hyperthermia and levonorgestrel enhance testosterone-induced spermatogenesis suppression in men through increased germ cell apoptosis[J]. J Clin Endocrinol Metab,2007,92(8)：3292-3304.

［7］　Gore A C,Chappell V A,Fenton S E,et al. Executive Summary to EDC-2：The Endocrine Society's Second Scientific Statement on Endocrine-Disrupting Chemicals[J]. Endocr Rev,2015,36(6)：593-602.

［8］　Chiu Y H,Afeiche M C,Gaskins A J,et al. Fruit and vegetable intake and their pesticide residues in relation to semen quality among men from a fertility clinic[J]. Hum Reprod,2015,30(6)：1342-1351.

［9］　Sharma R,Harlev A,Agarwal A,et al. Cigarette Smoking and Semen Quality：A New Meta-analysis Examining the Effect of the 2010 World Health Organization Laboratory Methods for the Examination of Human Semen[J]. Eur Urol,2016,70(4)：635-645.

［10］　Raman J D,Nobert C F,Goldstein M. Increased incidence of testicular cancer in men presenting with infertility and abnormal semen analysis[J]. J Urol,2005,174(5)：1819-1822.

［11］　Cooper T G,Noonan E,Von Eckardstein S,et al. World Health Organization reference values for human semen characteristics[J]. Hum Reprod Update,2010,16(3)：231-245.

［12］　Xu F,Guo G G,Zhu W B,et al. Human sperm acrosome function assays are predictive of fertilization rate in vitro：a retrospective cohort study and meta-analysis[J]. Reprod Biol Endocrinol,2018,16(1)：81.

［13］　Aitken J,Fisher H. Reactive oxygen species generation and human spermatozoa：the balance of benefit and risk[J]. Bioessays,1994,16(4):259-267.

［14］ Simon L,Carrell D T. Sperm DNA damage measured by comet assay[J]. Methods Mol Biol, 2013,927:137-146.

［15］ 夏术阶,吕福泰,辛钟成,等. 郭应禄男科学[M].2版.北京:人民卫生出版社,2019.

［16］ Attia A M,Abou-setta A M,Al-inany H G. Gonadotrophins for idiopathic male factor subfertility[J]. Cochrane Database Syst Rev,2013,(8):CD005071.

［17］ Paffenholz P,Votteler S,Nazari S,et al. Efficacy of the Oestrogen Antagonist Tamoxifen on Sperm Parameters in Patients with Idiopathic Oligoathenoteratozoospermia[J]. Urol Int,2019,103(1): 108-115.

［18］ Ring J D,Lwin A A,Köhler T S. Current medical management of endocrine-related male infertility[J]. Asian J Androl,2016,18(3):357-363.

［19］ Ghafarizadeh A A,Malmir M,Naderi Noreini S,et al. The effect of vitamin E on sperm motility and viability in asthenoteratozoospermic men:In vitro study［J］. Andrologia,2021,53 (1):e13891.

［20］ Sigman M,Glass S,Campagnone J,et al. Carnitine for the treatment of idiopathic asthenospermia:a randomized,double-blind,placebo-controlled trial[J]. Fertility and sterility,2006,85 (5):1409-1414.

［21］ Lackner J E,Herwig R,Schmidbauer J,et al. Correlation of leukocytospermia with clinical infection and the positive effect of antiinflammatory treatment on semen quality［J］. Fertility and Sterility,2006,86(3):601-605.

［22］ Smith J F,Walsh T J,Turek P J. Ejaculatory duct obstruction ［J］. Urol Clin North Am, 2008,35(2):221-227,viii.

［23］ Deruyver Y,Vanderschueren D,Van Der Aa F. Outcome of microdissection TESE compared with conventional TESE in non-obstructive azoospermia:a systematic review[J]. Andrology,2014,2(1): 20-24.

（田汝辉 李 铮）

第十章 男性不育的常见疾病及精液异常

第一节 睾丸生精功能障碍

男性睾丸体积大小与生精功能、精子总数具有重要相关性。如果睾丸体积偏小,则提示睾丸生精功能障碍的可能;若睾丸体积偏小,同时伴有 FSH 水平升高至正常参考值上限的 2～3 倍,则提示生精功能严重衰竭,预后往往不佳。

一、病因

先天性因素或获得性因素可引起不同程度的生精功能受损或者生精停滞,从而导致睾丸生精功能障碍。常见病因有如下几种。

(一)先天性因素

先天性因素主要包括无睾症、睾丸发育不良、隐睾、基因异常(如染色体核型异常,包括先天性睾丸发育不全、男性 XX 综合征、Y 染色体微缺失及其他基因突变等)、内分泌异常(如低促性腺激素性性腺功能减退症、卡尔曼综合征等)和睾丸肿瘤等。

(二)获得性因素

获得性因素主要包括创伤、睾丸扭转、生殖道感染(如附睾炎、睾丸炎、附睾结核、精囊炎等)、流行性腮腺炎合并睾丸炎、全身或局部感染、慢性系统性疾病(如肝硬化、肾衰竭等)、外源性因素(药物、细胞毒素、放疗、化疗、热损伤等)、精索静脉曲张以及医源性因素(如输精管结扎术后和其他引起睾丸供血动脉损伤或生殖管道梗阻的外科手术等)。

(三)特发性因素

特发性因素是指目前病因未知或者发病机制未知的睾丸生精功能障碍。

二、诊断

常规的诊断评估方法主要包括全身及专科体检、至少 2 次的精液分析、性激素检测、染色体检测(染色体核型分析和 Y 染色体微缺失检测)、生殖系统超声检查以及睾丸活检等。

对睾丸生精功能障碍患者应进行详尽的病史询问和仔细的体查,常常会发现一些重要的线索,如患者第二性征异常、睾丸体积和/或质地异常、精索静脉曲张、隐睾(单侧或双侧)、睾丸扭转或损伤、睾丸肿瘤、睾丸缺如、泌尿生殖道感染、男性乳房发育,以及接触环境毒素、生殖毒性药物(如合成代谢类药物等)、放射线或细胞毒性药物等。

(一)全身及专科体检

注意检查体型、男性化程度、阴毛分布及乳房发育情况,睾丸大小可采用专用的睾丸模型(Prader 模型)、测量尺或阴囊超声检查。临床上常用睾丸模型比对法测定睾丸体积,分为 1 ml、2 ml、3 ml、4 ml、5 ml、6 ml、8 ml、10 ml、12 ml、15 ml、20 ml、25 ml 共 12 个等级。临床上比对时,若睾丸体积略大于相对应模型,按照相对应模型记录,即就小不就大原则。

（二）精液分析

非梗阻性无精子症（NOA）患者精液量往往正常,需要对精液进行离心（WHO 推荐转速为 3000 g/min,离心 15 min）,取沉淀物于 200× 显微镜下镜检。建议所有样本行巴氏染色,识别各种非精子细胞,如白细胞、脱落的上皮细胞、支持细胞以及未成熟的生精细胞等,并由另一技术员进行核对复检。

（三）性激素检测

对于原发性睾丸生精功能障碍患者,往往会有高促性腺激素的临床表现,如 FSH 和 LH 水平升高合并正常或降低的睾酮（T）水平等。FSH 水平往往能提示睾丸生精功能正常与否,FSH 水平在正常参考值上限,则提示睾丸生精功能受损;FSH 水平明显超过正常参考值上限的 2 倍,则提示睾丸生精功能障碍,即 NOA。但当生精细胞数量正常,而存在生精阻滞时,FSH 水平多在正常范围内。对于每一个患者而言,FSH 水平尚无法准确预测睾丸的生精功能,例如,生精功能障碍的患者可以有正常的睾丸体积和 FSH 水平,但仍然无法在精液中找到精子。因此,建议结合 FSH、LH、T 以及抑制素 B 等综合判断。

（四）染色体检测

如果患者存在染色体核型异常或 Y 染色体微缺失,则具有明确的诊断价值。如先天性睾丸发育不全是最常见的性染色体异常,患者染色体核型主要是 47, XXY。

（五）生殖系统超声检查

这类患者进行生殖系统超声检查,可能没有明显的生殖道梗阻征象,而睾丸体积往往偏小（小于 10 ml）。如果睾丸内血运丰富,提示炎症存在,或有睾丸微石症、异常回声等,均有一定提示意义。

（六）睾丸活检

睾丸活检可以作为一种诊断性治疗,术中找到的精子可以用于卵胞质内单精子注射（ICSI）治疗。尽管通过诊断性睾丸活检可以明确患者睾丸是否存在生精功能受损或生精阻滞,但对 NOA 患者而言,一方面,睾丸活检仍无法对之后进行的取精术再次找到精子提供准确的预测。另一方面,无论一次诊断性睾丸活检是否发现精子,都无法预测在术侧睾丸的其他位置或对侧睾丸能否找到精子。

三、治疗

对于睾丸生精功能障碍的患者,可尝试对因治疗或经验性药物治疗,如药物治疗无效,则可选择各类取精术或睾丸活检以明确睾丸精子发生状况。

（一）药物治疗

目前尚无针对原发性睾丸生精功能障碍患者的特效药,部分经验性药物治疗取得了一定疗效,但尚存在争议。

1. 克罗米芬 通过提高血清 FSH 和 LH 水平,促进睾丸产生睾酮,从而促进或改善精子发生。有研究显示,应用枸橼酸氯米芬可促进特发性无精子症患者产生精子或提高睾丸取精成功率,但精子的畸形率较高。起始剂量为每天口服 50 mg,治疗期间需要严密监测血清睾酮水平。

2. 芳香化酶抑制剂 部分 NOA 患者睾酮水平（ng/dl）与雌二醇（E_2）水平（pg/ml）的比值偏低（< 10）。芳香化酶抑制剂通过抑制芳香化酶从而抑制雄激素转化为雌激素,升高睾酮水平,从而促进精子成熟和精子数量增加。有文献报道,每天口服芳香化酶抑制剂睾内酯 100~200 mg,能有效升高血清睾酮水平,可能利于精子发生。其他临床上可选择的药物有阿那曲唑和来曲唑等。

3. 促性腺激素类药物 既然研究表明 FSH 水平升高会导致支持细胞受体脱敏,外源性补充 FSH 可能促进精子发生。一些研究尝试使用人绒毛膜促性腺激素（hCG）、人尿促性素（hMG）或重组 FSH,结果显示这些药物可能导致睾丸内睾酮水平升高,促进精子发生。

（二）睾丸取精术联合 ICSI

通过睾丸精子抽吸术或睾丸活检找到的精子可用于 ICIS,治疗前需进行遗传咨询。睾丸显微取精术相比传统的取精术增加了获得精子的概率。对唯支持细胞综合征、先天性睾丸发育不全、睾丸萎缩、隐睾和有睾丸炎病史的患者,采用睾丸显微取精术可显著提高取精成功率。一般选择在睾丸正中做长约 2/3 睾丸周径的水平切口,暴露生精小管后,在手术显微镜下仔细观察寻找,将饱满的生精小管进行分离,由胚胎实验室技术员即刻找寻精子,需将睾丸生精小管撕开镜检。如能找到精子,可直接用于 ICSI 或将精子冷冻保存。

有研究显示,睾丸体积<2 ml 的患者相比睾丸体积较大者,睾丸显微取精术的取精成功率、ICSI 临床妊娠率、胎儿活产率等均无明显差异。因此,对于所有 NOA 患者(包括睾丸体积<2 ml 者),在明确告知患者手术风险的情况下,均可以尝试睾丸显微取精术取精。

对于经药物治疗和睾丸取精失败的患者,建议行供精人工授精。

(段永刚)

第二节　遗传性因素导致的男性不育

遗传性因素是导致男性不育的重要因素。研究报道,染色体异常者在不育男性中的占比为 4%～5%,而在正常人群中仅为 0.5%～0.7%。因此,男科医生必须对与基因异常相关的男性不育有清晰的认识,由此才能为患者提供准确的生育治疗意见。通过 IVF 或 ICSI,严重少、弱、畸形精子症患者可有自己的生物学后代。无精子症患者还可以通过各类精子抽吸术获取精子后行 ICSI。但是,不育男性的精子出现非整倍体、染色体结构异常、精子 DNA 损伤的概率较高,借助人类辅助生育技术,这些异常基因有可能传递给子代。目前,临床上常规进行外周血染色体核型分析,对于特殊病例,也可行全基因组 DNA 筛查以及精子染色体异常的筛查。

一、染色体异常

染色体异常包括染色体数目异常(如三染色体性)和结构异常(如倒位或易位)。对于男性不育患者,性染色体异常最常见,其次为常染色体异常。大规模数据分析显示,9766 例男性不育患者(无精子症、少精子症)中,出现染色体异常的概率是 5.8%。其中,性染色体异常占 4.2%,常染色体异常占 1.5%。而在 94465 例男性新生儿中,有 131 例(0.14%)存在性染色体异常,232 例(0.25%)存在常染色体异常。在睾丸功能缺陷患者中,出现染色体异常的概率更高。精子浓度低于 $5.0\times10^6/ml$ 的患者,主要的常染色体结构异常发生率是普通人群的 10 倍。NOA 患者是染色体异常(尤其是性染色体异常)的高危人群。

不同精子浓度的患者,发生染色体畸变的概率不同。对于无精子症或者严重少精子症患者(精子浓度 $<1.0\times10^6/ml$),需要进行染色体核型分析。如果伴侣有复发性流产、先天畸形或精神发育迟滞的家族史,无论精子浓度如何,均应该进行染色体核型分析。

(一)性染色体异常(先天性睾丸发育不全及其嵌合型)

先天性睾丸发育不全是最常见的性染色体异常疾病,相比于正常男性,患者多了 1 条 X 染色体。男性患病率为 0.2%,患者父母双方中一方配子减数分裂时不分离,导致非嵌合型先天睾丸发育不全(约占 90%),而胚胎细胞减数分裂时不分离则形成嵌合型先天性睾丸发育不全(46,XY/47,XXY)。成年患者表型为男性,睾丸小且质地偏硬,生精细胞缺失,乳腺增生和高促性腺激素是其典型表现,还有女性化毛发分布、体毛较少等雄激素缺乏体征。由于骨骺线闭合延迟,手臂和腿部修长。新近研究表明,绝大多数患者伴有睾丸萎缩,但男性乳腺增生和女性体态仅在不到一半的患者中出现。某些患者还会出现智力障碍和其他精神心理障碍。

先天性睾丸发育不全患者的睾丸支持细胞功能受损,睾酮水平正常或降低,50%～60%患者总睾酮和游离睾酮水平降低,而雌激素水平正常或上升,睾酮/E_2 值下降,这被认为是男性乳腺增生的主要原因。

由于睾丸生精小管受损,血清 FSH 水平明显升高,而 LH 水平升高或正常。尽管患者雄激素水平较低,但性欲多正常,可根据患者的年龄选择雄激素替代治疗。由于具有完全的男性化特征,患者往往在成年后因不育就诊时才被确诊。嵌合型先天性睾丸发育不全患者临床表现较轻,且多有生精细胞和精子,个别病例甚至可以自然受孕。

既往研究通过精子荧光原位杂交(fluorescence in situ hybridization,FISH)技术发现,先天性睾丸发育不全患者的精子发生性染色体异常以及常染色体非整倍性(13、18、21 号染色体二体性)的概率比正常人增加。因此,如何通过 ICSI 形成正常染色体胚胎是目前关注的重点。以往有研究报道,嵌合型先天性睾丸发育不全患者产生 24,XY 精子的概率是 0.9% 和 7.0%,非嵌合型先天性睾丸发育不全(47,XXY)患者为 1.36%~25%。

对先天性睾丸发育不全患者进行睾丸活检,病理结果大多为生精小管硬化,偶可发现有支持细胞和精子的生精小管。如通过睾丸显微取精,约 30% 合并无精子症患者可找到精子。取精成功率与患者年龄有关,年龄越小,找到精子的概率越高。对青春期前或围青春期的先天性睾丸发育不全男孩施行睾丸显微取精术,并将获取的睾丸精原干细胞进行冷冻保存,目前仅限于科学研究,尚未用于临床实践。现在已有大量先天性睾丸发育不全患者的健康子代出生,而且只是通过普通的 ICSI 而非植入前遗传学诊断(PGD)实现。也有受孕后出现 47,XXY 胎儿的报道。

研究发现,先天性睾丸发育不全患者夫妇使用 PGD 结合 ICSI 治疗后获得的 113 个胚胎中,正常胚胎率明显低于一般夫妇,分别为 54% 和 77.2%。正是由于胚胎发生性染色体或常染色体异常的概率较高,子代发生糖尿病、心脏病和肿瘤的风险较高,因此建议先天性睾丸发育不全患者夫妇接受辅助生殖治疗前进行遗传咨询,并进行 PGD 或羊水穿刺分析。

先天性睾丸发育不全患者最好每年接受随访,如果检测发现雄激素缺乏,则在完成生育任务后应接受雄激素替代治疗。不少研究发现,先天性睾丸发育不全患者发生各种肿瘤的概率高于一般男性(如发生乳腺癌的概率是正常人群的 50 倍以上),但不少研究持反对意见。

(二)常染色体异常

当夫妇双方中男性存在常染色体异常,在进行辅助生殖治疗(IVF/ICSI)前,需要接受遗传咨询。最常见的常染色体异常是罗伯逊易位(Robertsonian translocation)、相互易位、倒位、臂内倒位和标记染色体等。明确这些染色体结构异常非常重要,因为这将增加胎儿染色体非整倍性及不平衡的发生率。对于先天性睾丸发育不全患者,进行精子 FISH 分析可以更好地进行子代风险评估,但并非所有实验室都能开展此类项目。对染色体易位患者实施 IVF/ICSI 前,应先进行 PGD 或妊娠后进行羊水穿刺。

(三)精子染色体异常

染色体核型正常或异常的男性,均可通过 FISH 技术检测精子染色体。精子非整倍性(尤其是性染色体非整倍性)与睾丸生精功能障碍、染色体易位密切相关。

二、遗传基因缺陷

(一)X 连锁遗传病与男性不育

每个男性仅有 1 条 X 染色体,当出现与 X 染色体连锁的隐性缺陷时,会将其传递给女性后代,使其成为携带者,而非男性后代。

(二)卡尔曼综合征

卡尔曼综合征患者有低促性腺激素性腺功能减退和嗅觉缺失的症状,也可能有其他临床症状,如颜面部不对称、腭裂、色盲、耳聋、隐睾及单侧肾发育不全等。这些综合征与位于 X 染色体的 kALIG-1 基因突变有关,也可能和其他几个常染色体改变有关。通过激素替代治疗,患者可有效恢复生精功能而达到自然生育。因此,在接受治疗前建议进行基因筛查,但目前只有一些专门的遗传实验室能进行这样的基因检测。

在接受促性腺激素治疗后,大部分患者有可能实现自然生育,即便只产生少量精子。明确相关基因(包括缺陷基因)是 X 连锁还是位于常染色体上,是显性还是隐性,将有助于遗传咨询,判断将缺陷基因传递给子代的风险。

(三)轻度雄激素不敏感综合征

雄激素受体(androgen receptor,AR)基因位于 X 染色体长臂上,AR 基因突变可以导致从轻度到完全的雄激素不敏感。完全的雄激素不敏感综合征具有典型的临床表型:女性化的外生殖器和阴毛缺失。部分雄激素不敏感综合征患者的表型可以从女性型(外生殖器性别不明显)到男性型(小阴茎、会阴型尿道下裂、隐睾等)不一。

轻度雄激素不敏感综合征患者会有不育的风险。在生殖器发育正常的患者中,因 AR 障碍导致男性不育的情况是罕见的,仅有少量突变型在不育或生育男性中被报道。

(四)其他 X 连锁异常

在 X 染色体上发现了许多睾丸特异性基因或多种表达模式,特别是减数分裂相关基因在 X 染色体上的表达比在常染色体上显著增多。但是,现有资料显示仅有一些基因在小范围人群中被筛查出,这些人与不育可能没有相关性。

三、Y 染色体微缺失

Y 染色体微缺失的主要区域为 AZFa、AZFb 和 AZFc。一个或多个 AZF 区的部分或完全缺失是导致严重少精子症或无精子症常见的分子遗传学因素。在每一个 AZF 区,都有数个精子发生候选基因。由于 AZF 区变异多为区域缺失而不是某个基因的缺失,因此无法从 AZF 区域缺失导致的表型来推断某个基因的功能,并且无法判断 AZF 区的基因是否都参与了精子发生。

单个基因的特异性缺失仅在 AZFa 区有过报道。研究表明,USP9Y 基因并不是生精过程的关键基因,更像是生精过程中起调节作用的基因。

Y 染色体微缺失的临床意义如下。

(1)在健康男性中,没有发现 Y 染色体微缺失与生精功能障碍间有明确的因果关系。

(2)无精子症患者中 Y 染色体微缺失者的比例为 8%～12%,少精子症患者中 Y 染色体微缺失者的比例为 3%～7%。

(3)精子浓度>5×10^6/ml 的男性出现 Y 染色体微缺失的情况极为罕见。

(4)AZFc 区缺失是最常见的类型(65%～70%),其次是 AZFb 区缺失和(AZFb＋AZFc)区缺失或(AZFa＋AZFb＋AZFc)区缺失(25%～30%),最罕见的是 AZFa 区缺失(5%)。

(5)完全的 AZFa 区缺失主要表现为唯支持细胞综合征,而完全的 AZFb 区缺失则和生精功能障碍相关。完全的 AZFc 区缺失可能会出现从无精子症到少精子症的各种不同的表型。

(6)完全的 AZF 区缺失不会增加隐睾或睾丸肿瘤的发生风险。Y 染色体不同区段缺失导致不同的表型,使 Y 染色体微缺失检测成为一种诊断工具,并用于睾丸取精术取精可能性的预测。

(7)Y 染色体微缺失检测:AZF 区缺失检测的指征根据患者的精子数量来决定,主要针对无精子症或严重少精子症患者。目前,Y 染色体微缺失检测已在常规的遗传实验室普遍开展。

(8)Y 染色体微缺失的遗传咨询:Y 染色体微缺失将全部传递给男性后代,因此在孕前需要进行相关的遗传咨询。但缺失情况无法完全预测男性后代的生精功能障碍程度,这主要是由于生殖功能受到多方面因素(如基因背景和环境因素等)的影响。AZFc 区缺失男性的精子有很大一部分存在性染色体缺失,这就使得任何子代都有可能发育成特纳综合征(45,X),以及其他与性染色体嵌合体相关的表型。

尽管理论上存在这样的风险,但 Y 染色体微缺失患者的子代表型多正常,这可能与 45,X 核型的胚胎较难着床以及自然流产率较高有关。对 Y 染色体微缺失患者施行 ICSI 后,需要对其男性后代的生育状况进行长期的观察随访,甚至建议他们的后代在青年时期进行精子冷冻保存。

(9)Y 染色体 gr/gr 缺失:gr/gr 缺失是 AZFc 区的一种新的 Y 染色体缺失类型,这种缺失影响 AZFc

区的一半基因,该类型患者有比普通人高 2.58 倍的风险成为少精子症患者。在少精子症患者中,出现 gr/gr 缺失的比例低于 4%。以往研究表明,gr/gr 缺失是导致生精功能障碍的高危因素。一项较大规模的多中心研究表明,gr/gr 缺失是睾丸生殖细胞肿瘤发生的危险因素,但还需更多的研究证实。值得注意的是,部分 AZFc 区缺失(gr/gr 和 b_2/b_3)到了下一代可能转变为完全性 AZFc 区缺失,因此遗传咨询必不可少。

(10)常染色体缺陷合并严重表型异常,与男性不育的一些遗传病、常见的表型异常及不育有关,包括 Prader-Willi 综合征、巴尔得-别德尔综合征、努南综合征、强直性肌营养不良、常染色体显性多囊肾、5α-还原酶缺乏症等。存在这些缺陷的患者在儿童时期就已确诊,在其生育问题上需要进行整体评估,并且充分分析患者夫妇是否有能力照顾好后代。

综上,Y 染色体微缺失检测的指征主要根据患者的精子浓度决定,该检测主要针对无精子症或严重少精子症患者(精子浓度≤$5×10^6$/ml)。

四、纤维囊性变

纤维囊性变(cystic fibrosis, CF)是一种致命的常染色体隐性遗传病,是高加索人最常见的基因疾病。人群中有 4% 是基因突变携带者,突变主要涉及位于 7 号染色体短臂上的囊性纤维化跨膜转导调节因子(cystic fibrosis transmembrane conductance regulator, CFTR)基因。该基因编码的膜蛋白具有离子通道功能,并影响射精管、精囊、输精管及附睾远端 2/3 的形成,由此导致梗阻性无精子症。

研究显示,梗阻性无精子症的发生率在不同国家有所不同。临床诊断时,输精管缺如很容易漏诊。因此,无精子症患者,尤其是精液量少于 1.5 ml、pH<7.0 的患者应进行仔细检查。一项研究发现,在英国爱丁堡,OA 患者中约 2% 是先天性双侧输精管缺如(CBAVD)者,这可能与 CFTR 基因突变有关。常见的突变类型是 F508、R117H 以及 W1282X,突变频率及突变的表型与患者的种族相关。

随着越来越多的基因突变被明确和检测到,几乎所有的 CBAVD 男性都可能检测出携带突变基因。然而,对患者检测所有已知的突变基因并不切实可行,因为许多变异在某些人群中的发生率极低。因此,基因检测通常针对的是该人群中较常发生突变的基因。通常情况下 CFTR 基因会被检出 2 个等位基因均突变,但在大多数 CBAVD 患者中,只能检出 1 个等位基因发生突变。在这些检出杂合子的病例中,可能还存在另一个未知变异,或者这些病例是因另一种机制而致病。2/3 的 CBAVD 男性中存在 CFTR 基因非编码区的 5T 的变异,这个 5T 的变异现已被证实是一种温和的 CFTR 基因突变,每一位 CBAVD 患者都应检测该位点。CBAVD 是一种隐性遗传病,如果常规检测没有发现二次突变,那么下一步就是对全部基因进行测序。CBAVD 患者通常有轻度纤维囊性变的临床表现。对于 CBAVD 患者,检测配偶的 CFTR 基因突变也非常重要。如果女方被发现是 CFTR 基因突变携带者,那么夫妇双方必须认真考虑是否要用男方的精子进行 ICSI。若父母是携带者,其后代出现 CF 或 CBAVD 的概率高达 50%。如果女方没有已知的突变,则未知突变的携带风险约为 0.4%。

(一)单侧或双侧输精管缺如/异常和肾异常

单侧输精管缺如常合并同侧肾缺如,这两个问题可能因不同基因异常而非 CFTR 基因异常所致。对这部分人,并不需要进行 CFTR 基因突变筛查。单侧输精管缺如的患者通常可以生育,且常常是在准备行输精管结扎术时才发现这一问题。对于单侧输精管缺如但同侧肾正常的患者,需要进行 CFTR 基因突变筛查。单侧或双侧输精管异常患者都应该进行腹部超声检查,可能会发现单侧输精管缺如合并同侧肾缺如、双侧血管异常及肾异常,如骨盆易位肾。

(二)未知的基因异常

由于目前报道的可能参与男性精子发生过程的基因有很多,因此与男性生精功能相关的候选基因中存在的多态性或突变,可能是大部分先天性生精功能障碍的发生原因之一。但是,目前除了 Y 染色体相关基因外,仍然没有发现其他的临床相关基因突变或多态性与男性不育具有显著相关性。

ICSI 使得以往被认为绝对不育、生精功能障碍和严重少精子症的男性有机会成为生物学父亲。但是,由于 ICSI 可以使缺陷精子绕过自然选择过程,ICSI 有可能导致新生儿合并出生缺陷。统计数据表明,与一般人群相比,通过该技术出生的新生儿先天畸形发生率有所增加。ICSI 新生儿有较高的性染色体新发变异(比自然生育高 3 倍)和父系遗传的染色体结构异常的风险。目前 ICSI 的适应证不断被扩展,包括尚未成熟的精子的授精。因此,通过父亲的临床和分子诊断结果,持续地对胎儿畸形率进行分组跟踪分析尤为重要。

(三)精子 DNA 碎片率

合并少精子症的患者的精子 DNA 损伤情况更严重,因此少精子症患者的精子 DNA 碎片率显著增加,较高的精子 DNA 碎片率将会降低自然生育的概率,增加早期流产的风险。

(四)遗传咨询与 ICSI

患者夫妇在接受 ICSI 助孕治疗之前,需要全面告知他们后代风险。如果 ICSI 将影响到后代,从伦理上不推荐行 ICSI。如果夫妇双方都携带基因缺陷(如 CFTR 基因突变),则后代出现临床问题的概率高达 50%,若患者仍坚持要求 ICSI,则建议行 PGT。

(段永刚)

第三节　精索静脉曲张

一、概述

精索静脉曲张是指睾丸蔓状静脉丛异常扩张。在普通男性群体中,精索静脉曲张发病率约为 15%;在不育症男性患者中,精索静脉曲张发生率为 35%～40%。因此,精索静脉曲张被认为与男性不育相关,是最常见的男性不育相关疾病。

精索静脉曲张影响生育的确切机制尚未阐明,精索静脉曲张手术治疗对生育的影响仍存在争议。精索静脉曲张的修复方法有多种,包括开放性手术、腹腔镜手术、血管栓塞手术等。相较于其他手术,显微镜下精索静脉结扎术因治愈率高、并发症发生率低而成为最佳手术方式。

随着体外受精(IVF)和卵胞质内单精子注射(ICSI)技术的出现,有学者开始质疑精索静脉曲张治疗的必要性。然而,显微镜下精索静脉结扎术比辅助生殖技术创伤更小,治疗费用更低,妊娠方式更自然,因此全面理解精索静脉曲张及掌握显微镜下精索静脉结扎术对治疗男性不育非常重要。

二、病因

一般认为精索静脉曲张在青春期开始发病,青春期时男性腹腔内压力增高,可能导致睾丸血流增加和精索静脉过度充盈。

精索静脉曲张与解剖学因素有关。左侧精索静脉垂直汇入左肾静脉,右侧精索静脉斜行汇入下腔静脉,因此左侧精索静脉回流压力比右侧大,这一解剖学差异导致左侧精索静脉曲张多见。静脉瓣膜功能不全引起静脉血反流是发生精索静脉曲张的另一原因。多种因素可能导致精索静脉曲张而引起睾丸病理改变,包括高温、过氧化应激、缺氧等。阴囊温度升高可能是精索静脉曲张影响睾丸内分泌和精子发生的主要原因,这两者都对温度升高敏感。在精索静脉曲张男性和实验诱导的精索静脉曲张动物模型中,阴囊温度升高,而精索静脉结扎可降低阴囊温度。

肾上腺和肾代谢物质反流也是精索静脉曲张的发病机制。早期解剖学及影像学研究证实肾静脉血液可反流至精索静脉,引起代谢产物蓄积。肾静脉反流引起精索静脉压力增大,这也可能是诱发精索静脉曲张的原因。

三、诊断与分类

关于精索静脉曲张的临床研究使用了多种分级系统来描述病变的严重程度。目前应用最广泛的临床分级系统将精索静脉曲张分为以下三级。

Ⅰ级(轻度):仅在做瓦尔萨尔瓦动作时可触及扩张迂曲的静脉。

Ⅱ级(中度):无瓦尔萨尔瓦动作时即可触及扩张迂曲的静脉,但不能看见。

Ⅲ级(重度):平静呼吸时,通过阴囊皮肤可见扩张迂曲的静脉。

当临床检查有困难(如肥胖、有阴囊手术史、睾丸高位等)时,阴囊多普勒超声检查是最有价值的协助诊断方法,并可同时测量睾丸体积。超声检查对术后复发或持续性精索静脉曲张也有诊断价值。目前尚无明确的超声诊断标准。有学者认为,超声探及 2 条或 3 条以上直径大于 3.0 mm 的静脉,做瓦尔萨尔瓦动作时可见静脉反流符合精索静脉曲张的诊断。对于体检时未触及精索静脉曲张,而在超声检查时发现以上征象者,可诊断为亚临床型。国内一般采用以下标准。

Ⅰ度:超声检查平静呼吸时精索静脉最大内径为 2.2～2.7 mm,做瓦尔萨尔瓦动作时有反流,反流时间 2～4 s。

Ⅱ度:超声检查平静呼吸精索时静脉最大内径为 2.8～3.1 mm,做瓦尔萨尔瓦动作时有反流,反流时间 4～6 s。

Ⅲ度:超声检查平静呼吸时精索静脉最大内径≥3.1 mm,做瓦尔萨尔瓦动作时有反流,反流时间≥6 s。

在诊断精索静脉曲张时,需要注意是否存在内脏转位或腹膜后肿瘤,平卧后不能缓解的精索静脉曲张往往提示继发性精索静脉曲张。另外,男性精索静脉曲张伴不育的检查应包括精液分析和性激素检测。

四、治疗

精索静脉曲张可以通过以下方式治疗。

1. 一般治疗 对于轻度精索静脉曲张,临床症状不明显,尤其是未婚年轻人或已婚生育正常者可不予处理。若有轻微症状,可用阴囊托带促进血液回流,减轻临床症状。精索静脉曲张伴精液质量下降的患者,可首先采用保守治疗,包括改善生活方式、口服改善精子质量的药物等。

2. 药物治疗 对于一般治疗无效的患者,可使用药物治疗,治疗精索静脉曲张的药物主要有黄酮类(如柑橘黄酮片)、七叶皂苷类(如迈之灵);改善疼痛等症状的药物,如非甾体抗炎药(如洛索洛芬钠片)、麻醉药物(精索局部注射);改善精液质量的药物(如芳香化酶抑制剂、左卡尼汀、维生素 E 等);中药治疗应在明确证候的情况下对症治疗。

3. 手术治疗 成年患者精索静脉曲张手术的适应证包括精索静脉曲张伴不育或症状性精索静脉曲张。基于美国泌尿外科协会(American Urological Association,AUA)男性不育最佳临床策略,尝试妊娠的夫妇符合以下所有标准,有精索静脉曲张的男方应接受治疗:①精索静脉曲张可触及;②男方有一项或多项精液参数异常或精子功能异常;③夫妇明确不孕不育;④女方具有正常生育力或可纠正的不孕症。对于精液参数正常或亚临床型精索静脉曲张男性,不推荐行手术治疗。

对青少年精索静脉曲张的处理存在很大争议。青少年精索静脉曲张往往没有症状,多在体检时偶然发现。极少数青少年患者会有睾丸疼痛等不适症状,或因自己在家中发现阴囊肿块而就诊。不推荐对所有青少年精索静脉曲张进行预防性治疗,因为很少有证据能证明精索静脉曲张对青少年患者成年后生育力有影响。精索静脉曲张侧睾丸体积减小,是判断青少年患者有手术必要的首要标准。睾丸体积减小定义为精索静脉曲张侧睾丸体积比正常对侧小 2 ml,或小于正常对侧睾丸体积的 20%。严重症状性(疼痛)精索静脉曲张,或双侧可触及精索静脉曲张伴睾丸萎缩也是青少年患者的手术适应证。精索静脉曲张术后,受影响的睾丸可以有"追赶性"的生长发育。

精索静脉曲张手术方式有多种,包括腹膜后精索静脉结扎术、传统的腹股沟开放性手术、腹腔镜手术、经腹股沟途径的显微镜精索静脉结扎术、经腹股沟下途径的显微镜精索静脉结扎术和介入栓塞术。与非显微镜手术相比,显微镜精索静脉结扎术成功率高,并发症发生率低,是目前国际上推荐的手术方式。与经腹股沟途径的显微镜精索静脉结扎术相比,经腹股沟下途径的显微镜精索静脉结扎术不需要打开腹外斜肌腱膜,术后疼痛较轻,患者恢复快,但由于手术位置更低,血管数量更多,因而经腹股沟下途径的显微镜精索静脉结扎术比经腹股沟途径的显微镜精索静脉结扎术更具有挑战性。

经腹股沟下途径的显微镜精索静脉结扎术采用以腹股沟外环为中心的 2.0～3.0 cm 斜形切口。暴露精索后,通过牵拉精索并向上推动睾丸将精索提出切口,即可暴露引带静脉和精索外静脉,分别分离结扎后还纳睾丸,然后在 8～15 倍手术显微镜下检查精索,结扎精索内静脉,保护精索内动脉、淋巴管、输精管及其周围血管。术中使用微型多普勒可辅助判断动脉,一旦确定动脉,应将其与周围组织分离并予以保护。

(田汝辉　李　铮)

第四节　隐　　睾

一、概述

隐睾指男性出生后 4 个月内睾丸未自行降入阴囊,可能为睾丸缺如或睾丸未降,临床表现为阴囊空虚,同时伴有阴囊发育不良。大约 10% 的隐睾病例为双侧隐睾,在单侧隐睾中,以左侧隐睾为主。隐睾最常位于外环口处,其次是腹股沟管内,再次是腹腔。大约 20% 的隐睾男婴至少有一侧睾丸不能被触及。

二、病因

睾丸经腹股沟管下降始于妊娠第 28 周,是机械性因素、激素和神经递质相互作用的结果。腹腔内压改变、鞘状突未闭、引带退化、雄激素、促性腺激素、抗缪勒管激素(AMH,又称抗米勒管激素)和降钙素基因相关肽等都发挥了一定作用。

与睾丸正常下降相比,人们对睾丸未降的发病机制了解不多。睾丸正常下降相关因素的任何改变都可能导致睾丸未降。有人认为,宫内促性腺激素缺乏、AMH 减少和胎盘雌二醇表达增加都是睾丸未降的促发因素。

三、诊断与分类

1. 可触及的睾丸　对于可触及的睾丸,主要的鉴别诊断包括真性睾丸未降、回缩性睾丸和异位睾丸。真性睾丸未降,即自出生后可在腹股沟管或腹股沟管外环口处触及睾丸,当检查者的手沿着腹股沟管移动时,可触及活动的睾丸,患者可有不适感。回缩性睾丸指其可位于阴囊低位,也可上升至阴囊根部,甚至腹股沟管外环口处。异位睾丸指睾丸不在阴囊处或阴囊以上位置,而在身体其他部位,如对侧腹股沟区、臀部等。

2. 单侧不可触及的睾丸　主要考虑真性睾丸未降、睾丸未发育和异位睾丸,通常需行手术探查来鉴别。如为真性睾丸未降,则沿正常睾丸下降路径可发现睾丸、附睾和输精管;如为睾丸未发育,往往无法触及睾丸;如为异位睾丸,可在异常位置发现睾丸、附睾和输精管。一项纳入了 447 例不可触及睾丸的回顾性病例系列研究中,手术时发现其中 41% 的睾丸萎缩或缺如,20% 的睾丸位于腹腔内,30% 的睾丸位于腹股沟管内,还有 9% 的睾丸位于其他部位。

3. 双侧无可触及的睾丸　对于表型为男性但双侧无可触及睾丸的患者,可考虑的诊断包括性发育异常(DSD)、真性睾丸未降、先天性无睾症和双侧睾丸萎缩。

四、治疗

隐睾影响生育,且使睾丸癌的风险增加,因此需积极治疗。对于隐睾患儿,可先尝试激素治疗,但尚未证实其对诱导睾丸下降的有效性。有人认为,大多数出生时未降的睾丸会在出生后 4 个月内降至阴囊。如果 4 月龄时仍未下降,则其下降的可能性不大,此时通常需通过手术将睾丸固定于阴囊。隐睾常通过外科手术进行治疗,如果能够及早纠正隐睾,男性不育和睾丸癌的发生风险也有可能降低。外科手术可将未发生恶变的睾丸下降固定于阴囊,如睾丸已恶变,则需切除。阴囊内睾丸固定还可降低睾丸扭转的风险,也方便睾丸检查。

1. 激素治疗 给予促性腺激素或促性腺激素释放激素可以刺激睾酮生成增加,诱导睾丸下降。各项研究报道的睾丸下降率差异较大,从 9% 到 62% 不等。睾丸最初的位置可能影响成功率,睾丸离腹腔越远,则下降率越高。药物治疗不良反应为轻度和暂时性,一般在治疗 6 个月内可以缓解。最常见的不良反应是过度男性化(如毛发生长、阴茎增大和勃起)和攻击行为。

2. 外科治疗 对于隐睾患儿,建议在 1 岁前完成睾丸下降固定术。尽早行睾丸下降固定术可促进睾丸生长,提高生育潜力。青春期前治疗睾丸未降也可以降低睾丸癌的发生风险,可较早发现睾丸肿瘤,并防止睾丸扭转发生。成人隐睾多数选择睾丸切除,但目前有学者提倡行睾丸下降固定术,并严密随访观察,如发现恶变再行睾丸切除。

(1)可触及的睾丸:行睾丸下降固定术,将睾丸和精索与周围附着结构游离,将睾丸纳入阴囊肉膜外间隙并缝合固定。该操作可经腹股沟和/或阴囊切口进行。如果睾丸的外观和大小正常,且睾丸血管足够长,可行一期睾丸下降固定术,一期手术平均成功率为 96%。手术最重要的并发症是睾丸萎缩,总发生率是 1.8%,与继发于睾丸血管游离和/或术后水肿和炎症引起的缺血性损伤有关。其他可能的并发症包括睾丸位置再次升高、腹股沟疝、感染和出血。术后至少 3 个月需再次评估睾丸的大小和位置。

(2)不可触及的睾丸:术前可使用超声检查等影像学检查来定位隐睾,但影像学检查的敏感性和特异性不高,有时无法满足手术需求。对于不可触及的睾丸,外科探查既有诊断作用,也具有治疗作用。手术首先要确定是否存在睾丸,再将有活力的睾丸固定在阴囊内,将没有活力的睾丸残余或恶变睾丸切除。约有 10% 隐睾血管是盲端,这提示睾丸缺如。

手术可采取开放性手术和腹腔镜手术。部分患者在全身麻醉后可触及睾丸,从而避免腹腔探查。腹腔镜手术进入腹腔探查腹股沟管内环,确定鞘状突是否关闭,检查睾丸血管。若发现精索血管的盲端,则证实睾丸缺如,不需要切开腹股沟即可终止手术。如果看见睾丸血管和输精管穿出腹股沟管内环口,则需要进行腹股沟探查。若腹腔探查发现腹内睾丸,则行睾丸切除或睾丸下降固定术。

(田汝辉 李 铮)

第五节 性功能障碍

一、概述

正常男性性功能需要血管、神经、激素和心理的相互作用。随着年龄的增长,男性性功能障碍越来越常见,主要包括勃起功能障碍(erectile dysfunction,ED)、性欲减退和射精障碍。针对不同类别的男性性功能障碍,目前已经开发了许多有效的治疗方法。

二、病因

(一)勃起功能障碍

引起 ED 的危险因素有很多,包括高龄、心血管疾病(cardiovascular disease,CVD)、糖尿病、高血压、肥胖、血脂异常、吸烟、抑郁和用药等。

1. 心血管疾病 一方面,CVD 及其危险因素会增加 ED 的发生风险;另一方面,ED 也是今后发生 CVD 的早期预警征象。ED 和 CVD 有许多共同的危险因素,它们的病理生理学机制均由内皮功能障碍介导。

2. 内分泌疾病 糖尿病患者发生 CVD 和 ED 的风险均较高。此外,ED 是糖尿病患者发生 CVD 的预测事件,糖尿病患者的 ED 发病率随年龄而升高。一项大型社区糖尿病门诊研究显示,20～24 岁男性 ED 的患病率为 6%,55～59 岁者则增至 52%。除了年龄增长外,与 ED 相关的主要因素还包括外周或自主神经病变、视网膜病变、糖尿病病程较长及血糖控制不良。睾酮缺乏可影响阴茎勃起,性腺功能减退的患者仍能出现阴茎勃起,然而,在这种情况下通常没有足够硬度,无法插入阴道。治疗后睾酮水平正常,勃起功能障碍可被纠正。其他激素分泌紊乱也常与 ED 相关,包括高催乳素血症、甲亢和甲减。恢复正常的激素状态通常可使勃起功能恢复。

3. 神经系统 ED 的神经系统病因包括脑卒中、脊髓或脑损伤、多发性硬化或痴呆。此外,骨盆创伤、前列腺手术或异常勃起也可导致 ED。根治性前列腺癌切除术或其他严重的泌尿生殖系统损伤会导致男性突然丧失勃起功能。

4. 生活方式 运动与发生 ED 的风险呈负相关,无慢性疾病且行为方式健康者中 ED 的患病率最低。在肥胖的 ED 患者中,约有 1/3 通过减肥和增加身体活动使阴茎勃起功能得到改善。

5. 心理社会因素 抑郁、压力和情感问题通常与 ED 相关。突然出现的 ED 通常与心理社会因素有关,这种情况下首选的治疗方式是心理咨询。

6. 药物 可导致男性勃起功能障碍的药物有抗抑郁药、降压药、抗雄激素药物等。另外,毒品,如可卡因和海洛因,最初对性欲和性唤起有促进作用,但它们最终对勃起功能产生负面影响。

（二）性欲减退

性欲减退通常与睾酮缺乏、心理社会因素、情感问题、不良生活方式、全身性疾病和使用药物等有关。与性欲减退有关的部分药物包括 5-羟色胺再摄取抑制剂、抗雄激素药物、5α-还原酶抑制剂、阿片类镇痛药等。

（三）射精障碍

射精障碍是一组异质性疾病,包括早泄、延迟射精、逆行射精和性高潮缺失。血清睾酮浓度低可能与射精功能障碍有关,但睾酮治疗往往无法纠正射精异常,这说明两者之间并无因果关系。老年男性的下尿道症状可能与射精障碍相关。有些药物可导致无性高潮或不射精,如某些 α-受体阻滞剂(如坦索罗辛和赛洛多辛)和抗抑郁药,尤其是 5-羟色胺再摄取抑制剂(如帕罗西汀)。良性前列腺增生手术通常会导致逆行射精,而根治性前列腺切除术或膀胱前列腺切除术会导致不射精症。长期糖尿病患者也可因射精时膀胱颈无法闭合而出现逆行射精。

三、诊断

男性性功能障碍的评估依靠病史采集、体检和辅助检查,尤应注意对性生活史的询问和对男性生殖器官的检查。

病史采集的重要内容包括评估性欲、勃起功能、射精功能,以及相关的危险因素和病因。

常用的评估工具有国际勃起功能指数(international index of erectile function,IIEF)问卷、男性性健康量表(sexual health inventory for men,SHIM,又称 IIEF-5),以及性唤起、性兴趣和性冲动量表(Sexual Arousal,Interest,and Drive Scale,SAID)。

ED 评估工具 IIEF 问卷由 15 个问题组成,涉及 5 个方面:勃起功能、性高潮、性欲、性交满足感和总体满意度。IIEF 问卷的简化版 IIEF-5 已得到广泛运用,它将 ED 按严重程度分为 5 度:重度(5～7 分)、中度(8～11 分)、轻至中度(12～16 分)、轻度(17～21 分)以及无 ED(22～25 分)。

如果性功能正常的男性先前一直没有性问题,直至某一次不能完成性活动,并且此后总是出现性功能障碍,则提示为心理问题,可能与焦虑、与性伴侣的关系问题或其他一些情绪问题有关。

在体检时,除了基础体检以外,尤其需要注意泌尿生殖系统的检查,评估有无生殖器官发育异常、有无阴茎硬结、有无外伤或手术瘢痕等。

辅助检查应注意对性功能障碍男性进行肝、肾功能,性激素水平,甲状腺功能等的评估。此外,夜间阴茎胀大试验是诊断勃起功能障碍的金标准,常用于鉴别心理性 ED 与器质性 ED。通常,心理性 ED 男性的夜间阴茎胀大试验结果正常,而器质性 ED 男性结果异常,后者通常由血管性或神经系统疾病引起。使用舒张血管的药物行阴茎海绵体注射诱导勃起,结合超声多普勒成像可用于检查阴茎血流,测量收缩期峰值流速和舒张末期流速,可以评估动脉供血不足和静脉漏。

男性射精潜伏期≤1 min,不能延迟/控制射精以及对此感到非常苦恼,满足以上条件可诊断为早泄。临床医生在评估早泄时务必牢记原发性早泄与获得性早泄的差异,获得性早泄更可能与心理因素有关,而原发性早泄更可能与遗传因素有关。

逆行射精往往在评估不育时被发现。对于精液量少的无精子症(<1.5 ml)男性,如果 FSH、LH 和睾酮浓度正常,射精后尿液中存在精子,则可证实逆行射精。如果射精后尿液中未见精子,则患者存在梗阻性无精子症或精子发生障碍。

四、治疗

(一)勃起功能障碍

ED 影响性伴侣双方身心健康,也干扰双方的人际交往及家庭关系。因此,ED 治疗还要强调身心同治、男女同治等原则。ED 治疗侧重控制病因、降低危险因素及对症治疗。ED 治疗的最终目标是改善阴茎勃起功能,提高性生活满意度和性伴侣双方生活质量,同时延缓 ED 进展并防治伴发疾病。

对 ED 患者伴发的基础疾病、不良生活方式及精神心理因素的有效管理,有利于 ED 的康复。不良生活方式在 ED 发生中具有重要作用,良好的生活习惯(如戒烟、戒酒、适度运动及规律性生活等)不仅对勃起功能有益,而且对整体健康有益。

1. 口服药物

(1)口服磷酸二酯酶 5(phosphodiesterase 5,PDE5)抑制剂:ED 治疗的首选方案。我国目前已经批准了 4 种选择性 PDE5 抑制剂或其仿制剂治疗 ED,分别是西地那非、他达拉非、伐地那非、阿伐那非。PDE5 可催化海绵体组织中第二信使环磷酸鸟苷(cyclic guanosine monophosphate,cGMP)的水解,使其浓度降低,抑制阴茎海绵体平滑肌松弛。PED5 抑制剂的主要作用机制是抑制 PED5 活性,减少 cGMP 的降解从而提高其浓度,通过降低细胞内 Ca^{2+} 浓度促使海绵体平滑肌舒张,进而增加阴茎动脉血流,阴茎海绵窦充血、膨胀,促进阴茎勃起。各种 PDE5 抑制剂的药理作用机制相似,但必须注意,使用该类药物时仍需要性刺激来促进阴茎勃起。

(2)雄激素补充治疗:男性性腺功能减退症患者往往合并 ED,对此类患者给予雄激素治疗可增强性欲,改善勃起功能。对睾酮水平较低的 ED 患者,雄激素补充治疗能改善对 PDE5 抑制剂无反应者的勃起功能,且与 PDE5 抑制剂合用可能有增强效应。

2. 物理治疗 对于单纯使用口服药物疗效欠佳的患者,可选择或联用负压吸引与微能量等物理治疗。

(1)真空勃起装置(vacuum erectile device,VED)治疗:原理是在阴茎周围产生负压,增加阴茎动脉血流,使其充血,抑制静脉血液从阴茎海绵体中流出,以维持阴茎勃起。VED 适用于由血管性 ED、糖尿病、前列腺癌术后、骨盆骨折尿道断裂术后及脊髓损伤所致的 ED 患者,也可用于 PDE5 抑制剂治疗无效的患者。最常见的不良事件包括疼痛、不能射精、阴茎瘀伤和麻木。VED 禁忌在有凝血功能障碍或接受抗凝治疗的患者中使用。

(2)低强度体外冲击波疗法(low intensity extracorporeal shockwave therapy,LI-ESWT):主要是压力波机械效应产生的作用,通过损伤细胞,招募休眠干细胞,修复组织。针对血管性 ED,LI-ESWT 可改善轻度 ED 患者的勃起硬度评分,但其对于神经性、药物性、解剖异常等非血管性 ED 的疗效尚不明确。对

PDE5 抑制剂无反应或反应不佳的重度 ED 患者,LI-ESWT 改善勃起功能的作用有限。临床应用 LI-ESWT 的过程中出现阴茎水肿、疼痛、局部灼热感等不良反应,故该疗法还需大规模临床研究证实标准化冲击波的参数及详细的治疗方案,以减少不良反应。

(3)低强度脉冲超声波(low-intensity pulsed ultrasound,LIPUS)疗法:近年来国内外治疗 ED 的新方法。它利用超声波的温热效应和空化效应等物理特性,不损伤细胞,招募激活休眠干细胞,修复组织,从而促进血管新生和神经再生。LIPUS 疗法可改善阴茎勃起功能,同时可逆转糖尿病大鼠阴茎的病理变化,有可能成为未来临床预防和治疗糖尿病性 ED 的一种新的、非侵入性治疗方法,同时未发现与治疗相关的不良反应。研究发现,LIPUS 疗法可通过增加神经营养因子、激活细胞信号等多种机制促进阴茎周围神经的再生,因此,LIPUS 疗法有望成为治疗神经损伤性 ED 的新方法。最新研究表明,LIPUS 疗法能有效治疗轻、中度 ED,无明显不良反应,而且 LIPUS 疗法能修复阴茎海绵体内病变,这与 LIPUS 的机械作用力有关。

3. 血管活性药物　在患者口服药物无效时,可以考虑海绵体内血管活性药物注射,常用的药物有前列地尔、罂粟碱、酚妥拉明等,可单独或联合使用。

经尿道给予血管活性药物也是治疗 ED 的重要手段,目前常用药物为前列地尔,将药物涂在尿道外口或置入尿道,可显著改善勃起功能,不良反应包括阴茎红斑、阴茎灼热、尿道损伤、疼痛和低血压引起的头晕。

4. 手术治疗　手术治疗是 ED 的重要治疗方法,可用于上述治疗无效的中重度 ED 患者。阴茎血管手术的远期疗效欠佳,应严格选择手术适应证,并进行充分的术前沟通。在没有禁忌证的情况下,人工海绵体植入术具有良好的安全性和有效性。

对于明确的静脉性 ED 和动脉性 ED,可采用阴茎血管手术,但其疗效尚存争议,尤其是针对静脉性 ED 的阴茎血管手术。静脉性 ED 手术治疗就是采用各种方法阻断或减少海绵体静脉回流。对于有局灶性盆腔动脉或阴茎动脉闭塞的年轻 ED 患者,如无全身血管疾病和静脉闭塞功能障碍,可行阴茎动脉重建术,以增加阴茎海绵体的血供,促进阴茎勃起。人工海绵体植入术是通过植入人工辅助装置来恢复患者勃起功能的治疗方式,随着手术技术、人工海绵体材料的改进和机械稳定性的提高,人工海绵体植入术逐渐成为一种有效治疗 ED 的方法,手术成功率达 95% 以上,患者和配偶的满意度分别达到 97% 和 92%。

(二)性欲减退

性欲减退若为心理原因导致,可用心理疗法治疗。低睾酮者可用睾酮替代疗法治疗。对性欲低下的男性还应评估其他激素(包括血清催乳素、促甲状腺激素和雌二醇)的水平。性伴侣间的交流互动与性欲关系密切。如为药物导致的性欲减退,可以尝试停药。

(三)射精障碍

早泄的治疗取决于病因,但主要疗法有行为治疗、5-羟色胺再摄取抑制剂治疗、表面麻醉剂治疗和心理治疗。不射精症或逆行射精症患者为了生育,多数需要采用电刺激诱导射精或睾丸取精联合辅助生殖技术。因药物(如 α-受体阻滞剂)而诱发逆行射精者,需要停药。拟交感类药物可以通过增加膀胱颈口收缩的压力而促使逆行射精转变为前向射精。如果药物治疗失败,可以收集射精后的尿液,经处理后获得的精子可以用于人工授精。由于尿液对精子有毒性作用,可以在收集尿液前 12 h 和 2 h 分别给予 500 mg 碳酸氢钠以碱化尿液。自慰取精前,留置导尿管,排空膀胱,有助于获得完整的精液标本而提高活动精子的产量。逆行射精所得的精子必须经过处理,方可用于人工授精。

(田汝辉　李　铮)

第六节 精液异常

一、无精子症

无精子症(azoospermia)指射出的精液经离心沉淀后显微镜检查,连续 3 次及以上均未发现精子的疾病。需排除不射精或逆行射精的情况。

(一)病因

无精子症的病因概括起来分为三大类:睾丸前因素、睾丸因素(即睾丸生精功能障碍)和睾丸后因素。睾丸前因素主要包括下丘脑疾病、垂体疾病、外源性或内源性激素水平异常。下丘脑疾病主要包括选择性 LH 缺乏症、选择性 FSH 缺乏症和先天性低促性腺激素性性腺功能减退症等。垂体疾病主要有垂体功能不全、高催乳素血症、血红蛋白沉着症等。外源性或内源性激素水平异常主要涉及雌、雄激素水平异常、糖皮质激素代谢异常、甲亢或甲减等。

睾丸生精功能障碍指先天性或后天性因素导致睾丸生精过程停滞或无生精细胞,表现为精液中无精子。先天性因素主要有体细胞染色体异常、生精细胞染色体异常、隐睾、先天性无睾症等。后天性因素主要有放疗、化疗、药物治疗、营养因素、内分泌紊乱、环境因素等。

睾丸后因素指先天性或后天性因素导致输精管道完全缺如或阻塞,从而导致梗阻性无精子症。先天性因素主要有先天性输精管缺如或闭锁、先天性附睾发育不良或附睾与睾丸不连接、先天性精囊或射精管缺如。后天性因素主要是感染、炎症、创伤、肿瘤等因素,导致输精管道梗阻,其中生殖道感染与炎症是常见的继发性因素之一,如慢性附睾炎,可引起慢性持续性组织学炎症和自身免疫反应。慢性附睾炎可导致瘢痕性硬化,残留脓性病灶,使炎症容易复发。附睾慢性组织学炎症常可引起附睾局部的纤维性增生,附睾管纤维化,并可引起附睾管道阻塞。

(二)诊断

精液经 3 次离心后镜检未发现精子,可诊断为无精子症,但仍需明确病因。

1.病史 需了解患者的工作和生活环境,有无长期高温作业,有无接受放疗、化疗及服用对生精功能有影响的药物,有无经常接触毒性物质,有无经常食用粗制棉籽油,有无肿瘤病史,是否曾患腮腺炎合并睾丸炎等。

2.体检 了解患者的第二性征,生殖器外观是否正常,体毛分布情况,有无隐睾、鞘膜积液及精索静脉曲张等。检查双侧睾丸质地、大小及有无肿瘤,双侧附睾质地、大小及是否有肿块、硬结等,双侧输精管是否存在,输精管直径及硬度如何。

3.化验检查 主要包括精浆生化(精浆果糖、精浆锌和精浆中性 α-葡萄糖苷酶等)和性激素(FSH、LH、PRL(催乳素)、E_2/T 和抑制素 B)等的化验检查。

精浆果糖产生于精囊,是精子能量的主要来源,可用于判断精囊的功能。对于梗阻性无精子症患者,双侧精囊和输精管完全缺如时,精浆果糖测定结果为阴性;精囊以上输精管和附睾病变时,精浆果糖测定结果为阳性;当射精管阻塞时,精浆果糖水平下降或测不出。如果非梗阻性无精子症患者的精浆果糖水平升高,则提示可能与精子的精浆果糖利用率下降有关。精囊炎、不完全性射精和射精过频等也可引起精浆果糖水平下降。精浆中性 α-葡萄糖苷酶由附睾分泌,与精子在附睾内成熟及获能等过程密切相关,如附睾以后输精管梗阻,其含量减少。

性激素检查主要包括 FSH、LH、PRL、E_2、T 和抑制素 B 检查等,以判定睾丸功能是否受损以及受损的严重程度。其中,FSH 是由垂体分泌的性激素,主要作用于睾丸支持细胞,启动生精过程。血液中 FSH 水平与睾丸生精功能呈负相关,FSH 水平越高,提示生精功能越差,睾丸内存在精子的可能性越小。但是,FSH 易受到其他因素影响而无法准确反映睾丸实际的生精功能。抑制素 B 是由睾丸支持细胞分泌的糖蛋白激素,与 FSH 呈显著负相关。多数研究证实,抑制素 B 水平与生精功能呈正相关,受其他因素的影响相对较小,可以更为准确地反映睾丸生精功能。

(1)染色体检查:主要是外周血染色体核型分析和 Y 染色体微缺失检查。对于睾丸体积小、第二性征不明显或者怀疑两性畸形及有遗传病史的无精子症患者,建议行染色体模型分析和 Y 染色体微缺失检查。如果需进行基因学研究,可行全外显子基因检测或全基因组检测等。Y 染色体微缺失检查不仅可以明确患者 Y 染色体本身的异常,还可以了解其上的基因缺失能否遗传给下一代。现有资料显示,完全性 AZFa 区、AZFb 区、(AZFb+AZFc)区或 Yq 缺失患者睾丸取精成功率极低,对于此类患者,不建议行睾丸显微取精术。

(2)影像学检查:阴囊超声及经直肠超声检查为无创性检查,对梗阻性无精子症的诊断和定位具有一定的临床价值。输精管造影可鉴别诊断非梗阻性无精子症和梗阻性无精子症,但为有创操作,目前临床上应用较少。垂体 CT 或 MR 检查有助于诊断垂体肿瘤,以明确原发病。

(3)睾丸活检:评价男性睾丸生精功能、鉴别梗阻性无精子症和非梗阻性无精子症的重要诊断方法,也是获取精子的手段之一。常用的睾丸活检方法包括开放性睾丸活检术(testicular sperm extraction,TESE)、睾丸精子抽吸术(testicular sperm aspiration,TESA)、睾丸细针抽吸术(fine-needle aspiration,FNA)以及睾丸显微取精术(microdissection testicular sperm extraction,micro-TESE)等。micro-TESE 由美国康奈尔大学 Schlegel 等于 1999 年首次报道,该手术借助解剖显微镜进行开放性睾丸活检,常用于非梗阻性无精子症患者取精,取精成功率为 42.6%～63%。

睾丸活检的病理类型包括以下 5 种。

①生精功能正常:梗阻性无精子症的常见类型,患者病理切片中的睾丸生精小管及生精上皮与正常成人标本一致,各级生精细胞数目正常。

②生精功能低下:非梗阻性无精子症的病理类型之一,生精小管内各级生精细胞数目不同程度减少。

③成熟阻滞或生精停滞:非梗阻性无精子症病理类型之一,所有生精小管的精子发生停滞于生精细胞的某一阶段,通常为精原细胞或初级精母细胞阶段。其中,早期成熟阻滞表现为精子发生停滞于初级精母细胞阶段,晚期成熟阻滞表现为精子发生停滞于次级精母细胞或不成熟精子细胞阶段。如果局部还存在少量的精子细胞,应归为重度生精功能低下。

④唯支持细胞综合征:非梗阻性无精子症的病理类型之一,所有生精小管中无生精细胞,只存在支持细胞。

⑤生精小管玻璃样变:非梗阻性无精子症的病理类型之一,生精小管周围的界膜因硬化或形成基底膜样物质而变厚,小管内不存在支持细胞和生精细胞。

(三)治疗

1. 内科药物治疗 对于内分泌紊乱所致的无精子症,可用内分泌激素治疗。如先天性低促性腺激素性性腺功能减退症可尝试人绒毛膜促性腺激素(hCG)联合尿促性素(hMG)肌内注射,每周 2～3 次,连用 6～12 个月。研究显示,使用激素替代治疗后,大多数男性患者睾丸生精细胞和间质细胞增多,血清 FSH、LH 和雄激素水平升高。部分患者行精液检查可出现精子,少部分患者可使性伴侣自然生育。特发性高催乳素血症患者用溴隐亭治疗,服用抗多巴胺类药物引起的高催乳素血症应停药并联用其他内科治疗。需要注意的是,由基因异常或染色体异常等引起的无精子症(如先天性睾丸发育不全、两性畸形、唯支持细胞综合征)的治疗,不是以生育为目的,而是通过内科治疗来维持其性征和功能。许多由下丘脑或垂体肿瘤引起的无精子症,可通过对原发疾病的放疗或手术而获得改善。

2. 手术治疗 对于由精索静脉曲张、鞘膜积液、隐睾及睾丸扭转等引起的无精子症,原则上可考虑手术治疗。其疗效取决于睾丸生精功能的受损程度和术后生精功能的恢复情况。精索静脉曲张手术能够改善无精子症的精液参数,与病理类型有关,但在改善自然生育力上存在较大争议。双侧隐睾一般建议 1 岁前手术,如成年后发生无精子症时再手术,则对睾丸生精功能无改善,手术治疗的目的是防止或尽早发现恶变。对于附睾梗阻性无精子症,可尝试行附睾-输精管吻合术、附睾-睾丸吻合术等恢复输精管道。对于输精管道远端疾病所引起的无精子症,可以尝试行精囊镜诊治。对于非梗阻性无精子症患者,睾丸内仍有可能存在局部的生精灶。故可尝试行 micro-TESE 取精(即睾丸显微取精术),如成功获取精子,再行 ICSI。

3. 显微授精技术 由于 micro-TESE 的广泛开展,显微授精技术(特别是 ICSI)使男性不育的治疗有了突破性进展。对于非梗阻性无精子症患者,可尝试 TESA、TESE 或 micro-TESE 等联合 ICSI 助孕。研究显示,与传统睾丸活检相比,对于非梗阻性无精子症患者,micro-TESE 有更高的精子获得率和安全性,目前已成为非梗阻性无精子症患者首选的睾丸取精技术。需要注意的是,micro-TESE 虽然仅是一种精子回收技术,但术前内分泌治疗、术前外科治疗、术中精子寻找技巧、术后精子处理、精子冷冻复苏技术以及手术时机的选择等,都可能影响最终 ICSI 的妊娠结局。

4. 供精人工授精 对于经药物治疗和 micro-TESE 无效,或有遗传风险的部分非梗阻性无精子症患者,在夫妻双方知情的情况下,可考虑供精人工授精。

二、少弱畸形精子症

少弱畸形精子症(oligoasthenoteratozoospermia,OAT)指射出精液中的精子总数(或精子浓度)、前向运动精子百分率、精子正常形态率低于正常参考值的疾病。

(一)病因

通常来说,造成少弱畸形精子症的病因相当复杂,睾丸前因素、睾丸因素和睾丸后因素都可以导致。现分述如下。

对于少精子症,睾丸前因素主要是下丘脑和垂体功能障碍,如卡尔曼综合征、垂体催乳素瘤等。对于睾丸本身精子发生受损所致精子数目减少,表现为生精功能低下。造成生精功能低下的原因更复杂(详见第十章第一节"睾丸生精功能障碍"),其中环境因素及现代生活方式的改变等不可忽视。据统计,近几十年,世界范围内男性精子数量减少约 50%。其他的睾丸局部因素,如精索静脉曲张、内分泌异常(如高催乳素血症、高雌激素血症等)和免疫因素也常造成少精子症。睾丸后因素则可能是精道的部分阻塞或部分性逆行射精所致。另外,常染色体和性染色体异常也是影响精子数量的重要因素。

弱精子症需要在排除死精子症的基础上才能确定,即精子活动率很低,但是存活率在正常范围内。弱精子症的病因包括感染(如慢性副性腺感染和炎症,一方面病原微生物可直接损伤精子运动能力,另一方面,炎症可导致受损的附睾上皮无法有效使精子获得运动能力和受精能力,如精液液化不良(不液化的精浆中可见到细长的纤维蛋白并相互交织成网,使精子活动空间减少,并机械制动精子))、免疫因素异常(精子包被抗体即抗精子抗体,与精子颈部和尾部结合,制约精子运动;与精子头部结合,可影响精子受精能力)、内分泌功能异常(如血清雌激素水平升高,可降低精子活力)、精索静脉曲张以及离子通道病(如 CatSper1 为精子特异性阳离子通道,如果其基因或功能异常,可导致精子活力差)等,也包括精子本身的结构异常(特别是精子轴丝周围结构异常)、染色体异常等。因此,引起弱精子症的机制相当复杂,不仅涉及精子运动结构和功能的异常,也涉及与精子运动密切相关的能量代谢的缺陷,还涉及信号传导通路的异常。还有一些精子活力低下者病因未明,称为特发性弱精子症。

畸形精子症的病因主要包括生殖道感染和炎症、精索静脉曲张、遗传因素、药物因素、物理化学因素等。生殖道和生殖腺体的病原微生物感染均可造成精子畸形率升高,特别是近年来支原体和衣原体感染率逐年上升,这两类病原微生物感染男性生殖道中尿道、附睾和前列腺较为常见。精索静脉曲张除了影响精子发生和运动能力外,还可造成不成熟生精细胞及圆头精子数量增加,畸形精子比例显著升高。环境因素主要涉及金属、杀虫剂、空气污染以及环境雌激素等。近期研究发现,空气细微颗粒物(PM2.5)与男性精子质量密切相关,特别是与精子运动能力和畸形率相关。遗传学研究显示,如 SEPTIN 基因突变或缺失可引起少精子症和畸形精子症;RA175 基因突变小鼠表现为弱畸形精子症,睾丸组织内生精上皮异常空泡,生殖细胞明显脱落,并出现延长的精细胞超微结构异常。药物因素,如长期或大剂量服用皮质类固醇、雄激素、雌激素和促性腺激素,肿瘤患者使用烷化剂(如环磷酰胺)、抗代谢类药物(如阿糖胞苷)和植物生物碱(如长春新碱)等,都可能造成精子数量减少和畸形精子的比例升高。其他如高温、放射等物理因素,抽烟、酗酒,以及某些微量元素、氨基酸和维生素等缺乏等也可导致畸形精子增加。有研究报道,睾丸水平的损伤(如慢性睾丸炎)导致的精子畸形以头部异常为主;附睾水平的损伤(如慢性附睾炎)导致的精子畸形以精子尾部异常为主。

(二)诊断

少弱畸形精子症主要根据精液常规分析、病史询问和进一步实验检查做出诊断。禁欲 2～7 天,精液常规分析 2 次及以上。根据《世界卫生组织人类精液检查与处理实验室手册》(第 5 版),精子总数小于 39×10^6 和/或精子浓度小于 $15\times10^6/ml$ 即为少精子症;精子浓度小于 $5\times10^6/ml$ 可诊断为严重少精子症。如果前向运动精子百分率小于 32%,并且精子存活率无异常即诊断为弱精子症。如果正常形态精子百分率低于 4% 即为畸形精子症。如同时存在以上 3 种情况,即可诊断为少弱畸形精子症。需要注意的是,只有在患者性功能和射精功能正常的前提条件下,才可做出症状性诊断。

(三)治疗

对少弱畸形精子症的治疗,主要是病因治疗。盲目选用抗氧化剂治疗,对患者精液质量的改善十分有限。

1. 一般治疗 患者应戒烟、戒酒,改变不良生活方式,避免熬夜、过度劳累,适当增加中等强度的有氧运动等。对于从事接触放射性物质的工作、高温作业和接触化学有毒物品职业的人员,建议更换岗位。停止服用某些损伤精子质量的药物,防止阴囊局部高温等。

2. 病因治疗 对少精子症的治疗主要针对引起少精子症的睾丸前因素、睾丸因素及睾丸后因素。对于睾丸前因素,可以尝试内分泌激素替代治疗,如先天性低促性腺激素性性腺功能减退症患者可使用 hCG 和 hMG 等激素替代治疗。对于睾丸因素,主要在去除病因的基础上,采用多种药物促进精子发生;对于睾丸后因素,则针对病因进行抗感染、抗炎治疗,促进精道堵塞物的吸收,恢复精道的通畅。

由于精子的运动能力和受精能力的获得是在附睾阶段,因此,对弱精子症的治疗,应该重视附睾的感染和炎症所致的损伤(即慢性附睾炎)。多数慢性附睾炎病原体培养结果呈阴性,建议采用对症抗炎治疗,可以选用非甾体抗炎药(如 COX-2 抑制剂塞来昔布等)。

对畸形精子症的治疗,主要针对引起畸形精子症的睾丸因素及附睾因素。如为感染因素,可根据药物敏感试验选择敏感抗生素。抗氧化治疗药物(如左卡尼汀、辅酶 Q10、维生素 E 等)可有效抑制过多的氧自由基,从而改善精子质量。

3. 辅助生殖技术 若药物治疗无效,可以尝试选择辅助生殖技术助孕,包括宫腔内人工授精、IVF 以及 ICSI 等。

三、多精症

多精症指男性精液中精子浓度或总量超出正常生育人群精液参考值的上限并引起男性不育。临床上较为罕见。2009 年世界卫生组织(WHO)对来自三大洲 8 个国家的 1953 个精液样本参数进行了合并研究,该研究对伴侣受孕时间为 12 个月或更短的可生育男性的精液参数进行未加权的原始数据分布的统计分析(95% 的参考区间),结果发现,可生育男性的精子浓度大于 $259\times10^6/ml$ 或者单次射精精子总数超过 928×10^6 个(数据分布高于 97.5%);而对于未经过生育力筛选的人群,这一参考值为精子浓度超过 $237\times10^6/ml$ 或者单次射精精子总数超过 772×10^6 个。

但是近年来男性精液参数(如浓度)呈现持续下降趋势,对多精症的诊断需要整合更多的精液数据进行统计分析再予以考虑。关于多精症的现有数据往往得出不一致或矛盾的结果,高精子数和男性低生育力之间的潜在联系仍未完全了解。

(一)病因

就目前所知,多精症的发生与遗传、营养、物理因素关系不明显。由于对多精症的病因学研究报道较少,人们对其病因并不太清楚。现有资料提示,多精症是由精子在附睾中成熟天数不够生理所需天数,或由附睾上皮运输和筛选精子机制异常导致。附睾作为哺乳动物精子成熟、获得受精能力、储存精子的重要生殖器官,附睾上皮的运输机制异常势必引起精子数量和质量的改变。

多精症可通过多个环节对男性生育功能造成影响,可降低精浆中性 α-葡萄糖苷酶和精浆果糖水平,增加精子 DNA 碎片率,使精子染色质完整性异常,减少精子 ATP,导致顶体功能缺陷等,引起男性不育。研究表明,精子浓度超过 $650×10^6/ml$ 的多精症患者存在精子运动能力减弱的现象。一个可能的解释是,过高的精子浓度(或数量)会导致精液中果糖快速耗竭,精子将果糖作为能源,缺乏果糖会引起精子运动能力受损。有研究发现,多精症男性的精子运动能力与精子数目正常的可生育男性相比没有差异,这提示多精症患者并非总是伴随着精子运动能力受损。此外,多精症患者的精子形态正常,且具有正常的黏液穿透能力。

多精症患者生育率降低的另一种可能的解释是顶体功能缺陷。顶体位于精子细胞头部的囊泡中,它是精子成功穿过卵子外部的透明带所必需的结构。一项研究表明,多精症患者的大多数精子在体外不发生顶体反应(释放顶体内的酶),存在顶体功能缺陷的精子无法完成受精。导致生育率降低的另一个因素可能是精子质量下降,导致自发流产率升高,这可能是由于精子中染色体异常的频率升高,形成不可发育的胚胎概率增加;或精子浓度升高可能会导致多个精子穿卵,这再次增加了形成异常胚胎的概率。目前多精症患者的较高自发流产率的确切机制仍然未知。

(二)诊断

精液常规分析是诊断多精症的主要依据。目前通常认为:禁欲天数(3~7 天)准确,精子浓度大于 $250×10^6/ml$ 且精液体积大于或等于 1.5 ml,并且与伴侣同房一年未妊娠,方可考虑诊断多精症。需要注意的是,由于环境污染及人类生活方式的改变等多种因素引起全球性男性精子质量下降,精子浓度(或总数)过高往往容易被忽视,建议严格筛选病例,并进行病史(如女性伴侣不孕或流产史等)的详细询问,3 次及以上精液检查结果均超过参考值的原因不明的男性不育患者可诊断为多精症。

对于多精症患者,可以进一步行精子核成熟度检测和精子 DNA 碎片率检测,以明确精子核成熟度以及染色体完整性。

(三)治疗

治疗原则为改善和恢复精子染色质完整性及核成熟度。

针对多精症患者不育的处理方法是利用符合医学标准的配制溶液来稀释精液,有效地降低精子细胞的浓度。由于精子细胞形态正常,其受精能力下降可能是精子浓度过高造成的,因此降低精子浓度应该可以恢复其成功与卵子融合的能力。

(1)如果患者采用保守的药物治疗后未能顺利自然生育,建议患者采用人类辅助生殖的方法助孕。

(2)此外,定期排精并避免长期禁欲,可以降低多精症对男性生育力的影响。有研究建议服用维生素补充剂以提高精液质量。

四、死精子症

死精子症(nercospermia)指精子的存活率下降,死亡精子超过 42% 的病症,是导致男性不育的常见原因之一。需要注意的是,死精子症与弱精子症存在质的差别。死亡的精子一定不动,而不动的精子不一定是死亡的。精子运动功能异常多由精子鞭毛结构或成分异常及线粒体结构和功能异常引起;而死亡的精子表现为精子质膜完整性消失,顶体间质成分破损,顶体周膜发生空泡变性,顶体内质发生溶解,核发生崩解,线粒体肿胀而引起线粒体嵴断裂,近端中心粒和轴丝消失。因此,活的但不动的精子占很大比例可能提示精子鞭毛结构缺陷;而高百分率的不动精子和死亡精子则提示附睾病理异常的可能。

(一)病因

导致死精子症的病因很多,主要有以下几种。①感染:生殖道发生感染时,精子被细菌及炎性细胞等吞噬损伤而导致死亡;②低 pH:精液的 pH 太低(尤其是低于 6.5)会造成大量的精子死亡;③缺氧:精子缺氧时会发生死亡;④营养不足:营养物质缺乏可导致精子死亡;⑤维生素 C 及生物素缺乏:可引起精子严重功能障碍和死亡;⑥精浆中缺乏锌;⑦禁欲时间过长;⑧长期使用某些药物;⑨脊髓损伤;⑩多囊肾及其他疾病,中毒等。

关于死精子症的病因,最重要的是需要判断精子的死亡是在何处发生的,即是在睾丸、附睾内死亡的,还是在精液里死亡的。

(二)诊断

1. 详细的病史采集以及体检　详细登记患者病史资料,包括感染史,特别是急性附睾炎或睾丸-附睾炎病史、用药史及其他治疗史,配偶情况和生育史等。体检应重点关注睾丸和附睾等生殖器官的大小、质地,是否有结节以及有无触痛等症状。

2. 精液常规分析　诊断死精子症的主要检查,50%及以上的精子死亡即可确诊,需要通过特殊染色(如伊红-苯胺黑实验、单用伊红染色实验、低渗肿胀试验)鉴别不动的精子和死亡精子。对于附睾内因炎症或感染而导致的精子死亡,巴氏染色结果显示精子质膜多破碎,残存极少。具有不同发育阶段细胞形态特征的死精子症,则提示患者多有不同的疾病或用药史。

3. 其他检查　通过病原微生物检测、精浆炎性细胞因子(如 ROS、IL-6、TNF-α、IFN-γ 等)测定、性激素测定及超声检查,了解精索静脉曲张情况和精囊、附睾等副性腺是否有炎症等,以明确病因。

(三)治疗

(1)死精子症的治疗相对比较困难,重要的是寻找并去除病因,如抗感染、抗炎及去除外因对精子的影响。如果明确为细菌感染性附睾炎或附睾-睾丸炎,则选用抗生素进行治疗。而对于慢性非感染性附睾炎所致的死精子症,应积极采用抗炎治疗,而非选择抗生素。可选用非甾体抗炎药(如 COX-2 抑制剂塞来昔布等)。

(2)抗氧化、抗自由基的药物(如辅酶 Q10、左卡尼汀等)具有一定的治疗效果。

(3)辅助生殖技术:采用上游法或密度梯度离心法分离活动精子,并进行宫腔内人工授精、IVF 以及 ICSI。

五、白细胞精液症

根据 WHO 定义,射出精液中白细胞浓度大于 $1 \times 10^6/ml$ 即可诊断为白细胞精液症(leukocytospermia)。

精液是含有精子的混合液体,精液的液体成分由精囊(65%~75%)、前列腺(25%~30%)、膀胱尿道腺和附睾(5%)分泌。精液中的细胞成分有精子、生精细胞、白细胞及生殖道上皮脱落细胞等。其中精液中的白细胞主要包括多形核粒细胞、树突状细胞、单核巨噬细胞、T 细胞和 B 细胞等。在生理条件下,精液中的白细胞仅占正常生育男性射精细胞总数的一小部分($(1\sim5) \times 10^4/mL$),其中多形核粒细胞占精液白细胞总数的 50%~60%,单核巨噬细胞占 20%~30%,T 细胞占 5%。精液中的白细胞对精子的质量调控具有重要作用。正常存在于精液中的白细胞有助于清除缺陷精细胞或者凋亡精细胞,以维持精子质量。然而,当机体生殖系统发生炎症、患自身免疫病、长期接触有毒物质或辐射、长期处于高温环境中时,精液中白细胞数量增多,影响精子质量和功能,导致精子数量、精子活力和受精能力下降。研究表明,白细胞精液症会产生过多活性氧(ROS),进而引发氧化应激(oxidative stress,OS),影响精液质量,造成男性不育,甚至会影响接受辅助生殖技术(ART)治疗患者的妊娠结局。精液中白细胞的来源及具体的功能尚不完全清楚,精液中白细胞的研究对改善不育患者的精子质量有重要意义。

(一)精液中的白细胞分类

1. 多形核粒细胞　多形核粒细胞在精液白细胞中占 50%~60%,主要来源于精囊或前列腺。正常情况下,精液中的多形核粒细胞对精子的质量和功能无负面影响,并有清除异常及退化精子的功能。此外,多形核粒细胞还可通过产生过氧化氢促进精子获能。

然而,精液中多形核粒细胞数量异常增多时可对精子产生损伤并可能导致男性不育。Diemer 等将精浆中多形核粒细胞浓度提高至 3×10^6/ml,温箱培育 2 h、4 h、6 h 后,再由计算机辅助精子分析仪(CASA)评估精子质量参数,发现精子的运动能力显著下降。研究发现,精液中的多形核粒细胞可通过产生 ROS、水解酶、细胞毒性多肽对精子产生损伤,并可通过释放细胞因子诱导精子凋亡。Zorn 使用免疫测定法对 312 名不育患者进行精液分析,发现男性不育患者精液内中性粒细胞弹性蛋白酶含量明显比正常生育者高,而且与精子运动能力降低、DNA 完整性破坏密切相关。应用诺氟沙星治疗后,25% 受检者精液内中性粒细胞弹性蛋白酶含量下降,并且弹性蛋白酶抑制剂可以有效防止精子 DNA 受损。因此,中性粒细胞弹性蛋白酶测定可作为评估隐匿生殖道炎症的指标。

在近期的研究中,Chen 等就精液中多形核粒细胞计数可否作为预测男性生殖道感染指标进行精液培养研究。研究者比较了 109 名伴精液多形核粒细胞增高者及 279 名正常者,发现生殖道感染与精液多形核粒细胞数量增高无显著相关性(灵敏度 20.8%,特异度 70.3%,$P > 0.05$),这提示精液中多形核粒细胞计数不能够作为判断生殖道感染的良好指标。因此,对精液中多形核粒细胞的进一步研究对阐明炎症条件下精子损伤的确切机制及精液中多形核粒细胞在临床实践中的应用仍具重要意义。

2. 单核巨噬细胞 巨噬细胞有很强的吞噬能力,直接参与免疫应答,并可通过分泌多种生物学活性物质对机体免疫进行调控。在正常男性睾丸组织中,巨噬细胞主要分布于精曲小管壁外层及睾丸间质血管周围,占间质细胞总数的 20%。生殖道中大部分巨噬细胞表达 HLA-DR 抗原(MHCⅡ类分子),提示它们可能在启动免疫应答中发挥作用。生理情况下,80% 以上的睾丸巨噬细胞为抗炎 M2 型,这有助于睾丸及时清除病原体,维持免疫抑制的微环境。

精液中单核巨噬细胞占白细胞总数的 20%~30%。Wolff 等早期研究发现精液中单核巨噬细胞超过 5×10^5/ml 时,精液的体积明显下降。用外周血活化白细胞分离纯化培养后所得的上清液对精子进行刺激,发现精子运动能力显著降低。在进一步的研究中发现,巨噬细胞分泌的肿瘤坏死因子-α(TNF-α)可显著降低精子的运动能力。新喋呤(neopterin)是巨噬细胞活动性的标志,主要在干扰素-γ(IFN-γ)对单核巨噬细胞的刺激下产生。研究发现,不育患者精液中新喋呤含量较正常生育者高 3 倍,并与精子的氧化应激、DNA 损伤、精子凋亡密切相关,因此检测精液中巨噬细胞及新喋呤的含量可以作为判定精子质量的指标。Pelliccione 使用透射电镜对非白细胞精液症不育患者精液进行研究,发现患者精液中有巨噬细胞吞噬精子的现象。多元线性回归分析巨噬细胞吞噬精子与精子质量参数的关系,发现巨噬细胞吞噬精子现象与精子浓度、活力呈负相关,与精子损伤呈正相关。附睾管腔是储存精子的主要场所,巨噬细胞对精子的吞噬主要发生于附睾管腔。研究发现,人和猴在输精管切除及附睾输出管阻塞时,附睾管腔内的巨噬细胞数量明显增多,并可见大量吞噬精子现象。一项研究显示,精液中巨噬细胞增多对诊断慢性附睾炎具有提示意义。

3. 树突状细胞 树突状细胞(dendritic cell,DC)广泛分布于全身上皮组织和实质性器官,数量较少,仅占人外周血单核细胞的 1%。DC 是目前已知抗原呈递能力最强的细胞,并在许多器官的免疫应答和免疫耐受中发挥重要作用。DC 主要分为两类,来源于髓系干细胞的髓样 DC 和来源于淋巴系干细胞的淋巴样 DC。人体内大部分 DC 处于非成熟状态,表达低水平的共刺激因子和黏附因子,体外激发同种混合淋巴细胞增殖反应的能力较低,但未成熟 DC 具有极强的抗原吞噬能力,在摄取抗原(包括体外加工)或受到某些因素刺激时,即分化为成熟 DC,而成熟 DC 表达高水平的共刺激因子和黏附因子。DC 在成熟的过程中,由接触抗原的外周组织迁移进入次级淋巴器官,与 T 细胞接触并激发免疫应答。

近期的研究表明,在不同组织环境中,不同亚型的 DC 具有不同的生物学功能。DC 在精液中的主要功能如下:①消除异常的精子和外来病原体;②诱导生理情况下的免疫耐受;③促进炎症和感染情况下 Th1/Th17 细胞的募集。在精液中,Federico 等以体外试验的方式发现,正常男性精液可以诱导单核细胞源性的 DC 变为耐受性 DC。这种耐受性 DC 不表达 CD1a,但高度表达 CD14。此外,在 LPS、TNF-α、CD40L、Pam2CSK4 或 Pam3CSK4 的刺激下不能变为成熟 DC。在炎症刺激过程中,它们产生低浓度的 IL-12p70、IL-1β、TNF-α、IL-6,以及高浓度的 IL-10 和 TGF-β,这对精子具有免疫保护作用。进一步的研究发现,精液中高浓度的前列腺素在诱导耐受性 DC 产生的过程中起关键作用。例如,前列腺素 E 可以通过其受体 EP_2 和 EP_4 介导 DC 转变为耐受性 DC。

前期研究通过对比伴有或不伴有慢性生殖道感染的不育男性精液时发现,慢性生殖道感染的不育患者中 $CD11c^+$ $HLA\text{-}DR^+$ DC 的表达量明显升高,并与精子的活力、DNA 完整性呈明显负相关。$CD11c^+$ $HLA\text{-}DR^+$ DC 可高分泌 IL23p19、TRAIL 及 TNF-α 等细胞因子。进一步研究发现精液中 IL-6、IL-17、IL-23 及 TRAIL 含量明显升高,而附睾功能标志物中性 α-葡萄糖苷酶含量显著降低,说明 $CD11c^+$ $HLA\text{-}DR^+$ DC 与附睾的炎症状态密切相关。此外,DC 特异性细胞间黏附分子-3 结合非整合素因子(DC-specific ICAM-3-grabbing nonintegrin,DC-SIGN),在 DC 识别抗原的过程中起重要作用,并在激活静息 T 细胞以及 DC 迁移中发挥重要的作用。研究发现,在未成熟 DC 中 DC-SIGN 呈高表达,在 DC 成熟的过程中,DC-SIGN 的表达呈下降趋势。此外,精浆聚集蛋白与 DC-SIGN 的相互作用没有改变 DC 的表型,而是刺激其诱导 $CD25^+$ $FOXP3^+$ $CD4^+$ T 细胞的扩增。

4. T 细胞、B 细胞　正常人外周血中 $CD4^+$ T 细胞的与 $CD8^+$ T 细胞的比例为 2∶1,而在精液中则以 $CD8^+$ T 细胞亚群为主。B 细胞在男性生殖道的分布则较为局限,主要位于前列腺间质及睾丸网间质。

研究表明,精液可抑制早期 B 细胞的增殖,但不能够抑制成熟 B 细胞产生及分泌抗体。精液中不同组分在 B 细胞成熟的不同阶段发挥作用。Gil 对 60 名正常生育且输精管结扎者、60 名抗精子抗体阴性不育者、18 名抗精子抗体阳性不育者精液进行流式细胞仪检测,发现 $CD16^+$ 细胞在抗精子抗体阳性者精液中显著增多。研究发现这类大颗粒 $CD16^+$ 细胞中含有抗精子抗体。Teresa 通过流式细胞术检测精液中不同细胞的 CD4 表面抗原,发现仅 $CD45^+$ 细胞表面表达 CD4 抗原,而 $CD45^+$、$CD4^+$ 细胞形成精液中辅助/诱导 T 细胞及单核细胞。

在另一项研究中,Witkin 在比较正常生育男性和输精管吻合术后精液中 T 细胞亚群的组成中发现,后者精液中 $CD8^+$ T 细胞亚群较正常生育男性低,而 $CD4^+$ T 细胞亚群则增多,并且在输精管吻合术后患者精液中均检出抗精子抗体。研究发现,无抗精子抗体精液中 T 细胞亚群以 $CD8^+$ T 细胞为主,与此相反,在存在抗精子抗体者精液中 T 细胞亚群以 $CD4^+$ T 细胞为主。这就提示 $CD4^+$ T 细胞可能在抗精子抗体产生过程中起关键作用,而 $CD8^+$ T 细胞具有免疫抑制作用,可抑制抗精子抗体的产生。Treg 细胞(调节性 T 细胞)在孕早期诱导母体免疫耐受中发挥着关键的作用。Balandya 等研究正常人精液对 $CD4^+$ Th 细胞(辅助性 T 细胞)中 CD127、CD49d 及 $CD4^+$ $CD127^{low}$ $CD49d^{low}$ Treg 细胞中 FOXP3、TGF-β1、IL-10 表达的影响,发现正常精液可以使 $CD4^+$ T 细胞 CD127、CD49d 的表达降低,并可增加 $CD4^+$ $CD127^{low}$ $CD49d^{low}$ Treg 细胞的数量。在进一步的研究中发现,$CD4^+$ $CD127^{low}$ $CD49d^{low}$ Treg 细胞主要由 $CD4^+$ Th 细胞转化而来。这种 $CD4^+$ $CD127^{low}$ $CD49d^{low}$ Treg 细胞中 $FOXP3^-$ 及免疫抑制因子 TGF-β1 水平明显增高,而 IL-10 表达无明显变化。在性交过程中,精液中的细胞因子可使腹主动脉淋巴结中的 $CD4^+$ $CD25^+$ Treg 细胞数目增加。Guerin 等通过检测 Treg 细胞特有转录因子 FOXP3,发现在性交后 3~5 天,子宫内膜及相关引流淋巴结中 $FOXP3^+$ Treg 细胞显著增多。在这一过程中,精液主要起诱导作用,并且精液可诱导 Treg 细胞趋化因子 CCL19 的 mRNA 表达,CCL19 通过与其受体 CCR7 作用,促进 Treg 细胞在外周组织的募集和滞留。研究表明,在胚胎植入前,精液可诱导 $FOXP3^+$ Treg 细胞扩增,并通过 CCL19 促使外周 Treg 细胞向胚胎植入位点汇集,进而诱导母体产生免疫耐受。

5. NK T 细胞　自然杀伤(natural killer)T 细胞(NK T 细胞)是一种特殊的具有免疫调节作用的 T 细胞,它们共享 T 细胞和 NK 细胞的特性,不仅介导了针对肿瘤和感染性疾病的细胞免疫反应,还能抑制细胞介导的自身免疫病和同种异体移植相关的免疫排斥反应。最近的数据表明,NK T 细胞的缺失或减少会导致自身反应性 B 细胞活化增加,并加重自身免疫病患者的病情。这表明 NK T 细胞在对抗自身免疫反应方面具有重要作用。此外,NK T 细胞被认为是一种调节性 T 细胞,可以通过激活或沉默途径驱动下游免疫反应。然而,关于 NK T 细胞在男性生殖系统中的研究很少。近期的研究表明,精液中 NK T 细胞的数量与精子质量有一定的相关性。使用流式细胞术和免疫荧光双重染色的方法检测生殖道慢性炎症患者($n=40$)精液中恒定 NK T 细胞(iNK T 细胞)的数量,同时使用酶联免疫吸附测定(ELISA)检测精浆中炎症细胞因子 IL-6、IL-17 和 IFN-γ 的含量,并探讨 iNK T 细胞的百分率与精子数量、运动能力、活力和精浆中 IL-6、IL-17、IFN-γ 的关系,结果显示,50%的生殖道慢性炎症患者中 iNK T 细胞数量显著增加,并且 iNK T 细胞百分率和精子数量、运动能力和活力呈明显负相关。另外,iNK T 细胞数量与精浆中 IL-6 和 IFN-γ 含量显著相关,而与 IL-17 之间无明显相关性。这些结果表明,iNK T 细胞的增殖可能伴随着精子炎症反应的发生,在慢性炎症状态下,增加的 iNK T 细胞通过分泌 IFN-γ 而不是 IL-17 来影响精子质量。

（二）病因

白细胞精液症患者精液中白细胞增多主要由不同类型的感染导致,主要包括:①非特异性感染,如细菌性或非细菌性前列腺炎、附睾炎、睾丸炎及精囊炎等;②非性传播性感染,如结核病和腮腺炎引起的睾丸炎等;③性传播性感染,如淋病、衣原体感染、支原体感染等。其次,精液中白细胞增多还可能由以下原因导致:①自身免疫性睾丸炎;②吸烟、吸食大麻、酗酒者精液白细胞会增多;③血吸虫流行区白细胞精液症的发生率显著高于非血吸虫流行区;④单纯疱疹病毒(HSV)感染与白细胞精液症的发生有一定关系,但发生机制有待进一步研究。

（三）诊断

精液中白细胞浓度大于 $1×10^6/ml$ 即可诊断为白细胞精液症,检测精液中白细胞的方法主要有以下几种。

1. 精液直接镜检法 在光镜下直接计数精液涂片上的圆形细胞数目,可初步筛查白细胞精液症。由于未成熟的生精细胞为圆形,与白细胞难以区分,所以需要进一步诊断。

2. Cytur 实验(Cytur-test) 采用特制的 Cytur-test 试纸检测。Riedel 发现生精细胞不会引起 Cytur-test 试纸呈蓝色,而白细胞精液症可使试纸呈清晰的蓝色,因而认为 Cytur-test 可作为白细胞精液症快速而有用的诊断方法。

3. 过氧化物酶染色 此方法可以相对准确检测精液中主要的白细胞(即多形核粒细胞)的含量。目前较常用的方法如下:①正甲苯胺蓝过氧化物酶染色法;②联苯胺过氧化物酶染色法;③邻甲苯胺过氧化物酶染色法。其中正甲苯胺蓝过氧化物酶染色法是 WHO 推荐的标准检测方法之一,但由于过氧化物酶染色法依赖于内源性过氧化物酶,受细胞成熟度、涂片技术等因素影响,因此有一定误差。该法难以检出已脱颗粒的中性粒细胞、淋巴细胞、单核巨噬细胞等。

4. 免疫细胞化学 采用抗白细胞及其亚群的单克隆抗体,检测精液中的白细胞总数及白细胞亚群是目前最可靠的方法,可鉴别各类白细胞亚群,但操作复杂,试剂昂贵。另外,因为该方法灵敏度高,阳性率也相应提高,故有人认为应用此法时应对诊断标准略做修改。

5. 流式细胞术 利用流式细胞术可以方便、高效地检测精液中的白细胞及其亚群,操作简便,不需要对精液样本进行复杂的处理。

（四）治疗

由于病因及致病机制不明确,目前对白细胞精液症的治疗仍然处于经验性治疗阶段。

1. 抗生素治疗 单纯应用抗生素治疗效果有限,仍需进一步探索用药方案,可根据药敏试验的结果尽量选择低毒、高效抗生素。有研究显示,阿奇霉素、阿卡米星、氧氟沙星、头孢拉定敏感性较高,红霉素、四环素、多西环素、磺胺类药物敏感性较低。如有解脲支原体、沙眼衣原体或弓形虫交叉感染,应联合用药。

2. 抗炎治疗 主要用于有相关症状患者的经验性治疗,目的是抑制炎症、缓解疼痛和不适。可选用非甾体抗炎药(如 COX-2 抑制剂塞来昔布等)。

3. 精液的体外优化处理　可采用密度梯度离心法或上游法处理精液,排除白细胞的干扰。另外,Sanchez 等报道玻璃纤维过滤也能有效地去除白细胞精液症患者精液中的白细胞。

4. 中医药治疗　有报道采用调元清精饮与益元强精饮分期论治白细胞精液症不育,疗效较好。另有报道解毒益精汤和中西医结合治疗白细胞精液症也有不错的疗效。

六、血精症

精液中有红细胞称为血精症(hematospermia)。精液镜检时可发现红细胞,或肉眼观察精液呈鲜红色或暗红色,甚至有血块。血精症发病年龄不限,青少年及中老年均可发病,但常见于性生活活跃的育龄男性。血精症根据病因可分为功能性血精症、病理性血精症和特发性血精症。功能性血精症常表现为一过性的肉眼可见血精;病理性血精症主要继发于其他疾病,在精子排出过程中由血细胞漏出混入精液中导致。

(一)病因

血精症的病因常经过检查确定。功能性血精症多由过度纵欲引起。长期的性节制、禁欲时间过长、性交突然中断也可导致功能性血精症。而特发性血精症的病因多认为是膨胀的精囊突然排空后,腺腔内压骤降,导致腔内上皮撕脱而引起出血。病理性血精症根据病因可分为以下几种。

(1)前列腺和精囊的炎症、息肉、囊肿、结石以及肿瘤。

(2)膀胱息肉、血管瘤和囊肿以及尿道狭窄。

(3)细菌或病毒等病原体造成的局部感染,病原体包括革兰阴性菌(常为大肠杆菌)、淋球菌、梅毒螺旋体、巨细胞病毒、结核分枝杆菌等。

(4)创伤和其他的医源性因素:前列腺活检/注射,会阴或睾丸创伤。

(5)其他系统性炎症:动脉高压,睾丸、附睾的炎症,睾丸肿瘤,以及血友病、淋巴瘤和白血病等血液系统疾病。

(二)诊断

(1)病史:采集详细的病史,必须询问患者有关发病情况,血精症的程度和持续时间,患者的年龄、伴随症状,是否排除功能性血精症;可疑因素和诱因;有无泌尿系统症状;性生活频率;有无其他慢性病史及全身性疾病,如白血病、紫癜、肝硬化、高血压及血吸虫病等。血精症严重者肉眼就能见到精液中有血,称为肉眼血精;轻者肉眼不能见到,需借助显微镜检查,在精液中发现红细胞,称为镜下血精。体检应重点检查睾丸、附睾有无异常,输精管是否增粗,前列腺有无结节状改变,有无摩擦痛或触痛;精囊是否能触及,有无囊性感或是否能触及实质性肿块。

(2)行血常规检查,以排除血液疾病;行尿常规检查,少部分患者在出现血精时伴有血尿;行泌尿生殖道病原微生物学检查,以排除感染因素;行精液常规检查,镜检时可见到红细胞。

(3)经直肠超声检查(TRUS):客观评价前列腺、精囊的一种简单安全有效的诊断方法,对血精症患者的诊断具有重要价值。对于 TRUS 检查有病变患者,可选用 CT 和 MRI 进一步排除前列腺和精囊的肿瘤和囊性病变。

(4)对年龄超过 40 岁且有前列腺癌家族史的男性患者进行前列腺特异性抗原筛查。

(三)治疗

治疗原则是针对病因进行治疗。对于感染因素引起的血精症,应根据药敏试验结果,选择能有效针对精囊或前列腺的抗生素,常用的药物有氨基糖苷类(如左氧氟沙星)、大环内酯类(如阿奇霉素)、磺胺增效剂以及头孢菌素类等。

(1)一般治疗:在急性期应避免性生活和性刺激,避免饮酒,忌辛辣刺激食物,避免剧烈运动等。在治疗方面可尝试中西医结合治疗,一般不建议做前列腺、精囊按摩检查。

（2）功能性血精症无须特殊治疗，建议患者在性生活方面适当节制，避免饮酒，忌辛辣刺激食物等，改善生活方式。

（3）患者的病史或异常的临床化学检验或体检结果提示患者需行全面的男性泌尿系统检查。如果发现有血管异常、囊肿、息肉、钙化或其他异常，则需要进行治疗，必要时行手术治疗。

（4）如果怀疑感染但细菌培养阴性，考虑可能由衣原体、支原体或其他病原微生物感染所致，在合并其他症状（如发热和泌尿生殖道不适等）情况下可以使用抗生素，可给予米诺环素、甲硝唑治疗等。

七、精液液化异常

正常情况下，精液排出体外很快凝固，一般在5～30 min开始液化。如果精液在射精后60 min内未能完全液化或超过1 h才开始液化，称为精液液化异常或液化迟缓，是导致男性不育的常见病因。

精液的凝固与液化主要由前列腺和精囊分泌的液化因子和凝固因子来平衡调节。与精液液化相关的因子有唾液酸转移酶、α-淀粉酶、胰激肽原酶、糜蛋白酶、尿激酶型纤溶酶原激活物（uPA）、组织型纤溶酶原激活因子（tPA）、氨基肽酶和透明质酸酶。凝固因子主要由精囊分泌，可使精液凝固呈黏稠胶冻状，使精液射入阴道后不至于立即流失。液化因子主要来自前列腺，能使精液由胶冻状迅速演变为半胶冻状，最后呈液化状态。同时，射出精液凝固的程度与附睾的功能呈正相关，生育力低下者射出的精液凝固性差，与低渗透压、低缓冲力和高pH有关。正常情况下，两种因子协调作用，使精液先后发生凝固与液化。慢性前列腺炎患者的前列腺液分泌的质和量发生变化，从而影响精液pH、精液化学组分，使精液的凝固与液化这种协调关系打破，发生液化异常。液化异常又使精液黏度增高，降低精子活力，还可影响精子穿透宫颈黏液的能力。

（一）病因

精液液化异常主要与前列腺和精囊分泌功能异常有关，尤其是与前列腺炎、精囊炎等副性腺感染和炎症有关。也需要注意有无人为因素，因为射精时精液的第一部分主要来自前列腺，取精时容易遗漏第一部分精液，从而造成人为的精液液化异常。

（二）诊断

精液排出体外后置于37 ℃温箱或水浴锅内，超过60分钟后精液仍然呈胶冻状或块状，或者表现出极高的黏度，均可以诊断精液液化异常。

（三）治疗

1. 病因治疗 精液液化异常患者多伴有生殖道感染和炎症，可以先根据感染的部位及造成感染的细菌种类选用不同类型的抗生素进行治疗，伴有慢性前列腺炎的患者注意要选用脂溶性较好的药物，如米诺环素和喹诺酮类药物。

2. 对症治疗 主要为针对前列腺炎的治疗，主要治疗药物包括非甾体抗炎药（如塞来昔布），植物制剂（如普适泰和槲皮素），α-受体阻滞剂（如多沙唑嗪、萘哌地尔、坦索罗辛、特拉唑嗪和赛洛多辛）等。

3. 辅助生殖 通过上游法或不连续密度梯度离心法分离活动精子后，进行人工授精或体外受精。

4. 中医治疗 中医中药对精液液化异常的治疗常具有很好的效果。肾阴虚型可选用知柏地黄汤；肾阳不足型可选用右归汤加减；湿热下注型选用萆薢分清饮加减；痰湿阻滞型可选用导痰汤加减。中成药可选用如热淋清、前列疏通胶囊等。

（段永刚）

参考文献

［1］ 邓春华,商学军.男科疾病诊断治疗指南（2022版）［M］.北京:中华医学电子音像出版社,2022.

［2］ 熊承良,商学军,刘继红.人类精子学［M］.北京:人民卫生出版社,2013.

［3］ Salonia A,Bettocchi C,Boeri L,et al. European Association of Urology Guidelines on Sexual and Reproductive Health-2021 Update:Male Sexual Dysfunction［J］. Eur Urol,2021,80(3):333-357.

［4］ Duan Y G,Zhang Q L,Liu Y C,et al. Dendritic cells in semen of infertile men: association with sperm quality and inflammatory status of the epididymis［J］. Fertility and Sterility,2014,101(1):70-77.

［5］ Yang C, Zeng Q X, Liu J C, et al. Role of small RNAs harbored by sperm in embryonic development and offspring phenotype［J］. Andrology,2023,11(4):770-782.

第十一章 女性不孕总论

第一节 女性不孕概述

生育力(fertility):妊娠和生育后代的能力。不孕(infertility):妊娠和生育后代能力降低的状态。与不生育不同,不孕是可逆转的状态。目前不孕的临床定义:正常性生活12个月不能妊娠。不孕患病率女性约为13%,男性为10%。在妇女中,不孕症的发病率随着年龄的增长而增加。由于女性的生育力在35岁后下降,建议35~40岁的女性在尝试妊娠6个月后,40岁以上的女性在尝试妊娠3个月后开始进行不孕评估。已知不孕原因(如闭经)的女性应立即开始评估。

妊娠是男女双方都参与,并且胚胎植入子宫内膜的一系列复杂生理过程的结果。要实现妊娠,首先需要排卵,有活力的卵母细胞和有活力的精子在生殖道中靠近,受精形成胚胎,胚胎运行至宫腔后植入子宫内膜。很多疾病会导致不孕。

导致不孕的原因可分为男性因素和女性因素。世界卫生组织(WHO)对8500对不孕夫妇进行了研究,发现在发达国家,不孕的原因37%归因于女性伴侣,8%归因于男性伴侣,35%归因于双方,5%没有明确原因,15%在调查期间妊娠。在不孕女性中,最常见的疾病是排卵障碍(25%)、子宫内膜异位症(15%)、盆腔粘连(12%)、输卵管阻塞(11%)、高催乳素血症(7%)和其他输卵管异常(11%)等。

在对21份已发表的报告的回顾中,提到影响生育力的5个主要因素如下。

①卵母细胞产生异常(无排卵、卵母细胞耗尽或卵母细胞功能/质量差)。

②运输精子、卵母细胞和胚胎(输卵管、子宫、宫颈和腹膜因素)的生殖道发生异常。

③胚胎植入过程异常,包括胚胎发育早期缺陷和胚胎-子宫内膜相互作用。

④精子生成异常(男性因素)。

⑤其他情况,包括可能影响生育力的免疫因素。

第二节 女性不孕的病因

女性不孕常见的原因是排卵障碍、输卵管疾病、盆腔粘连和子宫内膜异位症。许多夫妇没有明确的不孕原因,这种情况被称为原因不明的不孕。以下简要介绍引起女性不孕的因素。

一、卵母细胞生成异常

导致女性不孕的排卵障碍主要包括无排卵、排卵稀发和卵泡衰老。许多疾病可导致无排卵性不孕。育龄女性无排卵常见的原因是下丘脑功能障碍(35%)、垂体疾病(15%)和卵巢功能障碍(50%)。下丘脑功能失调的常见原因是体重和身体组分异常、压力和过度运动,导致无排卵的垂体疾病有催乳素瘤、空蝶鞍综合征、希恩综合征、库欣综合征、肢端肥大症和其他垂体瘤。导致无排卵的卵巢原因主要是卵巢衰竭(卵母细胞耗尽)和卵巢高雄激素血症(如多囊卵巢综合征)。甲状腺疾病可能与无排卵有关。

二、女性的解剖学因素

1.输卵管因素不孕 输卵管疾病是女性不孕的主要原因。不孕夫妇中约 20% 的女性伴侣患有输卵管疾病或腹膜疾病。盆腔炎(PID)、沙眼衣原体感染、阑尾炎、败血性流产、既往行盆腔或输卵管手术是导致输卵管疾病的主要因素。子宫内膜异位症通常会导致腹膜和卵巢粘连,并使输卵管解剖结构扭曲,但在多数子宫内膜异位症患者中,输卵管是未闭的。在输卵管疾病不孕患者中,近端输卵管阻塞者约占 20%。近端输卵管阻塞的原因包括黏液碎片、子宫输卵管连接处痉挛或阻塞。阻塞通常由峡部结节性输卵管炎、PID、子宫腺肌病或纤维瘤相关的纤维化引起。

2.盆腔粘连 盆腔手术后,约 75% 的女性出现粘连。

3.子宫因素不孕 子宫因素导致不孕的原因有很多,如子宫肌瘤、子宫腺肌病、子宫内膜增生、宫腔粘连等,这些都会造成女性不孕。

4.宫颈因素不孕 宫颈的先天畸形和创伤可能会损害宫颈产生黏液的能力。宫颈异型增生是一个常见的问题,常通过切除感染了人乳头瘤病毒的宫颈组织来治疗。最近的流行病学研究表明,宫颈环形电切术(loop electrosurgical excision procedure of cervix,LEEP of cervix)与宫颈狭窄、早产和低出生体重儿相关。

三、免疫因素与复发性流产

详见第十二章第七节"复发性流产"。

四、不孕的遗传原因

染色体异常往往与不孕有关。已确定的影响女性生育力和生殖力的突变基因包括半乳糖-1-磷酸尿苷转移酶(GALT)基因、FSH 受体基因、LH 受体基因、BMP15 基因、NR5A1(类固醇生成因子 1)基因和共济失调-毛细血管扩张(ATM)基因等。破坏卵母细胞功能并导致女性不孕的突变包括 ZP1、TUBB8 和 STAG3 基因的突变。开发低成本的核酸测序方法正在改变研究不育夫妇基因型-表型的方法。

五、不明原因不孕

许多不孕夫妇没有明显的原因。使用克罗米芬、宫内节育器和体外受精对原因不明的不孕进行分步治疗,可使大多数年龄小于 40 岁的女性妊娠。

当一对夫妇在尝试妊娠 12 个月后未能妊娠,并且在完成全面评估后仍未找到不孕原因时,全面评估包括:①排卵正常;②输卵管通畅;③精液正常;④充足的卵母细胞储备,就可诊断为原因不明的不孕。许多原因不明的不孕病例可能是由多种因素引起的。

六、与不孕相关的环境暴露因素

引发不孕的环境因素众多。生活中使用防腐剂和食品添加剂、电磁波暴露、X 射线暴露,以及应用药物,不良的饮食和生活习惯、工作压力、晚婚、晚育,会导致内分泌失调,影响精细胞、卵细胞的质量而不利于生育。

第三节 女性不孕的检查及诊断

不孕评估的标准组成部分包括完整的病史采集和体检、精液分析、有效的排卵记录、女性生殖道和输卵管通畅性记录以及宫腔评估。与女性不孕评估相关的病史和体检结果见表 11-3-1。

表 11-3-1 与女性不孕评估相关的病史和体检结果

病史	体检结果
不孕的持续时间及之前的测试和治疗结果	体重、身高、体重指数
既往妊娠情况和结局	多毛症、黑色棘皮症的表现
青春期：肾上腺情况和月经初潮情况等	甲状腺大小，是否存在甲状腺结节
月经初潮至月经周期不规则的月经史	乳房检查，包括乳房肿块的触诊和乳头分泌物的检查
妇科手术和腹部手术史	阴蒂、处女膜环、阴道和宫颈的评估
使用过的避孕药具	宫颈狭窄或宫颈偏离中线的评估
性生活频率与性功能	检查子宫位置、子宫大小和活动度
男性伴侣相关病史	检查附件有无肿块或压痛
药物史和过敏史	
多毛症史、骨盆或腹痛、性交困难、甲状腺疾病、溢乳	
当前职业和暴露的环境毒素	
烟草、酒精和毒品的使用情况	子宫骶韧带的检查
既往锻炼情况和当前锻炼模式	
压力、焦虑、抑郁史	

一、排卵的评估

1. 基础体温测量 基础体温（basal body temperature，BBT）测量是确定排卵的最廉价的方法。基础体温双相通常意味着有排卵。若基础体温双相，建议在排卵前 5 天至排卵当天，隔天性交一次。

2. 尿液 LH 检测 每天连续测量尿液 LH 是检测即将排卵的最常用方法。排卵前 1～2 天可检测到尿液 LH 激增。

3. 血清孕酮检测 血清孕酮水平高于 3 ng/ml 可诊断排卵。Hull 等提出，黄体中期孕酮水平低于 10 ng/ml 者的妊娠概率低于孕酮水平高于 10 ng/ml 者。该法目前临床应用有限。

4. 卵泡生长检测 卵巢超声检查、连续测定尿液 LH 或雌酮-3-葡萄糖醛酸可用于显示优势卵泡的生长。月经期的卵泡直径为 4～9 mm。排卵前，优势卵泡的直径达到 20～25 mm。监测卵泡生长情况，优势卵泡破裂是已排卵的推定证据。

无排卵的原因可能很复杂。通常情况下，测量体重和身高，以及血清 FSH、催乳素、促甲状腺激素（thyroid stimulating hormone，TSH）和雄激素水平，有助于确定无排卵的原因。孕激素撤退试验有助于评估性腺功能减退的程度，并指导治疗方案的选择。

二、输卵管通畅性检查

常用的输卵管通畅性检查是子宫输卵管造影（hysterosalpingography，HSG）、子宫输卵管超声造影（hysterosalpingo-contrast sonography，HyCoSy）和腹腔镜检查。

1. HSG HSG 的优点在于费用低，能显示宫腔形态，由于改变了腹腔环境，HSG 可能提高患者生育力。HSG 的主要缺点是在操作过程中会引起疼痛，并且不能提供关于腹膜疾病的信息（如子宫内膜异位症和卵巢粘连）。此外，若 HSG 显示近端输卵管阻塞，还需进行确认试验（选择性输卵管插管或腹腔镜检查），因为大约 15% 的 HSG 显示近端输卵管阻塞的病例实际上是由生理性输卵管痉挛导致，而不是永久性解剖状态。HSG 通常在月经周期的第 5～12 天进行。HSG 感染的风险在 1% 范围内。

2. HyCoSy HyCoSy 是通过对宫颈口进行插管，并在超声成像下将超声造影剂或晶体注入子宫来检查输卵管通畅性的方法。其对检测输卵管疾病的敏感性与 HSG 相似，但在检测小的腔内病变方面优于 HSG。

3. 腹腔镜检查 与 HSG 相比,腹腔镜检查的主要诊断优势在于其诊断卵巢和腹膜疾病的敏感性和特异性更强。此外,腹腔镜可诊断子宫内膜异位症,同时可以对发现的异常进行治疗。

如果疾病局限于输卵管远端,手术治疗后妊娠率提高。输卵管伞端成形术指松解输卵管伞粘连或扩张输卵管伞狭窄的手术。新输卵管造口术是在远端闭塞的输卵管中创建一个新的输卵管开口的手术。

柔性尖端导丝技术可治疗不孕相关的近端输卵管阻塞,恢复输卵管近端通畅。如果无法完成输卵管插管,IVF 是更好的治疗选择。对于患有输卵管疾病的不孕妇女,在第 1 个治疗周期中,IVF 治疗后的妊娠率约为 30%。多项研究表明,输卵管积水可降低体外受精周期的妊娠率。所有输卵管积水的女性在接受 IVF 前可考虑行腹腔镜下输卵管切除术或夹闭输卵管的近端。

三、卵泡和卵母细胞池的评估

4 种主要用于评估不孕妇女卵泡和卵母细胞池大小的检测方法如下。

(1)月经周期中任何时候测量 AMH(抗缪勒管激素)浓度。

(2)月经周期第 3 天测量 FSH 和雌二醇浓度。

(3)经阴道超声检查 AFC(窦卵泡个数)。

(4)氯米芬刺激试验。

第四节　女性不孕的治疗

一、排卵异常的治疗

对无排卵患者的治疗最为成功,所选择的治疗方式取决于无排卵的原因。常见的治疗措施包括:①调节体重和诱导排卵的干预措施;②来曲唑;③克罗米芬;④克罗米芬加其他激素佐剂;⑤促性腺激素诱导排卵;⑥卵巢手术。

1. 调节体重和诱导排卵的干预措施 不管是肥胖还是消瘦的女性,均可通过调节体重来增加妊娠机会。研究人员发现,排卵性不孕的风险在超重女性中最高,在体重不足的女性中风险也会增加。例如,Pasquali 等证明,患有多囊卵巢综合征的肥胖女性的无排卵可以通过减肥成功治疗。肥胖和久坐的生活方式会降低生育力。

患有无排卵性不孕的过瘦女性通常不愿意增加体重、改变饮食或减少锻炼。然而,在一项针对 26 名严格节食且不孕的体重不足女性的研究中,受试者听从了营养师和医生的建议,增加她们的体重指数(body mass lndex,BMI)。干预后,这些女性平均增重 3.7 kg,73% 的女性妊娠。因此,在过瘦无排卵的妇女开始进行诱导排卵之前,体重指数必须恢复正常。

2. 来曲唑 对于多囊卵巢综合征引起的无排卵性不孕,来曲唑正在逐渐取代克罗米芬成为一线治疗药物。来曲唑是一种芳香化酶抑制剂,可阻断雌二醇的合成,抑制雌二醇对下丘脑-垂体的反馈,并增加多囊卵巢综合征患者 FSH 的生成。

临床试验报告显示,来曲唑在诱导排卵方面优于克罗米芬。Legro 等将 750 名无排卵性不孕和多囊卵巢综合征患者随机分为克罗米芬诱导排卵组和来曲唑诱导排卵组。来曲唑诱导排卵组的排卵率及活产率均高于克罗米芬诱导排卵组,BMI≤30.3 kg/m² 的女性中,来曲唑诱导排卵者和克罗米芬诱导排卵者的活产率相似。在 BMI≥30.3 kg/m² 的女性中,来曲唑诱导排卵者和克罗米芬诱导排卵者的活产率分别为 20% 和 10%。来曲唑诱导排卵者和克罗米芬诱导排卵者的自然流产率和双胞胎率无统计学差异。这些结果表明,在诱导排卵之前,体重指数低于 30.3 kg/m² 至关重要,还表明来曲唑在诱导多囊卵巢综合征患者排卵方面优于克罗米芬,尤其是在 BMI≥30.3 kg/m² 的女性中。

对于患有雌激素敏感肿瘤(如乳腺癌)的女性,应优先考虑使用芳香化酶抑制剂。芳香化酶抑制剂可增加 FSH 水平,但会阻断雌二醇的生成,导致卵泡发生,雌二醇水平相对降低。在有雌激素敏感肿瘤史的女性中,诱导卵泡发育和排卵,同时保持相对较低的循环雌二醇水平,在理论上具有优势。

3. 克罗米芬 许多患有多囊卵巢综合征的无排卵妇女服用克罗米芬后不会妊娠,如果服用 3 个周期的克罗米芬后仍未排卵,则应考虑使用来曲唑等替代药物或糖皮质激素或二甲双胍等佐剂。

美国食品药品监督管理局(Food and Drug Administration,FDA)批准的克罗米芬剂量为每天 50 mg 或 100 mg,每周期最多使用 5 天。自然月经或孕激素撤退出血后,在周期第 3~5 天开始使用克罗米芬,每天 50 mg,连用 5 天。在 82 名女性中,大约 50% 的女性会在每天 50 mg 的剂量下排卵;如果剂量增加到每天 100 mg,还有 25% 的人会排卵。应尽量确认每个周期有无排卵。大多数患者在末次服药后 5~12 天排卵。建议测量 LH 峰辅助不孕夫妇预测围排卵期。

在一项有 2369 例克罗米芬诱导妊娠病例的研究中,7% 为双胞胎,0.5% 为三胞胎,0.3% 为四胞胎,0.13% 是五胞胎。服用克罗米芬的女性常见的症状包括血管舒缩症状(20%)、附件压痛(5%)、恶心(3%)、头痛(1%),以及罕见的视力模糊或暗点。大多数临床医生对有视觉改变的妇女不再使用克罗米芬。

4. 克罗米芬加其他激素佐剂

(1)克罗米芬联合糖皮质激素诱导排卵:使用标准剂量克罗米芬后仍未排卵的现象称为克罗米芬抵抗。对于克罗米芬抵抗的多囊卵巢综合征患者,最合适的治疗措施是注射促性腺激素或行腹腔镜卵巢钻取术。然而,这些方案不太经济。

同时使用克罗米芬和地塞米松治疗可提高克罗米芬抵抗女性的排卵率。在进行联合治疗之前,应排除输卵管和男性因素导致的不孕。两项随机临床试验报道,在克罗米芬抵抗的女性中,地塞米松加克罗米芬治疗可提高排卵率和妊娠率。据报道,一种成功的治疗方案是在周期第 3~7 天每天用 100 mg 克罗米芬治疗克罗米芬抵抗的女性,同时在周期第 3~12 天每天用 2 mg 地塞米松。使用地塞米松可降低血清雄激素的浓度,从而提高克罗米芬的疗效。

(2)克罗米芬和口服避孕药联用预处理:克罗米芬抵抗的一个风险因素是基础血清睾酮水平升高。有报道称,在克罗米芬治疗前连续服用 2 个月的口服避孕药可降低血清睾酮水平,并改善多囊卵巢综合征患者的排卵率和受孕率。克罗米芬抵抗的女性或总睾酮水平升高的女性,临床上可能需要先服用口服避孕药,再服用克罗米芬。

(3)克罗米芬联合促性腺激素诱导排卵:对于使用标准剂量克罗米芬仍未排卵的女性,可在克罗米芬治疗中注射促性腺激素以诱导排卵。这种诱导排卵方法的主要优点是减少每个周期诱导排卵所需的促性腺激素量。克罗米芬诱导的 LH 和 FSH 的初始升高提高了卵泡对促性腺激素注射的敏感性。首先,每天应用克罗米芬每天 50~100 mg,连用 5 天,然后注射 FSH 或 LH/FSH。研究显示该方案可减少 50% 的促性腺激素量。

(4)克罗米芬和二甲双胍:高胰岛素血症是多囊卵巢综合征患者常见的内分泌异常导致的疾病。胰岛素水平升高,抑制肝脏生成性激素结合球蛋白,并且可能协同 LH 刺激卵泡膜合成雄激素,从而导致生殖功能障碍。因此,降低胰岛素水平是多囊卵巢综合征患者的治疗目标。

二甲双胍是一种口服双胍类降糖药,通过抑制肝葡萄糖生成和增强外周葡萄糖摄取来降低血糖。在受体后水平增加胰岛素敏感性,并刺激胰岛素介导的葡萄糖代谢。二甲双胍的目标剂量为每天 1500~2550 mg。为尽量减少胃肠道不良反应,许多临床医生建议,二甲双胍应从每天 500 mg 或 750 mg 开始应用,持续 1 周,然后加量至目标范围。如果单用二甲双胍,可以定期测量孕酮水平或记录基础体温,以确定是否排卵。如果二甲双胍治疗 5~10 周后仍无排卵,建议加用克罗米芬 50 mg,连用 5 天。一旦妊娠,可以停止二甲双胍治疗。

关于二甲双胍与克罗米芬的相对疗效,临床试验报道了相互矛盾的结果。总的来说,大多数大规模临床试验报道,二甲双胍和克罗米芬单药治疗诱导多囊卵巢综合征患者排卵有效,但克罗米芬单药治疗组的周期排卵率、受孕率和出生率均高于二甲双胍单药治疗组。在一项研究中,626 名多囊卵巢综合征无排卵女性被随机分配为克罗米芬组、二甲双胍组或克罗米芬＋二甲双胍组。克罗米芬＋二甲双胍组活产率为 27%,克罗米芬组为 23%,二甲双胍组为 7%。其他研究报道,克罗米芬或二甲双胍单药治疗可导致类似的受孕率。在一些研究中,二甲双胍似乎对腰臀比高于平均值的女性更有效,腰臀比是内脏脂肪增加的标志。对于因多囊卵巢综合征导致无排卵性不孕且使用克罗米芬仍未受孕的女性,FSH 治疗或腹腔镜卵巢钻孔术比使用克罗米芬＋二甲双胍治疗更容易妊娠。若患者经济条件有限,可考虑使用克罗米芬联合二甲双胍或单用来曲唑诱导排卵。

5. 促性腺激素诱导排卵 促性腺激素诱导排卵的最大风险是多胎妊娠。使用促性腺激素、促性腺激素加促性腺激素释放激素(GnRH)拮抗剂和促性腺激素加生长激素治疗不孕,与使用促性腺激素治疗无排卵性不孕相关的重要概念是,该方案在有促性腺激素分泌且年龄小于 35 岁的不孕女性中,治疗效果最佳。

6. 卵巢手术诱导多囊卵巢综合征患者排卵 卵巢楔形切除术是较早用于多囊卵巢综合征患者诱导排卵的治疗方法之一。然而,经典的卵巢楔形切除术与卵巢和输卵管粘连有关。据报道,卵巢打孔术后患者的排卵率和受孕率分别为 70% 和 50%,但该手术方案仍属于二线治疗方案。具体操作:使用探针固定卵巢后,将绝缘的针状电极刺入卵巢皮质,切割功率为 100 W;针状电极进入卵巢后,每个穿刺点以 40 W 电凝 2 秒,每个卵巢可以打 5～10 个孔。较小的卵巢应少穿刺。手术完成后,盆腔内留置 1000 ml 晶体溶液。

在一项临床试验中,88 例克罗米芬抵抗的多囊卵巢综合征女性随机接受卵巢手术、FSH 注射或 LH-FSH 联合注射。三组的排卵率(70%)和受孕率(50%)相似。两组接受促性腺激素治疗的患者自然流产率较高。研究人员得出结论,对于克罗米芬抵抗的多囊卵巢综合征患者,卵巢手术与注射促性腺激素一样有效。

多毛症女性进行卵巢手术的风险大于潜在的益处。然而,对于体重减轻、克罗米芬＋二甲双胍治疗后仍无法妊娠的多囊卵巢综合征不孕患者,在 FSH 诱导排卵之前,可能需要选择卵巢手术诱导排卵。数据表明,如果两种治疗的成功率相当,那么与注射 FSH 的方法相比,许多患者更喜欢一次性手术治疗。成本效益分析表明,卵巢手术医疗成本更低。但与手术相关的罕见严重风险使得注射 FSH 成为首选。

7. 卵巢与卵泡衰老 目前的生育治疗方法无法逆转卵巢衰老对生育力的不利影响。卵巢生理的一个不变特征是卵母细胞和卵泡的数量在子宫内是固定的,从妊娠中期开始呈指数下降。出生时,一对卵巢中的卵母细胞和卵泡数量约为 200 万个。青春期结束时,一对卵巢中的卵母细胞数量为 25 万个左右。35 岁后,卵母细胞和卵泡的丢失率加快。在育龄期,首先选择对 FSH 刺激作用最敏感的卵泡作为优势卵泡。随着年龄的增长,残留的卵泡似乎对 FSH 具有抵抗性。衰老卵泡中的卵母细胞成功受孕的可能性更小。与年龄相关的生育力下降的原因可能是卵泡和卵母细胞数量和质量下降。

女性的年龄是影响受孕率的重要因素。对于 35 岁以下的女性,每个周期的活产率为 49%,而 38～40 岁的女性为 20%,41～42 岁的女性为 11%。终末卵泡池中的卵母细胞质量差是女性衰老与生育力下降的主要原因。卵母细胞质量差的表现:在受精后观察到非整倍体囊胚细胞和三体的概率较高,且这些卵母细胞在体外受精过程中表现不佳,包括受精不良、低植入率和受孕率。

生活方式和遗传因素影响卵泡丢失率和月经期血清 FSH 水平开始升高的年龄。例如,吸烟似乎会加快卵泡池耗尽的速度,吸烟的女性更年期明显提前。在 30 多岁的女性中,吸烟者的月经期第 3 天 FSH 水平比不吸烟者高出约 25%。在吸烟者中,每对卵巢的卵母细胞数量减少。

盆腔放疗和烷化剂化疗是两种与卵泡减少有关的重要暴露因素。年龄超过 30 岁且已完成 6 个化疗疗程的霍奇金淋巴瘤女性通常会失去 90% 以上的卵泡,许多女性在化疗后立即进入更年期。低至 400 rad 的卵巢辐射剂量也将导致 35 岁以上女性进入更年期。未成年女性不易因化疗或盆腔放疗诱发绝经,这可能是由于她们的卵泡池更大。

二、不明原因不孕的经验性治疗

对不明原因不孕夫妇的治疗通常从低成本方式开始,如改变生活方式、期待治疗、宫内授精(intrauterine insemination,IUI)、克罗米芬、克罗米芬＋IUI 等。然后依次转向高成本的治疗,如促性腺激素注射＋IUI 或 IVF。

改变生活方式可以提高不孕夫妇的生育力。可以提高生育力的生活方式改变包括使体重指数正常、戒烟、减少咖啡因和酒精的摄入、减轻压力、避免过度运动、改善饮食以及增加周期生育期的性交频率。

1. 宫内授精(IUI) IUI程序包括清洗射精精液样本以去除前列腺素和其他因素,然后将精子浓缩在小体积的高蛋白浓度培养基中,以增强精子获能和顶体反应。然后使用穿过宫颈的小导管将精子悬液直接注入上宫腔。在一项针对轻度男性不育夫妇的研究中,IUI的每周期受孕率为6.5%,而宫颈内授精或定时自然性交的受孕率为3.1%。IUI似乎对不明原因不孕夫妇也有效。

2. 克罗米芬+IUI 克罗米芬联合IUI,可使大量活动精子进入女性生殖道,可成功治疗不明原因不孕夫妇的排卵、卵母细胞功能和精子功能轻度异常。使用克罗米芬宫内节育器的受孕率随着女性伴侣年龄的增长而降低。

3. 促性腺激素注射和促性腺激素注射+IUI 单独注射促性腺激素和注射促性腺激素+IUI均可提高不明原因不孕妇女的生育力。促性腺激素注射+IUI似乎也会增加患有I期或II期子宫内膜异位症的不孕妇女和患有精液异常的不育男子的生育力。

FSH注射治疗不明原因不孕患者的主要并发症是多胎妊娠率和卵巢过度刺激率增加。尽管有证据表明促性腺激素联合或不联合IUI治疗不明原因不孕有效,但许多权威人士强调这些疗法会增加多胎妊娠的发生风险,并提出使用促性腺激素或促性腺激素+IUI治疗不明原因不孕效果非常有限。因此最具成本效益的方法是先用克罗米芬宫内节育器,然后进行IVF的两步序贯治疗。在过去的30年中,每个周期的IVF活产率从5%增至40%。随着IVF每个周期的受孕率增加,FSH-IUI的临床效用降低,因此IVF成为一种更具成本效益的妊娠方法。

4. 体外受精(IVF) IVF对治疗不明原因不孕有效。

5. 不明原因不孕治疗的阶梯式升级疗法 如上所述,对于不明原因不孕且预后良好的夫妇,可以进行期待治疗。如果治疗不成功,他们可以从低资源干预(如克罗米芬宫内节育器)到资源密集型治疗(包括FSH-IUI或IVF)。对于不明原因不孕和预后不良的夫妇(女性年龄>37岁,不孕>2年),最好尽快从低资源干预转向IVF。对不孕患者队列的研究表明,在任何一种治疗(如IUI、克罗米芬+IUI或FSH-IUI)进行2或3个周期后,受孕率往往会下降。通常,在任何一次治疗的3个周期后,建议考虑进入疗法的下一步。

三、不孕治疗的禁忌证

不孕治疗有可能严重影响女性和治疗后出生孩子的健康。绝对禁忌不孕治疗的疾病种类不多,包括艾森曼格综合征、特纳综合征等。

不孕治疗有相对禁忌证。这些禁忌证大多出于产科考虑:在妊娠期间或分娩时会造成严重风险。例如,一位骨盆严重粘连且有冰冻骨盆的女性可以通过IVF妊娠。但在分娩时,如果需要行紧急剖宫产,可能需要进行肠切除以进入子宫而完成剖宫产。女性的BMI是产科医生特别关注的问题,因为BMI过高,难产的风险很高。

四、不孕治疗与妊娠结局

许多观察性研究表明,体外受精后妊娠与多胎妊娠、先天畸形、早产、低出生体重和异常胎盘的风险增加有关。即使在IVF后的单胎妊娠中,胎儿生长受限、先兆子痫、早产和围产期死亡率的风险也会增加。然而,不孕本身可能与这些风险有关,无论不孕妇女是自发妊娠还是治疗后妊娠。与不孕治疗本身相比,导致不孕的生物学过程可能对妊娠结局和胎儿生长产生更大的影响。大多数不孕治疗后的生育结局研究集中在体外受精妊娠。一项大型回顾性研究调查了有生育力的女性、未经治疗受孕的不孕女性和通过诱导排卵或抗逆转录病毒治疗妊娠的不孕女性的生育结果。值得注意的是,生育力低下的女性明显比有生育力的女性年龄更大,BMI也更高。在单胎妊娠的孕妇中,生育力低下的女性患先兆子痫、产前出血,行剖宫产、手术阴道分娩,以及胎儿早产、低出生体重、小于胎龄、围产儿丢失的风险显著增加。然而,在不孕女性中,自发妊娠和排卵诱导或采用人类辅助生殖技术(ART)后妊娠的分娩结局相似。值得注意的是,有生育力的女性与接受过不育治疗的不孕女性所产胎儿的早期发育和成长相似。

参考文献

[1]　Caburet S,Arboleda V A,Llano E,et al. Mutant cohesin in premature ovarian failure[J]. N Engl J Med 2014,370(10):943-949.

[2]　Diamond M P,Legro R S,Coutifaris C,et al. Letrozole, gonadotropin or clomiphene for unexplained infertility[J]. N Engl J Med,2015,373(13):1230-1240.

[3]　Dopierala A L,Bhatta S,Raja E A,et al. Obstetric consequences of subfertility:a retrospective cohort study[J]. BJOG,2016,123(8):1320-1328.

[4]　Feng R Z,Sang Q,Kuang Y P,et al. Mutations in TUBB8 and human oocyte meiotic arrest[J]. N Engl J Med,2016,374(3):223-232.

[5]　Groszmann Y S,Benacerraf B R. Complete evaluation of anatomy and morphology of the infertile patient in a single visit: the modern infertility pelvic ultrasound examination[J]. Fertility and Sterility,2016,105(6):1381-1393.

[6]　Gunn D D,Bates G W. Evidence-based approach to unexplained infertility:a systematic review [J]. Fertility and Sterility,2016,105(6):1566-1574.

[7]　Guzick D S,Carson S A,Coutifaris C,et al. Efficacy of superovulation and intrauterine insemination in the treatment of infertility. National Cooperative Reproductive Medicine Network[J]. N Engl J Med,1999,340(3):177-183.

[8]　Huang H L,Lv C,Zhao Y C,et al. Mutant ZP1 in familial infertility[J]. N Engl J Med,2014,370(13):1220-1226.

[9]　Kulkarni A D,Jamieson D J,Jones H W Jr,et al. Fertility treatments and multiple births in the United States[J]. N Engl J Med,2013,369(23):2218-2225.

[10]　Legro R S,Barnhart H X,Schlaff W D,et al. Clomiphene,metformin or both for infertility in the polycystic ovary syndrome[J]. N Engl J Med,2007,356(6):551-566.

[11]　Legro R S,Brzyski R G,Diamond M P,et al. Letrozole versus clomiphene for infertility in the polycystic ovary syndrome[J]. N Engl J Med,2014,371(2):119-129.

[12]　Legro R S,Dodson W C,Kunselman A R,et al. Benefit of delayed fertility therapy with preconception weight loss over immediate therapy in obese women with PCOS[J]. J Clin Endocrinol Metab,2016,101(7):2658-2666.

[13]　Mutsaerts M A Q,Van Oers A M,Groen H,et al. Randomized trial of a lifestyle program in obese infertile women[J]. N Engl J Med,2016,374(20):1942-1953.

[14]　Wilcox A J,Weinburg C R,O'Connor J F,et al. Incidence of early loss of pregnancy[J]. N Engl J Med,1988,319(4):189-194.

[15]　Datta J,Palmer M J,Tanton C,et al. Prevalence of infertility and help seeking among 15000 women and men[J]. Hum Reprod,2016,31(9):2108-2118.

[16]　Brosens I,Gordts S,Valkenburg M,et al. Investigation of the infertile couple:when is the appropriate time to explore female infertility? [J]. Hum Reprod,2004,19(8):1689-1692.

[17]　Gnoth C,Godehardt D,Godehardt E,et al. Time to pregnancy:results of the German prospective study and impact on the management of infertility[J]. Hum Reprod,2003,18(9):1959-1966.

[18]　Guttmacher A F. Factors affecting normal expectancy of conception[J]. J Am Med Assoc,1956,161(9):855-860.

[19]　Broekmans F J,Soules M R,Fauser B C. Ovarian aging:mechanisms and clinical consequences [J]. Endocr Rev,2009,30(5):465-493.

[20]　Malcolm C E,Cumming D C. Does anovulation exist in eumenorrheic women? [J]. Obstet

Gynecol,2003,102(2):317-318.

［21］ Practice Committee of the American Society of Reproductive Medicine. Role of tubal surgery in the era of assisted reproductive technology:a committee opinion［J］. Fertility and Sterility,2015,103 (6):e37-e43.

［22］ Gomel V. Reconstructive tubal microsurgery and assisted reproductive technology［J］. Fertility and Sterility,2016,105(4):887-890.

（刘　义）

第十二章 女性不孕常见疾病

第一节 多囊卵巢综合征

多囊卵巢综合征(polycystic ovary syndrome,PCOS)是一种复杂的异质性疾病,以高雄激素血症、高胰岛素血症、胰岛素抵抗和慢性无排卵为特征,是育龄妇女最常见的内分泌疾病,全球发病率为4%～12%,近年来有上升趋势。

一、病因

引起PCOS的因素很多,从单一的发病角度分析表型谱并不能进行充分阐释。环境和遗传因素是相互联系的,共同影响PCOS的发生。尽管引起类固醇合成、卵泡发育和代谢异常的危险因素不断被发现,但明确的致病因素依然没有被找到。

（一）遗传因素

PCOS常表现为家族群聚现象,提示有遗传因素发挥作用。PCOS的遗传基础证据非常广泛,但均不足以解释该病的发病机制。既往研究认为,PCOS的遗传方式有常染色体显性遗传特征,然而目前流行病学研究认为,PCOS的遗传模式可能更复杂,可能是性染色体或多基因遗传模式。

1.性激素与促性腺激素相关基因

(1)雄激素受体基因:该基因位于染色体Xq11～12,可调节多种生物学功能。研究表明,雄激素受体基因第1外显子中CAG重复序列定位的改变和甲基化模式的变化可影响信号传导,从而引发PCOS。另有研究提到,雄激素受体的N末端区域的多聚谷氨酰胺序列的长短与雄激素受体的活性有关,较长者受体活性降低,较短者受体活性较高,且较短的多聚谷氨酰胺序列与PCOS患者无排卵有关。

(2)雌激素受体基因:雌激素受体由ERα和ERβ两个亚单位组成。雌激素通过与雌激素受体结合而发挥生物学效应。研究表明,ERβ基因RsaⅠ及AluⅠ的多态性与排卵功能紊乱相关,且排卵功能及月经紊乱的人群中存在该基因多态性的频率显著高于正常对照人群。

(3)卵泡刺激素受体基因:定位于染色体2p21～22,存在多态性。对该基因多态性与PCOS的风险进行荟萃分析发现,该基因多态性与PCOS的风险增加有关。另外对卵泡刺激素受体基因染色体2p16.3进行测序发现了rs7562215、rs10495960和rs1922476等与PCOS相关的变异位点。因此,该基因的多态性可能是PCOS的重要病因。

2.甾体激素生物合成与代谢相关基因

(1)胆固醇侧链裂解酶基因(CYP11α):位于15号染色体(15q23～24),负责编码雄激素合成代谢的关键酶——P450胆固醇侧链裂解酶P450scc。该酶是胆固醇转变为孕酮的限速酶,能够调控雄激素前体的合成量。研究发现,CYP11α基因中重复序列（TTTTA)$_6$与PCOS发病密切相关,且具有重复序列(TTTTA)$_6$的PCOS患者的体重指数更高,提示该多态性与PCOS肥胖可能存在一定的关联。

(2)雄激素合成相关的细胞色素P45017基因(CYP17):位于10号染色体(10q24.3),编码类固醇合成酶P45017α,调控雄激素的合成。既往研究认为,PCOS的卵泡膜细胞上CYP17基因表达量明显升高,从而引起雄激素水平升高,表明 CYP17 基因的多态性与 PCOS 患者高雄激素表现可能存在关联。

(3)芳香化酶基因(CYP19):位于 15 号染色体(15q21.1),编码产物是芳香化酶。该酶在内质网中通过催化雄烯二酮转变成雌酮,调控雌激素的合成。有研究发现,PCOS 患者体内芳香化酶缺乏和调节异常可诱导卵泡发育异常,且与 PCOS 患者高雄激素血症明显相关。

3. 胰岛素相关基因

(1)胰岛素基因:位于第 11 号染色体(11q15.5)上,该基因的 5′端存在着重复序列的多态性,可以调控胰岛素基因的转录活性从而控制胰岛素的分泌水平。该重复序列分为 Ⅰ 型、Ⅱ 型和 Ⅲ 型,其中 Ⅲ 型可能与 PCOS 的发病相关。

(2)胰岛素受体基因:卵巢组织的细胞质膜中含有胰岛素受体,与胰岛素结合时发生自身磷酸化作用,传递跨膜信号,介导磷脂酰肌醇-3(PI-3)和有丝分裂激活蛋白途径,调控下游基因及蛋白质的表达及合成。研究发现,胰岛素受体基因第 17 外显子存在的 3 种单核苷酸多态性 3128T/C、3364T/C 及 176477C/T 与 PCOS 易感性相关。

(二)环境因素

1. 生活习惯及饮食结构 临床研究表明,有不良饮食习惯的人群(如饮食不规律、饮食偏嗜等),患 PCOS 的风险比普通人群普遍偏高。此外,PCOS 的发病与患者运动程度呈负相关。由此可见,个体饮食结构和生活方式在 PCOS 的发生发展中发挥重要作用。流行病学调查显示,约有 30% 的 PCOS 患者合并肥胖,而正常体重的女性 PCOS 发病率仅为 5%。研究提示,肥胖型 PCOS 较非肥胖型 PCOS 患者存在更严重的内分泌及代谢紊乱。改变生活方式,如加强锻炼、改善饮食结构、减肥等均可改善 PCOS 患者的临床症状,甚至可以使患者成功妊娠。

2. 不同发育时期激素暴露

(1)胚胎及胎儿期:有研究报道,PCOS 病变在胚胎期就已经存在。21-羟化酶缺陷症引起的肾上腺增生以及先天性雄性化肾上腺肿瘤女性患儿,在胚胎时期就暴露于宫内高雄激素环境中,尽管经过治疗后,雄激素可恢复到正常水平,但是在患儿成年后,仍然可能表现出一系列的 PCOS 症状。另外,妊娠期母亲不良的生活习惯也可能导致胎儿出生后出现胰岛素抵抗,今后易患 PCOS。但是,母体的环境因素是否直接影响子代发生 PCOS,目前尚不明确。

研究发现,低出生体重的胎儿,在早期生长发育阶段,可能会发生胰岛素抵抗,从而引起高雄激素的相关临床表现,最终导致 PCOS 的发生。

(2)青春期:近年来,青春期女性 PCOS 的发病率逐渐增加,越来越引起人们的重视。青春期肥胖是引起 PCOS 的原因之一。研究表明,伴有严重胰岛素抵抗的儿童期难治性肥胖患者将来发展为 PCOS 的概率明显升高。此外,肾上腺功能早现也是青春期 PCOS 的发动原因。

二、临床特点

PCOS 常见临床表现包括月经不规律、高雄激素相关表现、排卵障碍性不孕等,可同时伴有肥胖、胰岛素抵抗、高胰岛素血症、糖脂代谢紊乱等代谢异常。妊娠期自然流产、妊娠期糖尿病、胎儿生长受限、早产等发病风险增加。远期 2 型糖尿病、心脑血管疾病、非酒精性脂肪肝、代谢综合征、阻塞性睡眠呼吸暂停综合征、雌激素相关性恶性肿瘤等疾病发病风险增加。

1. 月经紊乱 表现为月经稀发、闭经和不规则子宫出血等,常提示排卵功能异常,如无排卵、排卵稀发等,是患者就诊的主要原因之一。

2. 高雄激素相关表现 主要临床表现为毛发过多、痤疮、脱发,部分合并肥胖的患者也可能出现黑棘皮症。

3. 排卵障碍性不孕 表现为每年少于 8 次排卵,同时月经周期超过 35 天,提示稀发排卵;无月经来潮 6 个月,常常提示无排卵。在无排卵性不孕的患者中,约有 70% 患有 PCOS。

三、诊断与分型

(一)诊断

由于PCOS有高度临床异质性,病因及发病机制至今不清楚。目前为止,关于PCOS诊断标准,国际专家共提出3个共识,分别是1990年美国国立卫生研究院(National Institutes of Health,NIH)制定的NIH标准,2003年欧洲人类生殖与胚胎学学会(ESHRE)与美国生殖医学学会(ASRM)联合提出的鹿特丹标准以及2006年美国雄激素过多-PCOS学会(Androgen Excess and PCOS Society,AE-PCOS)提出的AES标准。由于种族、地域、饮食习惯等的不同,PCOS存在明显异质性,因此,2011年我国卫生部(现更名为国家卫生健康委员会)颁布了中国PCOS诊断标准,目前国内仍推荐此标准,标准如下。

1. 育龄期及围绝经期PCOS的诊断

(1)疑似PCOS:月经稀发、闭经或不规则子宫出血是诊断的必需条件。另外再符合下列2项中的1项。

①高雄激素临床表现或高雄激素血症。

②超声下表现为多囊卵巢(polycystic ovarian morphology,PCOM)。

(2)确诊PCOS:具备上述疑似PCOS诊断条件后需逐一排除其他可能引起高雄激素的疾病和引起排卵异常的疾病,才能确定诊断。

2. 青春期PCOS的诊断 针对青春期PCOS的诊断标准更严格,必须同时符合以下3条诊断标准并排除其他疾病。

①初潮后月经稀发持续至少2年或闭经。

②有高雄激素临床表现或高雄激素血症。

③超声下表现为PCOM。

3. 排除诊断 符合诊断标准后必须逐一排除其他可能引起高雄激素的疾病、排卵异常的疾病才能确诊。

(1)高雄激素相关表现或高雄激素血症的鉴别诊断。

①库欣综合征:以高皮质醇血症为特征的临床综合征,约80%的患者会出现月经周期紊乱,常出现多毛体征。根据测定血皮质醇水平的昼夜节律、24 h尿游离皮质醇、小剂量地塞米松抑制试验可确诊库欣综合征。

②非经典型先天性肾上腺皮质增生:主要表现为血清雄激素水平和/或17-羟孕酮、孕酮水平升高,部分患者可出现超声PCOM及月经紊乱。根据血基础17α-羟孕酮水平[≥6.06 nmol/L(2 ng/ml)]和ACTH刺激60 min后17α-羟孕酮反应[≥30.3 nmol/L(10 ng/ml)]可确诊为非经典型先天性肾上腺皮质增生。

③卵巢或肾上腺分泌雄激素的肿瘤:患者快速出现男性化体征,血清睾酮或脱氢表雄酮(DHEA)水平显著升高,可通过超声、MRI等影像学检查协助鉴别诊断。

(2)排卵异常疾病的鉴别诊断。

①功能性下丘脑性闭经:通常血清FSH、LH水平低或正常、FSH水平高于LH水平,雌二醇与早卵泡期水平相当或更低,无高雄激素血症。

②甲状腺疾病:甲状腺功能测定和抗甲状腺抗体测定即可诊断。

③高催乳素血症:血清催乳素水平升高较明显,而LH、FSH水平偏低,有雌激素水平下降或缺乏的表现,可能有垂体占位性病变。

④早发性卵巢功能不全:主要表现为40岁之前出现月经异常(闭经或月经稀发)、促性腺激素水平改变(FSH>25 U/L)、雌激素缺乏。

(二)分型

根据PCOS诊断标准,PCOS可分为四型。

1 型：超声 PCOM 及高雄激素的临床表现和/或高雄激素血症。

2 型：超声 PCOM 及稀发排卵或无排卵。

3 型：高雄激素的临床表现和/或高雄激素血症及稀发排卵或无排卵。

4 型：同时具备超声 PCOM、高雄激素的临床表现和/或高雄激素血症及稀发排卵或无排卵。

四、治疗

目前对 PCOS 尚无有效的根治方法，但 PCOS 作为一种慢性内分泌代谢性疾病，可对其进行对症处理，以改善生活质量，对远期并发症进行预防和长期管理。目前提倡对 PCOS 患者进行个体化综合治疗。

（一）生活方式干预

国内外指南均提倡将生活方式干预作为 PCOS 首选的基础治疗，尤其是对合并超重或肥胖的 PCOS 患者。指南提出，生活方式干预应在药物治疗之前和/或伴随药物治疗进行。生活方式干预包括平衡膳食、合理运动和行为干预三部分。具体措施包括改变患者饮食习惯、减重、戒烟、戒酒、控制血糖、血压，以及从认知上、行为上改变 PCOS 患者的思维模式等。生活方式干预不但可以改变患者的生活习惯和内分泌状态，还可以促进新陈代谢、增强免疫力、减轻并维持体重指数，从而提高患者的生活质量。

研究显示，对于超重或肥胖的 PCOS 患者，通过饮食运动减重 5%，89% 的患者能恢复月经规律。在恢复月经规律后，其中 30% 的人可自然受孕。2019 年，Cocharane 数据库报道了一项荟萃分析研究，该研究纳入了 PCOS 患者的生活方式干预试验，旨在评估生活方式干预和药物治疗改善 PCOS 患者生殖健康的有效性。研究结果提示，在改善 PCOS 患者胰岛素抵抗和高雄激素血症等方面，生活方式干预比药物治疗更有效。此外，对于没有超重和肥胖的患者，建立良好的生活方式也有助于防止远期并发症和提高生活质量。

（二）药物治疗

目前，药物治疗是 PCOS 的一线治疗。

1. 促排卵药物治疗 主要针对有生育要求的 PCOS 患者。

（1）克罗米芬：一线诱导排卵药物，它是选择性雌激素受体调节剂，与下丘脑雌激素受体结合后，可阻滞中枢神经系统对循环中的雌激素水平的感应，脉冲式 GnRH 和促性腺激素分泌增加，进一步引起卵泡生长和发育；克罗米芬也可直接影响垂体和卵巢，使促性腺激素分泌增加，协同增强 FSH 诱导的芳香化酶活性。60%～85% 的 PCOS 患者服用克罗米芬后会排卵，但妊娠率只有一半，可能是因为子宫内膜及宫颈黏液具有潜在的抗雌激素作用。

（2）来曲唑：第三代芳香化酶抑制剂，通过阻止睾酮及雄烯二酮转化为雌二醇和雌酮来抑制雌激素对下丘脑-垂体的负反馈作用，起到促排卵作用。研究发现，与克罗米芬相比，来曲唑诱导排卵效果更佳，活产率更高，助孕到临床妊娠时间更短，且没有增加妊娠丢失及出生缺陷的发生风险。2018 年三项国际指南（ASRM/ESHRE、ACOG、SOGC）都建议将来曲唑作为 PCOS 患者的一线促排卵药物。在我国，来曲唑的促排卵适应证并未列入药品说明书中，用药前需向患者充分交代情况，权衡利弊后应用。

（3）促性腺激素：对于克罗米芬抵抗的患者，促性腺激素是常用的促排卵药物，或可以辅助克罗米芬和来曲唑治疗。由于应用促性腺激素后多胎妊娠率高，且存在卵巢过度刺激综合征（OHSS）风险，多采用小剂量缓增方案进行给药。该方案排卵率为 70%～90%，单卵泡发育率为 50%～70%，周期妊娠率为 10%～20%，OHSS 发生率为 0～5%，但治疗周期长，费用相对较高，且需要密切监测。

2. 高雄激素治疗

（1）复方口服避孕药（combined oral contraceptive，COC）：主要用于保护子宫内膜、调整月经周期以及抑制下丘脑-垂体 LH 分泌，进而抑制卵泡膜细胞产生雄激素。对多毛症及痤疮患者，可能应用 3～6 个月方起效。COC 是育龄期无生育要求的 PCOS 患者的首选药物，青春期患者可酌情应用。但研究显示，口服避孕药似乎不会增加糖尿病的发病风险，但可能降低机体对胰岛素的敏感性，且存在剂量依赖性。

（2）螺内酯：适用于 COC 治疗效果不佳、存在禁忌证或者不能耐受 COC 的 PCOS 患者。螺内酯具有抑制卵巢和肾上腺合成类固醇的作用，可以与双氢睾酮竞争雄激素受体而发挥拮抗雄激素作用，改善高雄激素相关临床表现，但可能需要应用 6 个月或更长时间治疗效果才会显著。长期服用需定期监测血钾水平。

3. 胰岛素增敏治疗　胰岛素抵抗是 PCOS 患者的一个主要临床特征，会引起代偿性高胰岛素血症，进而引起卵巢雄激素合成增加，导致无排卵、闭经和不孕。高胰岛素血症是患者发生糖耐量异常和后期心脏疾病的主要危险因素。

（1）二甲双胍：应用非常广泛的胰岛素增敏剂。通过促进葡萄糖的吸收利用，减少肝糖原的异生，增加外周组织（如肌肉等）对葡萄糖的吸收利用，从而提高胰岛素的敏感性，有效改善糖代谢及胰岛素抵抗状态。研究显示，克罗米芬与二甲双胍联用可显著提高排卵率和妊娠率。如果单独使用二甲双胍仅提高排卵率，对临床妊娠率并无明显改善。

（2）噻唑烷二酮类药物：主要针对禁忌应用二甲双胍或者不敏感的、无生育要求的 PCOS 患者。噻唑烷二酮类药物是一类选择性过氧化物酶增殖激活受体 γ 激动剂，可增强胰岛素受体底物、葡萄糖转运体的表达，进而改善外周组织对胰岛素的敏感性。常见的有曲格列酮、罗格列酮等，患者服用此类药物后可能会出现水钠潴留等。

（3）阿卡波糖：一种 α-葡萄糖苷酶抑制剂，是复杂的低聚糖，其结构类似于寡糖，这种非寡糖的"假寡糖"可在小肠上部细胞刷状缘处和寡糖竞争，而与 α-葡萄糖苷酶可逆结合，减少葡萄糖在小肠内的吸收，从而降低血糖。此外，阿卡波糖还具有增加胰岛素敏感性、纠正脂代谢紊乱、改善胃肠道功能等作用。不良反应主要因葡萄糖在小肠内分解及吸收障碍，而在结肠内由于细菌作用于未吸收的糖类，引起胃肠胀气，如腹胀、腹泻和腹痛等。

（三）手术治疗

（1）腹腔镜卵巢打孔术（laparoscopic ovarian drilling，LOD）：主要应用于克罗米芬抵抗、来曲唑治疗无效以及顽固性 LH 分泌过多的患者。研究显示，应用 LOD 与促性腺激素治疗，两者促排卵效果相当，临床妊娠率、流产率及活产率均无差异，且 LOD 多胎妊娠及 OHSS 的发生率显著降低。

（2）体外受精-胚胎移植（in vitro fertilization，IVF）：对于应用常规促排卵治疗失败或有 IVF 指征的患者，可应用 IVF 助孕。研究提示，PCOS 和非 PCOS 患者应用 IVF 后，临床妊娠率和活产率无明显差异。

（吕慧敏　章汉旺）

第二节　子宫内膜异位症

一、定义

子宫内膜异位症（以下简称内异症）是指子宫内膜组织存在于宫腔以外的其他部位。近年来内异症被定义为一种复杂的临床综合征，其特征在于雌激素依赖的慢性炎症过程，主要影响卵巢、盆腔腹膜、直肠子宫陷凹，少数可累及盆腔其他脏器（直肠、膀胱等）及盆腔外的器官组织（乳腺、肺、脑等）。内异症是育龄妇女慢性盆腔疼痛的常见原因，同时与不孕密切相关，严重影响女性健康和生活质量。

二、流行病学

内异症的发病率占育龄妇女的 10% 左右，全球约有 1.76 亿女性为内异症患者。据统计，无症状者患病率为 2%～11%，不孕者患病率为 5%～50%，因盆腔疼痛住院者患病率为 5%～21%，有症状的青少年患病率约为 75%，其中，药物治疗无效者患病率约为 75%。由于诊断的延迟，与内异症患者人群分布、疾病表现和危险因素等有关的数据可能不够全面。

三、发病机制

内异症的发生发展涉及内分泌、免疫、炎症和促血管生成过程的相互作用,主要有以下几种关于发病机制的学说。

(一)种植学说

1927年,由Sampson首次提出的"经血逆流"学说被广泛接受,认为月经期脱落的子宫内膜组织通过输卵管进入盆腹腔,附着并侵入腹膜上皮细胞,促进血管生成从而带至异位病灶存活和生长。内异症是一种良性病变,但有类似于恶性肿瘤的病理生理学过程。子宫内膜碎屑通过血液循环或淋巴系统停留在某脏器或组织(如肺、脑膜、心包等)上而发病的内异症,较为罕见。由医源性因素造成的子宫内膜异位种植(如腹壁子宫内膜异位症),多见于剖宫产术后、人工流产术后、会阴侧切术后等。

(二)体腔上皮化生学说

该学说认为,卵巢上皮、盆腔腹膜都是由体腔上皮分化而来的组织,在反复受到经血、慢性炎症等刺激后,腹膜间皮细胞转化为子宫内膜样组织。目前这一学说存在较大争议。

(三)诱导学说

诱导学说认为,种植的内膜释放某些物质,诱导未分化的间充质形成异位病灶,导致内异症的发生,该学说是对体腔上皮化生学说的延伸。

四、病因

(一)遗传因素

内异症的发病存在一定的遗传倾向和家族聚集性。在一项研究中,患有严重内异症女性的一级亲属的发病风险比未患病女性的一级亲属高6倍。与散发病例相比,家族性内异症往往更严重,症状发作更早。而单卵双胎姐妹若其中一人患内异症,另一人患内异症的概率较高。另有研究表明,内异症可能是多基因遗传病。内异症患者的子宫内膜与健康妇女的子宫内膜相比,在细胞黏附、侵袭和血管生成等方面存在诸多基因表达差异。

谷胱甘肽转移酶与内异症的发病相关。内异症患者乳糖转移酶基因突变率高,乳糖代谢异常增加了异位内膜细胞间的黏附和侵袭,从而促进了内异症的发生和发展,并与内异症分期存在密切的相关性。雌激素受体基因多态性可能是内异症的病因,但具体的相关性尚需开展更深入的研究来分析,这表明内异症的发生和发展存在遗传易感因素。

(二)环境因素

随着对内异症研究的深入,人们认为内异症是在遗传易感性的基础上由某些环境因素诱导而发病,环境中的污染物,特别是对内分泌有害的物质,可能与内异症的病因有关,如己烯雌酚、二噁英等物质,可增加内异症的患病风险。

(三)免疫与炎症因素

内异症患者的免疫原性和局部免疫微环境发生了变化,具体表现在免疫细胞、细胞因子数量和功能的改变。内异症患者盆腔免疫系统发生改变,使经血逆流的内膜组织碎片发生免疫耐受、免疫逃逸,异位内膜得以存活、生长。

目前已有研究证实,内异症患者体内自身免疫抗体水平及自身免疫病的发病率显著高于健康女性,说明内异症可能存在自身免疫病的特征,但内异症合并系统性红斑狼疮(SLE)、类风湿关节炎(RA)、自身免疫性甲状腺炎等自身免疫病的具体机制目前尚不清楚,仍有待进一步研究。

内异症是一种炎症相关性疾病。通过收集内异症患者和健康妇女的腹腔液,研究者发现内异症患者腹腔液中炎性细胞因子明显高于健康妇女。有研究表明,内异症患者腹腔液中炎症因子和炎症细胞能够诱发盆腔产生炎症反应和血管形成,参与异位病灶的增殖。

(四)其他因素

内异症是雌激素依赖性疾病,常见于育龄妇女,青春期前不发病,绝经后异位病灶可逐渐萎缩吸收,妊娠可抑制内异症的发生发展。子宫内膜干细胞与干细胞学说,在确定子宫内膜中存在干细胞后,推测内异症的发病可能与在位的子宫内膜中的干细胞相关。

五、病理

(一)大体病理

1. 卵巢型内异症 最易侵犯卵巢,可分为微小病变型和典型病变型。

(1)微小病变型:病灶较小,多位于卵巢浅层,卵巢表面可见红色、蓝色或棕色斑点或囊状物。

(2)典型病变型:异位病灶进一步生长,向卵巢皮质浸润内陷,随月经周期反复出血形成囊肿,其内容物通常呈黏稠糊状,似巧克力,所以有"卵巢巧克力囊肿"的俗称。易与周围盆腔组织之间形成纤维化,导致卵巢型内异症的组织结构层次不清,引起严重的广泛粘连。

2. 腹膜型内异症 腹膜型内异症指发生在盆腹腔腹膜和脏器表面的各种异位症病灶,分为色素沉着型和无色素沉着型。

(1)色素沉着型:由于异位病灶内出血、炎症、纤维化等导致色素沉着,可见典型的紫蓝色、黑色异位病灶结节,容易辨认。

(2)无色素沉着型:多见于内异症病变早期,具有很强的生长活性和丰富的血管形成能力,可分为红色病变和白色病变。

3. 深部浸润型内异症 深部浸润型内异症指病变浸润深度超过 0.5 cm,常累积膀胱子宫陷凹、直肠子宫陷凹、宫底韧带、直肠阴道隔等部位,表现为盆腔广泛粘连,直肠子宫陷凹封闭。大部分深部浸润型内异症患者病灶位于后盆壁,与盆腔疼痛密切相关。

4. 其他部位的内异症 可发生在腹壁、膀胱、输尿管、直肠、肺和中枢神经系统等,较少见。

(二)腹腔镜下检查

腹腔镜下观察异位症病灶,表现为色素型的病损,可见出血和腺体结构,有的表现为水泡样病变、细微的病损和血管增生。

六、临床表现

(一)症状

(1)下腹痛和痛经:内异症患者的临床表现主要有痛经、性交痛、不孕、周期性的膀胱或肠道症状和不规则出血,疼痛程度与异位症病灶大小及浸润深度有关。内异症相关痛经一般持续整个月经周期,呈弥散性的深部钝痛,有时会伴有胃肠道和泌尿系统症状,如腹胀、腹泻、直肠出血、血尿等,部分患者伴有阴道的不规则出血,约 3/4 内异症患者有慢性盆腔疼痛。

(2)不孕:有 30%～50% 内异症患者合并不孕。内异症造成不孕有以下两个方面的原因:其一,内异症引起盆腔粘连,改变了盆腔解剖结构;其二,内异症产生的炎症介质影响卵巢排卵及卵子质量,影响受精及着床。

(二)体征

内异症的体征主要取决于异位症病灶的部位及浸润范围。内异症患者在妇科查体时可发现子宫相对固定,活动度降低而呈后位,伴有压痛。卵巢型内异症患者可以触及相关固定或有压痛的附件区包块,阴道后穹隆处可触及宫底韧带增粗、变厚或有触痛结节。

七、诊断

(一)影像学检查

影像学检查包括妇科超声和磁共振成像(MRI),对于卵巢型内异症有很好的诊断价值。卵巢型内异症在超声下主要表现为均匀的低密度回声的囊性结构,可见分隔。MRI 诊断卵巢型内异症表现:T1 加权像表现为高密度信号,T2 加权像表现为低密度信号。不管是妇科超声还是 MRI,对腹膜型病灶和较小的异位病灶的诊断敏感度均较差。

(二)血清 CA125 和人附睾蛋白 4(HE4)测定

血清 CA125 对于诊断中重度内异症有一定价值,但不能作为内异症的筛查指标。血清 CA125 联合经阴道超声可用来鉴别卵巢型内异症和其他卵巢良性肿瘤。HE4 是一种卵巢癌的生物标志物,内异症患者中 HE4 一般不升高,可用来鉴别内异症和卵巢癌。

(三)腹腔镜探查

腹腔镜探查联合病理学检查是诊断内异症的金标准。腹腔镜探查可以观察异位症病灶分布情况、卵巢形态与大小以及与腹膜和周围组织的粘连程度、再分离粘连、恢复盆腔解剖结构,同时切除病灶送病检。

八、鉴别诊断

(一)卵巢恶性肿瘤

卵巢恶性肿瘤一般为囊实性包块,病情发展快,伴有腹水,妇科检查可触及无痛性结节,血清 CA125 异常增高。

(二)盆腔炎性包块

既往有急性盆腔炎感染病史和反复感染史,疼痛发作无周期性,可伴发热和白细胞增高等。

(三)子宫腺肌病

(1)症状表现:痛经,与内异症相比,其痛经更为严重。妇科检查和辅助检查可发现子宫呈球形、增大、质硬,伴有贫血等症状,可与内异症合并存在。

(2)临床分期:ASRM 修正子宫内膜异位症分期法(1997 年)。ARSM 分期是目前使用最普遍的内异症临床分期,主要根据腹膜、卵巢病变大小及深浅、卵巢、输卵管粘连程度,以及直肠子宫陷凹封闭程度进行评分。

九、治疗

(一)治疗方法

1. 药物治疗

(1)非甾体抗炎药(NSAIDs):经常单独使用或与激素一起用于治疗内异症引起的疼痛。NSAIDs 可减少前列腺素的产生,有效抑制痛经和慢性盆腔疼痛。尽管其有效性的证据有限,但这些药物因其可接受的副作用、对原发性痛经的良好效果、合理的成本和易于获得而被广泛使用。副作用主要是引起胃炎和胃溃疡,其长期使用受到胃肠道副作用的限制。

(2)复方口服避孕药:通过改变特征性的月经周期激素的变化水平来治疗内异症,减轻内异症相关痛经和盆腔疼痛,治疗可持续 6~12 个月。副作用常表现为恶心、体重增加、乳房胀痛、血栓形成等。

(3)孕激素:可以萎缩内膜,有效缓解疼痛,从而达到治疗内异症的目的,常作为内异症治疗的首选药物。副作用的发病率低,主要表现为恶心、体液潴留、体重增加等。

(4)促性腺激素释放激素激动剂(GnRH-a):抑制促性腺激素分泌,进而抑制内源性卵巢类固醇生成,导致雌激素减少,可迅速、有效缓解症状、萎缩异位症病灶、减少盆腔粘连、延缓术后复发,常见制剂包括亮丙瑞林、曲普瑞林和戈舍瑞林等。初始治疗通常持续 3～6 个月，并可延长至 1 年。副作用包括潮热、骨质丢失、阴道干燥、性欲下降。若预防 GnRH-a 导致的低雌激素状态和骨质丢失，可反向添加雌、孕激素，同时服用钙剂和维生素 D。

(5)孕激素受体拮抗剂：具有抗孕激素作用的选择性孕酮受体调节剂主要包括米非司酮、阿索普利和醋酸乌利司他。在内异症患者中，米非司酮可减轻疼痛症状并诱导闭经，而不会导致雌激素减少，无 GnRH-a 导致的低雌激素状态和骨质丢失的副作用。

(6)达那唑：一种 17-乙炔睾酮衍生物，作用机制包括中枢性抑制垂体分泌促性腺激素、抑制芳香化酶减少雌激素的产生、直接抑制异位病灶的生长，可有效抑制内异症相关疼痛。剂量为每天 400～800 mg，持续使用 6 个月。副作用主要表现为痤疮、多毛、水肿、体重增加等。

(7)孕三烯酮：19-去甲睾酮衍生物，作用主要是增加游离睾酮，降低雌激素结合球蛋白水平，具有抗雌激素的作用。副作用与达那唑相似，主要表现为恶心、体重增加、痤疮、脂溢性皮炎等雄激素样作用，存在剂量依赖性。

2. 手术治疗

(1)保留生育功能的手术：内异症多发生在育龄期，绝大部分患者有保留生育功能的要求，目的是消除卵巢型内异症，恢复患者的盆腔解剖结构，但极易复发，术后需联合药物治疗。

(2)保留卵巢功能的手术：反复保守治疗失败，未绝经、无生育要求的女性可采取保留卵巢功能的手术，手术方式是切除子宫，保留卵巢。

(3)根治性手术：绝经后无生育要求女性可采取根治性手术，手术方式是切除子宫及双侧附件。

(二)内异症不同情况的处理

1. 内异症相关疼痛　针对内异症合并疼痛患者的治疗方案主要包括：药物治疗、手术治疗、神经阻断术等。治疗药物主要有 NSAIDs 类以及通过抑制排卵缓解盆腔疼痛的药物；手术治疗包括保守手术治疗和根治性手术治疗。保守手术治疗是通过诊断性腹腔镜探查，以确诊内异症，并切除肉眼可见的异位症病灶，改善盆腔疼痛。对于无生育要求的患者，药物和保守手术治疗都失败时，可考虑通过切除子宫和/或卵巢作为内异症合并慢性盆腔痛的根治性手术治疗。腹腔镜下行子宫骶韧带或骶神经切断术可治疗深部浸润型内异症盆腔疼痛。

2. 内异症与不孕　30%～50% 的内异症患者合并不孕，针对内异症合并不孕患者的治疗方案主要包括手术、药物治疗和辅助生殖技术、联合治疗等。手术是诊断内异症的金标准，是治疗内异症合并不孕的重要手段之一，通过手术联合病理诊断确诊内异症，了解内异症合并不孕患者的盆腔情况，评估内异症分型、分期、生育指数评分、缓解患者的疼痛，有利于恢复盆腔解剖结构和改善盆腔微环境，部分患者在术后 3～6 个月可自然受孕。药物治疗以抑制排卵的药物为主，可缓解异位症患者的疼痛。有研究表明，腹腔镜手术联合药物治疗可以提高患者的自然生育力，但这一观点存在争议。辅助生殖技术(包括诱导排卵、人工授精、体外受精-胚胎移植等)是治疗内异症合并不孕的重要手段，可根据患者年龄、内异症病变程度、卵巢功能、不孕年限、男方因素等情况综合评估，选择合适的辅助生殖技术。

3. 内异症恶变　越来越多的研究证实了内异症与卵巢癌的相关性。据报道，内异症的恶变率为 0.7%～1.0%。血清 CA125 是临床诊断及监测内异症和卵巢癌的重要生化指标，但对内异症恶变的诊断缺乏特异性。早发现、早干预是改善卵巢癌患者预后的重要环节，针对内异症恶变患者，需注意筛查高危因素。对于内异症患者中卵巢癌的高危人群，制订个性化、恰当的临床管理策略。

十、预防

(一)防止经血逆流

月经期尽量避免盆腔检查，避免人工流产，有生殖道梗阻的妇女，及早发现，及早治疗，以防止滞留的经血倒流入腹腔。

（二）药物避孕

有遗传史的女性在月经来潮后，如有原发性痛经或月经过多，可考虑周期性、间断服用复方口服避孕药，有生育需求时可停止。

（三）防止医源性异位内膜种植

分娩或剖宫产手术时，防止将子宫内膜带到会阴或子宫切口，缝合子宫壁时缝合针不可以穿透子宫内膜层，防止医源性异位内膜种植。

（刘　义）

第三节　子宫肌瘤

一、定义及分型

（一）定义

子宫肌瘤（uterine myoma）是女性生殖系统常见的良性肿瘤，主要由平滑肌及结缔组织构成，切面通常为旋涡状。临床上好发于 30～50 岁女性，20 岁以下较少见。部分患者无临床症状，子宫肌瘤报道发病率远低于其真实发病率。

（二）分型

（1）子宫肌瘤的分型与治疗方案选择及其对生育的影响。

①根据肌瘤生长的部位，子宫肌瘤分为宫体肌瘤（约 90%）和宫颈肌瘤（约 10%）。

②根据肌瘤与子宫肌壁的关系，子宫肌瘤可分为以下 3 种。

a. 浆膜下肌瘤（subserous myoma）：肌瘤向子宫浆膜面生长，并逐渐突出于子宫表面，肌瘤的表面由子宫浆膜覆盖，约占 20%。若肌瘤继续向浆膜面生长，基底部逐渐变窄，当仅有一蒂与子宫相连时，称为带蒂浆膜下肌瘤。瘤体由蒂根部血管供血，若蒂根部发生扭转断裂，瘤体将脱落成为游离性肌瘤；若供血不足，则瘤体发生变性坏死。较为特殊的一类肌瘤为阔韧带肌瘤，其肌瘤位置在子宫体侧壁，逐渐向宫旁生长并突出于阔韧带两叶之间。

b. 肌壁间肌瘤（intramural myoma）：肌瘤生于子宫肌壁间，周围均被肌层包围，占 60%～70%。

c. 黏膜下肌瘤（submucous myoma）：肌瘤向子宫宫腔方向生长，逐渐突出于宫腔，表面由子宫内膜覆盖，占 10%～15%。黏膜下肌瘤可引起子宫收缩，易形成蒂，在宫腔内生长犹如异物，部分可被挤出宫颈外口脱出阴道。黏膜下肌瘤通常对生育的影响较大。

（2）子宫肌瘤通常为多个，不同类型的肌瘤可同时存在，称为多发性子宫肌瘤。根据国际妇产科联盟（FIGO）分型，子宫肌瘤共分为 9 型。

0 型　　完全位于宫腔内，黏膜下肌瘤。

Ⅰ型　　无蒂黏膜下肌瘤，肌瘤位于肌壁部分≤1/2。

Ⅱ型　　无蒂黏膜下肌瘤，肌瘤位于肌壁部分>1/2。

Ⅲ型　　肌壁间肌瘤，位置靠近宫腔，肌瘤外缘距子宫浆膜层≥5 mm。

Ⅳ型　　肌壁间肌瘤，位置靠近子宫浆膜层，肌瘤外缘距子宫浆膜层<5 mm。

Ⅴ型　　肌瘤贯穿于全部子宫肌层。

Ⅵ型　　浆膜下肌瘤，肌瘤突向浆膜层。

Ⅶ型　　带蒂浆膜下肌瘤，肌瘤与子宫浆膜层由一蒂相连。

Ⅷ型　　其他特殊部位肌瘤，如宫颈肌瘤、圆韧带肌瘤、宫角肌瘤、阔韧带肌瘤。

二、临床表现

(一)症状

子宫肌瘤患者多无临床症状,多在体检时发现,患者的临床表现主要与肌瘤的位置、大小、有无变性等有关,而与肌瘤的数目关系不大。常见的症状如下。

1. 经量增多及月经期延长 子宫肌瘤最常见的症状,多见于较大的肌壁间肌瘤以及黏膜下肌瘤,肌瘤使宫腔增大,增加子宫内膜面积,影响子宫收缩,而且肌瘤挤压瘤体周围的静脉,使子宫静脉丛充血扩张,从而导致经量增多及月经期延长,可引起贫血、心悸等继发症状。若黏膜下肌瘤坏死,可导致阴道出血及排液。

2. 下腹包块 肌瘤体积较小时不易扪及,当瘤体体积较大,子宫超过妊娠3个月大小时可在腹部扪及包块,应与盆腔肿块相鉴别。黏膜下肌瘤可被挤出宫颈外口脱出阴道,此时应与宫颈肿块相鉴别。

3. 白带增多 子宫肌瘤使宫腔增大,子宫内膜面积增加,腺体分泌增多,导致白带增多。若黏膜下肌瘤发生变性坏死,阴道可排出血性、脓血性、脓样白带。

4. 压迫症状 特殊位置的子宫肌瘤可引起不同的压迫症状,如子宫前壁下段肌瘤可压迫膀胱,患者出现尿频;宫颈肌瘤可引起排尿困难、尿潴留;子宫后壁肌瘤压迫直肠,导致便秘等症状。这类患者通常因出现压迫症状而就诊发现子宫肌瘤。

5. 其他 浆膜下肌瘤蒂扭转可引起急腹症;黏膜下肌瘤或引起宫腔变形的肌瘤可导致不孕及流产;妊娠合并子宫肌瘤,可发生肌瘤的红色样变,引起腹痛、发热等症状。

(二)体征

与肌瘤大小、位置、数目以及有无变性有关。肌瘤通常使子宫增大,区别于妊娠子宫。体积较大的肌瘤可于腹部扪及实质性肿块,妇科查体时可于下腹部扪及单个或多个结节状突起。黏膜下肌瘤突出宫颈外口者,置阴道扩张器可见宫颈口处肿块,色粉,表面光滑,宫颈外口边缘清楚。

三、诊断

根据患者的病史、临床症状、体征以及辅助检查可进行诊断,多无困难。临床上应用盆腔超声检查即可鉴别肌瘤与其他盆腔肿物。若要明确肌瘤数目、位置、大小,可进一步行 MRI 准确判断。对于黏膜下肌瘤,可利用宫腔镜协助检查,明确肌瘤突向宫腔的情况及分型。子宫肌瘤需与卵巢肿瘤、子宫腺肌病、妊娠子宫、子宫恶性肿瘤、盆腔炎性包块等进行鉴别。

四、治疗

子宫肌瘤的治疗应结合患者年龄、症状和生育要求,以及肌瘤的类型、大小、数目全面考虑。

1. 观察 无症状的子宫肌瘤通常无须处理,尤其是围绝经期女性,绝经后肌瘤大多萎缩,症状可消失。可每3~6个月随访1次,出现症状或肌瘤逐渐增大可进一步处理。

2. 药物治疗 主要适用于症状轻、有生育要求、近绝经年龄或全身情况不宜手术者。另外还可用于术前的预处理,主要目的是术前控制症状、纠正贫血或缩小子宫肌瘤大小,降低手术难度,利于经阴道或腹腔镜手术。有生育要求者可用药物缩小肌瘤及控制肌瘤生长,利于妊娠。临床上治疗子宫肌瘤的药物主要分为两大类:一类可改善贫血症状,但不能缩小肌瘤,如复方口服避孕药、氨甲环酸、非甾体抗炎药(NSAIDs);另一类既可改善贫血症状,又可缩小肌瘤,如促性腺激素释放激素激动剂(GnRH-a)、米非司酮等。具体用药方案如下。

(1)NSAIDs:主要机制是抑制环氧合酶,减少子宫内膜前列腺素的合成。前列腺素可促进子宫内膜新生血管以及异常血管的形成。NSAIDs 可减少月经量,改善贫血症状,同时可缓解痛经。

(2)氨甲环酸:止血药物,机制为与纤溶酶、纤溶酶原上的赖氨酸结合,从而阻止纤溶酶、纤溶酶原与纤维蛋白的结合。氨甲环酸可增加血栓形成的风险,有血栓形成倾向的高危患者禁用。常见的不良反应为恶心、呕吐、腹泻等消化道症状。

（3）复方口服避孕药（COC）：COC可减少月经量，使月经周期规律，可改善因肌瘤而引起的阴道不规则出血以及经量过多，但不能缩小肌瘤的体积。

（4）左炔诺孕酮宫内缓释节育系统：可使子宫内膜萎缩，减少肌瘤相关的经量过多，改善贫血症状，对于子宫肌瘤体积的改变不明显，部分患者可出现阴道不规则出血，一般不用于黏膜下肌瘤。

（5）米非司酮：孕激素受体拮抗剂，可减少肌瘤组织中孕激素受体的数量，影响肌瘤组织中表皮生长因子受体、血管内皮生长因子的表达，减少瘤体的血流，从而使瘤体缺血坏死变性，以达到减小肌瘤体积的目的。临床上对于使用米非司酮增加子宫内膜病变的风险存在争议，目前国内外研究表明，使用米非司酮（10 mg）3个月不会引起子宫内膜的不典型增生，但使用更长时间的安全性仍待进一步研究证实。另外，严重的心、肝、肾疾病患者及肾上腺皮质功能不全者禁用米非司酮。

（6）GnRH-a：GnRH-a的作用机制是大剂量连续或长期非脉冲式给药，可抑制FSH、LH的分泌，降低雌激素至绝经后水平，从而达到抑制肌瘤生长、使其萎缩的效果。但停药后，由于雌激素水平上升，肌瘤可能会再次增大。建议在停药的6个月内进行手术治疗。长期使用GnRH-a可引起绝经综合征，导致骨质疏松等不良反应，因此不推荐长期使用。一般疗程为3~6个月，超过6个月需进行反向添加治疗。常见的制剂有亮丙瑞林、曲普瑞林、戈舍瑞林植入剂。

3. 手术治疗

（1）手术适应证：①因肌瘤造成经量增加、月经期延长，继发贫血症状；②肌瘤导致不孕、流产等；③疑有肉瘤变；④肌瘤引起压迫症状，如尿频、排尿困难、尿潴留、便秘等；⑤性交痛或慢性腹痛，有蒂扭转引起的急性腹痛等。

（2）手术方式：根据患者生育要求及肌瘤数目、大小及位置等选择不同的手术方式。对于希望保留生育力的患者，可选择仅切除肌瘤；黏膜下肌瘤或肌壁间肌瘤突向宫腔者可行宫腔镜下肌瘤电切术；肌壁间肌瘤或浆膜下肌瘤患者可行经腹/腹腔镜子宫肌瘤剥除术；对于年龄大、无生育要求的患者，可依据患者意愿行子宫切除术，对于无功能的卵巢可行双侧附件切除术，以防附件区恶性肿瘤的发生。

①宫腔镜手术：适用于0型黏膜下肌瘤；Ⅰ、Ⅱ型黏膜下肌瘤，肌瘤直径≤5 cm；肌壁间内突肌瘤，肌瘤表面覆盖的肌层≤0.5 cm；排除内膜病变及肌瘤恶变可能。除常规手术禁忌证外，若宫颈管粘连严重，瘢痕组织无法进行宫颈扩张，电切镜无法通过宫颈管，则为本手术相对禁忌证。通常情况下，宫腔镜下肌瘤切除术多采用硬膜外阻滞麻醉或全身麻醉，使用Hegar宫颈扩张器扩张宫颈。将宫腔电切镜依次通过宫颈外口、宫颈管、宫颈内口直至宫腔，通过宫颈内口时突破感明显，动作应轻柔，不可盲目暴力，避免子宫穿孔。进入宫腔后，观察子宫形态是否正常以及宫腔全貌，明确肌瘤位置、突向宫腔程度以及类型，子宫内膜是否存在病变，双侧输卵管开口是否可见。可用单极或双极环形电刀进行电切割，术中可同时静脉输注垂体后叶素，子宫收缩可使肌壁间的肌瘤突向宫腔，尽量一次性切除干净。对于瘤体体积较大者，可行二次手术，避免灌流液吸收与稀释性低钠血症等术后并发症的发生。0型子宫肌瘤通常存在蒂根部，直接切断蒂根部，体积小者可直接钳夹出瘤体，体积较大者可从肌瘤左右两侧从上至下依次切割，使瘤体表面呈"沟槽"状，再行钳夹。Ⅰ型肌瘤瘤体附着部位，酌情于瘤体上下或左右侧方切割缩小肌瘤体积，待肌瘤切成"沟槽状"形态后，以卵圆钳取出瘤体。对Ⅰ型及肌壁间内突肌瘤，通常可用电极切开肌瘤最突出部位的子宫内膜组织，使瘤核外突，以环形电刀电切瘤体组织；肌瘤体积较大时，也可用卵圆钳钳夹突入宫腔的瘤体组织。对于有生育要求的患者，注意保护肌瘤周边正常的子宫内膜组织。

②子宫切除术和子宫肌瘤剥除术：子宫肌瘤剥除术分为经腹手术（包括腹腔镜手术和开腹手术两种术式）和经阴道手术。经腹子宫肌瘤剥除术适用于有生育要求、期望保留子宫者。具体选择腹腔镜手术还是开腹手术，取决于术者的手术操作技术和经验以及患者自身的条件。对于肌瘤数目较多、肌瘤直径大（如>10 cm）、肌瘤位于特殊部位、盆腔严重粘连使手术难度增大，或可能增加未来妊娠时子宫破裂风险者，宜行开腹手术。此外，对于有恶变潜能的平滑肌肿瘤，甚至平滑肌肉瘤患者，肌瘤粉碎过程中可能存在肿瘤播散的风险，应选择开腹手术。术中应充分暴露手术视野：首先要辨认盆腔解剖结构，如有粘连应先分离粘连，充分显露肌瘤，并避免对邻近器官（如肠管和输尿管）的损伤。如果肌瘤较大，腹腔镜第1穿刺孔的

位置可选择在脐上。子宫切口的选择应尽可能从 1 个切口取出更多的肌瘤,并避开宫角、输卵管和宫旁等。开腹子宫肌瘤剔除术的子宫切口为纵切口,即平行于外层子宫平滑肌走向。行腹腔镜手术时子宫切口的选择应考虑操作的便利性、缝合的角度和难度,根据肌瘤的位置、肌纤维及血管的走行,选择合适的切口位置。对于有生育要求的患者,尽量使用功率较小的电切模式或者剪刀切开肌层,以减少及避免热损伤对肌层愈合的影响,尽可能剔除所有肌瘤。对于有生育要求的患者尽量减少对正常肌层的破坏。

③对于无开腹探查指征者,均可考虑行经阴道手术。经阴道手术最大的好处是通过人体自然的体腔施行手术,可保持皮肤、腹壁的完整性,围手术期的并发症减少,缩短患者术后恢复时间。对于基础疾病较多,无法耐受经腹手术者,可行经阴道手术。但经阴道手术对术者的操作要求较高,手术操作视野有限,要求术者有较高的操作水平,因此,提高术者的操作熟练程度并做充分的术前评估,对经阴道手术的成功至关重要。

④对于围绝经期女性或无生育要求女性,结合患者意愿,可行全子宫切除术或全子宫切除＋双侧附件切除术,优点是避免术后复发及二次手术风险,缺点是器官缺失,有阴道断端出血及癌变可能,患者术后可能有心理障碍等。因此,应根据患者病情,患者年龄、生育要求及自身意愿,进行充分的术前评估,慎重选择手术方案,告知患者及家属术中以及术后风险。

4. 其他治疗

(1)子宫动脉栓塞术:主要通过介入方式阻断子宫动脉及其分支,减少肌瘤的血供,从而延缓肌瘤的生长,主要用于症状明显且不愿手术的患者。子宫动脉栓塞术存在一定风险,可能导致卵巢功能衰退以及妊娠并发症的发生风险增加,对于有生育要求的患者一般不推荐应用。

(2)高能聚焦超声(HIFUA):在超声或 MRI 引导下,将体外低强度的超声波聚集于体内的目标区域,形成高能量密度的焦点,使焦点区域的组织快速升温,在很短时间内发生凝固性坏死。该方法主要适用于要求保留子宫者。术后并发症主要有皮肤灼伤、泌尿道症状、消化道症状、发热等,这些并发症主要与热效应以及机械效应有关。

(3)其他:主要是对子宫内膜进行破坏以及切除,以治疗子宫肌瘤合并经量过多,临床中较少用,尤其对于有生育要求的患者不推荐使用,包括射频消融术、微波消融术、冷冻治疗、子宫热球治疗等。

(章汉旺)

第四节　盆　腔　炎

盆腔炎性疾病(pelvic inflammatory disease, PID),简称盆腔炎,是女性上生殖道感染性疾病,主要包括子宫内膜炎、输卵管炎、输卵管卵巢炎及盆腔腹膜炎等,以输卵管炎、输卵管卵巢炎常见。盆腔炎多由宫颈管内繁殖的微生物上行进入子宫内膜和输卵管引起,若未能得到及时、规范的诊治,可导致不孕、输卵管妊娠、慢性盆腔痛,炎症反复发作,严重影响女性的生殖健康,因此需引起足够重视。

一、病因

盆腔炎多是生殖道受到病原微生物感染所致。引起盆腔炎的微生物较多,包括沙眼衣原体、淋病奈瑟菌、阴道内厌氧菌群、消化链球菌、生殖器支原体、阴道加德纳菌、需氧性链球菌、大肠埃希菌、流感嗜血杆菌等,以沙眼衣原体、淋病奈瑟菌较为常见。引起盆腔炎的微生物按照来源,大致可分为内源性及外源性两类。

(一)内源性微生物

内源性微生物来自寄居于阴道内的菌群,包括需氧菌和厌氧菌,所引起的盆腔炎多为需氧菌和厌氧菌的混合感染,如金黄色葡萄球菌、溶血性链球菌、大肠埃希菌、脆弱类杆菌、消化链球菌等的混合感染。此外,腹膜炎、阑尾炎等靠近宫颈的其他部位炎症也可能直接引起宫腔感染。

（二）外源性微生物

外源性微生物主要为性传播疾病的病原体,如沙眼衣原体、淋病奈瑟菌及支原体,还有铜绿假单胞菌、结核分枝杆菌等。若过早进行性生活,不注意清洁,月经期性交等,微生物较容易由阴道入侵盆腔,从而导致盆腔炎。另外,妇科手术等造成的感染,如输卵管造影、输卵管通液术、刮宫术、人流等都可能带入病原体,造成外源性感染。

（三）感染途径

1.沿生殖道黏膜上行蔓延 病原体进入外阴、阴道之后,或阴道内的病原体沿宫颈黏膜进入子宫内膜、输卵管黏膜,再扩散至卵巢或腹腔,是非孕期及非产褥期盆腔炎的主要感染途径。淋病奈瑟菌、沙眼衣原体以及葡萄球菌等经常循此路线传播。

2.通过淋巴系统蔓延 病原体经外阴、阴道、宫颈及宫体创伤处的淋巴管侵入盆腔结缔组织及内生殖器其他部分,是产褥期感染、流产后感染及放置宫内节育器后感染的主要途径。链球菌、大肠埃希菌、厌氧菌多沿此途径蔓延。

3.通过血液循环传播 病原体先侵入人体的其他系统,再经血液循环感染生殖器,这是结核分枝杆菌感染的主要途径。

4.直接蔓延 腹腔其他脏器发生感染后,病原体直接蔓延至内生殖器,如阑尾炎可引起右侧输卵管炎。

（四）高危因素

1.年龄 急性盆腔炎常发生于20～35岁的女性,可能与年轻女性性生活频繁、宫颈柱状上皮生理性向外移位、宫颈黏液的机械防御功能较差等因素有关。

2.性活动 性生活和盆腔炎有密切关系,盆腔炎尤其易发生于多性伴侣者、初次性生活年龄小者、性生活过频者。

3.下生殖道感染 如淋病奈瑟菌性宫颈炎、衣原体性宫颈炎、细菌性阴道病与盆腔炎的发生有关。性伴侣未治疗是导致发病的主要原因,携淋病奈瑟菌、沙眼衣原体或其他病原体的男性伴侣与妇科感染和复发密切相关。

4.宫腔内手术操作后感染 输卵管造影术、输卵管通液术、刮宫术、宫腔镜检查等易导致生殖道黏膜损伤、出血、坏死,从而引起下生殖道内源性病原体上行感染,导致盆腔炎。

5.不良月经期卫生习惯 一些不良月经期卫生行为,如月经期性交、使用不洁月经垫等,均可使病原体侵入而引起炎症。

6.邻近器官炎症直接蔓延 如阑尾炎、腹膜炎等蔓延至盆腔。

二、病理生理

（一）急性盆腔炎

1.急性子宫内膜炎、子宫肌炎 多为混合感染,由需氧菌和厌氧菌侵入子宫引起,多见于产后或流产后。

2.急性盆腔结缔组织炎、急性输卵管炎、输卵管积脓、输卵管卵巢脓肿 病原体从宫颈或宫壁的淋巴管扩散到盆腔结缔组织,引起宫旁结缔组织充血、水肿、中性粒细胞浸润,导致急性盆腔结缔组织炎。病变累及输卵管浆膜层形成输卵管周围炎,然后累及肌层,而输卵管黏膜层受累极轻或不受累。当炎症沿子宫内膜向上蔓延时,可引起急性输卵管炎,黏膜充血、水肿、渗出,大量中性粒细胞浸润,重者上皮变性脱落、管腔粘连、伞端闭塞,当管腔有脓液积聚时,形成输卵管脓肿。卵巢可与输卵管伞端粘连而发生卵巢周围炎,称为输卵管卵巢炎或附件炎。若脓肿与输卵管积脓粘连贯通,即形成输卵管卵巢脓肿,这往往是在慢性附件炎多次急性发作的基础上形成的。

3.急性盆腔腹膜炎 严重而未及时控制的盆腔感染可进一步蔓延到盆腔腹膜,导致腹膜充血、水肿、浆液性渗出,造成盆腔脏器间粘连。大量脓液积聚于粘连的间隙内,则形成散在的小脓肿;若脓液积于直肠子宫陷凹,则形成盆腔脓肿;若脓液流入腹腔,可引起弥漫性腹膜炎。

4.败血症及脓毒血症 当患者抵抗力低下时,大量毒性强的细菌进入人体血液循环并大量繁殖,可发生败血症;当感染引发全身炎症反应时,可导致脓毒血症。多见于严重的产褥感染、感染性流产,放置宫内节育器、输卵管结扎时脏器受损等患者。若不及时治疗,可很快发展为感染性休克,甚至死亡。

(二)慢性盆腔炎

1.慢性输卵管炎与输卵管积水 最常见,多为双侧,输卵管黏膜与间质因炎症破坏而逐渐增粗、纤维化,进而发展为管腔粘连及与周围组织、器官粘连,形成肿块。当输卵管伞部和峡部粘连闭锁时,管壁可渗出浆液性液体,渗出的液体在管腔积聚,造成输卵管积水。

2.输卵管卵巢炎与输卵管卵巢囊肿 输卵管炎症常累及卵巢,并发生粘连形成输卵管卵巢炎。当输卵管积水波及卵巢或输卵管积聚的脓液被吸收后,可形成输卵管卵巢囊肿。

3.慢性盆腔结缔组织炎 炎症蔓延至宫旁结缔组织和子宫骶韧带处,使纤维组织增生变厚、变硬,子宫常被粘连牵向患侧或固定不动。

三、临床特点

(1)急性盆腔炎发作时间多在两个月之内,患者症状差异很大,轻者可能无症状。近年来随着淋病奈瑟菌感染的发生率逐渐下降,非典型、轻微症状的患者更加常见。与急性盆腔炎相关的主要临床症状有不同程度的盆腔或下腹痛、异常阴道分泌物、经间期或性交后出血、性交痛和排尿痛。患者可有乏力、发热等全身症状,但全身症状不是盆腔炎的突出特征。若合并腹膜炎可出现恶心、呕吐、腹胀、腹泻等消化系统症状。患者偶见右上象限腹痛(Fitz-Hugh-Curtis综合征),为肝包膜炎症和粘连导致。

(2)慢性盆腔炎常由急性盆腔炎未彻底治疗,或患者体质较差、病程迁延所致,但亦可无急性盆腔炎病史,常反复发作,病程长达数月甚至数年。慢性盆腔炎临床表现一般不明显,可有低热及易疲劳等症状,而最常见的症状为慢性盆腔疼痛,研究发现是由急性盆腔炎导致的粘连引起的。

四、诊断

(一)急性盆腔炎的诊断

对于疑似急性盆腔炎的患者,应结合发病危险因素对患者进行询问,全面了解病史以及性生活习惯和阴道保洁情况,甚至了解性伴侣情况,对于高危患者应进一步结合患者的临床症状进行判断。急性盆腔炎患者临床表现差异很大,临床诊断准确性不高,应做必要的辅助检查,如血常规、尿常规等,并进行妇科检查(有无阴道充血、白带是否呈脓性等),判断盆腔脓肿形成的可能性,并检查宫颈情况,是否充血水肿,以及大小、活动是否受限等。输卵管形成脓肿时,肿块可明显触及,伴有波动感;盆腔腹膜炎的压痛主要在下腹部。任何类型的盆腔压痛对盆腔炎的诊断都有较高的敏感性(>95%),但特异性较差。

盆腔炎的诊断标准见表12-4-1,其中下腹压痛(子宫压痛、附件压痛或宫颈举痛)为诊断盆腔炎所必需的症状,因此在具有危险因素的女性中,若出现下腹压痛,并可排除其他引起下腹痛的原因时,即可给予经验性抗生素治疗。另外,由于细菌感染,盆腔炎患者常有发热、C反应蛋白升高、红细胞沉降率升高等表现;多数盆腔炎患者有宫颈或阴道黏液脓性分泌物,生理盐水涂片中可见大量白细胞,这些体征可作为附加标准,以增强最低诊断标准的特异性。最后,子宫内膜活检、经阴道超声或MRI、腹腔镜检查基本可诊断盆腔炎,属于诊断盆腔炎的特异性标准,但由于除超声检查及MRI检查外,其他为有创检查,因此仅能选择性应用。腹腔镜诊断盆腔炎标准:①输卵管表面明显充血;②输卵管管壁水肿;③输卵管伞端或浆膜层有脓性渗出物。腹腔镜诊断输卵管炎准确率高,并能直接采取感染部位的分泌物做细菌培养,但临床应用有一定局限性。

表 12-4-1　盆腔炎的诊断标准（2021 年美国疾病控制与预防中心（CDC）诊断标准）

项目	症状
最低标准	子宫压痛、附件压痛或宫颈举痛
附加标准	口腔温度≥38.3 ℃ 宫颈或阴道黏液脓性分泌物 阴道分泌物显微镜检查显示白细胞增多 红细胞沉降率升高 C 反应蛋白升高 实验室检查证实有宫颈淋病奈瑟菌或沙眼衣原体感染
特异性标准	子宫内膜活检显示有子宫内膜炎的组织病理学证据 经阴道超声或 MRI 检查显示输卵管管壁增厚、管腔积液，可伴有盆腔游离液体或输卵管卵巢包块 腹腔镜检查见输卵管表面明显充血、输卵管管壁水肿、输卵管伞端或浆膜层有脓性渗出物等

诊断急性盆腔炎后，需进一步明确病原体。虽然宫颈管分泌物及阴道穹隆后部穿刺液的涂片、培养及免疫荧光检测没有剖腹探查或腹腔镜直接采取感染部位的分泌物做培养及药敏试验那样准确，但临床上较实用，对明确病原体有帮助。

此外，急性盆腔炎应与急性阑尾炎、输卵管妊娠流产或破裂、卵巢囊肿蒂扭转或破裂等急症相鉴别。

（二）慢性盆腔炎的诊断

慢性盆腔炎的诊断更需要对既往病史以及患者体质进行了解，以提高诊断的准确率。慢性盆腔炎的诊断常需要借助妇科检查，若子宫呈后位，活动受限，子宫单侧、双侧触及条索状输卵管或有压痛，则可能为输卵管炎症；若触及囊性肿块，并且活动受限，则可能为输卵管囊肿或输卵管卵巢炎；若双侧均触及片状增厚，患者有压痛，则可能为慢性盆腔结缔组织炎。慢性盆腔炎的辅助检查手段类似于急性盆腔炎，只是由于病情迁延，细菌培养或活检很少有病原体检出，可以不必进行。慢性盆腔炎需与内异症、卵巢囊肿、卵巢癌相鉴别。

五、治疗

（一）抗生素治疗

盆腔炎的治疗方案必须包括经验性的广谱抗生素治疗，以覆盖可能的病原体，包括淋病奈瑟菌、沙眼衣原体、革兰阴性菌、厌氧菌和链球菌。若患者的一般状况好，症状轻，能耐受口服抗生素，并有随访条件，可在门诊给予口服药物治疗。如果出现以下任何情况，且诊断不明确，不能排除外科急诊（如阑尾炎）、妊娠、输卵管卵巢脓肿，以及无法耐受或不能进行后续的门诊治疗（如呕吐）等应住院治疗，主要应用静脉注射给药，起效较快。以下为 2021 年美国 CDC 指南推荐的治疗方案。

1. 静脉给药方案

（1）推荐的静脉给药方案。

①头孢曲松 1 g（静脉注射，每 24 h 一次）＋多西环素 100 mg（口服或静脉注射，每 12 h 一次）＋甲硝唑 500 mg（口服或静脉注射，每 12 h 一次）。

②头孢替坦 2 g（静脉注射，每 12 h 一次）＋多西环素 100 mg（口服或静脉注射，每 12 h 一次）。

③头孢西丁 2 g（静脉注射，每 6 h 一次）＋多西环素 100 mg（口服或静脉注射，每 12 h 一次）。

（2）替代的静脉给药方案。

①氨苄西林-舒巴坦 3 g（静脉注射，每 6 h 一次）＋多西环素 100 mg（口服或静脉注射，每 12 h 一次）。

②克林霉素900 mg(静脉注射,每8 h一次)+庆大霉素[负荷剂量(静脉注射(2 mg/kg),随后每8 h一次的维持剂量(1.5 mg/kg)];也可每日单次给药作为替代方案。

2. 非静脉给药治疗方案

(1)推荐的肌内注射或口服方案。

①头孢曲松500 mg(单次肌内注射)+多西环素100 mg(每日2次,口服14日)+甲硝唑500 mg(每日2次,口服14日)。

②头孢西丁2 mg(单次肌内注射)+丙磺舒1 mg(顿服)+多西环素100 mg(每日2次,口服14日)+甲硝唑500 mg(每日2次,口服14日)。

③口服其他第三代头孢菌素(如头孢唑肟或头孢噻肟)+多西环素100 mg(每日2次,口服14日)+甲硝唑500 mg(每日2次,口服14日)。

(2)替代的肌内注射或口服方案。

①左氧氟沙星500 mg(每日1次,口服14日)或莫西沙星400 mg(每日1次,口服14日)+甲硝唑500 mg(每日2次,口服14日)。

②阿奇霉素500 mg(静脉注射共1~2剂,然后每日口服250 mg)+甲硝唑500 mg(每日2次,口服12~14日)。

3. 给药的原则及注意事项

(1)所选方案应能涵盖常见的需氧菌、厌氧菌、淋病奈瑟菌和衣原体等。

(2)头孢替坦和头孢西丁对厌氧菌有一定的疗效,因此可不加甲硝唑;选择其他头孢菌素药物时需加用甲硝唑。

(3)由于对阿奇霉素的耐药性日益增加,因此对衣原体的治疗推荐使用多西环素。考虑到与静脉注射相关的疼痛,应尽可能口服多西环素。

(4)多西环素和甲硝唑的口服用药和静脉给药具有相似的生物利用度。口服甲硝唑吸收良好,对于没有重度盆腔炎或输卵管卵巢脓肿者,可以考虑代替静脉注射。

(5)由于对喹诺酮类药物耐药的淋病奈瑟菌的出现,不推荐将包含喹诺酮类药物的方案用于盆腔炎的治疗。但是,如果患者对头孢菌素过敏,且淋病的社区患病率和个体风险较低,并且有可能进行随访,则可以考虑作为替代疗法。

(二)手术治疗

手术治疗主要用于经抗生素治疗控制效果不满意的输卵管卵巢囊肿或盆腔脓肿患者、炎症反复发作或严重盆腔疼痛经综合治疗无效者。可根据患者情况选择开腹手术或腹腔镜手术。手术范围应根据病变范围、患者年龄及一般状态等全面考虑。年轻女性应尽量保留卵巢功能,手术以切除病灶为主;年龄大于40岁、双侧附件受累或附件脓肿屡次发作者,可行全子宫及双侧附件切除术。若盆腔脓肿位置低、贴近阴道穹隆后部,可经阴道切开排脓,同时放置引流管。

(三)物理治疗

物理治疗有良好的靶向性,可以直接作用于患者病灶,主要通过微波治疗仪、超短波治疗仪等对盆腔炎患者进行治疗。超短波治疗仪是物理治疗的常用仪器,通过超声波高频电场振动病灶分子和离子,使二者相互摩擦,并产生热能,进而起到消退炎症的作用,能弥补抗生素治疗的不足。同时,超短波疗法联合抗生素治疗也能改善患者治疗效果,减少病情复发。

(四)中药治疗

中药治疗主要用于慢性盆腔炎患者。中医认为慢性盆腔炎的病理因素主要包括瘀、湿、虚、热、寒、毒等,所使用的药物以活血化瘀、清热祛湿为主,如桂枝茯苓胶囊、红花如意丸、银翘解毒汤等。研究表明,在抗生素治疗基础上联合应用中药治疗,临床疗效优于西药单一治疗。

(五)对性伴侣的治疗

对于在症状出现前60天内与患有盆腔炎的伴侣发生性接触的人,无论盆腔炎的病因或分离的病原体如何,都应进行衣原体和淋病的评估、检测和推定治疗。如果最后一次性交在症状出现或诊断前 60 天以上,则应治疗性交时间最近的性伴侣。

（六）特殊人群的诊治建议

1. 孕妇 怀疑患有盆腔炎的孕妇应住院并在咨询传染病专家的情况下,接受静脉注射抗生素治疗。

2. 艾滋病患者 艾滋病感染者和未感染者之间的盆腔炎临床表现差异尚未明确。观察和对照研究表明,与未感染艾滋病的女性相比,感染艾滋病和盆腔炎的女性有类似的症状,但她们更有可能患有输卵管卵巢脓肿。与未感染艾滋病的女性一样,感染艾滋病的女性对推荐的静脉注射或口服抗生素治疗反应良好。感染艾滋病病毒的女性和未感染艾滋病病毒的女性的微生物学结果相似,但感染艾滋病病毒的女性伴发人型支原体和链球菌感染的概率较高。目前尚不确定感染艾滋病病毒的盆腔炎患者是否需要更积极的治疗。

3. 宫内节育器相关的盆腔炎 与使用宫内节育器相关的盆腔炎风险主要限于放置后的前 3 周。如果宫内节育器使用者诊断为盆腔炎,则不需要取出宫内节育器。如果在开始治疗后 48～72 h 没有出现临床改善,应考虑移除宫内节育器。

（七）随访

对于接受药物治疗的盆腔炎患者,应在 72 h 内随访,明确有无临床情况的改善,如退热、腹部压痛或反跳痛减轻、子宫及附件压痛减轻、宫颈举痛减轻等。如果未见好转,则建议进一步检查并调整治疗方案。对于沙眼衣原体和淋病奈瑟菌感染的盆腔炎患者,还应在治疗结束后 4～6 周重新检查上述病原体。

六、预防

预防盆腔炎最重要的公共卫生措施是预防和控制沙眼衣原体或淋病奈瑟菌的性传播感染。对性生活活跃的女性进行衣原体感染、淋病的筛查和治疗可降低其患盆腔炎的风险。随机对照研究表明,筛查和治疗宫颈沙眼衣原体感染可以在 1 年内将女性患盆腔炎的风险降低 30%～50%。对年轻女性进行生殖支原体筛查与患盆腔炎的风险降低是否有关尚不清楚。全面的性教育、推动应用避孕套是预防性传播疾病的基石,也可用于预防盆腔炎。还要注意性生活卫生,性生活前后用清水清洗外阴。如患性传播疾病,治愈前禁止性生活。急性盆腔炎患者应进行及时、规范、彻底的治疗,可预防慢性盆腔炎。此外,由于分娩、人工流产及置入宫内节育器、取宫内节育器、行宫腔镜手术时,病原体可经外阴、阴道、宫颈及宫体创伤处侵入盆腔结缔组织及内生殖器其他部分,引起急性盆腔炎,因此应严格掌握妇科手术指征,做好术前准备,术时注意无菌操作,预防感染。

（黄东晖）

第五节 早发性卵巢功能不全

早发性卵巢功能不全(premature ovarian insufficiency,POI)是指女性在 40 岁以前出现卵巢功能减退,主要表现为月经异常(闭经、月经稀发或频发)、促性腺激素水平升高(FSH>25 U/L)、雌激素水平波动性下降。女性卵巢功能减退是临床表现多样、病因复杂且进行性发展的疾病,POI 是卵巢功能减退至一定阶段的疾病状态,与之相关的另外两个概念分别是原发性卵巢功能不全(primary ovarian insufficiency)和卵巢早衰(premature ovarian failure,POF)。

POF 是指女性 40 岁之前出现卵巢功能的过早完全丧失,临床表现为闭经并伴有卵泡刺激素水平升高(FSH>40 U/L)、雌激素水平降低等内分泌异常,以及生殖器官萎缩等围绝经期症状。POF 曾广泛被临床应用,但是其概念存在较大局限性,仅能表示卵巢功能衰竭的终末阶段。为了更及时地对卵巢早衰患者进行全面系统的诊治,美国生殖医学学会(ASRM)于 2008 年提出了原发性卵巢功能不全的概念,欧洲人类生殖与胚胎学学会(ESHRE)则于 2016 年发表了最新的《POI 处理指南》,将 POI 全称更改为早发性卵巢功能不全。近年来,学界普遍认为 POF 不能体现疾病的发展过程,故目前更倾向于采用 POI。

POI 发病率与年龄相关,18～25 岁的发病率为 0.01%,26～30 岁的发病率为 0.1%,35～40 岁的发病率为 1%,且近年来由于生活节奏的加快以及工作压力的增大,这一疾病的发病率逐渐升高,且具有年轻化的态势。在原发性闭经的妇女中,POI 的发生率为 10%～28%,而在继发性闭经的妇女中则为 4%～18%。

一、病因

(一)遗传因素

遗传因素占 POI 病因的 20%～25%,包括染色体异常和基因突变。10%～13%的 POI 患者存在染色体数量或结构异常,包括 45,X 及其嵌合型、X 三体、X 染色体长臂或短臂缺失、X 染色体-常染色体易位、常染色体缺失等。不同 POI 患者的染色体异常率有所区别,散发性 POI 患者高于家族性 POI 患者,原发性 POI 患者显著高于继发性 POI 患者。X 染色体异常一直被认为是引起 POI 的主要病因,随着分子生物学的进展,研究者在常染色体上也发现了越来越多与 POI 相关的候选基因。目前有 21 个基因被在线人类孟德尔遗传(Online Mendelian Inheritance in Man,OMIM)数据库命名为 POF 基因(POF1、POF2A、POF2B、POF3～20),其中 POF5(NOBOX)、POF6(FIGLA)、POF11(ERCC6)、POF13(MSH5)由中国学者发现。

1. 常染色体异常及相关基因异常 约 2%的 POI 患者与常染色体重排相关。目前有少数病例被发现存在常染色体缺失,常染色体自主易位(包括罗氏易位和平衡易位)少见,仅存在于个别病例中,且对卵巢功能的影响尚不明确,X 染色体-常染色体易位较为多见。常染色体上已发现的致病基因包括:生殖内分泌功能的相关基因(如 FSHR、CYP17、ESRI 等),卵泡生成的相关基因(如 NR5A1、NOBOX、FIGLA、FOXL2 等),卵泡发育的相关基因(如 GDF9、inhibin A 等),减数分裂和 DNA 损伤修复相关基因(如 MCM8、MCM9、CSB-PGBD3 等)。但我国 POI 患者常染色体致病基因的突变频率一般小于 2%,单个基因突变导致 POI 的临床诊断价值有限。

2. 性染色体异常及相关基因异常 目前最常见的为 X 染色体异常,表现为各种结构畸变和数目畸变。X 染色体整体或区域的缺失、损伤或嵌合均可引发卵子功能障碍,导致 POI。存在染色体数量或结构异常的 POI 患者中,X 染色体异常者约占 94%,其中最常见的异常核型为 45,X 及其嵌合型、X 染色体长臂或短臂缺失及 X 染色体-常染色体易位,少数患者为多 X 染色体。X 染色体上还存在许多可导致 POI 的基因突变位点,目前与卵巢功能不全有关的 X 染色体相关基因有 BHLHB9、BMP15、DACH2、DIAPH2、FMR1、POF1B、XIST、XPNPEP2、ZFX 等;已经证实与 POI 发病有关的主要有骨形成蛋白 15(bone morphogenetic protein 15,BMP15)基因和脆性 X 智力低下 1(fragile X mental retardation 1,FMR1)基因。BMP15 基因位于 Xp11.22,在卵母细胞中特异性表达,并通过旁分泌影响卵巢发育和卵泡生长,主要机制为通过调节颗粒细胞对 FSH 作用的敏感性,防止颗粒细胞凋亡,从而提高卵母细胞的发育能力。BMP15 基因突变可使颗粒细胞上 FSH 的受体缺失,从而阻碍卵泡的发育,甚至引起不排卵。FMR1 基因位于 Xq13～Xq27 染色体上,是最重要的 POI 候选基因,携带 FMR1 基因的女性中有 15%～20%会出现 POI。研究表明,位于 FMR1 基因第 1 个外显子 5′非翻译区的三核苷酸 CGG 重复序列全突变可引起脆性 X 综合征,此时 CGG 达到 200～1000 拷贝数的全突变,而在正常人群中 CGG 仅为 8～50 拷贝数的前突变。携带前突变为 55～200 拷贝数的女性一般不会出现智力异常,但 POI 的发病风险增加 13%～26%。

3. 综合征型 POI 的相关基因异常 与上述基因突变仅导致 POI 不同,部分基因突变后引起综合征型 POI,即以 POI 为临床表型之一的遗传性综合征,如睑裂狭小-上睑下垂-倒转型内眦赘皮综合征、脑白质发育不良、共济失调-毛细血管扩张症等。导致综合征型 POI 的候选致病基因包括 FOXL2、EIF2B 和 ATM 等,但具体机制不清楚。睑裂狭小-上睑下垂-倒转型内眦赘皮综合征(blepharophimosis-ptosis-epicanthus inversus syndrome,BPES)是一种罕见的遗传病,根据是否具有卵巢功能障碍分为两种类型,Ⅰ 型表现为

POI 及眼睑发育异常,是一种典型的综合征型 POI;Ⅱ型仅表现为眼睑异常。已证实 FOXL2 基因突变与 BPES 相关,近年来人们发现诸多 FOXL2 基因突变与 POI 的发生相关。研究发现,FOXL2 与类固醇生成因子-1(steroidogenic factor 1,SF-1)在人颗粒细胞中相互作用,FOXL2 通过 SF-1 负性调节一种类固醇生成酶的转录激活,进而影响卵巢功能。

(二)免疫因素

约 30% 的 POI 与卵巢遭受免疫性损害有关,POI 可能是一种自身免疫病或者全身自身免疫病累及卵巢后的表现。

1. 自身免疫 免疫性 POI 或可伴发不少于 2 种自身免疫病,其中最常见的是甲状腺疾病(桥本甲状腺炎多见)和肾上腺疾病,亦可伴发系统性红斑狼疮、1 型糖尿病等。据报道,POI 患者中 14%～27% 具有与 POI 相关的自身免疫性甲状腺疾病。针对此类 POI 患者,甲状腺过氧化物酶抗体(thyroid peroxidase antibody,TPO-Ab)是目前自身免疫性甲状腺疾病最敏感的检测指标。自身免疫性肾上腺疾病是与 POI 相关的第二常见疾病,10%～20% 的 Addison 病患者会发展为 POI,有 2.5%～20% 的 POI 女性表现出肾上腺自身免疫反应。目前常用的检测指标包括 21-羟化酶自身抗体(21-hydroxylase antibody,21OH-Ab)、抗肾上腺皮质抗体(adrenal cortex antibody,ACA)及抗类固醇生成细胞抗体(steroid-producing cell autoantibody,SCA)。其中 21OH-Ab 和 ACA 对于自身免疫性 POI 的诊断具有高度敏感性,21OH-Ab 或 ACA 筛查阳性的患者应行肾上腺功能检查,以排除 Addison 病,而 SCA 可作为合并 Addison 病的 POI 患者相关检测指标。研究表明,POI 与 Addison 病患者具备共同的靶抗原,即类固醇生成酶,72% 合并 Addison 病的 POI 患者出现 SCA 阳性,但孤立性 POI 患者和除 Addison 病以外的自身免疫病患者中 SCA 阳性率小于 10%。SCA 阳性患者卵巢功能衰退的病理生理特征不同于其他病因所致的 POI,主要表现为卵巢抗体及炎细胞选择性攻击窦前卵泡及窦卵泡周围的卵泡膜细胞,而小卵泡和颗粒细胞不受影响。

2. 同种免疫 既往研究表明,POI 患者体内存在免疫细胞比例失调的情况。T 细胞亚群的改变及 T 细胞介导的细胞免疫损伤参与自身免疫性卵巢炎的发生。具有自身免疫性卵巢炎的 POI 患者外周血调节性 T 细胞紊乱,表现为 CD4$^+$T 细胞/CD8$^+$T 细胞的值降低,Th17 和 Treg 细胞表达失衡,从而导致细胞因子的异常表达。异常的细胞因子可激活卵巢吞噬细胞分泌 TNF-α 等,或直接刺激 B 细胞产生抗体,引发过度抗原-抗体反应,破坏并抑制卵泡发育;或诱导自然杀伤细胞、细胞毒性淋巴细胞作用于卵泡细胞,使卵泡细胞受损或凋亡,造成卵泡闭锁,引发 POI。

(三)内分泌因素

内分泌因素主要表现为促性腺激素和雌激素及其受体异常。促性腺激素 FSH、LH 及其受体(FSHR、LHR)在卵泡发育过程中起关键作用,其表达异常或者体内存在与之结合的抗体可导致作为第一信使的促性腺激素不能充分发挥作用,从而干扰卵泡成熟。理论上讲,促性腺激素自身结构异常、其受体结构异常或者其与受体异常结合,都会导致 POI。曾有研究报道,在 POI 患者的尿液中发现异常的促性腺激素,但此结果未能重复。一些 POI 患者有正常发育的卵泡,但对 FSH、LH 不敏感,即卵巢抵抗综合征。雌激素受体异常亦可能导致 POI。研究发现,家族性 POI 患者中呈现较低的雌激素受体基因(TA)$_n$ 复制率,从而影响雌激素受体多型性表达,引起卵巢功能衰竭和过早绝经。

(四)代谢因素

目前研究发现,与 POI 相关的酶缺乏性疾病主要包括半乳糖血症和 17α-羟化酶/17,20-裂解酶缺陷症。半乳糖血症是由缺乏乳糖代谢的关键酶半乳糖-1-磷酸尿苷转移酶(galactose-1-phosphate uridyl-transferase,GALT)引起的,6.7%～8% 半乳糖血症女性患者出现卵巢衰竭。半乳糖及代谢产物的堆积可直接毒害卵母细胞而引发 POI,但有研究表明直接毒害作用不是引起 POI 的主要因素,半乳糖主要通过调控 FSH 对卵巢产生影响。而缺乏 17α-羟化酶/17,20-裂解酶时,孕烯醇酮不能转化为 17α-羟孕烯醇酮,导致皮质醇、雄烯二酮、睾酮和雌激素的合成减少,影响卵泡的生长发育,进而引发 POI 造成不孕。

(五)感染因素

有文献报道了各种感染因素与 POI 的相关性,如流行性腮腺炎、艾滋病、带状疱疹病毒感染、巨细胞病毒感染、结核病、疟疾及水痘等。数据显示，流行性腮腺炎女性患者伴有 POI 的危险性是正常人的 10 倍，这可能与卵巢感染后发生炎性纤维化并使卵泡数量减少有关。此外，可对卵巢组织造成严重损害的盆腔结核、盆腔炎等疾病，也可引起卵巢功能衰竭而导致 POI，但不建议将感染因素检测作为常规筛查项目。

（六）医源性因素

医源性因素主要是放疗、化疗和手术对卵巢的损伤。子宫切除术、卵巢肿瘤剔除术等盆腔手术可引起卵巢组织缺损或局部炎症，影响卵巢血液供应及激素的分泌，可反馈性引起 FSH 水平升高并导致 POI。化疗药物可诱导卵母细胞凋亡和破坏颗粒细胞功能，其对卵巢功能的损害与药物种类、剂量及患者年龄有关；烷化剂环磷酰胺通过改变 DNA 而使细胞死亡；顺铂则通过抑制颗粒细胞生长，诱导细胞凋亡而引发 POI。据研究，化疗期间应用促性腺激素释放激素激动剂（GnRH-a），可减弱药物对卵巢的毒性作用而降低 POI 风险。放疗对卵巢功能的损害程度取决于剂量、照射部位及患者年龄。患者年龄越大，对放疗的耐受性越差，越易发生 POI。

（七）其他因素

其他因素包括环境因素、心理因素、生活习惯等。环境因素包括病毒感染、环境污染、水源污染、吸烟等，可破坏卵细胞而导致 POI。例如，广泛用于食品包装、医疗器械及女性化妆品中的塑化剂具有弱雌激素作用，可影响颗粒细胞的增殖和分化，促进卵泡细胞募集，降低原始卵泡数量；塑料制品中的双酚 A 具有雌激素特性，可抑制卵母细胞减数分裂；在矿物、塑料和烟草燃烧中产生的多环芳烃，它们通过降低雌激素水平以及诱导卵母细胞凋亡等方式导致 POI。心理因素包括精神压力及不良情绪等。研究表明，人长期处于恐惧、烦躁等负面情绪中，会影响下丘脑-垂体-性腺轴调节功能，使促性腺激素分泌异常而扰乱卵巢功能。此外，一些不良习惯（如吸烟、饮酒），可能影响绝经年龄。长期吸烟在引起颗粒细胞分泌的抗缪勒管激素减少的同时还产生多环芳烃物质；长期过度饮酒不仅直接损伤性腺，还能加速大脑损伤，间接抑制下丘脑-垂体-性腺轴，影响卵巢功能。

二、临床特点

（一）症状

1. 月经改变 原发性 POI 表现为原发性闭经，常影响第二性征的发育。继发性 POI 随着卵巢功能逐渐衰退，会先后出现月经周期缩短、经量减少、周期不规律、月经稀发、闭经等症状。从卵巢储备功能下降至功能衰竭，可有数年的过渡时间，临床异质性很高。少数妇女可出现无明显诱因的月经突然终止。

2. 生育力下降或不孕 POI 患者由于卵巢储备功能降低，生育力显著下降，主要表现为不孕、受孕困难、易早期流产、反复流产、反复胚胎植入失败等。在卵巢储备功能减退的初期，由于偶发排卵，仍然有 5%～10% 的妊娠率，但自然流产和胎儿染色体畸变的风险增加。

3. 雌激素水平降低的表现 该症状表现程度不一，原发性闭经者少见（22.2%），继发性闭经者常见。原发性 POI 患者表现为女性第二性征不发育或发育差。继发性 POI 患者容易出现焦虑、抑郁、激动易怒、不能自我控制等情绪障碍；潮热、出汗等血管舒缩症状；阴道干燥、性交困难及反复发生的阴道炎、尿道感染等泌尿生殖道萎缩症状；远期骨质疏松症、心血管疾病及阿尔茨海默病的发生率增加。

4. 其他伴随症状 其他伴随症状因病因而异，常见的包括心血管系统发育缺陷、智力障碍、性征发育异常、肾上腺和甲状腺功能低下、复发性流产等。

（二）体征

原发性 POI 患者可存在性器官和第二性征发育不良，体态和身高发育异常。不同病因可导致不同受累器官的病变，并出现相应的伴随体征。继发性 POI 患者可有乳房萎缩，阴毛、腋毛脱落，外阴、阴道萎缩等表现。

（三）辅助检查

1. 基础内分泌 在月经周期的第 2～4 天或闭经时检测基础性激素，需连续测定两次，测定间隔超过 4

周。确诊 POI 需至少两次血清基础 FSH>25 U/L,确诊 POF 需至少两次血清基础 FSH>40 U/L。同时,POI 患者血清基础雌二醇水平因疾病初期卵泡的无序生长而升高(>50 pg/ml),继而降低(<5 pg/ml)。

2. 经阴道超声检查 超声检查主要用于观察卵巢体积有无萎缩并进行窦卵泡计数(AFC)。若平均卵巢体积较正常值小(直径<20 mm),双侧卵巢直径 2~10 mm 的窦卵泡计数之和少于 5 个,预示着卵巢储备功能降低。AFC 是预测卵巢储备功能的一个较为可靠的指标,其与年龄、基础 FSH 呈负相关,且检测方便、成本低。但其检测依赖操作者的技术与经验,受人为因素影响较大。

3. 血清抗缪勒管激素(AMH) 血清 AMH≤7.85 pmol/L(1.1 ng/ml)提示卵巢储备功能减退(diminished ovarian reserve,DOR)。AMH 水平在月经不同时间段的波动较小,故任意时间均可检测。AMH 水平可间接反映卵巢内的卵泡数量,与年龄、FSH、AFC 有很好的相关性,是目前认为反映卵巢储备功能可靠的指标之一。但若月经规律,即使低 AMH 水平也不能诊断为 POI。青春期前或青春期女性 AMH 水平低于同龄女性 2 倍标准差,提示 POI 的风险增加。

4. 遗传、免疫相关的检查 包括染色体核型分析、甲状腺功能检查、肾上腺抗体检查等。怀疑自身免疫性甲状腺疾病的应查甲状腺过氧化物酶抗体 TPO-Ab。对于 TPO-Ab 筛查阳性者,应该建议其每年筛查促甲状腺素 TSH。而对于有肾上腺抗体或有肾上腺功能不全体征和症状的女性,应进行标准的促肾上腺皮质激素(ACTH)兴奋试验来确认肾上腺功能不全。

三、诊断

(一)诊断标准

女性卵巢功能减退是一个逐渐进展的过程,各个阶段的诊断标准不同。

POI 最初表现为 DOR。随着病情的发展,会出现亚临床期 POI:FSH 水平为 15~25 U/L,属于高危人群。在这个阶段进行 IVF,易发生卵巢低反应(poor ovarian response,POR)。2011 年统计数据显示,在辅助生殖促排卵过程中,有 9%~24% 的女性发生卵巢低反应。这部分患者生长的卵泡数量少,获得的卵子数量不足,可移植胚胎少,临床妊娠率低,其诊治标准是目前生殖领域关注的难点。

随着病情发展,后期表现为 POI,诊断标准:①年龄<40 岁;②月经稀发或停经至少 4 个月;③至少两次血清基础 FSH>25 U/L(间隔>4 周)。

到了终末阶段即出现 POF,表现为经量减少,出现闭经,血清基础 FSH 标准较 POI 有所增长(>40 U/L),其余诊断标准相同。

(二)病因诊断

结合家族史、既往史、染色体及其他相关检查的结果,进行遗传性、免疫性、医源性、特发性等病因学诊断。诊断流程:对于出现闭经等临床症状的患者,首先通过检测人绒毛膜促性腺激素(hCG)和进行超声检查确定是否妊娠,排除妊娠后进行基础内分泌、超声等检查,符合诊断标准后确诊,根据闭经类型确定后续检查项目。如为原发性闭经,则进行染色体核型检测,正常核型者考虑行基因检测,重点考虑脆性 X 染色体前突变检测;如为继发性闭经,则根据相关免疫检查结果和家族史、既往史等明确病因,无明确病因者为特发性 POI。

(三)鉴别诊断

需与以下情况相区别:妊娠、生殖道发育异常、完全性雄激素不敏感综合征、子宫粘连综合征、多囊卵巢综合征(PCOS)、甲状腺疾病、空蝶鞍综合征、中枢神经系统肿瘤、功能性下丘脑性闭经、卵巢抵抗综合征(resistant ovary syndrome,ROS)等。

1. 完全性雄激素不敏感综合征 完全性雄激素不敏感综合征为 X 连锁隐性遗传病,染色体核型为 46,XY,表现为男性假两性畸形,患者睾酮、尿 17-酮类固醇水平处于正常范围,体内性腺为睾丸,由于外阴组织中缺乏 5α-还原酶,睾酮不能转化为二氢睾酮,或因缺乏二氢睾酮受体,而不能表达雄激素的作用,致使外阴女性化,核型为 XY 的个体发育成貌似正常但无生育力的女性,睾丸通常停留在腹腔内,无生精过程。通过染色体检测可与 POI 进行鉴别。

2. 功能性下丘脑性闭经 功能性下丘脑性闭经是由下丘脑的激素 GnRH 缺乏或分泌失调而导致的闭经，包括下丘脑-垂体和中枢神经系统-下丘脑功能异常，以及其他内分泌异常引起的下丘脑不适当的反馈调节所致的闭经。典型的功能性下丘脑性闭经患者，血液中 FSH、LH 水平偏低或接近正常，卵巢功能低下或有一定功能。不典型功能性下丘脑性闭经患者，血液 LH 水平偏高，类似于 PCOS，少部分患者表现为 FSH 水平偏高，接近 POI。功能性下丘脑性闭经患者的超声检查显示双侧卵巢大小正常，卵巢内有小囊泡存在，但少于 10 个，直径 2～8 mm，可分布于整个卵巢，间质回声不增强。通过了解病因、病情的发展过程、临床表现及辅助检查，可以结合有关激素测定进行鉴别诊断。

3. 空蝶鞍综合征 空蝶鞍综合征指因鞍膈缺损或垂体萎缩，蛛网膜下腔在脑脊液压力冲击下突入鞍内，致蝶鞍扩大，垂体受压而产生的一系列临床表现。常见症状包括头痛、视野缺损、视力下降和高血压，少数有脑脊液鼻漏和不同程度的垂体功能减退。根据病史、临床症状和影像学检查可与 POI 进行鉴别诊断，影像学检查包括蝶鞍平片、CT 和 MRI。

4. 卵巢抵抗综合征 卵巢抵抗综合征又称卵巢不敏感综合征，是指原发性或继发性闭经女性（年龄＜40 岁）内源性促性腺激素水平升高（主要是 FSH），卵巢内有卵泡存在，AMH 接近同龄女性的平均水平，但对外源性促性腺激素呈低反应或无反应。POI 与卵巢抵抗综合征的临床表现及激素测定结果相似，超声检查可协助鉴别。超声检查无法明确诊断时，腹腔镜探查可明确鉴别。如发现卵巢萎缩，卵巢内无卵泡，为 POI；如发现卵巢无萎缩，卵巢内有多个卵泡，则为卵巢抵抗综合征。

四、治疗

（一）雌孕激素替代治疗

激素替代疗法（hormone replacement therapy，HRT）是国内外治疗 POI 的经典方法，既可以缓解低雌激素症状及泌尿生殖道萎缩（为赠卵体外受精-胚胎移植做准备），又可以预防远期并发症（如骨质疏松症、阿尔茨海默病等），但有停药复发的可能。目前 HRT 主要包括单用雌、孕激素补充治疗与雌、孕激素序贯治疗两种方法。研究表明，孕激素每个月应用时间大于 10 天的雌、孕激素替代治疗可使子宫内膜癌的风险几乎降至 0，而乳腺癌的风险略有增加，但死亡率不增高。激素替代治疗的总原则是个体化用药，对于大多数 POI 患者，所用药物的剂量应大于正常年龄绝经的妇女，但不论何种制剂或方案，在实施前必须进行相关医疗检查，以预计、评估疗效及用药安全性，并进行必要的监测和随访。

（二）药物治疗

脱氢表雄酮（dehydroepiandrosterone，DHEA）是公认的"卵泡营养素"，50％由肾上腺皮质网状带分泌，20％由卵巢分泌，30％由外周 DHEAS 转化而来，体内每天产生 6～8 mg DHEA，DHEA 血清浓度为 3～35 nmol/L，其水平随年龄增长而降低。DHEA 是合成雄烯二酮、睾酮、雌二醇的重要物质，DHEA 的含量影响这些激素的水平。DHEA 能有效调节女性体内雄激素与雌激素之间的拮抗作用，不仅能有效刺激卵巢分泌雌激素，提高女性体内的雌激素水平，还能调节女性雌激素与孕激素的相对比例。因此，DHEA 主要用于治疗女性不孕，也可用于调节机体内分泌，调节女性月经周期、卵巢微环境，改善卵泡质量，增加卵泡活动度，提高受孕率。DHEA 建议搭配辅酶 Q10 一起服用。辅酶 Q10 的抗氧化活性可以改善卵母细胞线粒体功能并恢复线粒体的能量生产，对类固醇激素生物合成、卵母细胞成熟、受精和早期胚胎发育都有影响。

（三）免疫治疗

免疫因素是卵巢早衰的一个确定病因，所以对有免疫因素证据的这部分 POI 患者进行免疫抑制治疗是有效的。但目前为止，还没有明确的方法鉴定免疫因素在 POI 中的作用，也没有明确的免疫治疗的指征和规范的用药方案，而免疫抑制治疗可引起严重副作用，所以临床上并不推荐盲目应用免疫抑制剂治疗 POI。另有研究表明，富含血小板的血浆因其可能具有释放血小板源性生长因子、转移生长因子的作用，可用于调节激素水平，增加子宫内膜厚度，改善卵巢功能。

(四)辅助生殖技术

赠卵体外受精-胚胎移植是解决 POI 患者生育问题的可选途径,赠卵体外受精-胚胎移植后患者妊娠率可达 40%～50%。治疗前应根据病因进行系统评估,有化疗、纵隔放疗史或特纳综合征的患者,需行心血管系统和超声心动图检查;自身免疫性 POI 患者应检测甲状腺功能、肾上腺抗体;有肿瘤史的患者应接受肿瘤专科评估,排除复发的可能。亚临床期患者可尝试增加促性腺激素剂量、促性腺激素释放激素拮抗剂方案、激动剂短方案及自然周期等方案,但妊娠率低,目前尚无最佳用药方案。

(五)生育力保存

生育力保存主要针对 POI 高风险人群或因某些疾病或治疗而卵巢功能受损的女性。生育力保存应根据患者意愿、年龄和婚姻情况,推荐合适的保存方法,常用的方法包括促排卵治疗、低温保卵技术、赠卵移植及卵巢移植。促排卵治疗的适宜条件大多是闭经时间短、血清 FSH 水平不太高、临床判断为卵泡型POI 等,一般用 HRT 或 GnRH-a 抑制内源性促性腺激素(主要是 FSH)至较低水平后,予足量 hMG/hCG促排卵,同时进行超声监测,要求 hMG 用量大、持续时间长。其理论依据是使内源性 FSH 水平降低,颗粒细胞表面 FSH 受体增多,增加卵巢的敏感性。低温保卵技术是近年来应用于保存 POI 患者生育力的重要方法,通常应用于可预见性 POI 患者,如化疗、放疗患者。赠卵移植是通过激素替代疗法与卵子赠送治疗,让 POI 患者重新获得生育力,是现有最有效的妊娠手段,其成功率与非 POI 患者无差异。卵巢移植是通过移植功能正常的卵巢以达到治疗目的的方法,包括异体移植、自体移植及异种移植。但是这些方法尚存在技术、伦理、安全性等方面的问题,需要进一步探讨。

(六)干细胞治疗

人胎盘间充质干细胞具有多向分化潜能、自我复制的特点及免疫调节作用,且不受冷冻保存、传代培养等的影响。目前成体干细胞(尤其是生殖干细胞)移植在延缓卵巢衰老及治疗 POI 方面已有一定的动物实验研究基础。研究表明,将人胎盘间充质干细胞迁移至 POI 大鼠卵巢组织受损区域,可改善血清激素水平,降低卵巢组织纤维化水平,从而改善卵巢功能。但因其目前存在一定的伦理问题,所以尚未用于临床。

(七)其他治疗

中医药对 POI 患者的治疗以口服中药、针灸治疗为主,根据不同的月经表现进行中医辨证论治。月经初潮较迟、月经后期或先后无定期者多属肾精亏虚证。月经后期或稀发、量少至闭经者,多属肝肾阴虚、肾阳虚或心肾不交证。主要治疗原则:POI 患者以补益精血、养血活血为主,早期以补益肝肾精血为主,出现围绝经期症状者以滋肾养阴、调和阴阳为主。而针灸具有良好的激素调节作用,可激活大脑的多巴胺系统,调整下丘脑-垂体-卵巢轴功能,恢复生殖内分泌系统功能,达到生理的动态平衡。中医药配合针灸治疗POI 还有起效快、疗效显著、复发率低、无明显毒副作用等优点。

(八)远期健康及并发症管理

POI 女性发生骨质疏松症、心血管疾病、认知功能障碍的风险增加,应通过健康生活方式减少危险因素带来的不良影响,包括避免负重运动、吸烟,以及维持正常体重等。对于存在阴道干涩不适等泌尿生殖系统症状及性交困难者,可局部使用雌激素或阴道润滑剂。

(黄东晖)

第六节 宫腔粘连

一、定义及概述

宫腔粘连(intrauterine adhesion,IUA)是指子宫内膜基底层损伤后修复障碍,致使内膜纤维化及瘢痕组织形成,引起的宫腔容积变小,宫腔部分或全部粘连闭塞。1948,Joseph Asherman 首先发现并归纳所有可能引起子宫内膜损伤与粘连形成,并与月经失调、周期性盆腔痛、复发性流产等有关的临床表现,称为宫腔粘连,也称 Asherman 综合征。宫腔粘连是月经模式改变、宫腔因素继发不孕的主要原因,有超过40%的概率会导致不孕、复发性流产,早产以及胎盘粘连、植入等产科并发症的风险也远高于一般人群。

二、病因及发病机制

(一)病因

宫腔粘连的发生通常与宫腔手术操作有关,常见的是人工流产、产后组织残留清宫以及徒手剥离胎盘等。其他的宫腔操作也有可能导致宫腔粘连的发生,如诊断性刮宫、子宫内膜息肉取出术、宫内节育器放置术。宫腔镜手术也可引起粘连,如宫腔镜下子宫纵隔和子宫黏膜下肌瘤宫腔镜手术;分离宫腔粘连的手术如操作不当,亦可以导致粘连加重。此外,其他引起子宫内膜破坏的因素都可能引起宫腔粘连,如子宫内膜结核、子宫动脉栓塞术或子宫血管阻断术、放疗等。导致子宫内膜萎缩的长期哺乳或绝经也可引起宫腔粘连。

(二)发病机制

宫腔粘连的发病机制目前尚不完全明确,一般认为,损伤和炎症可能是两大致病因素,同时存在又相互影响。宫腔损伤后可能出现子宫内膜的炎症反应,子宫内膜基底层脱落和损伤,导致子宫间质中的纤维蛋白原渗出、沉积,引起子宫壁相互粘连及进一步的纤维化,纤维组织及瘢痕组织取代了正常的子宫内膜组织,从而导致宫腔粘连的发生,出现一系列临床病变。有关宫腔粘连的病因机制目前主要有纤维细胞增生活跃学说以及神经反射学说。

1.纤维细胞增生活跃学说　子宫内膜损伤后的修复过程包括炎症期、组织形成期和组织重建期 3 个时期。而基底层的损伤可能导致上皮细胞及间质细胞的再生障碍,同时伴随新生血管生成异常、成纤维细胞增生以及细胞外基质的过度沉积。以上的不完全再生导致纤维结缔组织增生、粘连带及瘢痕的形成。

2.神经反射学说　该学说认为宫颈内口是一个特殊的神经分布区域,宫腔操作可能引起反射性神经痉挛并且持续存在。而与此同时,该区域的神经反射异常还可能使得子宫内膜失去对卵巢激素的反应性。

除以上学说外,宫腔粘连的发生还可能与以下因素有关:①雌激素受体(estrogen receptor,ER)表达异常;②宫腔微环境改变,粘连性成纤维细胞诱发炎症反应;③子宫内膜干细胞增殖分化异常;④信号通路调节异常;⑤子宫血管灌注异常。

三、诊断

宫腔粘连的临床表现与宫腔粘连的性质、程度及部位有着密切的关系。

(一)临床表现

1.症状

(1)经量减少和闭经:经量减少是宫腔粘连患者的主要临床症状。子宫内膜基底层损伤以及再生异常导致正常子宫内膜组织缺失,是否出现经量减少取决于损伤的面积所占宫腔内膜面积的比例以及粘连位置。

(2)周期性腹痛:当宫腔粘连封闭了部分宫腔或者导致流出道狭窄时,患者可能出现继发性痛经。部分患者可表现为月经期结束后的腹痛不适。如流出道完全梗阻,则可同时合并闭经;部分患者可能出现周期性腹痛,其出现频率与既往月经周期时间相近。月经期或月经期刚结束时影像学检查可发现整个或者部分宫腔积血。

(3)不孕:约有 40%的患者可能出现不孕,主要原因是子宫内膜结构和功能遭到破坏,宫腔部分闭锁以及宫颈管、输卵管开口阻塞等。

(4)自然流产和复发性流产:宫腔粘连的患者即使妊娠,其自然流产的发生率也高于正常人群,可能是由于子宫内膜的缺失以及宫腔的部分封闭,使胚胎种植及生长的宫内环境发生异常。即使是轻中度的宫腔粘连,亦可导致复发性流产,其症状的严重性与宫腔粘连的严重程度目前未发现确切相关性。

(5)其他病理妊娠:如异位妊娠,早产,胎儿宫内生长受限,胎死宫内,前置胎盘,胎盘粘连、植入等。

2.体征 宫腔粘连患者多无明显的临床体征,生殖道梗阻导致内异症的患者可能出现内异症的相关体征。

(二)辅助检查

(1)经阴道超声检查(transvaginal ultrasonography)及三维成像:经阴道超声检查是一种简单、无创的检查手段;三维成像可评估宫腔的整体形态及粘连存在的位置,但是对于周围型的宫腔粘连以及子宫角附近的宫腔粘连的判断敏感性较低。

(2)宫腔声学造影(sonohysterography,SHG):在超声检查的同时向宫腔内注入等渗的生理盐水以评估宫腔的情况。相较于普通的经阴道超声检查而言,SHG 对诊断的敏感性和特异性均有所提高,可以较为清楚地区分瘢痕组织及粘连带。但其为侵入性操作,且敏感性及特异性均低于宫腔镜检查,当出现宫腔闭塞或者宫颈粘连等情况时其应用受限。

(3)子宫输卵管造影(hysteron salpingography,HSG):在宫腔镜应用以前,HSG 是诊断宫腔粘连的重要的方法,可显示宫腔的充盈缺损以及宫腔的整体形态。对于合并不孕的患者,可同时评估输卵管通畅度。HSG 与 SHG 相似,生殖道闭塞可能造成检查失败。

(4)MRI 检查:粘连的部位在 T2 加权像上表现为低信号,可以用于评估宫颈粘连及宫腔下段的粘连。

(5)宫腔镜检查:宫腔粘连诊断的金标准,能够在直视下评估宫腔的形态、粘连的结构和性质、部位、程度及范围。对于存在宫腔局部封闭或者完全封闭的宫腔粘连,单纯的宫腔镜检查仍然存在一定的局限性,结合相关影像学检查的结果有助于进一步判断宫腔粘连的情况。宫腔镜操作为侵入性检查,需注意宫腔镜检查本身存在的风险以及可能对子宫内膜造成再次损伤的可能。值得注意的是,子宫腺肌病和子宫内膜增殖症有时会被误诊为宫腔粘连。

四、疾病分类和分级

宫腔粘连根据粘连的不同部位分为中央型粘连、周边型粘连及混合型粘连;按粘连的性质分为膜性粘连、肌性粘连和结缔组织性粘连。该疾病的诊断关键在于分级,从而明确粘连的严重程度及评估其生育预后。目前宫腔粘连的分级评分标准较多,尚无明确统一的标准,从而反映出每一种评分标准均存在着一定的缺陷。目前国内应用较为广泛的是 1988 年美国生育学会(AFS)的评分标准。AFS 宫腔粘连评分标准是最早的宫腔粘连评分标准,也是目前国际上广泛使用的评分标准。通过宫腔镜下所见对宫腔粘连的性质、范围以及经量的改变 3 项进行评分,形式简单。正因为简单,对宫腔粘连的分类评估不够准确和充分。

1995 年欧洲妇科内镜学会(ESGE)的评分标准相较于 AFS 宫腔粘连评分标准,则将注意力完全放在宫腔镜下所见,摒弃了患者的临床症状,对宫腔镜下所见评分更为详细,但实际临床应用过程中有一定困难。完全摒弃患者临床表现对评估宫腔粘连患者的生育预后存在一定的局限性。2015 年中国宫腔粘连诊断分级评分标准则参照 AFS 及 ESGE 的评分标准,结合宫腔粘连治疗的效果及影响因素进行制定,同时纳入了与治疗结局密切相关的临床指标(表 12-6-1)。

表 12-6-1 中国宫腔粘连诊断分级评分标准

项目	项目标准描述	评分
粘连范围	<1/3	1
	1/3~2/3	2
	>2/3	4
粘连性质	膜性	1
	纤维性	2
	结缔组织性	4

续表

项目	项目标准描述	评分
输卵管开口状态	单侧开口不可见	1
	双侧开口不可见	2
	桶状宫腔,双侧宫角消失	4
子宫内膜厚度 (增殖晚期)	≥7 mm	1
	4～6 mm	2
	≤3 mm	4
月经状态	经量≤1/2 的平时量	1
	点滴状	2
	闭经	4
既往妊娠史	自然流产 1 次	1
	复发性流产	2
	不孕	4
既往刮宫史	人工流产	1
	妊娠早期清宫	2
	妊娠中晚期清宫	4

注:0～8分,轻度;9～18分,中度;19～28分,重度。

五、治疗

根据患者有无生育要求及相关临床症状决定是否采用手术治疗。单纯药物治疗对宫腔粘连无显著效果。中重度宫腔粘连的治疗是一个以手术治疗为主,外加综合治疗的过程。经量减少但无生育要求且无痛经或宫腔积血的患者无须手术治疗。对于不孕、反复流产、经量过少且有生育要求的患者以及虽然无生育要求,但有周期性腹痛或宫腔积血的患者,建议行手术治疗。

手术治疗的根本目的是恢复宫腔解剖学形态及宫腔正常容积,解除相关临床症状(如不孕、周期性疼痛等),促进子宫内膜修复,预防宫腔粘连复发及恢复生育力。手术方式为分离粘连和/或切除粘连。宫腔镜下宫腔粘连分离术是宫腔粘连的首选治疗方式,相较于传统的宫腔粘连分离术而言,宫腔镜下操作有助于明确粘连的范围、部位、性质,宫腔形态,瘢痕情况及双侧输卵管开口的情况,在有效保护残余正常内膜的基础上恢复宫腔的解剖学形态。当使用宫腔镜治疗严重宫腔粘连时,可考虑在超声或者腹腔镜监视下进行,虽然不能完全避免子宫穿孔的可能性,但可以降低子宫穿孔发生的概率及减轻或消除子宫穿孔后的不良后果。

1. 选择合适的操作器械 目前操作器械的选择依然是以减少子宫内膜的损伤为前提,但需同时考虑手术本身操作的难易性以及宫腔粘连的具体情况。目前常用的能量器械主要是高频电刀,包括单极和双极电刀,非能量器械则主要是微型剪刀及匙状钳等。

(1)能量器械:对于严重的宫腔粘连,能量器械能够进行简单的分离,而且止血效果明显,尤其是宫腔因为瘢痕及粘连组织已经完全变形,或者封闭的宫腔粘连以及以周围型为主的肌性或结缔组织性粘连,能量器械能够有效地分离粘连及去除瘢痕组织。但能量器械在分离粘连、切除瘢痕时对周围的子宫内膜组织产生了热损伤,减少宫腔内正常内膜的余量,影响子宫内膜的修复。同时,大面积的电切割可能增加炎性因子以及粘连相关因子的产生,从而增加术后瘢痕形成的风险。能量器械造成的手术并发症如子宫穿孔更为严重,合并脏器损伤的风险更高。

(2)非能量器械:能够避免能量效应对粘连及瘢痕周围的正常子宫内膜组织造成的损伤,能够减少手术创面的渗出,有利于判断切割的深度,减少术后宫腔粘连复发的风险。因为没有能量装置,选择非能量器械的宫腔镜相对镜身的直径更小,能够更好地减小宫腔镜操作本身对宫颈和子宫内膜的影响,并能够更好地判断宫颈管及宫腔下段的粘连情况。选择非能量器械者发生穿孔的风险及严重程度较使用能量器械者更低,合并严重脏器损伤的风险也较低。

对于周围型的肌性或者结缔组织性粘连,以及合并广泛瘢痕形成、宫腔严重变形的宫腔粘连,非能量器械的操作十分困难,不易去除瘢痕组织,术中难以止血时可采用能量器械和非能量器械结合的方式。对于中重度的宫腔粘连,应充分评估宫腔粘连的程度、范围及类型,结合术者本身对宫腔镜手术的操作熟练程度来选择器械。

2. 宫腔粘连术后预防复发

(1)雌激素:雌激素能够促进子宫内膜的修复及生长,有利于手术创面的修复。无论是否使用孕激素,雌激素均有助于减少宫腔粘连的复发。常规使用的雌激素为戊酸雌二醇(每天 2～4 mg)或者等效雌激素。建议激素治疗的时限为 2～3 个周期,每个周期连续使用 21～28 天,最后 5～10 天加用孕激素类药物进行子宫内膜转化。雌激素的给药方式可以选择口服、经阴道给药及经皮给药。无论采用何种给药方式,过高剂量的雌激素对子宫内膜的修复可能都是无益的,在瘢痕和无血管区,子宫内膜难以增殖。

(2)宫腔内屏障:目前较为常用的宫腔内屏障有宫内节育器、球囊以及生物胶类材料,有一部分患者则使用羊膜作为宫腔内屏障进行治疗,主要目的是阻止宫腔前后壁的再粘连。

宫内节育器对患者的月经改善情况明显优于未放置宫内节育器的患者。目前小样本的随机对照研究发现,放置宫内节育器并未增加宫腔内感染的风险。宫腔内球囊可以有效隔离创面之间的相互粘连,降低术后宫腔粘连的复发率。相较于宫内节育器,宫腔内球囊可以明显降低宫腔粘连治疗后的评分。目前常用的球囊为宫腔形态的硅胶球囊以及 Foley 导尿管球囊。

目前的大部分随机对照研究支持生物胶类材料对于预防宫腔粘连有一定的作用,但其对妊娠结局的改善仍需要进一步研究。临床上常用的生物胶类材料有透明质酸、羟甲基壳聚糖、自交联的透明质酸凝胶等,用于宫腔粘连术后的预防。

(3)增加子宫内膜血流的治疗:目前用于增加子宫内膜血流的治疗主要有药物(如阿司匹林、硝酸甘油、枸橼酸西地那非)治疗以及非药物治疗的仿生物电刺激治疗。目前均为小样本研究,且理论依据及临床效果仍需进一步验证,有关的治疗剂量及疗程目前尚无统一意见。其中仿生物电刺激治疗主要用于非创伤性的薄型子宫内膜,对于宫腔粘连后的子宫内膜的治疗作用尚不明确。

(4)宫腔镜二次探查:宫腔镜二次探查一般在术后 1～2 个月进行。二次探查可以更好地评估子宫内膜的修复情况及宫腔形态,并对已经发生的膜性宫腔粘连进行再次分离,复发粘连者需再次手术,进而减少远期宫腔粘连的复发。宫腔形态正常者可尝试妊娠。

(5)干细胞治疗:子宫内膜的修复能力与干细胞有关,基于组织工程学的干细胞治疗或可成为以后治疗的新选择。目前有关宫腔粘连的干细胞治疗方式主要有子宫血管内注射干细胞及宫腔内放置含有干细胞的支架。目前已有经血、骨髓、脐带和脂肪等组织来源的干细胞在恢复月经、生育结果和子宫内膜再生方面的报道,但疗效仍需进一步评估;而且无论何种来源,其转化的子宫内膜细胞,对雌、孕激素的反应性和周期性生理变化与固有内膜细胞均存在一定差异。

(6)抗生素治疗:目前没有证据支持或反对宫腔粘连术前、术中及术后使用抗生素,但是感染以及宫腔创面的炎性渗出是宫腔粘连形成的因素,所以术前应排查患者是否合并生殖道感染,并及时治疗后再进行手术。

(7)药物或生物因子的宫腔灌注:宫腔属于半开放性质的黏膜组织,宫腔灌注的药物或生物因子不直接进入血液循环,而是被黏膜系统吸收,相较于静脉回输安全性更高。粒细胞集落刺激因子、地塞米松、自体血小板富集血浆等的宫腔灌注目前均有文献报道,但其治疗方案和效果还存在争议。

六、生育指导及预后

对于无不孕史且卵巢功能正常的轻度宫腔粘连患者,若平时月经规律,可尝试自然受孕 12 个月,如仍未受孕,参照有不孕史患者的处理原则进行检查及治疗。年龄大于 35 岁或检查提示卵巢储备功能下降者,自然试孕超过 6 个月仍未受孕,应尽快评估未孕原因,必要时积极采取辅助生殖措施。女方输卵管通畅或男方轻度弱精者,行宫腔内人工授精(IUI)治疗 2～3 个周期,未孕者行体外受精(IVF)治疗;女方输卵管梗阻或男方重度少弱畸精症者,直接行体外受精(IVF/ICSI)治疗。

伴有中重度宫腔粘连的不孕,不是应用辅助生殖技术的直接指征,如果患者有其他指征,可采用辅助生殖技术助孕。对中重度宫腔粘连患者行冻胚移植时,建议采用外源性雌、孕激素替代的人工周期或促排卵周期,排卵后或内膜厚度达最厚时予以孕酮进行子宫内膜转化及黄体支持,以期获得该患者最佳的子宫内膜条件。子宫内膜厚度一定程度上反映了子宫内膜的容受性,与助孕结局有关。宫腔粘连术后增殖晚期子宫内膜厚度达到 7 mm 以上时,可按常规进行辅助生殖治疗。但对于中重度的宫腔粘连,术后子宫内膜厚度很难达到 7 mm,且局部瘢痕化的宫腔的子宫内膜也难以恢复。最近的队列研究分析了移植前子宫内膜厚度<7.0 mm 与子宫内膜厚度≥7.0 mm 的两组宫腔粘连术后患者的临床妊娠率,结果显示,患者移植前子宫内膜测量值可能与临床妊娠率无相关性。所以,实际采取辅助生殖治疗时,应当参考患者既往的子宫内膜情况,遵循个体化的原则,考虑胎盘位置、植入、面积等高危妊娠风险。

七、预防

损伤和感染是宫腔粘连发生的主要原因,预防措施也应从这两个方面着手。做好避孕节育措施,避免意外妊娠,减少宫腔操作。人工流产术应注意操作的力度,多采用负压吸引,减少硬质器械的操作,避免反复吸刮。其他手术操作(如子宫黏膜下肌瘤剥除、妊娠物残留切除等),术中亦应注意对子宫内膜的保护,术后可辅助应用人工周期、生物制剂等,预防宫腔粘连的发生。慎用子宫动脉栓塞等严重影响子宫血供的介入治疗。

(田永红)

第七节　复发性流产

复发性自然流产(临床上常称复发性流产,recurrent spontaneous abortion,RSA)为与同一性伴侣连续发生 3 次及以上妊娠 28 周前的胎儿丢失。目前,不同国家和地区关于 RSA 的定义不同。2011 年英国皇家妇产科医师学会(Royal College of Obstetricians and Gynaecology,RCOG)将 RSA 定义为与同一性伴侣连续发生 3 次及以上妊娠 24 周前的胎儿丢失,包括生化妊娠。2012 年美国生殖医学学会(the American Society for Reproductive Medicine,ASRM)的标准则是 2 次及以上的临床妊娠丢失,明确排除生化妊娠,未强调流产的连续性及流产的孕周。2017 年欧洲人类生殖与胚胎学学会(European Society of Human Reproduction and Embryology,ESHRE)将其定义为连续发生 2 次及以上妊娠 24 周前的胎儿丢失。

RSA 的发生率为 1%～5%,RSA 的复发风险随着流产次数的增加而上升。曾有 3 次以上连续自然流产史的患者再次妊娠后胚胎丢失率为 40%～80%。

一、病因

RSA 的病因非常复杂,主要包括遗传因素、内分泌因素、免疫因素、患者血栓前状态、感染因素、解剖结构因素、男性因素及其他不良因素等。RSA 在不同妊娠时期的病因有所不同:妊娠 12 周前的早期流产多由遗传因素、内分泌因素、免疫因素及患者血栓前状态等引起。妊娠 12～28 周的流产且胚胎停止发育的病因多为血栓前状态、感染、妊娠附属物异常等;晚期流产但胚胎组织鲜活,大多是由于子宫解剖结构异常。

(一)遗传因素

1.胚胎染色体异常　胚胎染色体异常是导致 RSA 常见的原因。据报道,因胚胎染色体异常导致的偶发性早期自然流产占半数以上,但其异常的可能性随流产次数的增加而降低。其中多数是染色体数目异常(96%),少数为染色体结构异常(3%)。染色体数目异常可分为非整倍体(三体、单体)和多倍体。非整倍体异常占70%,其中常染色体三体多见(主要是13、16、18、21、22号染色体);而常染色单体比较少见,多为夫妇X染色体丢失,如45,X,即特纳综合征。多倍体常见核型有69,XXY和69,XYY。胚胎染色体结构异常的原因可能是内、外环境的影响导致自发突变,或是遗传自携带异常染色体的夫妇。理论上不平衡易位的染色体结构异常胚胎不能存活,而平衡易位的染色体结构异常的胚胎,因遗传物质基本保留,表观无明显异常,可存活。

2. 夫妻染色体异常 2%~8% RSA夫妇中至少有一方存在染色体异常,其中最常见的是染色体结构异常。染色体结构异常以平衡易位为主,还包括罗氏易位、倒位、重复和缺失等。平衡易位携带者表型正常,但妊娠后发生流产的风险明显增加,当异常配子与正常卵子或精子结合后,由于遗传物质的不平衡,可能出现流产、死胎等情况。非同源罗氏易位配子受精后1/6是正常核型,1/6是平衡易位携带者,剩余的因遗传物质不平衡可出现流产、畸胎、死胎。一般同源罗氏易位者的子代只可能形成易位型三体或单体,故100%发生流产或畸胎。倒位分为臂内倒位和臂间倒位,倒位的染色体在减数分裂时形成倒位环,同源染色体重组后产生4种配子,其中2种为部分重复或缺失的不平衡配子,可引起流产或死胎。

3. 极度偏斜的X失活 雌性哺乳动物体细胞中的一条X染色体在胚胎早期随机失活,但实际上存在选择性或偏斜的X染色体失活。偏斜的X染色体失活被定义为80%或以上的细胞中任意母系或父系遗传的X染色体优先失活。极端偏斜的X染色体失活,定义为90%或95%以上的细胞中任意母系或父系遗传的X染色体优先失活,在2%的新生儿和4.5%的育龄妇女中可观察到。有研究者发现,在表型正常的RSA女性中,携带X染色体倾斜特征的家庭成员的自然流产率在统计学上显著增加。

4. 单基因突变 单基因突变在RSA中的作用仍然是推测性的。对转基因小鼠的研究表明,某些特定转录因子的突变和失活可导致妊娠失败。人类胚胎、胎盘或心脏发育所需基因的突变可能导致RSA,如血管生成相关基因、易栓症相关基因(MTHFR)C667T等、免疫相关基因以及雌激素受体相关基因ESR2等,但许多基因突变和基因多态性与RSA的关系仍需要进一步研究。

(二)内分泌因素

在RSA的病因中,内分泌因素的占比为8%~12%。内分泌因素主要包括排卵障碍及黄体功能不全。孕酮对胚胎成功植入和维持妊娠至关重要,因此与孕酮生成或作用受损相关的疾病可能会影响妊娠,主要包括黄体功能不全、高催乳素血症和多囊卵巢综合征(PCOS)等。其他与妊娠丢失风险增加相关的内分泌因素还包括糖尿病、甲状腺功能异常和卵巢功能低下。

1. 甲状腺功能异常 甲状腺功能异常会增加孕妇不良妊娠结局的风险。妊娠12周前,胎儿无法自身合成甲状腺激素,依赖母体合成的甲状腺激素;妊娠中期胎儿甲状腺逐渐发育成熟,但大部分供胚胎生长发育的甲状腺激素仍由母体提供,直到妊娠晚期才主要靠胎儿自身合成。因此,孕早、中期母体甲状腺功能与流产关系密切,如果母体在这两个阶段出现甲状腺功能低下,流产的风险就会增加。

2. 高催乳素血症 催乳素(prolactin,PRL)是由腺垂体分泌的氨基酸类激素,其作用主要是促进乳汁合成、调节卵巢功能。PRL水平对早期妊娠结局的影响尚未得出统一的结论,部分研究证实高催乳素水平和低催乳素水平与RSA的发生都有一定的关联。

3. 多囊卵巢综合征 PCOS是一种生殖内分泌代谢性疾病,以多毛、痤疮等高雄激素症状为主要临床表现,以稀发排卵、卵巢多囊改变为特征,病因尚不清楚。PCOS患者多伴随胰岛素抵抗、高雄激素血症、肥胖、因排卵障碍导致的黄体功能不全等多种内分泌问题。有研究表明,患有PCOS的女性流产率是正常女性的3倍。

4. 黄体功能不全 黄体功能不全是指黄体不能分泌足够多的孕酮或持续时间太短。据报道,高达35%的RSA妇女伴有黄体功能不全。现有几种被认为是导致黄体功能不全的潜在原因:孕酮生成减少;卵泡期卵泡刺激素(FSH)水平降低;黄体生成素(LH)分泌异常;子宫内膜对已分泌的孕酮的反应降低;催乳素水平升高。

5. 糖尿病　既往有糖尿病史和妊娠期糖尿病的患者流产率升高的原因主要与糖尿病引起的血管病变和高凝状态有关,其可能导致子宫内膜血供不良,从而影响胚胎发育,甚至使胚胎死亡。如果不控制血糖,可能会对妊娠产生不利影响,而孕前控制血糖水平能显著降低流产的风险。

（三）免疫因素

免疫因素导致的 RSA 占 RSA 病例总数的 50%～60%,其可分为自身免疫因素和同种免疫因素。

1. 自身免疫因素　根据目前的研究进展,自身免疫异常与 RSA 的关系密切,如抗磷脂综合征（antiphospholipid syndrome,APS）、系统性红斑狼疮（SLE）及干燥综合征等自身免疫病。大多数临床研究发现,系统性红斑狼疮女性比正常女性更容易发生妊娠丢失。大多数 SLE 妇女的胎儿死亡与抗磷脂抗体的存在有关,在一项对 SLE 和 RSA 妇女的研究中,与没有抗磷脂抗体的 SLE 妇女相比,有抗磷脂抗体的 SLE 妇女流产的风险增加了 10 倍。

（1）抗磷脂综合征（APS）:也称抗磷脂抗体综合征,是指抗磷脂抗体（狼疮抗凝物、抗心磷脂抗体和/或抗 β2-糖蛋白 Ⅰ）持续存在于多种以血栓形成和病态妊娠为特征的临床表现相关的疾病。典型 APS 的诊断必须至少有 1 项临床标准及至少 1 项实验室指标。临床标准包括:①3 次或 3 次以上小于妊娠 10 周的 RSA;②1 次或 1 次以上妊娠 10 周后的流产;③1 次或 1 次以上妊娠 34 周前的胎盘功能不全性疾病。实验室指标包括:①连续 2 次或 2 次以上间隔 12 周或以上狼疮因子阳性;②Ⅰ抗肾上腺皮质抗体或抗 β2GP1 抗体滴度＞第 99 百分位数。妊娠期抗磷脂抗体（抗心磷脂抗体和狼疮抗凝物）的存在是不良妊娠结局的主要风险因素。抗磷脂综合征是唯一被证明与 RSA 相关的自身免疫病。抗磷脂综合征在 RSA 患者中占 5%～20%,是 RSA 重要的可治病因之一。

抗磷脂抗体可能通过多种机制介导妊娠丢失。多种凝血蛋白可能参与磷脂的结合,这可能解释了血栓形成的易感性。抗磷脂抗体可增加胎盘血管内的血栓素,减少前列环素的合成,促进血管收缩、血小板黏附。抗磷脂抗体可能干扰蛋白质 C 抗血栓途径,抗磷脂抗体还可以识别肝素和类肝素分子,从而抑制抗凝血酶Ⅲ的活性。现已证实,抗磷脂抗体可抑制人胎盘绒毛膜促性腺激素的分泌,并抑制滋养细胞黏附分子的表达。

（2）自身免疫性甲状腺炎,又称桥本甲状腺炎,是一种以自身甲状腺组织为抗原的慢性自身免疫病,约 20% 甲减、5% 甲亢,余可正常,伴有自身抗体阳性:甲状腺过氧化物酶抗体（TPO-Ab）和抗甲状腺球蛋白抗体（TG-Ab）明显增高。据报道,在 RSA 妇女中,抗甲状腺抗体（TPO-Ab、TG-Ab）的阳性率增加。然而,如果患者甲状腺功能正常,抗甲状腺抗体的存在不会影响妊娠结局。

2. 同种免疫因素　正常妊娠需要母体的免疫系统对父方来源的抗原产生免疫识别,如果该过程失调,则会导致同种免疫型 RSA 的发生。原因不明性 RSA 是指使用目前的技术无法查出其致病因素的 RSA,约占 RSA 的 50%。免疫异常是导致不明原因 RSA 的重要病因,占 80% 以上,而大部分不明原因 RSA 属于同种免疫型。

（1）封闭抗体:人类白细胞抗原（human leucocyte antigen,HLA）是位于人类 6 号染色体上的主要组织相容性复合体（MHC）中一组基因的产物。HLA 分子是存在于人体几乎每个细胞表面的糖蛋白,在抵抗细胞内病原体（如病毒感染和致癌转化）的过程中起重要作用。封闭抗体（blocking antibody,BA）是 HLA、滋养层及淋巴细胞交叉反应抗原（TLX）等刺激母体免疫系统所产生的一类 IgG 型抗体。它能抑制混合淋巴细胞反应,并与滋养细胞表面的 HLA 结合,覆盖来自父方的 HLA,从而封闭母体淋巴细胞对滋养层细胞的毒性作用,保护胚胎免受排斥。如果机体缺乏 BA,将引起母体对胎儿的强烈排斥现象,妊娠早期可出现流产。

（2）辅助性 T 细胞:免疫激发后,T 细胞产生一系列细胞因子,分化为辅助性 T 细胞 1（Th1 细胞）和辅助性 T 细胞 2（Th2 细胞）。Th1 细胞分泌白细胞介素-2（IL-2）和干扰素-γ,创造一个促炎环境。Th2 细胞分泌细胞因子（如 IL-4 和 IL-10）,主要参与抗原激发后的抗体产生。在妊娠过程中,着床部位周围的子宫内膜普遍倾向于 Th2 细胞,而 RSA 患者 Th1/Th2 平衡向以 Th1 细胞为主的阶段转移。

（3）NK 细胞:NK 细胞是机体免疫系统重要的组成部分,也是妊娠后子宫内膜中增加最明显的免疫细胞。根据表面表达分子的不同,NK 细胞可分为 CD56$^+$CD16$^+$ 及 CD56$^+$CD16$^-$ 2 个亚群。CD56$^+$CD16$^+$ 细胞是母体外周血中的主要亚型,对靶细胞具有免疫杀伤作用;CD56$^+$CD16$^-$ 细胞是子宫蜕膜中的主要亚群,对胚胎有免疫保护作用。如果 NK 细胞增多,可产生毒性细胞因子,妨碍胚胎着床,导致胚胎发育不良或停止发育,最终流产。

(四)患者血栓前状态

血栓前状态指凝血因子浓度升高,或凝血抑制物浓度降低而产生的血液易凝状态,但尚未达到形成血栓的程度,或者形成的少量血栓正处于溶解状态,故又称易栓症。血栓前状态导致胎儿丢失的机制主要包括胎盘血栓形成、胎盘梗死、抑制溶栓系统、前列环素代谢异常和直接细胞毒性作用。

血栓前状态可分为遗传性易栓症和获得性易栓症。前者是遗传性的抗凝血因子或纤溶活性相关基因缺陷导致的凝血机制异常;后者主要是由各种引起机体血液高凝状态的疾病导致的。最常见的遗传性易栓症是凝血因子 V Leiden(G1691A)杂合性、凝血酶原因子 Ⅱ 突变(G20210A)和高同型半胱氨酸血症(MTHFR C677T 和 A1298C),其他可能与 RSA 相关的异常高凝状态还包括抗凝血酶缺乏、蛋白质 C 缺乏、蛋白质 S 缺乏和凝血因子Ⅷ升高。

(五)感染因素

引发流产的感染因素主要包括全身感染和女性生殖道感染。感染产生的毒素可对妊娠期的胚胎产生毒性作用或引发子宫收缩而导致流产。生殖道感染因素约占 RSA 病因的 5%。

在妊娠期,支原体感染率约为 25%,宫颈衣原体(CT)感染率为 2%~37%,假丝酵母菌感染率高达50.12%。在妊娠过程中,阴道、宫颈管感染的病原体可沿生殖道黏膜上行,或经血液感染胚胎或胎盘,引起慢性子宫内膜炎和绒毛膜羊膜炎,并且诱发子宫内膜局部组织产生免疫反应,导致免疫性损伤,引起自然流产甚至死胎。

人巨细胞病毒是引起胎儿宫内感染最常见、最危险的病原体,孕期感染可导致流产;未经治疗的梅毒也可导致自然流产、死产等;艾滋病病毒可导致早期自然流产率增加。

感染因素与晚期流产、胎膜早破以及早产关系密切,但在早期 RSA 病因筛查中的价值目前争议较多,是否治疗仍未达成共识。

(六)解剖结构因素

生殖道解剖结构异常导致的 RSA 占比 12%~15%,多表现为妊娠早期和中期胎儿丢失、早产和胎儿畸形。这些解剖异常可分为先天性和后天性。

1. 先天性子宫畸形 生殖道先天畸形是双侧输卵管不能完全延长、融合、通管或米勒管发育异常所致。与妊娠丢失相关的最常见异常是纵隔子宫,在 RSA 患者中的发生率平均达到 3.3%。子宫纵隔主要由血管化较差的纤维肌肉组织组成,这种血管缺乏可能影响蜕膜和胎盘的生长,损害胎儿生长。其他先天性异常,如双子宫、双角子宫和单角子宫,常与晚期妊娠丢失或早产有关。

2. 后天性子宫畸形

(1)子宫肌瘤:最常见的后天性子宫畸形病因,RSA 与肌瘤类型、部位、大小及数目有关。在妊娠早期阶段,形态发生改变的宫腔不利于受精卵的着床和生长发育,增加流产风险。宫腔的机械扭曲、异常血管形成、子宫内膜发育异常及内膜血液循环障碍、内膜炎症、内分泌环境异常、子宫肌的结构和收缩异常等干扰受精卵植入、胎盘形成及胚胎发育。

(2)宫腔粘连:各种原因引起的子宫内膜损伤可导致宫腔粘连。宫腔粘连多源于刮宫或人工流产对子宫内膜的损伤。宫腔粘连最易造成不孕,部分患者虽能受孕,但因宫腔粘连而导致胚胎着床失败或者妊娠早期流产。宫腔粘连导致流产的原因可能有宫腔变形、子宫内膜异常、对性激素的反应减弱、子宫内膜蜕膜化不良等。

(3)宫颈功能不全(cervical incompetence,CIC):指孕中期或孕晚期的早期,宫颈出现无痛性扩张,伴有胎膜脱垂,胎膜脱垂形成的球囊进入阴道内,随后导致胎膜早破与不成熟胎儿娩出。CIC 为引起晚期RSA 和早产的主要原因之一。CIC 指在没有宫缩的情况下,宫颈的功能性或结构性缺陷致使宫颈内口松弛,无能力维持妊娠至足月。CIC 严重者可导致妊娠晚期流产,程度轻者可能发生早产。

(七)男性因素

导致 RSA 的男性因素主要包括遗传因素和精子质量。与男性不育相关的染色体异常主要发生在性染色体上,其数目和结构异常均可能引起受精或胚胎发生障碍。精子质量包括精子的活力、形态、DNA 完整性等。如果精子活力改变或 DNA 完整性降低,都可能使胚胎发育异常而导致早期胚胎丢失,以致妊娠率降低、流产率增加。

(八)其他不良因素

多次流产史、夫妻双方年龄较大及肥胖等都是 RSA 的高危因素。RSA 还与许多其他不良因素相关,包括不良环境因素,如过多接触有害化学物质,过量暴露于放射环境等;不良心理因素,如妇女精神紧张、恐惧、悲伤、消极抑郁等都可能影响神经内分泌系统,使得机体内环境发生改变,从而影响胚胎的正常发育;过重的体力劳动、吸烟、酗酒、饮用过量咖啡、滥用药物及吸毒等不良嗜好也会增加自然流产的可能性。

二、临床特点

大多数 RSA 发生在妊娠 12 周之前,流产发生得越早,胚胎染色体异常的发生率越高,但随着流产次数增加,胎儿染色体异常发生率随之降低。复发风险随着胚胎丢失时孕龄的增加而增加,40 岁或以上女性的胚胎丢失率至少是 20~30 岁女性的两倍。在确定流产病因和复发风险时,应考虑流产时的孕龄。对于流产 1 次的女性,再一次流产的风险略有上升,达到 14%~21%。在 2 次或 3 次流产后,再次流产的风险分别上升到 24%~29% 和 31%~33%。

RSA 病因不同,患者发生再次流产的概率也不同。例如,13:14 染色体平衡易位携带者有 25% 的自然流产风险;21:22 染色体易位的携带者几乎总是流产;黏膜下平滑肌瘤患者如果不进行矫正,有 70% 的机会复发。

三、诊断

RSA 的发病原因非常复杂,而且大约 50% 的 RSA 夫妇流产病因不明,称为原因不明的 RSA。RSA 在临床上缺乏特异性,仅凭借症状和体征难以对流产病因做出准确的判断,因此在病因诊断过程中需要针对性地进行一系列筛查。

通常不建议对流产 1 次的女性进行评估,因为这是一种相对常见的偶发事件。在连续 2 次流产后,可以合理地开始评估和治疗。评估 RSA 时,建议进行完整的诊疗,包括完整的病史采集、记录妊娠情况、开展针对流产的病理检查,记录有关慢性或急性感染、最近是否有身体或精神创伤等。RSA 的诊断是排除性诊断,包括遗传、内分泌、解剖结构因素、免疫因素、感染因素和血栓形成原因等。

(一)遗传学筛查

1. 染色体核型检查 夫妇外周血及流产胚胎绒毛染色体核型分析,观察染色体有无数目和结构的变异以及变异类型。同时,进行遗传咨询,并通过家系调查,分析遗传病对未来妊娠的影响。如果产前超声检查强烈提示胎儿罹患常见染色体非整倍体,如 21、13、18 号染色体三体或 X 染色体单体,则采用传统核型分析,检测周期更快,对于低水平嵌合以及除易位外的三体更加敏感有效。

2. 染色体微阵列分析检查 染色体微阵列分析(chromosomal microarray analysis,CMA)检查不仅可以检出非整倍体和不平衡性染色体重排,还具有更高的分辨率和敏感性,并且 CMA 检查还能发现有临床意义的基因组拷贝数变异。CMA 是目前有效的遗传学诊断方法。当存在胎儿结构异常和/或胎儿死亡而需要进行遗传学分析时,若传统核型分析或 FISH 结果正常,则推荐进行 CMA 检查。

3. 二代测序技术 低深度全基因组测序(CNV-seq)检测覆盖全基因组染色体非整倍体、大片段缺失/重复,可以对整个基因组进行筛查。高深度全基因测序(whole genome sequencing,WGS)也适用于 RSA 患者染色体数目和结构异常方面的检测。对于染色体病高风险胎儿,若产前筛查(包括血清学产前筛查、超声产前筛查等)发现胎儿结构及生长发育异常等,在孕妇充分知情的情况下,CNV-seq 可以作为一线产前诊断方法供其选择。

(二)生殖内分泌功能检测

常用的检查项目有生殖激素水平,包括月经第 3 天检测 PRL、FSH、LH、雌激素、雄激素水平,排卵后第 7～12 天检测孕激素水平。在 LH 激增 10 天后或 28 天周期的第 24 天后进行子宫内膜活检,可诊断黄体期缺陷,目前尚缺乏诊断黄体期缺陷的金标准。建议在经量稀少或有其他 PCOS 症状的患者中进行空腹血糖与胰岛素比值的测定。对于肥胖和血糖与胰岛素的比值小于 4.5 的 PCOS 患者,应进行 2 h 葡萄糖耐量试验。可应用排卵后第 3 天的 FSH 和雌二醇水平对卵巢储备功能进行评估。

此外,还应检测甲状腺功能及空腹血糖。妊娠前和妊娠期需要检测甲状腺功能 7 项,包括三碘甲腺原氨酸(T_3)、甲状腺素(T_4)、游离三碘甲腺原氨酸(FT_3)、游离甲状腺素(FT_4)、促甲状腺激素(TSH)、TPO-Ab、TG-Ab。

(三)免疫因素筛查

1. 自身免疫因素 自身抗体主要包括抗磷脂抗体(APA)、抗心磷脂抗体(ACA)、抗 β2-糖蛋白 1-抗体(抗 β2-CP1-Ab)、狼疮因子(LA)、抗核抗体(ANA)、甲状腺抗体(包括 TPO-Ab、TG-Ab、TR-Ab),ABO 血型抗体和 Rh 血型抗体。其中 ACA 至少检查 2 次,每次间隔 6～12 周,2 次或 2 次以上阳性者才能确诊。自然流产≥2 次、大孕周(≥10 周)死胎、有自身免疫病临床表现的 RSA 患者,应选择与 RSA 相关的自身免疫抗体项目进行系统检查,排除与 RSA 相关的自身免疫病。

2. 同种免疫因素 同种免疫型 RSA 尚无国际公认的特异性标准,所以经过严格的全面筛查排除已知的所有病因后,检查同种免疫异常,才能诊断同种免疫型 RSA。

同种免疫检查包括如下项目。

(1)封闭抗体(APLA)。

(2)淋巴细胞检查:主要检测 pNK 细胞($CD16^+$ $CD56^{dim}$)、uNK 细胞($CD16^-$ $CD56^{bright}$)、B 细胞($CD19^+$),T 细胞亚群:总 T 细胞($CD3^+$)、$CD4^+$ 细胞($CD3^+$ $CD4^+$)、$CD8^+$ 细胞($CD3^+$ $CD8^+$)、$CD4^+$/$CD8^+$ 的值、Th1 细胞、Th2 细胞、Th1/Th2 的值、辅助性 T 细胞 17(Th17),调节性 T 细胞(Treg 细胞),Th17/Treg 的值。

(3)人类白细胞抗原(HLA)检查:夫妻间 HLA 不相容或者母体 APLA 缺乏与 RSA 相关性存在争议,因此不推荐作为常规检查。

(四)患者血栓前状态

有血栓栓塞事件的个人或家族史患者都应接受检测。常用检查项目:凝血酶时间(TT)、活化部分凝血活酶时间(APTT)、凝血酶原时间(PT)、纤维蛋白原(Fib)、D-二聚体(D-D)、血小板聚集率(PAg T)、同型半胱氨酸(hCY)、抗磷脂抗体(aPLs)等。有条件者可开展血栓弹力图(TEG)、血栓 4 项(凝血酶抗凝血酶Ⅲ复合物(TAT)、纤溶酶-α2 纤溶酶抑制剂复合体(PIC)、血栓调节蛋白(TM)、组织型纤溶酶原激活剂-抑制物Ⅰ复合物),纤维蛋白原降解产物(FDP)、蛋白质 C(PC)、蛋白质 S(PS)、抗凝血酶因子Ⅲ、抗凝血酶因子Ⅷ、抗凝血酶因子Ⅸ、抗凝血酶因子Ⅺ等的功能检测。

(五)感染因素检查

对于 RSA 患者,可以考虑行衣原体、支原体、TORCH 等方面的感染检测。但目前对于感染因素筛查的争议较多,2016 版和 2020 版《自然流产诊治中国专家共识》不建议对 RSA 患者孕前常规进行支原体、衣原体、TORCH 等筛查,除非有生殖道感染的临床表现或病史,否则也不推荐进行有关感染项目的筛查。

(六)解剖结构因素检查

针对 RSA 的解剖学原因,通常用超声检查、子宫输卵管造影(HSG)等检查,宫腔镜、腹腔镜或磁共振成像(MRI)也可根据需要进行。经阴道超声检查应成为 RSA 的常规检查项目,它可以准确诊断子宫畸形和子宫肌瘤,提示子宫内膜息肉。子宫输卵管造影用于评估输卵管通畅性,也可以检测黏膜下肌瘤、大多数子宫畸形和宫腔粘连。

四、治疗

(一)遗传因素治疗

以遗传咨询作为 RSA 治疗计划的一部分非常重要,建议染色体异常的患者进行遗传咨询;同源染色体罗氏易位携带者,则建议避孕,或通过辅助生殖技术接受供卵或供精。对于常染色体平衡易位及非同源染色体罗氏易位,应行产前诊断,如发现胎儿存在严重染色体异常或畸形,应考虑终止妊娠,并进行遗传咨询。对于反复出现胚胎或胎儿严重染色体变异者,可考虑行胚胎植入前遗传学检测(PGT),并进行辅助生殖治疗,目前主要针对有高风险生育 X 连锁隐性遗传病、单基因病、染色体病后代的夫妇。

(二)内分泌治疗

针对排卵障碍、黄体功能不全的治疗在于提高子宫内膜的反应性。已有多种治疗黄体功能不全的方法,包括用克罗米芬或促性腺激素诱导排卵,在预期排卵时注射 hCG 以及在黄体期和妊娠早期补充孕酮。如果患者有持续性黄体期缺陷并伴有高催乳素血症,建议将溴隐亭或卡麦角林作为治疗选择。然而,目前尚不清楚这些治疗是否会增加 RSA 患者的妊娠率,对使用孕激素治疗的妊娠随机试验的荟萃分析,未能发现任何证据表明其对维持妊娠有积极影响。

肥胖或胰岛素抵抗与流产风险增加有关,所以肥胖女性减肥是治疗的第一步。二甲双胍可能改善妊娠结局,但这种治疗的证据仅限于少数队列研究。二甲双胍是妊娠早期的 B 类药物。其他内分泌异常,如甲状腺疾病和糖尿病,应在妊娠前纠正。

(三)免疫治疗

1. 自身免疫型 RSA 宜采用小剂量、短疗程、个体化免疫抑制和抗凝疗法。方案包括:①单独口服阿司匹林或合用泼尼松;②单独使用低分子肝素、普通肝素或合用泼尼松;③应用泼尼松、阿司匹林、低分子肝素及大剂量免疫球蛋白。

2. 同种免疫型 RSA 父亲白细胞免疫(主动免疫治疗)是第一种用于提高母体对发育中胎儿免疫识别能力的免疫疗法。这种疗法的价值未被证实,目前不推荐使用。免疫球蛋白输注是一种被动免疫治疗形式,具有免疫调节作用,能调节淋巴细胞释放细胞因子。尽管一些随机、双盲研究显示成功妊娠的结果增加,但其他研究尚未证实这些结果。

皮质类固醇可抑制 NK 细胞活性,并具有抗炎作用。过去曾使用口服皮质类固醇治疗 RSA,但由于疗效不确定和增加妊娠并发症,故不推荐使用。

(四)血栓前状态

易栓症引起的 RSA 中,抗凝治疗被公认为是有效的治疗方法,包括低剂量阿司匹林、低分子肝素、普通肝素、皮质激素和静脉用免疫球蛋白等的单独或联合使用。

对于既往无血栓病史的女性,可以使用普通肝素或低分子肝素进行预防性抗凝。同型半胱氨酸水平升高的患者应在妊娠前适当补充维生素 B_6、维生素 B_{12} 和叶酸,一旦同型半胱氨酸水平恢复正常,就可以尝试受孕。

(五)感染

当发现宫颈感染时,应进行适当的抗生素治疗。支原体和衣原体感染可用多西环素、阿奇霉素等治疗,对多西环素过敏的患者可以口服红霉素。夫妻双方应同时进行治疗,以防止再次感染。

(六)解剖结构

先天性和后天性子宫异常通常需要手术矫正。对于有反复流产病史的患者,建议采用宫腔镜切除子宫中隔、宫腔粘连、子宫内膜息肉和黏膜下平滑肌瘤。一些医生建议在粘连切除后插入宫内球囊导管1周,以防止粘连重新形成。在此期间,使用抗生素以预防子宫内膜炎,患者还需服用雌激素和孕激素1个月。宫颈环扎术适用于有明显宫颈功能不全或妊娠中期丢失风险高的妇女。

（七）其他不良因素

应鼓励吸烟或饮用含酒精饮品的夫妇远离烟酒。如果暴露于环境毒素,个人应尽量消除或减少暴露。

（黄东晖）

第八节　反复种植失败

一、概念

反复种植失败（recurrent implantation failure，RIF）是体外受精-胚胎移植（in vitro fertilization and embryo transfer，IVF-ET）过程中产生的词汇,其定义尚无统一标准。目前我国专家共识建议将 RIF 定义为 40 岁以下成年女性在 3 个新鲜或冷冻周期内移植至少 3 枚优质胚胎后仍未能实现临床妊娠,其中优质胚胎包括:第 3 天胚胎（细胞数≥8 个、卵裂球大小均匀、碎片率<10%）和囊胚（不低于 3BB 等级）。

二、临床特点

胚胎着床是成功妊娠的一个关键步骤,是指胚胎黏附到子宫内膜的管腔表面,随后滋养层外胚层细胞通过管腔上皮侵入子宫内膜深层的过程。到受精后 10 天,胚泡完全嵌入子宫间质组织。胚胎和子宫内膜之间存在复杂的相互作用,成功妊娠需要确保胚胎发育和子宫内膜分化之间协调同步,任一过程出现问题将导致胚胎着床失败。排卵后第 3 天的卵裂胚胎表达人绒毛膜促性腺激素（hCG）,临床上可以通过检测 hCG 水平确认胚胎着床。正常妊娠 5 周或者辅助生殖周期取卵后 3 周行超声检查确认宫内有孕囊,代表胚胎成功着床。从临床角度来看,着床失败可能发生在胚胎黏附阶段,即没有检测到 hCG;也可能发生在胚胎开始着床并产生 hCG 的晚期阶段,但超声检查没有发现宫内孕囊,即生化妊娠。种植失败通常被定义为胚胎移植后 10～14 天血清绒毛膜促性腺激素（hCG）水平无升高。辅助生殖技术（assistant reproductive technology，ART）可以帮助不孕不育夫妇妊娠。RIF 是体外培养胚胎多次移植后未成功妊娠的临床现象。

三、病因

（一）胚胎因素

1. 胚胎染色体异常　胚胎染色体异常不仅会导致复发性流产,也会引起胚胎种植失败,包括染色体非整倍体异常、染色体异位、倒位、缺失、嵌合等。其中卵母细胞染色体非整倍体异常与受试者高龄呈正相关。研究表明,由母体细胞因子或细胞周期控制的基因突变引起的早期人类胚胎中染色体复制和分离的破坏可能是 RIF 的常见原因。对于 RIF 患者,在移植前对胚胎进行染色体整倍体筛查,并移植整倍体胚胎,可提高患者的妊娠率和植入率。

2. 透明带硬化　哺乳动物卵母细胞被基质透明带（zona pellucida，ZP）包围,该基质由糖蛋白、糖和 ZP 特异性蛋白质构成,在诱导精子顶体反应、促进精子卵子结合和融合中具有重要作用。透明带在受精后自然变硬,以防止多精子受精,保护植入前胚胎的完整性,并促进胚胎在输卵管运输。在胚胎早期分裂阶段,需要透明带维持内细胞团的完整性,ZP 通常在囊胚扩张期间脱落,以利于胚胎植入。在囊胚阶段,胚胎的物理扩张以及胚胎和子宫分泌的裂解素促使胚胎从透明带中孵化出来。卵母细胞和胚胎长时间暴露于人工培养条件下也可能影响其孵化能力,从而导致着床失败。透明带弹性和薄度是胚胎孵化和着床的前提。透明带硬化可引起胚胎孵化异常,导致种植失败。

3. 精子质量　无精子、弱精子、畸形精子是不育的常见原因。精子质量低下、精子 DNA 碎片化程度（sperm DNA fragmentation rate）高等都提示精子完整性低下,导致胚胎缺陷率增加,并与 RIF 的发生密切相关。

（二）子宫内膜容受性低下

子宫内膜容受性受损导致的种植失败占比约为 2/3。子宫内膜容受性是指子宫内膜在激素、生长因子、黏附分子、细胞因子和脂质等的相互作用下，允许胚胎黏附、侵袭及形成胎盘，从而使妊娠发生。先天性子宫异常，包括先天性米勒管畸形、黏膜下肌瘤、子宫内膜息肉、宫腔粘连或子宫腺肌病，以及子宫内膜外伤、子宫血流受损等致子宫内膜与胚胎发育不同步，都可能严重影响子宫内膜容受性，并导致 RIF。术前排除或治疗疾病以改善子宫内膜状态，有利于提高胚胎植入率。

（三）输卵管积水

美国生殖医学学会报告指出，输卵管积水会对接受 IVF 治疗女性的胚胎植入产生负面影响。输卵管积水中含有多种炎性介质，其反流至宫腔会对植入的胚胎有一定毒性，从而对胚胎活性造成不良影响。输卵管积水还可以改变子宫内膜局部环境而影响胚胎着床，使种植窗口期的同源框基因、整合素、白血病抑制因子等与子宫内膜容受性相关因子的表达下降。输卵管积水患者胚胎移植的种植率显著低于移植前对输卵管积水进行处理的患者。

（四）免疫异常

在种植阶段，免疫细胞主要是自然杀伤（natural killer，NK）细胞、巨噬细胞、T 细胞和树突状细胞，占子宫内膜细胞总数的一半，妊娠早期，近 30％ 的子宫内膜细胞是免疫细胞。NK 细胞、巨噬细胞、树突状细胞和 T 细胞亚群在子宫内膜中的功能和确保妊娠中的作用已得到充分证实。$CD4^+ CD25^+ FOXP3^+$ 调节性 T 细胞在胚胎种植和早期妊娠期间介导母体对同种异体胎儿（allogeneic fetus）的免疫耐受中起重要作用。

尽管 $CD8^+$ T 细胞数量在整个月经周期的人类子宫内膜中没有变化，但 $CD8^+$ T 细胞毒性在种植期间的黄体期受到抑制。总体而言，妊娠与 Th2 细胞主导的体液免疫优势相关，而 Th1 细胞主导的细胞免疫则与流产相关。Th17 细胞由原始 T 细胞分化形成，并分泌在母胎界面中起重要作用的细胞因子 IL-17。在种植期间，Th17 细胞存在于蜕膜中，并且在妊娠早期的外周血中数量明显增加。蜕膜基质细胞（decidual stormal cell，DSC）将外周 Th17 细胞募集到蜕膜中，促进滋养层细胞的增殖和侵入。

在人类子宫内膜中，$CD45RA^+$ B 细胞在月经周期中始终存在，是子宫中占比较低的一类淋巴细胞亚群，在种植前子宫组织中占 2％，在蜕膜组织中占 5％。在种植期子宫中，大多数是初始或记忆性 B 细胞，很少有浆细胞。与外周 B 细胞相比，子宫内膜 B 细胞更活跃。巨噬细胞同样在整个月经周期中存在，并且数量会在种植前增多。对于树突状细胞，成熟的树突状细胞的数目远远少于未成熟的树突状细胞。在种植期，树突状细胞和巨噬细胞的数量都会上升并聚积于子宫蜕膜。此外，在月经周期中肥大细胞也持续存在，并且肥大细胞的激活在经期前最为明显。然而，肥大细胞在子宫内膜和妊娠中的作用尚不清楚。

子宫局部免疫紊乱是理解妊娠相关分子机制和 RIF 的关键。免疫细胞活性不足可能无法促进胚胎种植，而免疫细胞活性过高可能导致免疫系统对胚胎的排斥。多项研究表明，妊娠早期流产妇女的子宫内膜免疫谱发生了改变，RIF 患者子宫内膜和外周血中的免疫信号调节存在缺陷。一些已知的与 RIF 相关的免疫因素包括 Th1/Th2 值的改变、NK 细胞水平的改变和巨噬细胞数量的改变。此外，RIF 妇女中细胞因子、趋化因子及其受体（如 IL-6、IFNG、IL-17A、IL-23A、IFNA1、IFNB1、CD40L、CCR4、CCR5、CCR6、CXCR3、CCL2、IL-2、TLR4、IRF3、STAT3、RAG1、IFNAR164）的水平与正常女性也存在不同。但是，这些改变是否是导致 RIF 的原因尚待确定。

细胞凋亡蛋白（PD-1）及其受体（PD-L1）是在维持免疫抑制微环境中发挥重要作用的免疫检查点分子。研究显示，妊娠期间外周血和子宫蜕膜 T 细胞中的 PD-1/PD-L1 会发生改变，这说明 PD-1 和 PD-L1 在调节母体免疫耐受中发挥作用。

HLA-G 是免疫调节系统的关键，尤其是在妊娠期间。HLA-G 主要由滋养层细胞表达，并调节其与不同免疫细胞的相互作用。有研究表明，HLA-G 在血清中的水平和 HLA 基因的多态性与 RIF 有关，且夫妇双方 HLA-G 位点相似性高也与 RIF 相关。夫妇双方 HLA-G 的相同位点超过 1 个可导致免疫反应，其可抑制母体对胚胎免疫耐受的形成,从而导致种植失败。

(五)凝血异常

胚胎植入早期,凝血系统和纤溶系统之间的平衡不仅是滋养层细胞侵入、纤维蛋白原聚合、胎盘基底板稳定所必需的,而且可以防止过多的纤维蛋白原沉积在绒毛间隙和胎盘血管。研究表明,与没有相应基因改变的对照组相比,患有遗传性易栓症,如莱顿因子(FVL)突变、亚甲基四氢叶酸还原酶(MTHFR)缺乏、凝血酶原缺乏和抗凝血酶因子Ⅲ缺乏的女性患 RIF 的风险更高。研究还表明,编码纤溶酶原激活物抑制剂 1 并抑制纤溶的完全纤溶酶原激活物抑制剂 1(PAI-1)等基因的多态性也与 RIF 有关。

(六)心理因素

不孕患者承受着自身、家庭及社会等多方面的心理压力,患者易出现紧张、焦虑、抑郁等情绪。在 IVF-ET 治疗开始后,尤其是取卵前、移植前及等待妊娠结果时,患者的焦虑、抑郁情绪会更加明显。不良情绪可刺激下丘脑-垂体-肾上腺轴,引起促肾上腺皮质激素释放激素增加,使肾上腺皮质分泌大量皮质醇。皮质醇可延迟甚至抑制 LH、FSA 及雌激素峰值的形成,从而降低子宫内膜容受性。负面情绪也会导致交感神经兴奋,促使儿茶酚胺类物质大量产生,引起子宫收缩,不利于胚胎种植。

(七)其他原因

女性盆腔感染炎症以及肥胖等因素与临床妊娠、胚胎种植有关。蜕膜化是人子宫内膜基质细胞分化为分泌性蜕膜细胞的过程,是妊娠建立期间的关键事件。肥胖和多囊卵巢综合征患者存在高胰岛素血症和胰岛素抵抗,将损害孕酮受体的孕酮信号传导,影响蜕膜化,从而降低子宫内膜容受性。

四、诊断

RIF 目前尚无统一的诊断标准,常用的定义如下:①经历 2~6 个 IVF-ET 周期,移植≥10 枚胚胎未获得临床妊娠;②至少经历连续 3 个 IVF 周期且每个周期移植 1~2 枚优质胚胎仍未获得临床妊娠。而目前得到广泛认同的 RIF 定义:40 岁以下的不孕患者,至少经过 3 次新鲜或者冻融胚胎移植周期,且累计至少移植了 4 枚优质胚胎而未能获得临床妊娠者。

欧洲人类生殖与胚胎学学会将 RIF 定义为 3 次以上高质量胚胎移植失败或 10 个及以上胚胎多次移植失败。

五、治疗

(一)治疗原则

(1)个体化基础上的综合治疗。

(2)首先保证孕妇安全,尽量少用药,最好能明确病因。首次治疗先用最简单方案,如失败,则可启用联合或强化治疗,强化不宜过度。

(二)治疗方法

1. 针对胚胎因素导致 RIF 的治疗方法

(1)患者夫妻双方染色体检查:对于 RIF 患者,应进行男女双方染色体检查,若发现异常,可以选择胚胎植入前诊断,选择染色体正常的胚胎植入,增加胚胎植入率。

(2)促排卵方案改进:根据患者具体情况,选择个体化的卵巢刺激方案,改善卵子和胚胎质量。对于 35 岁以上女性,可在促排卵过程中适当使用促黄体生成素;对于内异症和子宫腺肌病女性,可采用超长方案增加妊娠率,也可考虑选择自然周期 IVF-ET 提高 RIF 患者的胚胎植入率。

(3)囊胚培养:对于反复种植失败患者,将胚胎培养到囊胚阶段能够帮助选择最具有种植潜力的胚胎。囊胚移植可以提高胚胎植入率,同时还可以减少移植胚胎的数目,从而降低多胎妊娠的风险。

(4)胚胎染色体筛查:对植入宫腔前的胚胎进行染色体整倍体筛查,提高选择整倍体胚胎的概率。

(5)胚胎培养和移植技术最优化:细化实验室操作技术,改善胚胎培养体系。充分培训医生的胚胎移植技能、严格细化手术分级、操作轻柔、改善移植技巧,都有利于胚胎植入。

(6)辅助孵化:透明带弹性和薄度是胚胎成功孵化和着床的前提,在透明带上人工开口有利于孵化,尤其适合实验室观察发现透明带较厚的患者及高龄患者,帮助囊胚形成和孵化,促进胚胎植入,提高妊娠率。

2. 改善子宫内膜的治疗方法

(1)宫腔镜:对于 RIF 患者,胚胎移植之前有必要行宫腔镜检查,尤其是超声检查怀疑子宫先天发育异常或子宫内膜形态异常的患者。宫腔镜检查能直接反映子宫内膜和宫腔的病变情况,能够发现经阴道超声不能检出的微小病变,并同时对病变部位进行活检等处理。借助宫腔镜技术可以进行子宫纵隔电切术、内膜息肉切除、宫腔粘连分离,进而改善宫腔环境和子宫内膜容受性,达到提高胚胎植入率和临床妊娠率的效果。

(2)机械刺激子宫内膜:机械刺激子宫内膜不仅可以清除不规则增生的子宫内膜、去除局部的病理改变,且能促进子宫内膜螺旋小动脉的生成和子宫内膜的血管化,促进上皮细胞和基质细胞的增生和分化,以及调节毛细血管的舒缩活动,提高子宫内膜的血流量,促进基质细胞的蜕膜化,从而有利于胚胎植入。同时,机械刺激子宫内膜后,局部会产生炎症反应,使巨噬细胞和树突状细胞数目增加。这两种免疫细胞在子宫内膜的蜕膜化和植入过程中起着非常重要的作用。RIF 患者可以选择在前一个月经周期的排卵期或黄体期以子宫内膜搔刮的方式进行机械刺激,从而提高胚胎植入率和临床妊娠率。

(3)药物治疗:使用促进子宫内膜血流的药物,如阿司匹林、他达拉非等。

(4)宫腔灌注:有资料显示,宫腔内灌注 hCG 后胚胎植入率和妊娠率显著提高,可有效改善 IVF-ET 患者的妊娠结局。也有人尝试宫腔灌注粒细胞集落刺激因子(granulocyte colony-stimulating factor, G-CSF)。G-CSF 对自然杀伤细胞有调节作用,这可能是它改善子宫内膜容受性的分子机制。对薄型子宫内膜的患者使用 G-CSF 刺激后,子宫内膜厚度显著增加,从而提高种植成功率。

(5)抑制子宫收缩:适当的子宫收缩有助于配子、胚胎的运输及胚胎植入,但过多或过强的子宫收缩对胚胎植入将产生负面影响。IVF-ET 患者在移植前可选择间苯三酚来抑制子宫收缩(间苯三酚能够解除平滑肌痉挛,而且只作用于痉挛的平滑肌),也可以考虑使用催产素受体拮抗剂阿托西班,在移植前进行静脉推注,降低子宫收缩频率,增加胚胎植入率。

3. 抗凝治疗 相当一部分的 RIF 患者患有遗传性易栓症。对于存在易栓症的 RIF 患者,可使用低分子肝素和阿司匹林等经验性治疗药物;对于拟进行冷冻胚胎移植的患者,需要补充大剂量雌激素,也可同时使用抗凝治疗;对于高同型半胱氨酸血症患者,给予叶酸片或 5-甲基四氢叶酸(叶酸代谢基因中高风险者使用)、甲钴胺片和维生素 B_6;对于子宫动脉阻力高者,可应用他达拉非、硝苯地平控释片、西地那非、贝前列腺素和复方阿胶浆等。以上治疗均可改善子宫内膜血液循环,提高胚胎植入率。

4. 免疫治疗

(1)宫内输注外周血单核细胞群(peripheral blood mononuclear cells,PBMCs):成功种植取决于母体的局部免疫耐受。据推测,RIF 患者可能无法募集到成功种植所需的淋巴细胞,但宫内输注患者自身的淋巴细胞可以恢复免疫平衡,提高子宫内膜容受性和胚胎植入率。外周血单核细胞群包括 T、B 细胞和单核细胞。这些细胞能诱导细胞因子、白细胞介素和生长因子的产生。一些研究表明,这些因子对子宫内膜厚度和子宫内膜容受性有促进作用。在 RIF 治疗的研究中,通常在胚胎移植前 3~5 天采集患者的血液样本,分离 PBMCs,然后进行子宫内输注。大多数研究证明,与安慰剂或对照组相比,注射 PBMCs 后的活产率有所增加。但总体来说,这些研究样本量仍然很小,由于研究人群异质性、PBMCs 制剂的差异以及不同的治疗方案,仍需要后续研究证明其可行性。

(2)宫内输注富含血小板的血浆(platelet rich plasma,PRP):富含血小板的血浆是一种自体血液制品,由少量血浆中的高度浓缩的血小板制成。数百个生物活性分子(血小板源性生长因子、转化生长因子-β、血管内皮生长因子、表皮生长因子和成纤维细胞生长因子)、细胞因子和细胞黏附分子,都储存在血小板 α 颗粒中。活化血小板释放的 α 颗粒,使这些因子以高浓度传递到靶组织,从而刺激细胞增殖和分化、血管生成、趋化以及改变局部免疫反应。目前,PRP 被用于多种临床治疗,包括骨科手术、眼科手术、牙科手术等。新发表的数据表明,PRP 对子宫内膜薄的妇女体外受精移植有益。双盲随机对照研究结果表明,胚胎移植 48 h 前子宫内注入 PRP 组相较于对照组,PRP 组临床妊娠率明显提高。但是该治疗方法仍需要进行更大规模的随机对照研究。

(3)皮下注射 G-CSF:G-CSF 是一种由单核巨噬细胞、内皮细胞、骨髓细胞等免疫细胞产生的糖蛋白。它刺激中性粒细胞的增殖、分化、存活等。重组人 G-CSF 目前用于治疗再生障碍性贫血和中性粒细胞减少等血液疾病。G-CSF 也由蜕膜细胞表达和分泌,已被作为一种 IVF 辅助治疗因子,用于子宫内膜较薄、有反复妊娠丢失或 RIF 病史的妇女。但与皮下注射 G-CSF 相比,2 项随机对照研究发现 RIF 患者子宫内注射 G-CSF 后的临床妊娠率或植入率无统计学差异。由于局部应用 G-CSF 并未显示出益处,因此推测全身应用 G-CSF 的有益作用是由于其对卵母细胞成熟和胚胎发育的影响,而不是增加局部子宫内膜容受性,但目前仍然需要进行更多高质量的研究。需要注意的是,注射 G-CSF 也引起局部反应和白细胞计数升高等副作用。

(4)其他免疫疗法:包括宫内注射 hCG、静脉注射免疫球蛋白(intravenous immunoglobulin,IVIG)、静脉注射脂质和肝素。最近的荟萃分析显示,不孕妇女和 RIF 患者在胚胎移植前接受子宫内注射 hCG,有更高的胚胎植入率和活产率。从健康供者的混合血浆中纯化出来的静脉免疫球蛋白,已被研究用于治疗 RIF。其机制是 IVIG 增强 Treg 细胞的活性,减少 Th1 细胞毒性反应,并与 NK 细胞活性相关。静脉注射脂质已被作为需要肠外营养患者的热量和必需脂肪酸的来源。虽然脂质在子宫中的确切作用机制尚不清楚,但据推测,脂质可能会改变子宫环境,有利于 Th2 细胞因子的产生,并改变子宫 NK 细胞表型,有利于妊娠。肝素也被研究作为 RIF 患者的辅助药物。肝素通过作用于基质金属蛋白酶、组织抑制剂、钙黏蛋白、肝素结合表皮生长因子和游离胰岛素样生长因子来影响滋养层细胞的黏附和侵袭。不幸的是,除了已知的血栓形成或抗磷脂综合征外,荟萃分析未能显示肝素有利于 RIF 患者的临床妊娠率。因此,在推荐对 RIF 患者进行这些免疫治疗之前,需要设计好随机对照实验,选择适当的人群和治疗方案,并记录这些干预措施的副作用,来进一步评估这些免疫疗法的有效性和安全性。

(刘春艳 廖爱华)

第九节 甲状腺疾病与不孕

甲状腺是内分泌系统的一个重要器官,通过分泌甲状腺激素(TH)参与机体各种组织的新陈代谢,对组织的分化及生长发育、性腺发育成熟、睾丸的生精、卵巢的功能及月经都有一定的影响。下丘脑-垂体-甲状腺轴是调节人体甲状腺功能的重要内分泌轴,能够直接对生殖系统产生影响。卵巢表面上皮、卵母细胞、子宫内膜、胎盘和黄体上存在 TH 受体和 TSH 受体,T_3 和 T_4 通过调节发育的特定核受体直接作用于卵巢、子宫和胎盘组织,影响这些器官的代谢。TH 可直接干扰生殖器官的正常排卵周期。TH 转运蛋白和受体在卵巢、早期胚胎、子宫内膜和胎盘中表达。TH 和其他与生殖相关的内分泌激素亦存在相互作用,间接影响生殖能力。TH 能影响促性腺激素释放激素(GnRH)和催乳素(PRL)分泌、性激素结合球蛋白(SHBG)和凝血因子水平。T_3 还具有调节 FSH 和 LH 的作用。T_3 向颗粒细胞和基质细胞的输送不足,可能会影响女性生殖系统的正常功能。TH 与 FSH 具有协同作用,对颗粒细胞产生直接刺激作用,影响其形态分化、LH/hCG 受体形成及 3β-羟基类固醇脱氢酶和芳香酶的诱导。

当患有甲状腺疾病时,可从以下途径影响生育力:①影响下丘脑-垂体-卵巢轴,过高或过低的甲状腺激素都会造成排卵障碍或卵巢功能低下而导致不孕。②甲状腺功能异常可对卵泡发生、受精、胚胎质量和绒毛外滋养层细胞侵袭产生负面影响,降低成功妊娠的概率。③甲状腺功能异常干扰促性腺激素对颗粒细胞功能的刺激作用,并减少类固醇激素的产生,亦会导致月经周期不规律和排卵功能障碍。④自身免疫性甲状腺疾病(AITD)引起的不孕和妊娠失败可能直接由抗甲状腺球蛋白抗体对生殖系统的损害引起。AITD 可通过免疫损伤导致卵巢早衰,此时即使甲状腺功能正常,也可能通过产生破坏成熟卵母细胞的细胞毒性环境,而对生育力和生殖结果产生不利影响,降低其质量和受精潜力,并在妊娠早期诱发轻微的功能障碍。

一、甲状腺炎与不孕

(一)病因

自身免疫性甲状腺炎(AIT)是最常见的器官特异性自身免疫病。其特征是血清中存在针对甲状腺的自身抗体,甲状腺存在浸润的淋巴细胞。AIT 患者甲状腺被破坏,并可导致甲状腺功能逐渐减退,并伴有许多并发症。AIT 患者甲状腺功能正常时月经周期可发生变化,导致不良生殖结果(如不孕、流产)。AIT 患者出现甲减时,会导致妊娠概率的下降和流产、早产风险增加。AIT 也和女性不孕的其他病因直接相关,如内异症、卵巢功能衰竭和多囊卵巢综合征等。AIT 患者卵泡内 CXCL9/CXCL10/CXCL11 水平升高可抑制卵巢血管生成,从而间接阻断卵泡发育。AIT 患者自身免疫失衡,可导致胚胎植入失败;促炎细胞因子与抗炎细胞因子失衡可导致卵巢早衰。血清自身抗体与早期卵巢功能衰竭有关,卵巢功能衰竭也是导致生育障碍的原因之一。甲状腺抗体 TPO-Ab 和 Tg-Ab 在血清中的浓度与卵泡液中各自的浓度呈正相关,透明带区抗体和甲状腺抗体之间的抗原交叉反应,表明甲状腺抗体可能会直接影响卵巢组织。TPO-Ab 对卵母细胞具有破坏作用。AIT 病程后期出现的低 TH 也会导致卵巢功能障碍和月经周期不规律。低 FT_3 和甲状腺抗体通过细胞内途径干扰卵泡的生长发育过程。

(二)临床特点

AIT 是育龄妇女中最常见的自身免疫病。其经典类型是桥本甲状腺炎(HT),女性发病率高于男性。其特征是存在针对仅在甲状腺细胞中表达的膜相关糖蛋白(甲状腺过氧化物酶)或主要由甲状腺产生的糖蛋白同源二聚体(甲状腺球蛋白)的血清抗体。在患有自身免疫性甲状腺疾病的女性中,不孕的患病率高达 47%。慢性 AIT 的自然病程是导致亚临床甲减并最终导致甲减的原因之一。本病早期表现为 TPO-Ab 阳性,没有临床症状,即甲状腺功能正常的 AIT。病程晚期出现甲减的症状。多数病例的 HT 患者以甲状腺肿或甲减症状首次就诊,HT 表现为甲状腺轻度肿大,质地坚硬。

对生育的影响表现为女性生育力减退及不孕。在 AIT 育龄女性患者中观察到月经紊乱,包括月经频发、经量增多、月经期延长以及痛经等。

(三)诊断

患者有甲状腺炎的症状和体征。弥漫性甲状腺肿,特别是伴有峡部锥体叶肿大的甲状腺肿大,不论甲状腺功能是否改变,都可怀疑为 HT。如果 TPO-Ab 和 Tg-Ab 显著升高,诊断即可成立。

实验室检查:检测女性患者血清的 TSH、FT_4、TT_4、FT_3、TT_3、TPO-Ab 和 Tg-Ab 浓度。甲状腺功能正常时,TPO-Ab 和 Tg-Ab 滴度显著增高,这是最有意义的诊断指标。发生甲状腺功能损伤时,可出现亚临床甲减(血清 TSH 增高,TT_4、FT_4 正常)和临床甲减(血清 TSH 增高,TT_4、FT_4 降低)。甲状腺细针穿刺细胞学检查可见浸润的淋巴细胞。

女性出现不孕,有正常性生活未经避孕,一年未妊娠。

卵巢卵泡减少的女性发生卵巢早衰(POF)的风险增加。卵巢储备的状态可以通过卵巢分泌的抗缪勒管激素(AMH)来精确测量。

(四)治疗

适当摄入碘可能有助于阻止 AIT 的破坏性进展,但应避免过高或过低的碘摄入量。

左甲状腺素治疗可以减轻甲状腺肿。针对病程后期出现的亚临床甲减和临床甲减,主要给予左甲状腺素替代治疗。

甲状腺迅速肿大,伴有局部疼痛和压迫症状,可给予糖皮质激素治疗。虽然糖皮质激素剂量太低而无法降低抗体滴度,但其作用可归因于一定的抗炎机制。同理,小剂量阿司匹林的抗血栓作用可以降低子宫和卵巢的血管阻力,提高卵母细胞的成熟度和着床率。

压迫症状明显,药物治疗不缓解者,可考虑手术治疗。

口服避孕药调节月经周期。促排卵治疗：对排卵功能障碍的女性进行排卵诱导，如应用克罗米芬、人绒毛膜促性腺激素、黄体生成素释放激素、雌孕激素人工周期等。宫内人工授精（IUI）是不明原因不孕、宫颈因素不孕和男性不育夫妇的首选治疗方法。

当女性患者在口服促排卵药物和最终的手术干预后未能妊娠时，生育治疗的下一步是应用辅助生殖技术（ART）。两种最常用的技术是体外受精（IVF）和卵胞质内单精子注射（ICSI）。患有自身免疫性甲状腺疾病的不孕妇女首选的辅助生殖技术是卵胞质内单精子注射（ICSI），而不是传统的体外受精和胚胎移植技术，后者更常用于男性不育。

二、甲亢与不孕

（一）病因

甲状腺毒症会增加性激素结合球蛋白（SHBG）和雌二醇（E_2）水平，血清 SHBG 的显著增加，反过来又增加了雄激素和 E_2。SHBG 和雄激素的增加，对子宫的氧化应激可能是影响女性生育力的主要机制。甲亢引起的性腺功能紊乱，与甲亢严重程度密切相关。轻度甲亢在起病之初，FSH 及 LH 水平与正常人差异不显著，大多数患者月经周期无改变。随后卵巢的内分泌功能受影响，雌、孕激素分泌和释放增多，子宫内膜对激素的反应性增强，子宫内膜过度增生，出现经量过多、月经频发，引发功能失调性出血、痛经及经前紧张综合征等。甲亢发展至中重度时，腺体内非靶腺激素浓度增加，对下丘脑 GnRH、垂体 TSH 的分泌反馈性抑制增强，导致性激素分泌紊乱和排卵障碍，进而出现不孕不育。另外，与甲亢相关的生化和激素分泌异常、营养障碍和情绪波动也可能导致月经紊乱。甲亢发生在青春期前，会影响性成熟，但身体发育正常；青春期后发生甲亢会影响女性生殖功能，导致月经周期延长或缩短、经量减少、生育率下降、流产率增高等。一些患者月经周期以无排卵为主，伴有月经稀发，这可能与 LH 在月经周期中的中期峰值降低有关。

高浓度 TH 可能会降低颗粒细胞芳香化酶活性并损害窦前卵泡发育，TH 通过影响超氧化物歧化酶、过氧化氢酶和谷胱甘肽过氧化物酶的活性，影响子宫内膜的氧化状态，从而影响生育。甲亢可影响女性生育力，导致不孕或流产。自身免疫性甲状腺疾病与女性不孕的其他病因直接相关，如内异症、卵巢功能衰竭和多囊卵巢综合征。甲亢女性的卵巢超声检查显示多囊或多滤泡。甲状腺抗体存在于卵泡液中，可能具有细胞毒性作用，损害卵母细胞，从而导致卵母细胞质量下降和发育潜力较差。甲亢也与卵泡闭锁增加和卵巢囊肿有关。

（二）临床特点

甲状腺毒症最常见的原因是 Graves 病（GD），其特征是弥漫性甲状腺肿、甲亢，偶尔还会出现眼病。GD 的特征性自身抗体是 TSH 受体抗体。

甲亢症状和体征：易激动、烦躁失眠、心悸、乏力、怕热、多汗、消瘦、食欲亢进、大便次数增加或腹泻；患者有不同程度的甲状腺肿，甲状腺肿为弥漫性，质地中等，无压痛。甲状腺上、下极可以触及震颤，闻及血管杂音。心血管系统表现有心动过速、心脏扩大、心律失常等。

在患有甲亢的育龄妇女中，月经不调是常见的生殖相关症状，表现为月经稀发、经量减少，甚至闭经。月经紊乱以月经稀发（经量减少）最常见，这可能会发展为闭经，无排卵周期也很常见，也可能会出现出血增加，但在甲亢中很少见。甲亢女性的初潮平均年龄稍早。甲亢女性生育力下降，不孕的发生率增加。

（三）诊断

甲亢的诊断：患者有高代谢的症状和体征，甲状腺肿，血清 TH 水平升高、TSH 降低。GD 的诊断：诊断必备条件为甲亢诊断成立；甲状腺弥漫性肿大（触诊和超声证实），少数病例可以无甲状腺肿。诊断辅助条件为眼球突出和其他浸润性眼症；胫前黏液性水肿；TR-Ab、TPO-Ab 阳性。

实验室检查：测量女性患者血清的 TSH、FT_4、TT_4、FT_3、TT_3、TR-Ab 水平。

育龄女性出现不孕，有正常性生活，未经避孕，一年未妊娠。

（四）治疗

甲亢目前的治疗选择包括抗甲状腺药物、手术和放射性碘。甲状腺功能恢复正常的同时月经模式恢复。如果患者甲亢未控制，建议不要妊娠。甲状腺功能应及早矫正，尤其是在应用辅助生殖技术之前。

甲巯咪唑与丙硫氧嘧啶都可用于甲亢的治疗，即抗甲状腺药物治疗。抗甲状腺药物治疗期间不建议患者妊娠，待血清 T_3、T_4 达到正常范围，减量至最小维持剂量。一般建议停药后 3 个月可妊娠，但不同患者差异较大，需个体化制订方案。

如果药物治疗不成功，则进行放射性碘治疗或考虑甲状腺次全切除术。用于甲亢的放射性碘治疗剂量（平均 370 MBq）对性腺的功能无有害影响，其遗传损伤可以忽略不计。但为了安全起见，建议在使用 ^{131}I后 6 个月内避免妊娠。

调节月经周期：口服避孕药。

促排卵治疗，对排卵功能障碍的女性进行排卵诱导，如应用克罗米芬、人绒毛膜促性腺激素、黄体生成素释放激素、雌孕激素人工周期等。

若应用以上治疗措施仍未能妊娠，则进一步应用辅助生殖技术，其中最常用的两种技术是 IVF 和 ICSI。

三、甲减与不孕

（一）病因

甲减通常由 AIT 引起，其中自身抗体与甲状腺过氧化物酶（TPO）和/或甲状腺球蛋白（Tg）等关键甲状腺蛋白发生反应，导致腺体功能受损和丧失。女性甲减的发生与生殖障碍有关，如青春期延迟、无排卵、卵巢囊肿、月经不规律、不孕、自然流产率增加等。甲减会导致月经周期不规律，如月经周期长度和出血量发生变化，经量过多可能是由于无排卵后发生突破性出血，也可能是止血缺陷，原因是凝血因子Ⅶ、Ⅷ、Ⅸ和Ⅺ水平降低。甲减时 TH 分泌减少，对促甲状腺激素释放激素（TRH）和 TSH 的反馈抑制作用减弱，可引起高催乳素血症。低 TH 也可使正常的卵泡发育及排卵所需的 GnRH 分泌节律改变。高催乳素血症和 GnRH 搏动性分泌改变可导致卵巢功能障碍，LH 分泌减少或无排卵，即使有排卵，但其黄体功能不足，导致月经紊乱、闭经、流产等。

临床甲减会导致育龄妇女出现排卵障碍和卵巢囊肿，hCG 的存在有利于卵巢囊肿的形成。卵泡生成和排卵受 TH 的影响。甲减会导致生长中的卵泡数量减少并增强卵泡闭锁。女性甲减患者血脂异常，可改变卵巢中脂质的含量和信号传导通路，进而影响卵泡的成熟。外周雌激素代谢改变、高催乳素血症、止血缺陷和 GnRH 分泌紊乱导致 LH 的异常搏动释放是甲减女性月经周期偏差和不孕的主要原因。甲减通过降低 E_2 水平来损害子宫内膜容受性。在甲减患者中，E_2 和 P_4 水平都降低，进而影响卵母细胞的发育和成熟。自身免疫性甲状腺疾病女性产生的细胞毒性环境，会损害成熟的卵母细胞，降低其质量和受精潜力。甲状腺抗体可能引起炎症反应，改变成熟卵母细胞的环境，影响卵巢储备功能和胚胎质量。长期甲减会增强卵巢中的氧化应激，影响排卵。

（二）临床特点

甲减的临床症状包括皮肤干燥、嗜睡、抑郁、贫血、易疲劳、不耐寒、睡眠呼吸暂停、超重/肥胖和月经不调、便秘、不孕、体重增加、水肿、甲状腺肿、认知障碍等。常见症状包括疲劳、月经不调和注意力不集中，而与甲减相关的其他症状可能包括不耐寒、便秘和脱发等。严重甲减的临床表现可能与感染性休克相混淆，临床症状包括心包积液、胸腔积液、血流动力学不稳定和昏迷。

甲减的女性常有碘缺乏和营养不良症状。

甲减青少年可出现性早熟。然而，由于一般情况下患者身材矮小和成熟延迟，青春期延迟比性早熟更常见。甲减患者可因催乳素（PRL）的分泌增加，出现泌乳-闭经。在育龄妇女中，甲减会导致月经周期时长和出血量的变化，即月经稀发和闭经、经量过多、子宫出血。其中常见的主要是经量过多，也会导致无排卵，罕见闭经。明显的甲减表现为高催乳素血症、月经异常和排卵障碍以及总体生育力降低。育龄女性生育力减退,与正常女性相比,多出现不孕。

（三）诊断

患者有甲减的症状和体征。

实验室检查:测量女性患者血清的 TSH、FT$_4$、TT$_4$、FT$_3$、TT$_3$、TPO-Ab 水平。能较好评估患者甲状腺功能的实验室检查是血清 TSH 检测。如果 TSH 水平升高,应检测血清 FT$_4$ 水平。如果患者血清 TSH 水平升高且 FT$_4$ 水平降低,则诊断为明显的原发性甲减。如果 TPO-Ab 阳性,可考虑甲减的病因为 AIT。如果患者血清 TSH 水平升高,且 FT$_4$ 水平正常,则诊断为亚临床甲减。如果血清 TSH 水平降低或者正常,TT$_4$、FT$_4$ 降低,则考虑为中枢性甲减。

在甲减患者中,血清 PRL 水平可升高,出现溢乳。这可能是因为下丘脑释放 TRH 增加,使促甲状腺激素、TSH 和 PRL 的分泌增加。

实验室结果可能显示 C 反应蛋白升高、高催乳素血症、低钠血症、肌酸激酶升高、低密度脂蛋白(LDL)胆固醇升高、甘油三酯升高、正细胞性贫血和蛋白尿。可能的心电图检查结果包括心动过缓、低电压和扁平 T 波。

育龄妇女出现不孕,有正常性生活,未经避孕,一年未妊娠。

（四）治疗

甲减女性常有碘缺乏和营养不良症状,应适当补充碘盐,并使体重恢复正常。

目前,甲减的首选治疗药物是左甲状腺素,疗效好、安全性高、易于给药。用左甲状腺素治疗甲减能使 PRL 水平和 LH 对 GnRH 的反应正常化,减少月经紊乱,恢复正常的月经模式,逆转激素变化并最终增加自然生育的机会。左甲状腺素治疗可能直接刺激卵母细胞并提高胚胎质量。

高催乳素血症一般在左甲状腺素治疗后有所好转,应动态观察 PRL 的变化。如 PRL 水平持续不能恢复正常,应行垂体影像学检查排除催乳素瘤。

甲减纠正后,如果无排卵持续存在则仍需要促排卵治疗,根据无排卵的类型,使用不同的药物。

口服避孕药调节月经周期。

其他治疗方法包括静脉注射免疫球蛋白。如果抗体阳性,甲状腺功能正常妇女的胚胎丢失是由潜在的全身性自身免疫反应导致的,那么静脉注射免疫球蛋白可调节从 Th1 细胞反应到 Th2 细胞反应的转变,并允许成功妊娠。

辅助生殖技术:包括 IVF 和 ICSI。

（夏文芳）

第十节　糖尿病与不孕

生殖功能障碍是糖尿病常见的并发症。糖尿病的生殖健康问题范围很广,包括青春期和初潮延迟、月经周期异常、排卵功能障碍、多囊卵巢综合征(PCOS)发病率增加、生育力低下、不良妊娠结局和可能的更年期提前等。糖尿病患者的月经失调率达 40%～65%,包括闭经、月经稀发和月经紊乱,妊娠率仅为 2%～5%,胰岛素治疗后妊娠率上升至 19%～30%。

糖尿病造成患者不孕的原因可能有以下几种:①影响自身免疫系统,检测到抗胰岛素抗体的同时,可检测到卵巢抗体;②肥胖是女性不孕的原因之一;③重度营养不良,患者体质差,可能造成月经紊乱或闭经;④长期高血糖可能影响卵巢功能,抑制排卵;⑤对下丘脑-垂体-卵巢轴(HPO)产生影响,抑制排卵;⑥心理因素。

糖尿病和肥胖的热量过剩在很大程度上损害了卵丘-卵母细胞复合体水平和早期胚胎发育,其中过量的代谢物可导致线粒体异常和减数分裂缺陷。糖尿病妇女的生育期可能因初潮延迟和绝经提前而缩短。

在生育期,糖尿病与月经异常有关,如月经稀发和继发性闭经。胰岛素是下丘脑-垂体-卵巢轴的重要调节剂,增加的胰岛素可以刺激 LH 分泌,胰岛素可以直接靶向 GnRH 神经元以调节其分泌功能,从而调节促性腺激素的分泌。胰岛素也可通过颗粒细胞中的胰岛素受体影响卵泡发育。低胰岛素水平和高血糖对卵巢功能有直接不利影响,胰岛素缺乏与排卵缺陷有关,可以通过胰岛素治疗来逆转。

一、胰岛素抵抗与不孕

(一)病因

胰岛素抵抗(IR)定义为靶器官对正常胰岛素浓度的生物反应降低。IR 可以通过阻止大优势卵泡的募集,造成无排卵状态和月经紊乱来影响排卵。血糖水平升高会引发外周胰岛素抵抗。IR 导致的外周胰岛素不敏感和随后的高胰岛素血症,与升高的 LH 协同作用于卵巢类固醇生成酶和 SHBG,进而导致雄激素过高。雄激素过高会阻止正常的卵泡成熟,导致不孕。IR 导致的肥胖会干扰神经内分泌和卵巢功能,降低排卵的静压作用,并且影响排卵率和子宫内膜容受性。肥胖还可能通过卵巢卵泡发育受损、卵母细胞成熟的质量和数量缺陷、受精改变、减数分裂中断和线粒体动力学紊乱导致胚胎植入前异常。另外,肥胖可能导致 LH 激增和黄体功能障碍,进而对卵巢储备功能产生不利影响。肥胖女孩初潮年龄较小,经常会出现月经不调、排卵障碍、子宫内膜病变和不孕、妊娠率降低、对 ART 的反应降低以及妊娠并发症发生率升高。

IR 通过作用于下丘脑-垂体-肾上腺皮质轴,导致 GnRH 脉冲频率增加,进而扰乱排卵。IR 女性的不孕风险高,既直接影响卵巢功能,也增加 PCOS 的风险。PCOS 是无排卵性不孕的常见原因,高胰岛素血症胰岛素抵抗的生理状态和早期异常的胰岛素作用可使 PCOS 女性出现 IR 恶化,同时肥胖和 IR 会加剧 PCOS 的生殖和代谢障碍,并对生育力产生负面影响。此外,慢性高血糖对下丘脑神经元的"糖毒性"作用可能是导致 LH 对 GnRH 刺激的反应降低的原因。高血糖也会通过晚期糖基化产物的累积来影响女性卵巢功能。IR 可引起持续的细胞损伤和慢性低度炎症状态,影响初潮年龄、PCOS 发展和生育力。IR 中过量的游离脂肪酸可能对生殖组织产生毒性作用。另外,IR 代谢途径的改变和炎症因子可同时降低卵母细胞的活力,导致生育力低下或不孕。与 IR 和更多糖类摄入相关糖类代谢的改变,也可能损害排卵并影响子宫内膜发育。

(二)临床特点

IR 患者 β 细胞代偿性增加胰岛素分泌时,血糖可维持正常。IR 患者可有口渴、多饮、多食、多尿等症状,亦可无明显症状。也可出现餐前低血糖、血脂异常。IR 患者多伴有肥胖和 PCOS。

IR 患者靶器官对胰岛素作用的敏感性降低,血糖水平可升高,血浆胰岛素水平也会不适当地升高。患者自身组织对胰岛素的敏感性下降,可出现相应的改变(如皮肤改变),可出现黑棘皮症。

月经紊乱:月经稀少、紊乱甚至闭经,初潮年龄较早,经常会出现月经不调、排卵障碍、子宫内膜病变和不孕。

女性生育力低下或不孕:胰岛素抵抗女性的不孕风险高。

(三)诊断

通过测定血浆胰岛素水平,评估患者有无高胰岛素血症。

实验室检查测定 FSH、LH、E_2、孕酮和总睾酮水平。测定总胆固醇、HDL-C、低密度脂蛋白胆固醇和 TG 水平。

在行卵巢刺激试验前进行 75 g 口服葡萄糖耐量试验(OGTT),测定空腹血糖、随机血糖或 OGTT 中 2 h 血糖值。

育龄女性未经避孕,有正常性生活,一年未妊娠。

(四)治疗

营养治疗:合理均衡地分配各种营养物质,高质量饮食,恢复并维持理想体重。

改变生活方式和减肥：戒烟、戒酒、减少毒素暴露，进行适度的日常锻炼。

治疗选择包括应用胰岛素增敏药物、促排卵策略和体外受精。

目前可用的胰岛素增敏药物包括二甲双胍和噻唑烷二酮类药物等。二甲双胍可提高女性的排卵率。噻唑烷二酮类药物是一种口服抗糖尿病药物，可增强胰岛素在外周靶器官的作用。这些药物在减轻胰岛素抵抗、改善排卵、降低雄激素水平方面有一定疗效，且安全性较好。

近年来胰高血糖素样肽-1受体激动剂为同时解决超重和高血糖提供了新的治疗方案。

口服避孕药能调节月经周期。对于患有严重多毛症的女性，在雌、孕激素治疗中添加抗雄激素可显著改善症状。

立即促排卵治疗：可用重组 FSH、促性腺激素等。对于无排卵性不孕患者，首选治疗药物是克罗米芬，其次是低剂量促性腺激素。诱导排卵的药物包括克罗米芬（联用或不联用二甲双胍）、芳香化酶抑制剂（如来曲唑或阿那曲唑）或促性腺激素。对于胰岛素抵抗患者，可应用克罗米芬加二甲双胍。与单独使用克罗米芬相比，二甲双胍和克罗米芬联合治疗可以提高排卵率和临床妊娠率，但不能提高活产率。然而，在肥胖妇女和对克罗米芬抵抗的妇女中，克罗米芬与二甲双胍联用可提高活产率。

其他药物：抗雄激素通过在受体水平上与雄激素竞争或通过降低外周 5α-还原酶活性来减弱雄激素作用。醋酸环丙孕酮是一种强效抗雄激素药物。抗雄激素药物还包括氟他胺、度他雄胺。螺内酯能竞争性与雄激素受体结合，具有一定的抗雄激素作用。

体重减轻后的延迟治疗：与立即使用克罗米芬治疗相比，在改变生活方式之前进行延迟生育治疗可以改善排卵率和活产率。

辅助生殖技术包括体外受精（IVF）和卵胞质内单精子注射（ICSI）。体外受精：可以考虑行腹腔镜卵巢手术（卵巢钻孔）。

二、1 型糖尿病与不孕

（一）病因

1 型糖尿病（T1DM）占所有糖尿病病例的 10%，其特征是胰腺 β 细胞的自身免疫性破坏和胰岛素分泌的绝对不足，需要终生胰岛素替代治疗。高血糖、胰岛素缺乏和医源性高胰岛素血症可诱发性腺功能减退和雄激素过多症，从而导致生育力下降。胰岛素不足和脂肪减少导致瘦素水平降低，导致低促性腺激素性性腺功能减退症、青春期延迟和月经周期不规则。胰岛素不足和葡萄糖毒性也可导致初潮延迟、月经周期不规律、雄激素过高和更年期提前，从而缩短生育年限。BMI 较低的糖尿病女性，更容易出现月经不调。胰岛素是下丘脑-垂体-卵巢轴的重要调节剂，胰岛素可刺激 GnRH 分泌，胰岛素缺乏会使 GnRH 分泌减少，导致低促性腺激素性性腺功能减退症。卵巢组织中表达胰岛素受体，胰岛素与这些受体和卵巢胰岛素样生长因子 1（IGF-1）受体结合，模拟 FSH 和 LH 对卵巢的刺激作用，称为协同促性腺激素。胰岛素对卵泡发生的促性腺激素作用能增强排卵前卵泡的募集和生长。胰岛素刺激这些受体也会增加颗粒细胞和膜细胞产生的雄激素、雌激素和孕激素。

血糖升高会诱导外周胰岛素抵抗，称为葡萄糖毒性，高血糖可能直接影响或通过诱导胰岛素抵抗影响卵巢功能，慢性高血糖也可能通过晚期糖基化终产物对卵泡发生产生不利影响并损害卵巢功能，诱导卵泡凋亡并导致提前绝经。T1DM 妇女的过早绝经也可能与自身免疫反应有关，自身免疫性卵巢炎可导致 T1DM 女性提前绝经，卵巢早衰患者 TPO-Ab 的阳性率更高，T1DM 女性的 AMH 较低且较早下降，表明这些女性的卵巢卵泡池存在早熟衰退。T1DM 女性生育力下降的另一个因素可能是性功能障碍。

心理因素：T1DM 可能会对患者的生育意愿产生负面影响，患者可能会因妊娠风险和密集、耗时的随访而望而却步。

（二）临床特点

T1DM 的发病年龄偏小：可在儿童期发病，多数在青少年期发病，起病较急，症状较明显。T1DM 女性的平均年龄明显更小。临床表现变化大，可以是轻度非特异性症状、典型"三多一少"症状或昏迷。T1DM

患者易发生糖尿病急性并发症。多数 T1DM 患者起病初期需要进行胰岛素治疗,使代谢恢复正常。

多数 T1DM 患者血浆基础胰岛素水平低于正常,葡萄糖刺激后胰岛素分泌曲线低平。

免疫紊乱:部分患者体内可检出针对胰岛素和胰岛 β 细胞的受体,胰岛 β 细胞自身抗体检查可呈阳性。

体型偏瘦:胰岛素绝对缺乏,葡萄糖不能被正常利用,于是身体会消耗脂肪和蛋白质来提供能量,所以患者体型偏瘦。

原发性和继发性闭经、不孕和青春期发育迟缓在 T1DM 女性中很常见。其中高达 40% 的女性在其一生中会出现严重的月经异常或生殖障碍,生殖障碍可能会在生殖早期出现,表现为青春期延迟和原发性闭经。T1DM 女性患者中高达 40% 会在其生命的某个时刻出现月经紊乱、雄激素过高或提前绝经。T1DM 女性月经异常中常见的是月经过少和周期延长,甚至闭经。患有 T1DM 的女性也会出现青春期和初潮延迟、月经不规律(尤其是月经稀发)、轻度高雄激素症状、多囊卵巢综合征、活产儿减少和更年期可能提前,其中雄激素过多症和月经稀发最为严重。

27% 的 T1DM 女性存在性功能障碍,在黄体期而非卵泡期出现性功能下降和性窘迫增加,尤其是性欲下降、性交困难和觉醒期改变,这与婚姻问题和抑郁症状有关。

T1DM 育龄女性不孕的发生率较高。

(三)诊断

实验室检测血清胰岛素水平和血糖水平(空腹血糖、随机血糖或口服葡萄糖耐量试验(OGTT)中 2 h 血糖值),存在低胰岛素血症和高血糖。

患者可能会有免疫紊乱,部分患者体内可检出针对胰岛素和胰岛 β 细胞的受体,胰岛 β 细胞自身抗体检查可呈阳性。

T1DM 育龄妇女,有正常性生活,未经避孕,一年未妊娠。

(四)治疗

针对 T1DM 患者,胰岛素治疗可使青春期发育和月经规律改善。强化胰岛素治疗,每天多次注射胰岛素或持续皮下注射胰岛素和强化教育,已成为标准治疗,可改善 T1DM 女性的代谢控制和生殖功能。

月经周期异常治疗:外源性给药,使用 GnRH 类似物、增加胰岛素剂量或低剂量胰岛素与口服避孕药联用。

非雄激素口服避孕药、二甲双胍或两者与胰岛素联用方案应该可以改善女性患者的高雄激素症状。单独使用二甲双胍或与氟他胺联合使用,对患有 T1DM 的高雄激素青少年有效果。

对于女性性功能障碍,西地那非在治疗 T1DM 女性性唤起障碍方面取得了一定的效果。

下一步生育治疗方案是应用辅助生殖技术,包括体外受精-胚胎移植(IVF-ET)和卵胞质内单精子注射(ICSI)。

体外受精(IVF):可以考虑行腹腔镜卵巢手术(卵巢钻孔)。

三、2 型糖尿病与不孕

(一)病因

T2DM 女性的生育期可能会因初潮延迟和/或过早绝经而缩短。大部分患有 T2DM 的女性也患有肥胖症和 PCOS。T2DM 女性的卵巢体积大,超声诊断 PCOS 的患病率更高。T2DM 导致生殖障碍可能主要归因于肥胖、PCOS 以及内源性和外源性的高胰岛素血症。PCOS 是一种导致无排卵和生育问题的常见激素紊乱,是女性生殖障碍的一个重要原因。

胰岛素对 GnRH 神经元有影响,胰岛素也可能调节垂体中的 GnRH 受体并促进 LH 分泌。胰岛素(和葡萄糖)通过增强 FSH 和 LH 刺激的颗粒细胞和膜细胞中的类固醇生成,在卵巢中发挥调节作用,当卵巢胰岛素暴露增加时,可能发生卵泡刺激、多囊卵巢、排卵障碍和雄激素水平升高。T2DM 患者存在昼夜节律/代谢节律基因表达紊乱,可能介导生殖功能紊乱。T2DM 女性的总窦卵泡计数显著低于正常人。

促炎和抗炎介质的不平衡与生殖障碍。活性氧可以影响卵母细胞的成熟、受精、胚胎发育和妊娠。

在 T2DM 中,肥胖、胰岛素抵抗和生殖功能之间的相互作用变得更加相关。在胰岛素抵抗的情况下,高胰岛素血症会增强促性腺激素刺激的卵巢雄激素合成,抑制 SHBG 合成,导致游离睾酮水平增加和选择性卵巢组织胰岛素抵抗增加。胰岛素本身可能对早期胎盘细胞有毒性作用。高胰岛素血症也会干扰HPO,导致 LH 和 FSH 水平发生变化,进而导致卵泡生成异常和排卵功能障碍。高血糖会损害 HPO 的功能,增加 DNA 损伤,诱导氧化和内质网应激,损害线粒体功能,并诱导晚期糖基化终产物增加。

(二)临床特点

T2DM 典型症状:"三多一少"症状(多饮、多食、多尿、体重减轻)。T2DM 患者多伴有肥胖和胰岛素抵抗。T2DM 可发生于任何年龄,但多见于成人,常在 40 岁以后起病;多数起病隐匿,症状相对较轻,半数以上无症状;常有家族史,很少发生自发性糖尿病酮症酸中毒(DKA)。

在 T2DM 女性中,月经稀发、月经不调和卵巢储备功能降低的发生率很高,还包括初潮年龄延迟、过早绝经等。

女性不孕:T2DM 育龄女性不孕的发生率较高,性功能障碍的发生率也很高,这也可能导致更高的无子女率。

(三)诊断

实验室检查:低胰岛素血症、高血糖。

进行空腹血糖、随机血糖或 OGTT 中 2 h 血糖检测,患者满足糖尿病高血糖诊断标准。

T2DM 育龄妇女生育力下降,有正常性生活,未经避孕,一年未妊娠。

(四)治疗

生活方式干预:减肥、健康饮食、进行锻炼。

妊娠前良好的血糖控制对于预防 T2DM 年轻女性的胎儿先天畸形和流产至关重要。

降血糖药:目前资料显示,二甲双胍在孕早期是安全的,有助于降低患者的血糖水平和提高生育力,可降低流产和妊娠糖尿病的发生率。胰高血糖素样肽-1 受体激动剂是一类具有肠促胰岛素模拟活性的降糖药物,被批准用于治疗 T2DM。使用胰岛素降低患者的血糖水平。

调节月经紊乱:口服避孕药或外源性 GnRH 给药。

立即促排卵治疗:使用重组 FSH 等,首选药物是克罗米芬,其次是低剂量促性腺激素。促进排卵的药物可能包括克罗米芬(联用或不联用二甲双胍)、芳香化酶抑制剂(如来曲唑或阿那曲唑)或促性腺激素。

其他药物:拉贝洛尔、甲基多巴和肼苯哒嗪被认为在妊娠期更安全。由于他汀类药物的潜在致畸作用,女性不应在服药期间妊娠。

辅助生殖技术(ART):包括体外受精-胚胎移植(IVF-ET)和卵胞质内单精子注射(ICSI)。

(夏文芳)

参考文献

[1] 陈子江.生殖内分泌学[M].北京:人民卫生出版社,2016.

[2] Chaudhary H,Patel J,Jain N K,et al. The role of polymorphism in various potential genes on polycystic ovary syndrome susceptibility and pathogenesis[J]. J Ovarian Res,2021,26,14(1):125.

[3] Huang Y G,Li W,Wang C C,et al. Cryptotanshinone reverses ovarian insulin resistance in mice through activation of insulin signaling and the regulation of glucose transporters and hormone synthesizing enzymes[J]. Fertility and Sterility,2014,102(2):589-596.

[4] Dakshinamoorthy J,Jain P R,Ramamoorthy T,et al. Association of GWAS identified INSR variants(rs2059807 & rs1799817)with polycystic ovarian syndrome in Indian women[J]. Int J Biol Macromol,2020,144:663-670.

[5]　Escobar- morreale H F. Polycystic ovary syndrome：definition，aetiology，diagnosis and treatment[J]. Nat Rev Endocrinol,2018,14(5):270-284.

[6]　Barrea L，Arnone A，Annunziata G，et al. Adherence to the Mediterranean Diet，Dietary Patterns and Body Composition in Women with Polycystic Ovary Syndrome（PCOS）[J]. Nutrients, 2019,11(10):2278.

[7]　Ho E V，Shi C X，Cassin J，et al. Reproductive Deficits Induced by Prenatal Antimüllerian Hormone Exposure Require Androgen Receptor in Kisspeptin Cells[J]. Endocrinology,2021,162(12): bqab197.

[8]　Zuo M，Liao G T，Zhang W Q，et al. Effects of exogenous adiponectin supplementation in early pregnant PCOS mice on the metabolic syndrome of adult female offspring[J]. J Ovarian Res,2021,14(1): 15.

[9]　宋颖,李蓉. 多囊卵巢综合征中国诊疗指南解读[J]. 实用妇产科杂志,2018,34(10):737-741.

[10]　多囊卵巢综合征相关不孕治疗及生育保护共识专家组,中华预防医学会生育力保护分会生殖内分泌生育保护学组. 多囊卵巢综合征相关不孕治疗及生育保护共识[J]. 生殖医学杂志,2020,29(7): 843-857.

[11]　Lim S S，Hutchison S K，Van Ryswyk E，et al. Lifestyle changes in women with polycystic ovary syndrome[J]. Cochrane Database Syst Rev,2019,28,3(3):CD007506.

[12]　Sam S，Ehrmann D A. Metformin therapy for the reproductive and metabolic consequences of polycystic ovary syndrome[J]. Diabetologia,2017,60(9):1656-1661.

[13]　Triolo O， Laganà A S， Sturlese E. Chronic pelvic pain in endometriosis：an overview[J]. J Clin Med Res,2013,5(3):153-163.

[14]　Angioni S，Cofelice V，Pontis A，et al. New trends of progestins treatment of endometriosis [J]. Gynecol Endocrinol,2014,30(11):769-773.

[15]　Jeng C J，Chuang L，Shen J. A comparison of progestogens or oral contraceptives and gonadotropin-releasing hormone agonists for the treatment of endometriosis：a systematic review[J]. Expert opinion on pharmacotherapy,2014,15(6):767-773.

[16]　International Working Group of AAGL，ESGE，ESHRE and WES，et al. Endometriosis classification systems：an international survey to map current knowledge and uptake[J]. F act Views Vis Obgyn,2022,14(1):5-15.

[17]　中国医师协会妇产科医师分会,中华医学会妇产科学分会子宫内膜异位症协作组. 子宫内膜异位症诊治指南(第三版)[J]. 中华妇产科杂志,2021,56(12):812-824.

[18]　Saunders P T K， Horne A W. Endometriosis：Etiology，pathobiology，and therapeutic prospects[J]. Cell,2021,184(11):2807-2824.

[19]　Taylor H S，Kotlyar A M，Flores V A. Endometriosis is a chronic systemic disease：clinical challenges and novel innovations[J]. Lancet,2021,397(10276):839-852.

[20]　Contegiacomo A，Cina A， Di Stasi C，et al. Uterine myomas：endovascular treatment[J]. Semin Ultrasound CT MR,2021,42(1):13-24.

[21]　Kundu S，Iwanuk C，Staboulidou I，et al. Morbidity，fertility and pregnancy outcomes after myoma enucleation by laparoscopy versus laparotomy[J]. Arch Gynecol Obstet,2018,297(4):969-976.

[22]　Workowski K A，Bachmann L H，Chan P A，et al. Sexually transmitted infections treatment guidelines,2021[J]. MMWR Recomm Rep,2021,70(4):1-187.

[23]　谢幸,孔北华,段涛. 妇产科学[M]. 9 版. 北京:人民卫生出版社,2018.

[24]　王忠民. 女性慢性盆腔痛诊疗精要[M]. 北京:科学出版社,2020.

[25]　吴绪峰. 妇科疾病诊疗技术规范[M].武汉:华中科技大学出版社,2020.

［26］ 张小丽,刘辉,葛彦欣,等.实用妇科常见病诊断与治疗［M］.北京:科学出版社,2021.

［27］ 徐丛剑,华克勤.实用妇产科学［M］.4版.北京:人民卫生出版社,2018.

［28］ 陈子江,田秦杰,乔杰,等.早发性卵巢功能不全的临床诊疗中国专家共识［J］.中华妇产科杂志,2017,52(9):577-581.

［29］ 中华医学会妇产科学分会绝经学组.早发性卵巢功能不全的激素补充治疗专家共识［J］.中华妇产科杂志,2016,51(12):881-886.

［30］ 中国中西医结合学会妇产科专业委员会.早发性卵巢功能不全中西医结合诊疗指南［J］.中医杂志,2022,63(12):1193-1198.

［31］ 吴结英.卵巢早衰的病因学研究进展［J］.国际生殖健康/计划生育杂志,2019,38(4):332-336,344.

［32］ 李娟,徐琳,高洋.卵巢早衰病因机制与治疗研究进展及现状［J］.中国医药科学,2021,11(2):58-61.

［33］ 王蔚琳,陈小忆.卵巢早衰的中西医病因分析及治疗现状研究［J］.中国中医药现代远程教育,2021,19(22):203-206.

［34］ 曹蓉,张国民,黄晓蒂,等.卵巢早衰诊疗研究进展［J］.中国中医药现代远程教育,2021,19(18):199-203.

［35］ Chen L M, Zhang H W, Wang Q,et al.Reproductive outcomes in patients with intrauterine adhesions following hysteroscopic adhesiolysis:experience from the largest women's hospital in China［J］. J Minim Invasive Gynecol, 2017,24(2):299-304.

［36］ March C M. Management of Asherman's syndrome［J］. Reprod Biomed Online, 2011,23(1):63-76.

［37］ Ma J, Zhan H , Li W. et al. Recent trends in therapeutic strategies for repairing endometrial tissue in intrauterine adhesion［J］. Biomater Res,2021, 25(1): 40.

［38］ Xu W Z, Zhang Y X, Yang Y,et al. Effect of early second-look hysteroscopy on reproductive outcomes after hysteroscopic adhesiolysis in patients with intrauterine adhesion, a retrospective study in China［J］. Int J Surg, 2018(50):49-54.

［39］ 中华医学会妇产科学公会产科学组,复发性流产诊治的专家共识［J］.中华妇产科杂志,2016(1):3-9.

［40］ Rai R, Regan L. Recurrent miscarriage［J］. Lancet, 2006,368(9535):601-611.

［41］ Copp A J. Death before birth:clues from gene knockouts and mutations［J］. Trends Genet, 1995, 11(3):87-93.

［42］ Kutteh W H,Lyda E C , Abraham S M, et al. Association of anticardiolipin antibodies and pregnancy loss in women with systemic lupus erythematosus［J］. Fertil Steril, 1993, 60(3):449-455.

［43］ Gianaroli L, Magli M C,Ferraretti A P, et al. The role of preimplantation diagnosis for aneuploidies［J］. Reprod Biomed Online, 2002, 4(Suppl 3):31-36.

［44］ Roberts C P,Murphy A A. Endocrinopathies associated with recurrent pregnancy loss［J］. Semin Reprod Med, 2000, 18(4):357-362.

［45］ 国家妇幼健康研究会生殖免疫学专业委员会专家共识编写组.复发性流产合并血栓前状态诊治中国专家共识［J］.中华生殖与避孕杂志,2021,41(10):861-875.

［46］ Valdes C T, Schutt A, Simon C. Implantation failure of endometrial origin:it is not pathology, but our failure to synchronize the developing embryo with a receptive endometrium［J］. Fertil Steril, 2017,108(1):15-18.

［47］ Demko Z P, Simon A L, Mccoy R C, et al. Effects of maternal age on euploidy rates in a large cohort of embryos analyzed with 24-chromosome single-nucleotide polymorphism-based preimplantation genetic screening[J]. Fertil Steril, 2016,105(5):1307-1313.

[48] Practice Committee of the American Society for Reproductive Medicine. The role of immunotherapy in in vitro fertilization: a guideline[J]. Fertil Steril, 2018,110(3):387-400.

[49] Franasiak J M, Alecsandru D, Forman E J, et al. A review of the pathophysiology of recurrent implantation failure[J]. Fertil Steril, 2021,116(6):1436-1448.

[50] Thong E P, Codner E, Laven J S E, et al. Diabetes: a metabolic and reproductive disorder in women[J]. Lancet Diabetes Endocrinol, 2020, 8(2): 134-149.

[51] Alzahrani A S, Mourad M A, Hafez K, et al. Diagnosis and management of hypothyroidism in Gulf Cooperation Council (GCC) countries[J]. Adv Ther, 2020, 37(3):3097-3111.

[52] Zhang Y C, Wu W B, Liu Y L, et al. Analysis of basal serum TSH, FT3, and FT4 levels based on age, sampling time in women with infertility[J]. BMC Women's Health, 2021, 21(1): 317.

[53] Krassas G E, Markou K B. The impact of thyroid diseases starting from birth on reproductive function[J]. Hormones(Athens), 2019, 18(4): 365-381.

[54] Safarian G K, Gzgzyan A M, Dzhemlikhanova Lyailya K, et al. Does subclinical hypothyroidism and/or thyroid autoimmunity influence the IVF/ICSI outcome? Review of the literature [J]. Gynecol Endocrinol, 2019, 35(supl): 56-59.

[55] Pirotta S, Joham A, Grieger J A, et al. Obesity and the risk of infertility, gestational diabetes, and type 2 diabetes in polycystic ovary syndrome[J]. Semin Reprod Med, 2020, 38(6): 342-351.

第十三章 辅助生殖技术

第一节 辅助生殖技术发展史

不孕不育是当今社会中越发严重的一类生殖健康疾病。男方因素、女方因素、遗传因素与环境因素等均可导致不孕不育。男性精子数量和质量问题,女性输卵管不通畅和排卵障碍等都是常见的不孕不育病因,但其他不明因素导致的不孕不育往往占更大的比例。据世界卫生组织(WHO)评估,每 7 对育龄夫妇中约有 1 对存在生殖障碍。我国近期调查表明,2007—2020 年,我国不孕不育发病率已从 12% 上升至 18%,且呈逐年上升趋势。

辅助生殖技术(assisted reproductive technology,ART)指采用医疗辅助手段使不孕不育夫妇达到受孕目的的技术,包括人工授精(artificial insemination,AI)和体外受精-胚胎移植(in vitro fertilization-embryo transfer,IVF-ET)技术及其衍生技术等,目前已在临床上获得了较好的应用。试管婴儿的诞生被誉为 20 世纪医学界的一大奇迹,不仅开创了一个全新的研究领域,还造福了世界范围内众多的不孕不育夫妇。

一、人工授精

人工授精是人类生殖工程领域中实施较早的技术之一,主要用于男性不育症的治疗,也可用于治疗女性宫颈因素导致的不孕症,该方法对于女性的身体状况要求较高,尤其是要保证生殖道的通畅以及内分泌功能正常。

人类早在 18 世纪就开始采用人工授精的方法治疗不育症。1790 年,John Hunter 取出严重尿道下裂无法进行正常性生活患者的精液,注入其妻子的阴道内实现了妊娠。这项技术被称为丈夫精子人工授精(artifical insemination by husband,AIH),简称夫精人工授精,它为人类的辅助生殖技术开拓了一条新的道路。

1844 年,William Pancoast 又用供精者的精液,为严重少弱精子症患者的妻子进行了人工授精并获得成功,这项技术被称为供精者精子人工授精(artifical insemination by donor,AID),简称供精人工授精,它为因男性无精或严重少弱精而无法妊娠的女性提供了生育的机会。

1953 年,美国阿肯色大学医学中心的 Sherman 等利用液氮蒸气法超低温长期冻贮精液成功,从此人工授精的临床应用受到医学界的重视。1954 年,Bunge 首次利用冷冻精子进行人工授精并获得成功,这种方法为人类精子库的建立奠定了基础。现代医学证明,冷冻 3 个月后的精液中细菌、病毒生长受抑制,在提供给接受者时更安全,更有利于生殖健康。在有了较成熟的精子冷冻保存技术之后,1960 年,美国建立了世界上首个人类精子库,随后很多国家也相继建立了人类精子库。1981 年,湖南医科大学卢光琇教授建立了我国第一个人类精子库。

二、体外受精-胚胎移植技术及其衍生技术

体外受精-胚胎移植(IVF-ET)技术是指从女性卵巢内取出卵子,在体外与精子发生受精并培养 3~5 天,再将发育到卵裂球期或囊胚期的胚胎移植入宫腔内,使其着床发育成胎儿的全过程,俗称"试管婴儿"。

20世纪40—50年代,人们发现和研究了精子的获能过程,克服了体外受精(IVF)的最大障碍。1945年,华裔生物学家张明觉开始做家兔的IVF试验;1959年,张明觉的家兔IVF试验获得成功,其将受精卵移植到其他家兔的输卵管,从而以借腹妊娠的方式生出正常幼兔,为人类的IVF和胚胎移植(ET)奠定了基础。1970年,英国胚胎学家Robert G. Edwards与妇产科医生Patrich Steptoe合作,开始了人类IVF与ET研究。1977年,他们取出因输卵管阻塞而不孕的患者Lesley的卵子与其丈夫的精子在体外进行受精后,将发育的胚胎移植回Lesley的子宫内。1978年7月25日,Lesley诞下第一例试管婴儿Louise Brown。至此,人类IVF-ET技术正式建立。Robert G. Edwards因此被称为"试管婴儿之父",并获得2010年诺贝尔生理学或医学奖,以表彰他在IVF技术方面的杰出贡献。1988年,由我国著名的妇产科专家张丽珠培育的中国第一例试管婴儿在北京医科大学第三医院(简称北医三院)诞生。

在早期,应该诱导排卵还是在自然周期监测中施行IVF这个难题一直困扰着全世界的生殖医学专家。1980年6月,第一例采取控制性促排卵的IVF-ET技术在澳大利亚取得成功。1981年,法国科学家Testart及其团队与两位著名生物学家Feinstein和Roger合作,发现了通过测定黄体生成素(LH)推测排卵的方法。1982年,IVF试管婴儿顺利在法国诞生,此时控制性促排卵逐渐成为主流方法。超声设备的发展使医生能够持续监测卵泡的生长。丹麦妇科医生Lenz和Lauritsen证明卵母细胞可以在超声引导下经腹或经膀胱途径抽吸获得。后来,马特·威克兰德发明了经阴道穿刺取卵术(OPU),并使用至今。此后,相继出现经腹腔精子与卵子移植(POST)技术、配子输卵管内移植(GIFT)技术。

1982年,Renard成功地冷冻了哺乳动物胚胎,这促进了人类胚胎冷冻保存技术的发展。1983年,澳大利亚成功开展了首例人类冻融胚胎移植,1985年英国科学家成功开展了首例囊胚冷冻。人类胚胎冷冻保存技术的发展,提高了试管婴儿的累积妊娠率、降低了多胎妊娠率。

1992年,比利时研究者Palermo在进行透明带下授精时,不小心把一个精子注入卵胞浆内,卵子获得受精且卵裂正常。受此启发卵胞浆内单精子注射(现称卵胞质内单精子注射,ICSI),即第二代试管婴儿技术被建立。这项技术解决了常规IVF-ET失败的难题,解决了重度少弱精子症、精子顶体、精子运动能力缺陷等不能正常体外受精的患者不孕的难题,是辅助生殖技术的一大突破。1996年中国第一例ICSI试管婴儿诞生。

人类辅助生殖技术的发展,特别是IVF-ET、ICSI技术的应用,使越来越多的不孕不育患者拥有了后代。但随之而来的是,其后代患遗传病的风险也显著提高,因为一些突变可以遗传致病。在这种情况下,第三代试管婴儿技术,即胚胎植入前遗传学检测(PGT)技术应运而生,该项技术是指在IVF过程中,对具有遗传风险患者的胚胎进行植入前活检和遗传分析,以选择无遗传病的胚胎植入宫腔,从而获得正常胎儿,有效地防止有遗传病患儿的出生。

2016年4月,美国纽约新希望生殖医学中心的张进在该中心的位于墨西哥的一家诊所内完成了"线粒体替换",用来自卵子捐献者的健康线粒体取代了母亲卵子中的缺陷线粒体,随后与父亲的精子行体外受精,最后诞生了"三亲试管婴儿"。这就是目前正在发展的第四代试管婴儿技术——卵胞浆置换技术(germinal vesicle transfer,GVT),主要应用于研究卵母细胞成熟过程中细胞核和细胞质之间的相互作用,其核心技术是一种新开创的物理疗法——"核转移"技术。"核转移"技术是一种应用于克隆的新型技术,该技术需要将核遗传物质分离并转移至卵子中。当前的"核转移"技术已通过基础研究和临床研究,主要应用于辅助生殖技术,如卵胞浆置换、纺锤体转移、原核转移和极体转移等。

2017年2月14日,美国国家科学院、工程院和医学院发表声明称,编辑人类胚胎DNA以阻断严重遗传病(如镰状细胞贫血等)在伦理上被允许。同年3月1日,广州医科大学附属第三医院、南京中医药大学附属八一医院、军事医学科学院放射与辐射医学研究所、国家蛋白质科学中心的科研团队使用CRISPR/Cas9基因编辑技术对人类细胞胚胎中的HBB基因(β地中海贫血的致病突变基因)和G6PD基因(蚕豆病的致病突变基因)突变进行了修复。这项研究中只有少数胚胎被完全修复,虽然依然存在技术难题与伦理问题,但是表明中国的科研人员已经迈出了人类胚胎基因修复的步伐。

（罗　金　谢青贞）

第二节　人工授精

一、人工授精简介

人工授精(AI)是通过非性交的方式将优化后的精液注入女性生殖道内,以达到使女性妊娠目的的一种辅助生殖技术。目前国内单周期人工授精的临床妊娠率为 $12\%\sim20\%$。

按照精子来源的不同可分为夫精人工授精(AIH)和供精人工授精(AID)。其中,夫精人工授精的精子来源于丈夫,而供精人工授精的精子来源于第三方的供精者。

按照授精部位的不同,其可以分为阴道内人工授精、宫颈管内人工授精、宫腔内人工授精及输卵管内人工授精,其中宫腔内人工授精是目前最常使用的人工授精技术。

二、人工授精适应证

(一)夫精人工授精适应证

存在下列情况的不孕不育夫妇,可选择夫精人工授精助孕。

(1)女方因素:宫颈细长、阴道痉挛、宫颈黏液异常等导致精子无法通过宫颈。

(2)男方因素:如轻、中度少弱畸形精子症,精液液化异常等。

(3)性交障碍:生殖道畸形或性功能障碍等导致的性交障碍。

(4)不明原因不孕或免疫性不孕。

(二)供精人工授精适应证

存在下列情况的不孕不育夫妇,可选择供精人工授精助孕。

(1)输精管绝育术后有生育需求,复通失败者。

(2)男方患有不可逆的无精子症,或严重的少弱畸形精子症。

(3)射精障碍。

(4)母儿血型不合,不能生育存活新生儿。

(5)男方患有不宜生育的严重遗传疾病,在进行遗传咨询后可选择供精人工授精助孕。

不管是选择夫精人工授精还是供精人工授精,接受人工授精助孕的女方应具备下列条件。

(1)子宫形态正常,或虽有异常但不影响人工授精的操作和妊娠。

(2)输卵管通畅,进行人工授精助孕前需要进行子宫输卵管造影,明确输卵管的通畅性,确保至少一侧输卵管通畅、功能良好。

(3)排卵功能正常,自然周期或促排卵治疗后有优势卵泡发育。

三、人工授精流程

(一)术前检查

女方需完善相关检查以评估身体状况、排除人工授精及妊娠禁忌证,包括血常规、尿常规、凝血功能,肝、肾功能,术前病原、妇科彩超、心电图、白带常规等。女方需在月经干净后 $3\sim7$ 天完善子宫输卵管造影,明确输卵管的通畅性;男方需完善血常规、尿常规、术前病原、精液分析等检查。

(二)排卵监测

对于月经周期规律的女性,在月经来潮第 $8\sim10$ 天开始超声监测卵泡发育情况,卵泡直径达 $18\sim25$

mm 则排卵,可结合尿黄体生成素(LH)判断排卵时间(尿 LH 峰值后 12～24 小时排卵);对于月经周期不规律的女性,需要进行促排卵治疗,在月经来潮第 3～5 天超声监测卵泡发育情况,并使用氯米芬、来曲唑等药物促排卵。

(三)精液优化

男方手淫取精(取精前需禁欲 3～5 天),胚胎实验室工作人员将精液进行洗涤及处理,筛选活力好、形态正常的精子用于人工授精。

(四)人工授精

当卵泡直径达 18～20 mm、尿 LH 阳性时,可注射/不注射人绒毛膜促性腺激素(hCG),当天或隔天行人工授精;尿 LH 阴性时,可注射 hCG,隔天行人工授精。hCG 用量一般为 5000～10000 IU;胚胎实验室工作人员利用人工授精管将处理后的精液注入女性生殖道内,术后患者抬高臀部、卧床休息 30 分钟。

(五)黄体支持

人工授精的黄体支持药物包括黄体酮胶囊、地屈孕酮、hCG 等。

四、人工授精的影响因素

研究报道,人工授精的成功率为 8%～25%,影响人工授精的因素较多,包括女方年龄、排卵状况,男方精子质量,精液处理方式及时间,人工授精次数等。

(一)女方年龄及卵巢储备功能

女方年龄是影响不孕的独立因素,随着年龄的增长,卵巢储备功能呈下降趋势,卵母细胞数量减少的同时质量下降,卵母细胞染色体非整倍体率也呈增高趋势。有学者认为,年龄<35 岁且卵巢储备功能减退的患者,临床妊娠率显著低于卵巢储备功能正常的女性,而当年龄≥35 岁时,卵巢储备功能对人工授精的妊娠结局无显著影响。也有研究证实,当女方年龄<30 岁时,人工授精的活产率较高;年龄≥37 岁者人工授精活产率显著低于 37 岁以下者。

(二)不孕年限

不孕年限是影响临床妊娠率的因素之一。随着不孕年限的增加,反复助孕失败患者所承受的心理压力越来越大,并产生焦虑情绪,影响临床妊娠率。有研究证实,随着不孕年限的增加,临床妊娠率有下降趋势。女方年龄<37 岁,不孕年限<5 年者的人工授精活产率显著高于不孕年限≥5 年者。对于不孕年限较长患者,应该予以适当的心理疏导。

(三)女方体重指数(BMI)

目前关于 BMI 对人工授精妊娠结局的影响存在争议,有学者认为,对于年龄≤35 岁的不孕患者,高 BMI 可能降低临床妊娠率;对于年龄>35 岁的不孕患者,BMI 对妊娠结局无明显影响。也有学者认为,孕前 BMI 是人工授精活产率的显著负面影响因子,超重及肥胖不仅影响卵母细胞和胚胎质量,还可能影响子宫内膜容受性。另外,超重及肥胖伴随的胰岛素抵抗等内分泌紊乱状态也可能导致妊娠失败。

(四)输卵管情况

输卵管通畅是人工授精的必要条件,对于单侧通畅与双侧通畅对人工授精妊娠结局的影响,目前存在争议。有学者认为双侧输卵管通畅患者的临床妊娠率比单侧输卵管通畅患者高,也有学者认为,两者的临床妊娠率近似。

(五)人工授精时机

有研究证实排卵前或排卵后行人工授精,其妊娠结局相似;也有研究证实,对于刺激周期助孕的夫精人工授精患者,排卵前人工授精的活产率显著高于排卵后人工授精,而对于供精人工授精患者,人工授精时机对于妊娠结局没有影响。

（六）人工授精次数

有研究证实同一周期行两次人工授精并不能提高妊娠率，但可显著改善周期妊娠率，且同一周期两次人工授精适用于非男方因素的不孕患者。

（七）促排卵

人工授精与促排卵的关系存在争议，有学者认为，促排卵可显著提高人工授精的妊娠率，且流产率与自然周期近似；也有学者认为，促排卵周期与自然周期有相似的妊娠率，但促排卵周期流产率较自然周期高。最新发表的数据证实，排卵前有 2 个及以上直径≥16 mm 卵泡的患者的活产率显著高于只有 1 个的患者。有研究证实，克罗米芬或来曲唑联合尿促性腺激素方案的活产率显著高于自然周期组、单独应用克罗米芬组、单独应用来曲唑组及尿促性腺激素组。

促排卵周期可能出现多卵泡发育，存在发生卵巢过度刺激综合征的风险，可出现腹胀、胸闷、咳嗽、少尿等症状，如多枚卵泡发育成熟并排出，则有宫内外同时妊娠及多胎妊娠的风险，因此在促排卵周期中，如果出现 3 个或以上优势卵泡发育，应建议患者放弃此周期或改行 IVF-ET 助孕。

（八）其他

（1）精液孵育时间：有研究证实，精液处理前孵育时间与人工授精的妊娠结局相关，推荐精液采集后15～45 分钟开始优化处理，精子优化处理后孵育 15～45 分钟行人工授精。

（2）精子质量：有研究证实，处理后前向运动精子数是影响人工授精助孕患者妊娠率的独立因素。

（3）助孕周期：有研究证实，随着助孕周期数的增加，人工授精的妊娠率呈下降趋势，但随着助孕周期数的增加，累积妊娠率也逐渐增高。

（4）排卵日子宫内膜厚度：有研究证实，排卵日子宫内膜厚度≥10.3 mm 的不孕患者活产率显著增加。

五、供精人工授精的伦理问题

人类精子库的设立为广泛实施供精人工授精提供了保障，但随着借助供精人工授精助孕人群的增加，供精人工授精带来的伦理问题也受到了广泛的重视。

供精者是经过严格筛查的，接受供精人工授精的夫妇可以对供精者的基本信息（身高、血型、职业、肤色等）进行选择，但不会被告知供精者的个人信息（姓名、联系方式、住址等）。供精者与接受供精人工授精的夫妇、供精者与实施供精人工授精的医务人员均遵循双盲原则。

同一供精者的精液最多使 5 名女性妊娠，精子库有义务在匿名情况下，在结婚前为借助供精人工授精助孕生育的后代提供有关医学信息的婚姻咨询，防止近亲结婚。

供精人工授精助孕后所生的后代，享有和自然受孕的后代同样的权利和义务，包括继承权、受教育权、赡养父母的义务等。

应在保护隐私的前提下，对接受供精人工授精的夫妇进行随访，登记新生儿出生情况。

（丁锦丽　肖卓妮　李　洁）

第三节　体外受精-胚胎移植技术及其衍生技术

体外受精-胚胎移植（IVF-ET）技术指从女性卵巢内取出卵子，在体外与精子发生受精并培养 3～5 天，再将发育到卵裂球期或囊胚期的胚胎移植入宫腔内，使其着床发育成胎儿的全过程，俗称"试管婴儿"。

根据临床需要，IVF-ET 技术相继衍生出一系列辅助生殖技术，包括卵胞质内单精子注射（intracytoplasmic sperm injection，ICSI）技术及胚胎植入前遗传学检测（preimplantation genetic testing，PGT）技术。

一、常规体外受精-胚胎移植技术

（一）适应证

（1）女方各种因素导致的配子运输障碍。

①腹腔镜发现轻度或中度输卵管疾病的年轻患者，进行修复手术治疗后 12 个月仍不孕者，即使双侧输卵管通畅，但是输卵管功能异常或再次出现盆腔粘连。

②虽仅有轻度或中度输卵管疾病，但是患者年龄较大（≥35 岁），或卵巢储备功能减退。

③盆腔输卵管疾病严重者应直接选择 IVF-ET 技术。

④双侧输卵管近端阻塞者。

⑤双侧输卵管切除术后或输卵管绝育术后不愿行复通手术者。

⑥输卵管吻合术后 1 年仍不孕，高龄或卵巢储备功能减退者半年不孕。

（2）排卵障碍：经多次促排卵或人工授精等方法仍未孕，或同时存在其他可施行 IVF-ET 指征者。

（3）子宫内膜异位症：手术和药物方法治疗失败的子宫内膜异位症以及采用促排卵结合人工授精治疗未孕者，高龄、有多年不孕病史（≥3 年），Ⅲ～Ⅳ 期子宫内膜异位症患者手术后，卵巢功能受损及既往采用过卵巢抑制性药物者，尤其是伴有输卵管功能受损、男方因素不孕者，IVF-ET 可作为首选，在腹腔镜术后尽早进行。

（4）男方少弱精子症，经其他方法治疗未孕者。

（5）免疫性不孕：药物治疗无效，2 次及以上人工授精失败者。

（6）不明原因的不孕不育：2 次及以上人工授精失败者。

（二）禁忌证

（1）男女任何一方存在严重的精神疾病、泌尿生殖系统急性感染、性传播疾病。

（2）患有《中华人民共和国母婴保健法》（以下简称《母婴保健法》）规定的不宜生育的，目前无法进行胚胎植入前遗传学检测的遗传病。

（3）男女任何一方具有吸毒等严重不良嗜好。

（4）男女任何一方接触致畸量的射线、毒物、药品并处于作用期。

（5）女方子宫不具备妊娠功能或患有严重躯体疾病不能耐受妊娠。

（三）主要步骤

使用促排卵药物诱发多卵泡同时发育，监测卵泡生长状况，经阴道超声介导下取卵，将卵母细胞和精子置于模拟输卵管环境的培养液中受精，受精卵在体外培养 3～5 天，形成卵裂球期或囊胚期胚胎，再移植入宫腔内，并同时进行黄体支持。移植后 2 周测血、尿 hCG 水平确定妊娠，移植后 4～5 周超声检查确定是否宫内临床妊娠。

二、卵胞质内单精子注射技术

（一）适应证

（1）严重少弱畸形精子症。

诊断标准：男方至少有 2 次及以上精液常规符合以下任一标准。

①严重少精症：精子浓度 $<5\times10^6$/ml。

②少弱畸形精子症：精子浓度 $<15\times10^6$/ml，同时 PR 级精子 $<20\%$ 和（或）精子形态异常率 $>96\%$。

③精液处理后 PR 级精子 $<5\times10^6$。

（2）不可逆的梗阻性无精子症。

（3）生精功能障碍（排除遗传缺陷疾病所致）。

（4）免疫性不育。

（5）精子无顶体或圆头精子。

（6）常规体外受精失败或前次体外受精率低于 30％。

（7）射精异常（逆行射精或不射精）。

（8）行 PGT 治疗的患者。

（二）禁忌证

禁忌证同 IVF-ET 技术。

（三）主要步骤

刺激排卵和卵泡监测方法同 IVF-ET 技术，经阴道超声介导下取卵，去除卵丘颗粒细胞后在高倍倒置显微镜下行卵母细胞胞质内单精子显微注射授精，胚胎体外培养、移植及黄体支持方法同 IVF-ET 技术。

三、胚胎植入前遗传学检测技术

胚胎植入前遗传学检测（PGT）技术是在体外受精过程中，当受精卵发育到卵裂球阶段进行囊胚培养，在囊胚期取滋养细胞，对单基因遗传病和 22 对常染色体及性染色体进行筛查，评价胚胎是否携带致病基因，染色体是否正常或拷贝数目是否异常及染色体片段上是否有 4 Mb 以上的微缺失微重复的技术。根据 PGT 结果可以对胚胎进行择优移植，该技术不仅可以阻断遗传病的发生，还可以提高胚胎植入的成功率，同时可以达到优生优育的目的。现 PGT 分为三部分，包括胚胎植入前染色体结构异常检测（PGT-SR）、胚胎植入前单基因遗传病检测（PGT-M）和胚胎植入前染色体非整倍体检测（PGT-A）。

（一）胚胎植入前染色体结构异常检测（PGT-SR）

主要的适用对象是存在染色体病的患者：夫妇任一方或双方携带结构异常的染色体，包括相互易位、罗氏易位、倒位、复杂易位、致病性微缺失或微重复等。

（二）胚胎植入前单基因遗传病检测（PGT-M）

主要的适用对象如下。

（1）具有单基因遗传病者：具有生育常染色体显性遗传、常染色体隐性遗传、X 连锁隐性遗传、X 连锁显性遗传、Y 连锁遗传等遗传病子代高风险的夫妇，且家族中的致病基因突变诊断明确或致病基因连锁标记明确，部分结构仍未知的单基因也有可能通过寻找连锁的 STR 标记进行 PGT-M。

已建立 PGT-M 的单基因遗传病：遗传性耳聋、肝豆状核变性、脊髓性肌萎缩（SMA）、囊性纤维化（CF）、甲型血友病、进行性肌营养不良（PMD）、视网膜色素变性、亨廷顿舞蹈症、肌营养不良（MD）、脊髓小脑性共济失调 I 型（SCA I 型）、β 地中海贫血、α 地中海贫血、镰状细胞贫血、多囊肾病、马方综合征、成骨不全及脆性 X 综合征等。

（2）具有遗传易感性的严重疾病者：夫妇任一方或双方携带有严重疾病的遗传易感基因的致病突变，如遗传性乳腺癌的 BRCA1、BRCA2 致病突变。

（3）有移植需求且需进行人类白细胞抗原（human leucocyte antigen，HLA）配型者：曾生育过需要进行骨髓移植治疗的严重血液系统疾病患儿的夫妇，可以通过 PGT-M 选择生育一个和先前患儿 HLA 配型相同的胎儿，通过从新生儿脐带血中采集造血干细胞进行移植，救治患儿。

（三）胚胎植入前染色体非整倍体检测（PGT-A）

主要的适用对象如下。

（1）高龄孕妇（advanced maternal age，AMA）：年龄≥38 岁且需要采用辅助生殖技术者。

（2）不明原因反复妊娠丢失（recurrent miscarriage，RM）者：自然流产 3 次以上，或 2 次自然流产且其中至少 1 次流产物检查证实存在病理意义的染色体或基因异常的患者。

（3）不明原因反复种植失败（recurrent implantation failure，RIF）者：移植优质胚胎 3 次及以上或移植高评分卵裂期胚胎数 4～6 个或高评分囊胚数 3 个及以上均失败的患者。

（4）严重少畸精子症患者。

（四）禁忌证

有如下情况之一者，不得实施 PGT 技术。

（1）患有《母婴保健法》规定的不宜生育的遗传病。

（2）患有目前无法进行 PGT 的遗传病，如目前基因诊断或基因定位不明的遗传病。

（3）非疾病性状的选择，如性别、容貌、身高、肤色等。

（4）其他不适宜实施 PGT 的情况。

（5）其他几种特殊情况。

①性染色体数目异常：如 47XYY、47XXX 者等，生育性染色体异常后代的概率较低，不建议实施 PGT；而 47XXY 者等，生育后代染色体异常风险较高，可酌情考虑是否实施 PGT。

②对于常见的染色体多态，如 1qh＋、9qh＋、inv(9)(p12q13)、Yqh＋等，不建议实施 PGT。

（五）主要步骤

刺激排卵和卵泡监测方法同 IVF-ET 技术，经阴道超声介导下取卵，去除卵丘颗粒细胞后在高倍倒置显微镜下行卵母细胞胞质内单精子显微注射授精，胚胎体外培养，可于第 5～6 天行囊胚滋养层活检，胚胎冷冻后等待胚胎检测结果行遗传咨询后，择期行冻融胚胎移植，移植及黄体支持方法同 IVF-ET 技术。对 PGT 受术者及其子代的随访率均要求达 100％。

（李 洁 罗 金 漆倩荣）

第四节　生殖功能评估

一、女性生殖功能评估

（一）临床一般特征评估

1. 年龄　女性自出生后，卵巢内储存有 70 万～400 万个原始卵泡，至青春期时约剩 30 万个。育龄期女性每个月会有 6～15 个卵泡发育，但仅有 1 个优势卵泡能够发育至成熟卵母细胞排出。女性一生中仅有 400～500 个卵泡能够发育成熟并排出卵子。因此，随着年龄的增长，卵巢内的卵泡数量逐渐减少，卵母细胞的质量也逐渐下降，表现为非整倍体胚胎比例增加，妊娠率降低，流产率升高和活产率下降。生理性卵巢衰老是无法避免的不可逆的现象，研究表明，女性 30 岁以后生育力开始下降，35 岁以后生育力下降速度加快，不孕症和妊娠并发症发生率增高，41 岁以后妊娠率极低。所以女性生殖衰老也是指卵巢功能的衰退，但有一部分年轻的女性也可表现出卵巢功能衰竭的情况，导致这种现象的原因有卵巢手术史、放化疗史、遗传因素和环境因素等。有学者针对此现象提出了"卵巢年龄"的概念，用来反映卵巢的实际储备功能情况。卵巢储备功能下降表现为卵母细胞数量减少、质量下降，卵巢对促排卵药物反应性降低，IVF-ET 治疗所需要的促性腺激素用量增加，胚胎质量下降，妊娠率和活产率降低。

2. 月经周期　女性的月经是下丘脑-垂体-卵巢轴(hypothalamic-pituitary-ovarian axis，HPO)生理调控下的周期性子宫内膜剥脱性出血，月经周期的长短主要受到卵泡生长速度的调节。正常月经周期为 21～35 天，平均 28 天。月经周期随着年龄的增长而逐渐缩短，同时提示卵巢内卵泡的耗竭速度加快。在相同年龄条件下，月经周期＞34 天的女性接受辅助生殖技术助孕妊娠率是月经周期＜26 天女性的 2 倍。

3. 体重指数　体重指数(body mass index，BMI)是用于衡量人体肥胖程度的重要指标。BMI＞24 kg/m² 为超重，BMI≥28 kg/m² 为肥胖。研究表明，BMI 与抗缪勒管激素(也称抗米勒管激素)和基础卵泡刺激素(FSH)水平相关，BMI＞25 kg/m² 女性的基础 FSH 显著高于 BMI 正常女性。BMI 过高也会影响女性对促排卵药物的反应性，进而影响辅助生殖技术助孕结局。

（二）卵巢储备功能评估

1. 基础性激素测定 基础性激素是指在月经来潮第2～3天测得的血清性激素水平，包括卵泡刺激素（follicle stimulating hormone，FSH）、黄体生成素（luteinizing hormone，LH）、雌激素（estrogen）、孕激素（progestogen，P）、催乳素（prolactin，PRL）和雄激素（androgen）。月经周期正常女性的基础FSH水平用于预测卵巢反应性和妊娠结局的准确率阈值较高，一般认为基础FSH＞10 mIU/ml存在卵巢储备功能下降的可能，基础FSH＞15 mIV/ml提示妊娠潜能低。雌激素主要由生长卵泡的颗粒细胞产生，基础雌二醇（E_2）升高提示卵泡提前发育，存在卵巢储备功能下降的可能，抑或是存在多个卵泡发育的情况，如多囊卵巢综合征。研究表明，当基础E_2为184～367 pmol/L时，提示有卵巢低反应的可能。目前临床上可结合FSH和E_2水平来预测卵巢储备功能和卵巢的反应性，但其敏感性和特异性仍存在争议。另外，基础FSH/LH和睾酮（T）水平在预测卵巢储备功能上有一定的参考意义。FSH/LH增大，即LH相对降低提示存在卵巢储备功能下降，当FSH/LH＞3.6时，提示卵巢反应不良，IVF助孕周期取消率高；T参与了卵泡的生长和发育，能够增强卵泡的募集作用，基础T水平下降与卵巢储备功能下降相关，卵巢低反应患者补充雄激素可改善促排卵结局。

2. 基础窦卵泡计数 基础窦卵泡计数（antral follicle count，AFC）是指在月经来潮第2～5天在阴道超声下检测到早卵泡期直径为3～9 mm的卵泡数，能够反映卵巢内卵泡池中剩余的卵泡数。基础AFC是预测卵巢反应性最好的单独指标，AFC与年龄、基础FSH水平和促性腺激素（Gn）用量呈负相关，与获卵数和扳机日E_2水平呈正相关。基础AFC检测成本较低，对预测卵巢高反应和低反应的准确性较高，但受激素类药物和操作者的经验影响较大。目前认为，AFC＜5个为低反应，10≤AFC≤15个为正常反应，AFC＞15个为高反应。

3. 抗缪勒管激素测定 抗缪勒管激素（anti-Müllerian hormone，AMH）是TGF-β超家族的成员，是一种糖蛋白。男性胎儿在妊娠8周时，睾丸组织开始分泌AMH，诱导缪勒管退化；女性胎儿在妊娠36周后，卵巢组织开始表达AMH，由窦前卵泡和小卵泡产生，出生后逐渐升高，青春期最高，25岁后逐渐下降，36岁后显著下降，至绝经期后血清中不能检测到AMH。AMH是最早随着年龄增长而改变的指标，能够敏感地评估女性卵巢储备功能。AMH参与调控卵泡的生长，抑制初始卵泡的募集，AMH水平与促排治疗获卵数呈正相关。AMH与AFC联合预测卵巢反应性的准确性高。目前认为，AMH＜0.83 ng/ml预测卵巢低反应的特异性和敏感性分别为79%和83%，AMH＞3.5 ng/ml诊断多囊卵巢综合征的特异性和敏感性分别为79%和74%。

4. 抑制素 抑制素B（inhibin B，INH B）也属于TGF-β超家族的一员，在女性中主要由小窦卵泡的颗粒细胞产生，对垂体FSH分泌产生负反馈调节，也可通过旁分泌作用调节卵泡膜细胞对促性腺激素的反应性。有研究认为INH B水平低于40 ng/L提示卵巢储备功能下降，但临床上INH B预测卵巢反应性和妊娠结局的准确性较低。

5. 遗传因素检测 卵巢功能除了随着年龄的增长自然衰退之外，部分女性还会出现卵巢功能提前衰退，导致40岁之前即出现闭经和性激素异常的现象，即早发性卵巢功能不全（premature ovarian insufficiency，POI）。研究发现POI的发生与遗传因素和（或）环境因素有关，其中基因多态性和突变可能是导致POI的重要原因，包括X染色体和常染色体异常、线粒体DNA异常以及miRNA表达异常等。X染色体数目异常，如45X是Turner综合征的典型核型，表现为卵巢发育不良，原发性或继发性闭经，卵巢组织中没有卵泡或仅有少量闭锁卵泡。X染色体倒位、缺失、重复以及X染色体与常染色体的平衡易位也是导致POI的原因。许多基因在卵巢发育和POI的发生中有重要作用，目前已发现有上百个与POI相关的候选基因，但已经证实与POI相关的基因只有FMR1和BMP15，其他候选基因的验证仍需要通过群体检测和环境因素暴露等多方法进行探讨。另外，FSH和LH受体多态性可能也参与了卵巢低反应的发生，FSH/LH受体基因多态性的检测对临床上个体化卵巢刺激方案的提供有重要意义。

（三）输卵管功能评估

在女性不孕因素中，输卵管因素占30%左右，而在继发性不孕女性中输卵管因素占比可高达50%。

临床上可采用子宫输卵管造影，即将造影剂注入宫腔内，在X线或超声下动态地观察造影剂经过宫腔进入输卵管至盆腔的情况，从而观察宫腔形态及双侧输卵管的通畅程度。目前，子宫输卵管造影术是临床上检测输卵管是否通畅的一线检查手段。正常的子宫输卵管造影表现是造影剂充盈宫腔后，宫腔呈倒三角形，无充盈缺损，造影剂进入输卵管后显示输卵管走向平行或在宫体两侧弯曲绕行，造影剂经伞部流出后进入直肠子宫陷凹，在两侧卵巢附近呈对称性圈状负影。异常的子宫输卵管造影可表现为宫腔输卵管通而不畅、输卵管堵塞（近端或远端）、输卵管积水、盆腔粘连等，需要临床医生根据造影剂的充盈弥散情况进行分析。

（四）子宫内膜容受性评估

1. 子宫内膜容受性与胚胎着床 胚胎着床是成功建立妊娠的第一步，这个过程依赖于功能完善且具有发育潜能的胚胎，以及子宫内膜对胚胎具有接受能力，允许胚胎在子宫内膜进行定位、黏附和侵入，更重要的是，胚胎与子宫内膜能够达到发育同步且功能协调。从时间概念上讲，子宫内膜容受性是指子宫内膜在黄体中期一段有限的时间内接受胚胎种植的能力，这段时间称为种植窗（window of implantation，WOI）。既往认为所有女性的种植窗是恒定的，出现在自然周期LH峰值后的6～9天（LH+6～LH+9），或人工周期添加孕激素（P）后的4～6天（P+4～P+6）。从空间上讲，子宫内膜容受性涉及子宫内膜宏观和微观上的诸多变化。胚胎着床涉及胚胎滋养细胞、子宫内膜上皮细胞、基质细胞、免疫细胞、细胞因子、各类转录因子的调控，是一个极复杂又极精细的过程。着床失败也是导致育龄夫妇不孕和IVF失败的主要原因之一，人类有20%～50%的妊娠发生早期自然流产，主要原因是着床缺陷或失败。然而，胚胎着床的调控机制仍是未解之谜，如何改善子宫内膜容受性和提高胚胎着床率是生殖医学研究的热点及难点之一。

2. 超声检查 超声检查作为目前临床上最常用的子宫内膜容受性评估方法，在辅助生殖技术中有着非常重要的作用，经阴道超声检查无创且重复性强。子宫内膜声像图分为三种类型：A型为三线征，就是子宫肌层-内膜基底层交界处的强回声线状回声，其余部位表现为低回声；B型也是三线征，但交界处强回声增厚，呈模糊样；C型的子宫内膜表现为均一强回声。研究表明，新鲜周期中，hCG日表现为A型、B型、C型患者的着床率分别为35.3%、32.1%、23.4%。理论上hCG日子宫内膜应处于增殖晚期，若提前出现B型或C型子宫内膜，提示分泌期提前，种植窗与胚胎发育出现不同步的情况。可以采用超声检查对子宫内膜形态、厚度、容积、蠕动情况，以及子宫内膜和子宫动脉的血流动力学参数进行检测，另外还可以采用宫腔镜以及子宫内膜活检术对子宫内膜容受性进行分析。

子宫动脉及子宫内膜下血管搏动指数（PI）和阻力指数（RI）在整个促排过程中是不断变化的，但妊娠女性组PI和RI始终低于未妊娠女性组，说明妊娠女性的子宫内膜血流灌注优于未妊娠女性。然而在新鲜周期中，子宫内膜的分型、血流动力学改变与促排卵方案和激素水平相关，因此在评估时可能需要进行个体化评估和调整。

3. 宫腔镜检查 宫腔镜检查也是辅助生殖技术中非常重要的一种检查手段，是治疗子宫内膜息肉、宫腔粘连、子宫黏膜下肌瘤以及子宫畸形的主要方式，可以在宫腔镜下进行子宫内膜活检取材和搔刮术。有文献报道，在不孕患者中宫腔镜检出异常的发生率高达50%，在IVF失败患者中异常检出率可高达74.2%，宫腔镜能够直观评价宫腔形态，发现并治疗轻微的宫腔病变，改善宫腔环境，对提高临床妊娠率有辅助性作用。已有医院将反复着床失败患者列入宫腔镜检查的适应证之一。临床上对于移植优质胚胎未妊娠的患者，宫腔镜检查应该作为胚胎移植前的常规检查项目。

胚胎着床过程中，子宫内膜会募集大量的免疫细胞并产生和分泌多种炎症因子，而且子宫内膜中促炎和抗炎反应之间的平衡也是子宫内膜容受性建立、胎盘形成和妊娠维持的关键。慢性子宫内膜炎（CE）是指子宫内膜受到感染并且炎症反应持续存在的一种疾病，在以前CE是一种被临床低估和忽视的妇科疾病，近年来随着宫腔镜和子宫内膜活检术的应用，CE在不孕症、着床失败以及反复流产中的重要性也逐渐被大家认识。在宫腔镜下，CE患者可表现为子宫内膜间质水肿，可见散在的直径1mm以下的微小息肉，有时可见局部点状或弥漫性内膜充血。CE患者在进行子宫内膜活检术时在苏木精-伊红（HE）染色下可见子宫内膜血管增多并扩张,有数量不等的浆细胞浸润,CD138 是浆细胞特异性表面抗原,免疫组化寻找 CD138 阳性细胞也是目前诊断 CE 的依据。宫腔镜结合子宫内膜活检术能够有效提高 CE 的诊断率。针对 CE 进行治疗,可能是改善反复妊娠丢失和着床失败女性妊娠结局的重要方法。

4. 宫腔微生物菌群检测 一直以来,宫腔内都被认为处于无菌的状态,CE 可能是一种无菌性炎症或者是阴道和输卵管迁移的微生物导致的炎症。近年来,随着微生物组学研究的开展,宫腔内微生物菌群的存在已经被大家接受,它们参与很多生理病理过程。首先子宫内膜中存在大量的免疫细胞,参与调节子宫内膜的增殖和分化、血管形成、胚胎着床和胎盘形成等,宫腔内的微生物可能与子宫内膜上皮细胞受体结合,调控子宫内膜中免疫细胞的聚集和功能,宫腔微生物的组成变化与 CE、胚胎着床失败、反复妊娠丢失、宫内感染等密切相关。目前认为宫腔内存在以乳酸菌为主导的微生物菌群,有不少研究分析了微生物菌群与生殖的关系,在 IVF 患者中,活产组乳酸菌丰度是最高的,流产组和未孕组致病菌属丰度显著升高,说明高丰度的乳酸菌有助于胚胎着床,而致病菌属丰度增高与流产及胚胎着床失败有关。

5. 子宫内膜容受性分析 近年随着基因测序技术的发展和普及,基于基因表达检测手段的子宫内膜容受性评估方法也开始应用于 IVF 患者。目前临床上使用的方法有三种,第一种是子宫内膜容受性评估(endometrial receptivity analysis,ERA),通过检测子宫内膜组织的 238 个基因,来预测子宫内膜容受状态和种植窗,目前最常用的是微阵列(microarray)和 RNA-seq 两种方法。第二种是子宫内膜容受性检测(endometrial receptivity test,ERT),它是基于 RNA-seq 分析子宫内膜组织中相关基因的表达,并利用机器学习分析模型判断子宫内膜容受状态。第三种是子宫内膜容受性图谱(ER map),它是基于 PCR 技术选择出种植窗期间在子宫内膜表达并参与胚胎植入过程的基因,构建基因图谱,用于判断子宫内膜的容受性。子宫内膜容受性图谱选择的基因涉及细胞分裂增殖、细胞外基质组织与信号传导、免疫应答、血管增殖等,其中 40 个基因构建的辨别函数模型在正常月经周期的预测率达 100%。

二、男性生殖功能评估

(一)临床一般特征评估

1. 年龄 研究表明,随着年龄的增长,男性精子质量和生育力会逐渐下降。年龄的增长可导致男性睾丸组织、前列腺和输精管等发生器质性改变。高龄男性睾丸生精功能下降,精液量显著减少,精子浓度和活力均显著降低,而精子畸形率则显著升高,生育子代健康风险也随之增加。

2. 肥胖 肥胖对男性生育力的影响一直存在争议。临床研究表明,肥胖可影响精子浓度、精子活力和性激素水平。肥胖男性由于高胰岛素血症和胰岛素抵抗,性激素结合蛋白水平降低,游离睾酮相对增加,但总睾酮水平降低,E_2 水平增加,导致男性性欲减退、性生活频率降低。其机制可能是肥胖男性内脏脂肪增加,脂肪组织产生芳香化酶促进睾酮向 E_2 的转化,过量 E_2 可负反馈调节下丘脑-垂体-睾丸轴,导致 FSH 和 LH 水平降低。

3. 生活方式 临床研究发现,男性不育症患者中有吸烟史的比例较高,烟草产品的主要成分尼古丁、一氧化碳、铅等可导致睾丸和附睾内精子发生和储存的微环境发生改变,导致精液质量下降,如精子密度降低、运动力下降和畸形率升高等,烟草产品中的镉成分可抑制睾丸间质细胞合成雄激素的能力,导致生精细胞凋亡增加。男性不育症患者中饮酒比例也较高,酗酒可导致男性不育症的发生,酒精可损害睾丸生精上皮细胞的功能,进而影响性激素的合成,导致精子畸形率和 DNA 碎片率增高。另外,久坐、熬夜、环境温度变化、排精不规律等因素都有可能影响男性精子质量。临床上发现男性精子质量欠佳的时候,需要详细询问是否存在吸烟、酗酒及其他不良工作生活习惯等。

4. 环境因素 环境因素对男性生育力也有着重要的影响。重金属元素暴露或摄入不仅对人体全身系统有一定的伤害性,对生殖系统也有着明显的毒副作用。研究表明,工作中长期接触铅、镉、汞、铜等重金属的男性,其精子质量均有不同程度的下降,患男性不育症风险较高。环境中的雌激素,包括化工农药等,对男性下丘脑-垂体-睾丸轴可产生一定的抑制作用,影响生精功能。另外,化工农药和其他有机溶剂对男性生殖系统有明显的毒副作用,长时间暴露和接触可导致男性出现精液液化异常、精子 DNA 碎片率增高等情况。

(二)精液分析

1. 精液常规检查 精液常规检查是评估男性生育力的一线检查手段,检查项目包括精子密度、精子活力、精子畸形率等。第 6 版《世界卫生组织人类精液检查与处理实验室手册》(以下简称《手册》)首次将中国男性精子样本纳入分析。精子参数的各个百分位数仅仅反映了精子参数的分布,并不存在一个严格的不育与可育的判定点。第 5 版和第 6 版《手册》精液常规检查指标参考区间的比较见表 13-4-1。

表 13-4-1　第 5 版和第 6 版《手册》精液常规检查指标参考区间的比较

检查指标	第 5 版《手册》	第 6 版《手册》
精液体积/ml	≥1.5	≥1.4
精子总数/$\times 10^6$	≥39	≥39
精子浓度/($\times 10^6$/ml)	≥15	≥16
精子活力	PR≥32%	PR≥30%
正常形态精子百分率/(%)	≥4	≥4

2. 精子 DNA 碎片率分析 越来越多的证据显示精子 DNA 碎片率(DFI)或碎片化指数与自然妊娠和辅助生殖技术助孕结局密切相关,DFI 升高与早期自然流产、胚胎质量差以及子代出生缺陷风险增加有关。目前临床上 DFI 正常参考值为不超过 15%,临界值为 15%。根据第 6 版《手册》,尽管 DFI 升高的精子受孕能力可能并不受影响,但有多项荟萃分析表明,DFI 升高可影响胚胎着床率、胚胎发育及妊娠结局。已知很多精液常规检查异常的男性中存在相当高比例的 DFI 升高,精子 DNA 碎片化检测已作为评估男性不育的重要补充,且已成为男科学及生育科学中讨论最多的生物标志物。

3. 精子顶体酶活性检测 精子顶体酶是精子穿透卵母细胞透明带进入卵母细胞的关键酶,参与受精过程中的顶体反应。已经有越来越多的临床证据表明精子顶体酶活性异常对男性不育的影响,但对于是否将精子顶体酶活性异常作为 ICSI 技术的适应证仍存在争议。部分研究表明精子顶体酶活性降低并不会影响 IVF 受精率,也有研究表明精子顶体酶活性异常可导致 IVF 受精率下降甚至受精失败,目前关于精子顶体酶活性与 IVF 和 ICSI 妊娠结局的相关性仍有待进一步研究证实。

(三)生精功能评估

1. 性激素测定 睾丸生精功能主要受到下丘脑-垂体-睾丸轴调控,而性激素也是维持生精功能的关键因子,包括 FSH、LH、E_2、P、PRL 和 T 等,同时还包括性激素结合球蛋白(SHBG)。青春期 FSH 可促进睾丸重量增加和生精小管直径增加,也可促进支持细胞分泌 SHBG,后者使生精小管内局部 T 水平升高;LH 可促进间质细胞分泌 T,促进精子发生,PRL 可提高 LH 水平,维持生精功能。性激素测定在诊断和鉴别诊断梗阻性和非梗阻性无精子症中有一定参考价值。当男性血清性激素水平发生改变时,提示生精功能受损。

2. 抑制素 B 抑制素(inhibin,INH)是一种由女性卵巢颗粒细胞和男性支持细胞分泌的异二聚体蛋白质激素,能够选择性地抑制 FSH 的分泌,对 LH 也有轻微的抑制作用。INH 是由 α 亚基和 β 亚基组成的二聚体,根据 β 亚基的不同(βA 和 βB)可分为抑制素 A(INH A)和抑制素 B(INH B)。男性体内 INH A 含量极低,主要是 INH B 发挥着重要的生理作用。胚胎期支持细胞中高表达 INH B,出生后稍下降,青春期 INH B 的表达和分泌随着睾丸体积的增大而增加。胚胎期和青春期前 INH B 的表达受 FSH 的调节,青春期后和成年阶段受到 FSH 和生殖细胞的调控,健康成年男性血清 INH B 含量为 244～291 pg/ml。

近年来,越来越多的研究发现,INH B 含量与睾丸生精功能密切相关。INH B 含量与睾丸体积和精子密度呈正相关,与 FSH 水平呈负相关。精液分析正常男性和梗阻性无精子症患者的 INH B 含量多在正常范围内,而少弱精子症患者 INH B 含量与精子密度和活力呈负相关,克兰费尔特综合征患者 INH B 含量极低。对正常和生精障碍患者 FSH 和 INH B 的有效测定值进行 ROC 曲线下面积分析,结果显示

FSH 对于鉴别正常和生精障碍患者的敏感性分别为 75％和 80％,而 INH B 为 83％和 90％。另外,INH B 是睾丸中直接产生的成分,与支持细胞和生精细胞的功能相关,而 FSH 是由垂体分泌的,并且受到雌激素、雄激素和 GnRH 等众多因素的调控,因此,INH B 在反映睾丸生精功能的敏感性上优于 FSH。

3. 睾丸组织活检 临床上对于无精子症患者一般会采用睾丸组织活检以明确生精功能。通常使用国际上通行的 Johnsen 评分表(表 13-4-2)来评价睾丸生精功能,病理评分从高到低,反映睾丸中的生精功能。但由于睾丸内不同部位生精功能不一致,或存在局部性精子发生过程,活检结果受取材的影响较大。

表 13-4-2 Johnsen 评分表

分数	评分值组织学标准
1分	生精小管无生精上皮
2分	无生精细胞,仅有支持细胞
3分	仅有精原细胞
4分	无精子和精子细胞,有少量精母细胞
5分	无精子和精子细胞,有较多精母细胞
6分	无精子和后期精子细胞,有少量早期精子细胞
7分	无精子和后期精子细胞,有较多早期精子细胞
8分	每小管少于 5 个精子,有少量后期精子细胞
9分	生精功能轻度改变,有较多后期精子细胞,排列紊乱,管腔内有脱落生精细胞
10分	生精功能正常

4. 超声检查 睾丸位置较浅,有利于高频超声探测,超声检查可清晰显示睾丸的大小、形态及内部回声,能够准确地测量睾丸体积,显示睾丸血管及其血流动力学状态。超声引导下经皮穿刺技术已经广泛应用于临床,超声可清晰地显示睾丸周围组织的结构,并可通过超声诊断系统的三维重建技术,显示睾丸血流丰富的区域,通过能量多普勒还可清晰地显示睾丸内和白膜下血管,以在穿刺过程中避开重要血管,减少出血和对睾丸组织的损伤,穿刺的准确性和安全性均显著提高,进而提高睾丸穿刺取精的成功率,减少并发症的发生。

5. 遗传学检测在评估非梗阻性无精子症患者中的作用 非梗阻性无精子症(NOA)的病因中遗传因素占主要地位。目前,临床上对无精子症患者的遗传学检测方法包括染色体核型分析、Y 染色体微缺失检测、不孕不育相关基因检测、全外显子测序等。其中染色体异常和 Y 染色体 AZF 基因片段微缺失是引起睾丸生精功能障碍的重要原因。NOA 患者中最常见的异常染色体核型是 47XXY,即克兰费尔特综合征,主要表现为小睾丸和无精子;染色体结构异常则以 Y 染色体结构异常多见,Y 染色体 AZF 基因片段微缺失使精子发生相关基因缺失,进而导致生精障碍。AZFa 缺失患者中 75％表现为仅有支持细胞伴睾丸体积缩小,无精子生成,25％表现为重度少弱精子;AZFb 缺失多表现为生精过程阻滞在精母细胞阶段,生殖细胞成熟障碍,睾丸内仅可见精原细胞和初级精母细胞,无精子生成;AZFc 缺失患者的病理表现呈多样化,可有不同阶段生精上皮细胞的表型,可见到精原细胞、精母细胞、精子细胞和精子等。重度少弱精子症和无精子症患者在接受 ICSI 治疗前,有必要明确不育的原因,以确定是否存在遗传学因素,并给予详细的遗传学咨询,告知患者通过 ICSI 技术生育的男性子代中有可能遗传相同的疾病。

(漆倩荣 张 怡 谢青贞)

第五节　促排卵方案

促排卵是根据患者排卵状态或无排卵的类型及治疗目标,通过药物刺激卵泡生长及排出的过程,是提高辅助生殖技术成功率,促进体外受精-胚胎移植(IVF-ET)技术及其衍生技术发展的基础。根据促排卵的目标不同,其可分为诱导排卵(ovulation induction,OI)和控制性超促排卵(controlled ovarian hyperstimulation,COH)。

一、诱导排卵

诱导排卵是指应用小剂量促排卵药物进行卵巢刺激,诱发单卵泡或少数卵泡发育并排卵,形成正常的排卵周期,以期待自然受孕或行人工授精助孕。

(一)诱导排卵的适应证、慎用证和禁忌证

1.适应证

(1)有生育要求但持续性无排卵或稀发排卵的不孕患者,常见于多囊卵巢综合征(polycystic ovary syndrome,PCOS)及下丘脑-垂体性排卵障碍。

(2)黄体功能不全。

(3)因卵泡发育不良或排出障碍导致的不孕或复发性流产。

(4)其他,如配合宫腔内人工授精(intrauterine insemination,IUI)治疗的卵巢刺激、不明原因不孕症、轻型子宫内膜异位症等。

2.慎用证

(1)原发性或继发性卵巢功能不全。

(2)卵巢促性腺激素抵抗综合征。

(3)血栓栓塞家族史或血栓形成倾向。

(4)患有性质不明的卵巢囊肿或性激素相关恶性肿瘤(如乳腺癌、子宫内膜癌、卵巢癌)治疗前后。

(5)先天性生殖道畸形或发育异常等。

(6)对促排卵药物过敏或不能耐受。

(7)男方重度少弱精子症。

3.禁忌证

(1)双侧输卵管阻塞/缺失。

(2)急性盆腔炎症或者严重全身性疾病不适合使用促排卵药物或妊娠者。

(3)男方无精子症,暂无供精标本。

(二)常用药物

1.枸橼酸氯米芬　枸橼酸氯米芬即克罗米芬(clomiphene citrate,CC),属于选择性雌激素受体调节剂,对雌激素有弱的激动与强的拮抗双重作用,通过竞争性占据下丘脑雌激素受体,干扰内源性雌激素的负反馈,诱导内源性促性腺激素的分泌,促进卵泡生长。其发挥作用有赖于下丘脑-垂体-卵巢轴(hypothalamic-pituitary-ovarian axis,HPO)功能的完整性,必须在体内有一定内源性雌激素水平的情况下才能发挥促排卵作用。

2018 年,SOGC 指南重申了 CC 的使用剂量和时限,可从自然月经周期或撤退性出血的第 $2\sim5$ 日开始口服 CC 50 mg/d,连续服用 5 日,如果多个卵泡发育,第二周期可降至 25 mg/d,如果诱导排卵无效,第二周期可增加至 100 mg/d,我国目前临床使用最大剂量不超过 150 mg/d。单用 CC 诱发卵泡生长失败时,可根据患者情况联合使用外源性促性腺激素或二甲双胍等。使用 CC 后,约 70%(60%～90%)的女性可出现排卵,40%(11%～65%)的女性可成功妊娠。每个诱发排卵周期妊娠率可为 35%～65%,与正常

女性自然周期妊娠率近似。妊娠后多胎妊娠率为 5％～10％，其中双胎占 95％，流产率为 10％～15％。CC 诱导排卵后未能成功妊娠可能与其抗雌激素作用对子宫内膜和宫颈的影响有关。

2. 来曲唑 来曲唑(letrozole,LE)为第三代芳香化酶抑制剂,可通过阻断睾酮向雌二醇以及雄烯二酮向雌酮的转化减少雌激素对垂体的负反馈调节,因而促进内源性 FSH 的分泌。与 CC 相比,LE 半衰期短(48 小时),不占据下丘脑雌激素受体,因此卵泡开始生长后,升高的雌激素发挥正常的负反馈作用,限制 FSH 的分泌,导致小卵泡闭锁,最终诱发单个卵泡生长。且 LE 没有外周抗雌激素作用,2.5～5 mg/d 对子宫内膜无影响,剂量增加可能会引起芳香化酶的持续抑制作用,引起雌激素水平过低而不能在排卵时维持足够的子宫内膜厚度。

LE 一般从自然月经周期或撤退性出血的第 2～5 日开始服用,2.5～5 mg/d,连续服用 5 日;如无排卵,则每周期增加 2.5 mg/d,一般不超过 7.5 mg/d。

3. 促性腺激素 促性腺激素(gonadotropin,Gn)包括绝经后女性的尿液中提取的 LH 与 FSH 生物活性比为 1:1 的人绝经期促性腺激素(human menopausal gonadotropin,hMG),纯化的或高度纯化的尿提取人卵泡刺激素(uFSH)、重组人卵泡刺激素(rhFSH),适用于口服促排卵药物后卵泡生长不佳或未妊娠者或下丘脑-中枢性排卵障碍者。

Gn 诱导排卵方案多样,医生需根据患者具体情况选择最合适的诱导排卵方案,并尽量避免多胎妊娠及卵巢过度刺激等并发症的发生。Gn 可辅助 CC、LE 治疗,为避免多卵泡发育,也可考虑低剂量递增方案或者常规剂量递减方案。使用时根据患者病因、年龄、AMH、AFC、体重选择适宜的剂量,隔日或每日注射。应用低剂量递增方案时,若 Gn 剂量增至 225 IU/d,卵泡生长仍不理想,则应终止用药。

4. 人绒毛膜促性腺激素 人绒毛膜促性腺激素(human chorionic gonadotropin,hCG)具有 LH 的生物活性,一次性大剂量用药可促进卵泡成熟及诱发排卵,并具有黄体支持作用。正确掌握 hCG 注射时机是获得理想诱导排卵的重要环节。可以在监测的情况下等待自然 LH 峰出现时注射 hCG,或当卵泡直径达到 18 mm 及以上,子宫内膜厚度一般达到 0.8 cm 及以上时注射 hCG 6000～10000 IU,一般注射后次日安排同房或人工授精。

5. 其他 对于排卵障碍的女性应首先明确其内分泌状态及病因,进行针对性的干预措施,包括减重、生活方式的调整、甲状腺功能的检查及纠正、基础性激素水平的检测及调整等。

(1)二甲双胍:常用于伴有胰岛素抵抗或 CC 抵抗的 PCOS 患者,可与其他促排卵药物联用。通过降低血胰岛素水平,纠正卵巢雄激素过剩,改善多毛和痤疮,使患者恢复排卵。二甲双胍还可改善血管炎症、脂代谢等情况,研究表示其对子宫内膜功能也有改善作用。二甲双胍开始服用剂量为 250～500 mg/d,逐渐增加剂量至 500～750 mg,每日 3 次,随餐服用 3～6 个月。

(2)多巴胺受体激动剂:适用于高催乳素血症性不排卵且有妊娠意愿的女性。临床常用溴隐亭,一旦确认妊娠,则应停止用药。

(三)诱导排卵取消标准

诱导排卵的目标是获得 1 个优势卵泡,配合性生活或人工授精而得到活产。为控制多胎妊娠及卵巢过度刺激等并发症的发生,出现多卵泡发育时需及时取消诱导排卵周期。一般建议直径 14 mm 以上的卵泡超过 3 个时,应取消该诱导排卵周期同时严格避孕,或改行 IVF-ET 助孕。若使用足量促排卵药物后卵泡生长不佳也应取消诱导排卵周期,并对患者内分泌状态等进行筛查,必要时先进行预处理。

二、控制性超促排卵

控制性超促排卵(COH)指通过运用药物在可控范围内诱发多卵泡发育和成熟,目标是一个周期获得 10～15 个成熟卵泡,最终通过穿刺取卵、IVF-ET 技术及其衍生技术助孕获得妊娠及活产。

COH 可分为降调节方案和非降调节方案。其中降调节方案一般包括黄体中期促性腺激素释放激素激动剂(gonado-tropin-releasing hormone agonist,GnRH-a)短效长方案、卵泡期 GnRH-a 长效长方案、GnRH-a 短方案。非降调节方案包括促性腺激素释放激素拮抗剂(gonado-tropin-releasing hormone antagonist，GnRH-ant)方案、卵泡期高孕酮状态下促排卵(PPOS)方案、黄体期促排卵方案、微刺激方案、自然周期方案。常用的刺激排卵药物包括 hMG、rhFSH、LH、GnRH-a、GnRH-ant 以及 hCG 等。根据患者的年龄、卵巢储备功能、体重、既往促排卵情况、不孕原因等综合判断选择相应 COH 方案(图 13-5-1)。

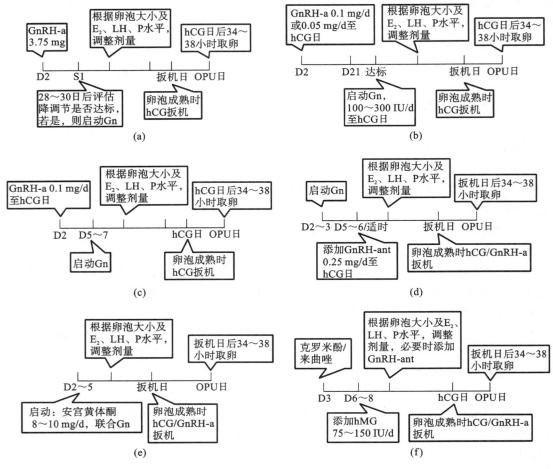

图 13-5-1　常用 COH 方案

(a)卵泡期 GnRH-a 长效长方案；(b)黄体中期 GnRH-a 短效长方案；
(c)GnRH-a 短方案；(d)GnRH-ant 方案；(e)PPOS 方案；(f)微刺激方案

（一）控制性超促排卵的适应证、慎用证和禁忌证

1. 适应证　COH 适用于进行 IVF-ET 技术及其衍生技术治疗的患者。

2. 慎用证　原发或继发性卵巢功能衰竭；原因不明的阴道出血或子宫内膜增生；已知或怀疑患有性激素相关的恶性肿瘤；有血栓栓塞史或血栓形成倾向；对超促排卵药物过敏或不能耐受。

3. 禁忌证　存在严重的精神疾病、泌尿生殖系统急性感染、性传播疾病；具有吸毒等严重不良嗜好；接触致畸量的射线/毒物/药品并处于作用期；子宫不具备妊娠功能或严重躯体疾病不能承受妊娠。

（二）常用降调节方案

降调节方案为利用 GnRH-a 与垂体细胞的受体结合而使垂体分泌的促性腺激素处于低水平，即造成垂体去敏感，这种垂体去敏感状态可随停药而恢复。GnRH-a 用药初期还会对垂体产生短暂的激发作用，称为"点火效应"。使用 GnRH-a 降调节的目的在于避免内源性 LH 升高或过早出现峰值造成卵子早熟或排卵；增加窦卵泡的募集，使卵泡发育同步化；增加获卵数和优质胚胎数；改善子宫内膜种植环境，进而降低周期取消率，提高辅助生殖技术的成功率。

1. 黄体中期 GnRH-a 短效长方案　最经典的 COH 方案，主要适用于年轻、卵巢储备功能良好的患者。月经规律、排卵正常的患者在黄体中期使用降调节药物；月经不规律及排卵障碍的患者月经期使用口服避

孕药(oral contraceptive,OC),当 OC 剩余 7 片左右时使用降调节药物。每日 0.1 mg 或者 0.05 mg 短效 GnRH-a 皮下注射直至月经来潮第 2 日复查性激素及 B 超。GnRH-a 降调节至少达 14 日,且应达到以下标准:E_2<50 pg/ml,LH≤3 mIU/ml,双卵巢窦卵泡直径<8 mm。若仍未达上述降调节标准,则继续使用原剂量 GnRH-a 降调节,若 GnRH-a 使用 21 日仍未达到上述降调节标准,则改为超长方案或取消该周期。启动 Gn 时子宫内膜厚度>0.5 cm 时需行吸宫术,若存在直径>1 cm 的大卵泡或其他生理性囊肿、巧克力囊肿(直径>3 cm)时,可先行穿刺术。

降调节达标后,开始促排卵治疗,同时 GnRH-a 改为每日注射 0.05 mg 直至扳机日。Gn 的具体启动剂量取决于患者的年龄、AFC、基础性激素水平、AMH、体重指数(BMI)、手术史、不孕因素及既往促排卵治疗中卵巢的反应性。促排卵过程中根据卵泡生长状况和性激素水平调整 Gn 剂量及复诊频率,Gn 使用一般不少于 9 日。

扳机日的把控灵活机动,且因人而异,当目标卵泡达到理想状况即可扳机。可以适当放弃最大或者最小的卵泡,取大部分卵泡。一般当 3 个卵泡直径大于 17 mm 或 2 个卵泡直径大于 18 mm,且 60% 的卵泡直径达 16 mm,或 E_2 下降/无明显增长,或连续 2 日卵泡无明显生长,或 P 水平较前一次明显上升,当晚给予 hCG 扳机,34～38 小时取卵。hCG 的剂量根据 E_2 水平、卵泡数目、既往周期卵子成熟度及卵巢过度刺激综合征(ovarian hyperstimulation syndrome,OHSS)病史进行调整,常用剂量为 6000～10000 IU。

2. 卵泡期 GnRH-a 长效长方案 其适用于任何卵巢反应的人群,但是以高反应、正常反应患者效果更佳,尤其是合并子宫内膜异位症、子宫腺肌症、子宫肌瘤的患者。部分低反应患者可考虑使用。

在月经周期第 1～3 日注射长效 GnRH-a 3.75 mg,注射后 28～30 日返院检测性激素水平和窦卵泡生长情况,根据卵泡大小及性激素水平决定 Gn 启动时机。促排卵过程及扳机方式可参考黄体中期 GnRH-a 短效长方案。一般建议小剂量启动,后续根据卵泡大小和性激素水平适当增加 Gn 剂量。

3. GnRH-a 短方案 其主要适用于卵巢反应不良的患者,目前临床已较少使用。于月经周期第 2～3 日开始使用 GnRH-a 0.1 mg 至 hCG 日,一般注射 GnRH-a 3 日后启动 Gn。Gn 启动剂量及调整方案参照黄体中期 GnRH-a 短效长方案。

(三)常用非降调节方案

1. GnRH-ant 方案 适用于任何卵巢反应的人群,尤其是卵巢高反应和低反应患者。从月经周期第 2～3 日开始给予 Gn 启动促排卵,GnRH-ant 的应用方案分为固定方案及随机方案。固定方案即启动 Gn 第 5 日或第 6 日开始每日应用 GnRH-ant 0.25 mg 直至扳机日;随机方案,即启动 Gn 后,当 1 个卵泡直径达 12 mm 或血清 E_2 水平>300 pg/ml 时,开始每日应用 GnRH-ant 0.25 mg 直至扳机日。若促排卵过程中血清 LH 水平过高,可当日应用 GnRH-ant 0.5 mg。

Gn 的启动剂量和调整以及扳机标准可参考黄体中期 GnRH-a 短效长方案。对 OHSS 高危者可行 GnRH-a 0.2 mg 或联合 hCG 2000～4000 IU 扳机。

2. PPOS 方案 主要适用于卵巢储备功能减退、卵巢反应不良或因子宫腺肌症、输卵管积水、子宫肌瘤、子宫内膜病变、PGT 等原因需行全胚冷冻的患者。

在月经周期第 2～5 日起开始口服安宫黄体酮(MPA)片剂,每日 8～10 mg,同时给予外源性 Gn,根据卵泡发育的情况调整 Gn 剂量,当目标卵泡达到理想状况即予以 hCG 或 GnRH-a 0.2 mg 或两者联合应用进行扳机。

3. 黄体期促排卵方案 适用于卵巢储备功能不良或卵泡期取卵后尚有 2 个及以上小卵泡(直径≤8 mm)者,在黄体期继续给予 Gn,根据卵泡发育情况调整 Gn 剂量,当目标卵泡达到理想状况即予以 hCG 扳机。两次取卵后所获胚胎均冷冻保存,择期行冻融胚胎移植术。

4. 微刺激方案 适用于高龄、卵巢储备功能明显减退、多次 COH 反应不良或有激素依赖型肿瘤风险的患者。

于月经周期第 2～3 日予以口服促排卵药物 CC 50～100 mg/d 或 LE 2.5～5 mg/d,连用 5 日后根据卵泡和激素水平可给予小剂量 hMG 75～150 IU/d 联用,必要时添加 GnRH-ant 0.25 mg。可使用 hCG 或 GnRH-a 0.2 mg 扳机。

5.自然周期方案　适用于患激素相关性恶性肿瘤或存在此类疾病风险不能进行卵巢刺激、自愿选择自然周期或卵巢低反应患者。

监测卵泡大小及 E_2、LH、P 水平,卵泡直径≥18 mm,E_2≥150 pg/ml 时,若未出现 LH 峰则予以 GnRH-a 0.2 mg 或 hCG 4000～10000 IU 扳机,34～38 小时取卵。若 LH 上升达基础值 3 倍,则下午再查 E_2,若 E_2 下降大于 50%,则紧急取卵,若 E_2 下降小于 50%,则隔日取卵(LH 的监测及处理亦适用于其他促排卵方案)。

IVF-ET 技术助孕结局与 COH 方案密切相关,方案的选择、监测和用药过程需遵循个体化原则,对患者进行充分评估。在把控多胎妊娠及 OHSS 等并发症的前提下,应获得理想数量的高质量卵子及胚胎,以确保获得令患者满意的助孕结局。

(刘　倩　王雅琴　谢青贞)

第六节　辅助生殖实验室技术

辅助生殖实验室技术是人类辅助生殖技术必不可少的组成部分,对辅助生殖的结局起着至关重要的作用。

一、男性实验室检测技术与质量控制

男性实验室(andrology laboratory)检测技术为男科疾病的临床诊断、治疗、预后判断和辅助生殖技术的选择提供依据,开展的相关技术有精液常规分析、精子形态学分析、精浆生化检查、精液病原微生物检查、精子功能检查等。

(一)男性实验室检测技术

1.精液常规分析

(1)精液理化性质:正常精液外观呈灰白色、半透明状,具特殊腥味。如果精子浓度非常低,精液略显透明状。长时间未排精者射出精液略带黄色。

精液体积的测定一般采用《世界卫生组织人类精液检查与处理实验室手册》(第 6 版)推荐的称重法。体积换算时,精液密度取值一般为 1 g/ml。正常男性一次射精的精液体积参考值下限为 1.4 ml。

精液射出后很快呈胶冻状。通常室温下几分钟内开始液化(变得稀薄),在 15 分钟左右完全液化。如果超过 60 分钟仍未完全液化,则称为精液液化不完全或不液化,可用吸管吹打混匀或用菠萝蛋白酶处理以加快液化。

正常精液 pH 范围为 7.2～8.0,pH 的测定应在液化的同时进行。

(2)精子计数与活力评估:精子计数包括精子浓度和精子总数。精子浓度指单位体积精液中的精子数量,通常以每毫升精液中的精子数量来表示;精子总数指一次完整射精的精液中精子总数量。

《世界卫生组织人类精液检查与处理实验室手册》(第 6 版)推荐采用改良 Neubauer 型血细胞计数板进行计数。除此之外,目前常用的还有 Makler 精子计数板等。下面以 Makler 精子计数板为例介绍精子计数方法。

①将液化后的精液混匀,用巴斯德吸管或移液枪滴 1 滴精液(10 μl)至计数板圆盘中央。

②盖上盖玻片并轻轻按压,使精液在圆盘内扩散,形成 10 μm 厚的薄层。

③将计数板置于相差显微镜载物台上,在 200 倍或 400 倍镜下对连续的 10 个最小方格进行计数。

④另换一排方格或一个视野进行重复计数,取两次计数的平均值作为结果。结果代表的是以百万每毫升($10^6/ml$)为单位的精子浓度。正常精液精子浓度的参考值下限为$16\times10^6/ml$。

精子活力一般指精液中呈前向运动的精子所占的百分率。WHO推荐将精子运动分为4级:快速前向运动(A)、慢速前向运动(B)、非前向运动(C)和不活动(D)。

精子活力评估需制备湿片。具体做法:将液化后的精液充分混匀,滴1滴精液(10 μl)于洁净载玻片上,然后盖上22 mm×22 mm洁净盖玻片,形成一个约20 μm厚的湿片。待湿片内精液停止移动后,置于200倍或400倍相差显微镜下进行评估。须至少评估5个视野、200个精子,以减小误差。WHO推荐的精子活力(百分率)参考值下限:①前向运动(A+B)精子:30%。②精子总活力(A+B+C):42%。

除上述人工分析精子浓度、活力外,目前临床还可通过计算机辅助精子分析(CASA)进行分析。在使用CASA进行精子运动参数分析时,每份标本至少要分析200个活动精子的运动轨迹。为避免高频度精子碰撞可能产生的误差,应对精液进行一定程度的稀释($2\times10^6/ml\sim50\times10^6/ml$)。

2. 精子形态学分析 精子形态学分析的步骤如下:①精液涂片的制备;②涂片的空气干燥、固定和染色;③1000倍油镜亮视野下检查;④确定正常形态精子百分率。其中常用的染色方法有巴氏染色、Shorr染色、Diff-Quik染色。WHO推荐的正常形态精子百分率参考值下限为4%,评价标准如下。

(1)头部:外形光滑、轮廓规则,大体上呈椭圆形,顶体区可清晰分辨,占头部的40%~70%;顶体区没有大空泡,并且小空泡不超过2个,空泡大小不超过头部的20%。顶体后区不含任何空泡。

(2)中段:细长、规则。大约与头部长度相等;中段主轴应与头部长轴成一条直线;残留胞质不应超过头部大小的1/3。

(3)主段:应比中段细而均一,其长约为45 μm,尾部没有显示鞭毛折断的锐利折角;主段可自身卷曲成环状。

精子缺陷的主要类型如下。①头部缺陷:如大头、小头、锥形头、梨形头、有空泡的头(超过2个或空泡大小占头部的20%以上)、顶体区过小或过大等,或以上缺陷的任意组合。②颈部和中段缺陷:中段非对称地接在头部、粗或不规则、锐角弯曲、异常细的中段,或以上缺陷的任意组合。③主段缺陷:短尾、多尾、断尾、发卡形平滑弯曲、锐角弯曲、宽度不规则、卷曲,或以上缺陷的任意组合。

3. 精浆生化检查 精浆主要由附睾、精囊腺、前列腺、尿道球腺等的分泌液组成。可通过检测上述副性腺的分泌标志物来反映其功能,如精浆α-葡萄糖苷酶能反映附睾功能;精浆果糖能反映精囊腺功能;精浆锌(Zn)、酸性磷酸酶能反映前列腺功能。精浆中含有两种α-葡萄糖苷酶,中性α-葡萄糖苷酶同工酶和酸性α-葡萄糖苷酶同工酶,分别来自附睾和前列腺。来自前列腺的酸性α-葡萄糖苷酶同工酶可以被十二烷基硫酸钠(SDS)选择性抑制,从而可以测定反映附睾功能的中性α-葡萄糖苷酶。检测精液中附睾中性α-葡萄糖苷酶含量可使用商品化试剂盒。建议使用含SDS和卡斯塔碱(castanospermine)的试剂盒测定精液中中性α-葡萄糖苷酶。检测精液中精浆果糖也可使用商品化试剂盒,精液中低果糖浓度是射精管阻塞、双侧输精管先天性缺如、不完全逆行射精和雄激素缺乏的特征。检测精浆锌可用分光光度法和商品化试剂盒。

4. 精液病原微生物检查 生殖道感染也是引起男性不育的重要原因。常见的病原微生物有细菌(如淋球菌)、支原体、衣原体、病毒(如HPV)等。病原微生物检查的标准方法是从新鲜精液中直接分离培养,对于HPV等,目前也常通过对病原核酸的检测来鉴定是否存在感染,如荧光PCR、基因芯片等,具有检测快速、敏感性高的优点。

5. 精子功能检查 常见的检查项目有精子与宫颈黏液的相互作用、精子顶体反应、精子低渗膨胀试验、人透明带结合试验、活性氧检测等。这些检查项目中,有些因操作复杂、对取样时间及环境要求较高,有些因临床指导意义不明显,所以目前在实际工作中并未普及,一般是根据患者指征与需求,在精液常规分析结果的基础上,有针对性地进行检查。

(二)男性实验室检测质量控制

根据《临床诊疗指南——辅助生殖技术和精子库分册(2021修订版)》的要求,男性实验室内部质量控制包括五大内容：环境质量控制、仪器设备质量控制、试剂耗材质量控制、人员质量控制、实验操作质量控制。

1.环境质量控制 包括实验室内部温湿度的稳定，工作环境及台面、物表的日常清洁消毒；定期对通风、空调、水暖等系统的维护。

2.仪器设备质量控制 包括仪器设备的安装验收、档案登记、故障维修、日常监测与维护、计量校准、报废停用等一系列环节。所有设备均需建立管理档案和标准操作规程（SOP），每日应对冰箱、水浴锅、恒温加热台、CO_2培养箱等的运行状态进行监测，计量仪器如移液器、天平及温度计、湿度计等，应定期返厂或送到专业机构校准。所有仪器设备的使用、监测、维修、校准记录等，都应做到详细并妥善保存。

3.试剂耗材质量控制 试剂耗材从订货、验收、入库，到出库、储存、使用，都需有专人进行全流程管理。所有环节需详细记录，以便于追溯。

4.人员质量控制 实验室工作人员均需符合相关资质要求，有完整的人员档案信息，在上岗前接受过相应的岗前培训、技能培训等。特别要提出的是，对于精液常规分析等核心工作，操作人员的技术稳定性是影响检测结果准确性的关键因素之一，因此应定期采用相同的系列质量控制品对实验室操作人员进行人员之间的质量控制，避免因人员间操作差异导致检测结果出现偏倚。评价操作人员之间差异主要利用S图及Xbar图（《世界卫生组织人类精液检查与处理实验室手册》中有专门的论述可供参考）。当人员间操作结果存在显著差异时，要及时分析原因，采取措施做出改进。

5.实验操作质量控制 每一项操作都需结合本实验室实际情况建立SOP，内容应详细并具操作性。SOP应根据质量改进措施进行定期讨论、修订，修订后要组织全员学习，旧版本停用并存档。所有操作过程和结果均应有翔实的记录，且记录至少保存2年，便于数据的统计和日后核查。

此外，男性实验室还应当定期参加权威机构组织的室间质评，从而对各实验室的检验质量进行监测和评价，目的在于评价检验的准确性并建立室间可比性。它与内部质量控制是互补的过程，有条件的实验室应做到定期参加。

二、人工授精实验室技术与质量控制

（一）人工授精实验室技术

人工授精是指用人工方式将精液注入女性体内以取代性交途径使女性妊娠的一种方法。

进入人工授精周期之前，男性精液已经经过诸多检查，因此人工授精实验室的主要技术内容是精液优化处理。精液优化处理方法包括非连续密度梯度离心法、直接上游法等。

1.非连续密度梯度离心法 利用正常精子、畸形精子、不活动精子和精液中的其他细胞成分在运动能力、运动轨迹和浮力密度等方面的差异，达到分离正常精子的目的。操作方法如下。

（1）在2个锥形管内分别加入1 ml 40%精子分离梯度液，再用移液管吸取等体积80%精子分离梯度液，穿过40%精子分离梯度液直接注入锥形管的底部，上、下部分别为40%、80%精子分离梯度液，中间有明显分层。

（2）将已经完成液化的等体积的精液分别缓慢加入2管精子分离梯度液中，350 g离心15分钟。

（3）弃上清液，分别加入2 ml HEPES缓冲液重悬沉淀，250 g离心10分钟。

（4）弃上清液，用0.5 ml HEPES缓冲液将2管中的沉淀重悬，合并。

（5）滴片分析优化后的精液，记录结果，并将精液置于37 ℃培养箱待用。

2.直接上游法 利用精子的游动能力，达到将活力好的精子与活力差的精子、死精子等分开的目的，但该方法的精子回收率较低。

（二）人工授精实验室质量控制

人工授精实验室的质量控制内容包括仪器设备质量控制、试剂耗材质量控制、人员质量控制、环境质量控制四个方面。

1.仪器设备质量控制 建立每台仪器设备的使用档案，包括名称、编号、日常操作步骤、日常维护程序及负责人。每年进行仪器设备的维护和校准,每日记录使用状况,所有记录都应放入仪器设备使用档案。

2.试剂耗材质量控制 人工授精实验室使用的所有试剂耗材需具有质检合格证、注册证,使用前要经过人精子存活试验,通过观察精子活力的变化发现培养环境中的胚胎毒性,具体方法如下:密度梯度离心法处理精子后,调整精子的浓度为 $5\times10^6/ml$,然后分别在 1 个对照管和 1 个实验管中加入 0.5 ml 精子悬液,放入 CO_2 培养箱,分别在 24 小时、48 小时进行精液常规检查,记录精子活力(取样时要混匀),计算精子存活率(精子存活率=实验组精子活力/对照组精子活力),若精子存活率>75%,则试剂耗材通过测试,否则表明试剂耗材可能存在潜在的胚胎毒性。如需检测某一批号的耗材,则用该批号的耗材进行操作;如需检测某一批号的培养基,则用该批号的培养基做精子培养,对照组为已知合格培养基。

3.人员质量控制 人工授精实验室工作人员应具有按精液分析标准程序处理精液的培训经历和实践操作技能,有完整的人员档案信息。精液常规分析是人工授精实验室的核心工作,为避免因人员间操作差异导致检测结果出现偏倚,而影响检测结果的准确性,应采用和男性实验室同样的方法进行人员间的质量控制。

4.环境质量控制 类似于男性实验室检测质量控制。

三、体外受精-胚胎移植实验室技术与质量控制

(一)体外受精-胚胎移植实验室技术

1.体外受精技术 体外受精的培养体系模拟人输卵管和子宫的环境而设计,培养液的组成中,水约占99%,另有蛋白质、氨基酸、维生素、激素和生长因子、抗生素等。为了维持适当的生理 pH,研发了不同的缓冲体系,包括碳酸盐缓冲体系、磷酸盐缓冲体系、HEPES 缓冲体系、MOPS 缓冲体系,胚胎培养以碳酸盐缓冲体系为主,依靠碳酸氢钠和 CO_2 浓度来调节其 pH。

经控制性超促排卵方案在阴道超声引导和负压吸引器的负压吸引下,在女方体内成熟的卵母细胞中获得卵泡液,实验室工作人员从取出的卵泡液中找到卵母细胞,即卵冠丘复合体(oocyte corona cumulus complex,OCCC)。成熟的卵泡液为亮黄色,典型的成熟卵母细胞呈旭日状,卵丘和放射冠充分扩张,可见第一极体,透明带清晰。

体外受精的方式分为常规体外受精(IVF)技术和卵胞质内单精子注射(ICSI)技术,IVF 技术是将取出的卵子和处理好的精子人为放在一起共同孵育完成受精,ICSI 技术是将单个精子直接注入卵胞质中使精卵结合受精。IVF 技术中,精液处理采用与人工授精类似的方法,取上游后的精子,调整精子密度至2000~20000 条/卵,或者每毫升 3 万~30 万条前向运动精子。精卵共同孵育 16~20 小时(长时受精)或 3~4 小时(短时受精)后,脱去颗粒细胞观察受精结果。ICSI 技术中,注射前,首先用透明质酸酶去除包围卵子的颗粒细胞,为降低酶对卵子的损伤,该操作须在 1 分钟内完成;要对精子进行制动,通过制动部分破坏精子尾部细胞膜,确保精子进入卵子胞质后释放精子蛋白激活卵子,制动位置在精子尾部的中段或下段。注射时,为减少对纺锤体的伤害,要使极体处于 6—7 点或 11—12 点的位置,然后在 3 点或 9 点的位置进针注射。当显微注射针穿过透明带、卵膜后,要回吸部分胞质后才能将精子和胞质一起注入,最后退针完成注射。回吸胞质,可人为引起胞质内的钙离子浓度瞬间升高,从而激活卵子恢复减数分裂并排出第二极体,为防止操作猛烈对胞质内的纺锤体或其他细胞器造成损伤,回吸胞质时的操作要轻柔。

2.原核形态评估及胚胎评估

(1)原核形态评估:判断受精的常用方法。精卵共同孵育 16~20 小时,脱去卵子周围的颗粒细胞,可以在倒置显微镜下观察到原核,正常受精有 2 个清晰的原核(2 PN),另外还可以观察到 1 个原核(1 PN)或 3 个及以上的原核(≥3 PN),1 PN 和≥3 PN 为异常受精(图 13-6-1)。原核形态评估常用方法为 Scott-Z 原核评分、Tesarik-P 原核评分。

①Scott-Z 原核评分根据原核的位置和大小,核仁的数目、大小、排列将原核分为 4 级。

Z1:2 个原核并列相连,大小一致;核仁在原核交界处呈线性排列,核仁大小、数目相同。

Z2:2 个原核并列相连,大小一致;核仁大小、数目相同,分散排列于原核中。

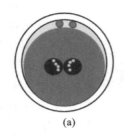 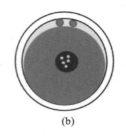 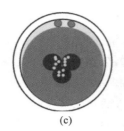

(a) (b) (c)

图 13-6-1 原核图

(a)2 PN;(b)1 PN;(c)3 PN

Z3:2 个原核并列相连,大小一致;核仁大小、数目不同;其中一个原核中核仁呈线性排列于原核连接处,而另一个原核中核仁分散不规则。

Z4:原核大小不等或分离。

②Tesarik-P 原核评分是将合子分为 O 型和非 O 型两种,强调 2 个原核的同步性。

O 型合子:每个原核中核仁数目大于或等于 3 个;2 个原核中核仁数目相差小于 3 个;核仁排列方式一致,均为极性排列或散在排列。

非 O 型合子分为以下 5 级:

1 级:2 个原核的核仁数目相差大于 3 个。

2 级:2 个原核中至少有 1 个原核核仁数目小于 7 个,且散在排列。

3 级:2 个原核中至少有 1 个原核核仁数目小于 7 个,且极性排列。

4 级:2 个原核中至少有 1 个原核核仁数目小于 3 个。

5 级:2 个原核的核仁排列方式不一致。

(2)胚胎评估:从卵裂速度、碎片率、均一度等方面进行。临床常用评分标准如下。

①卵裂期胚胎第 2 天评级。

Ⅰ级:4 细胞,大小均匀,碎片率<10%,无多核。

Ⅱa 级:4 细胞,大小均匀,碎片率 10%~25%,无多核;

　　　　2/3/5 细胞,具备阶段特异性卵裂模式,碎片率<10%,无多核。

Ⅱb 级:2/3/5 细胞,具备阶段特异性卵裂模式,碎片率 10%~25%,无多核。

Ⅲ级:2~5 细胞,不具备阶段特异性卵裂模式或细胞间大小差异较大,碎片率<25%;

　　　2~5 细胞,碎片率 25%~50%;

　　　≥6 细胞,碎片率<50%。

Ⅳ级:碎片率>50%。

②卵裂期胚胎第 3 天评级。

Ⅰ级:8 细胞,大小均匀,碎片率<10%,无多核。

Ⅱa 级:8 细胞,大小均匀,碎片率 10%~25%,无多核;

　　　　≥8 细胞,大部分细胞大小均匀,碎片率<10%,无多核;

　　　　6~7 细胞,具备阶段特异性卵裂模式,碎片率<10%,无多核。

Ⅱb 级:≥8 细胞,大部分细胞大小均匀,碎片率 10%~25%,无多核;

　　　　6~7 细胞,具备阶段特异性卵裂模式,碎片率 10%~25%,无多核。

Ⅲa 级:4~5 细胞,具备阶段特异性卵裂模式,碎片率<25%,无多核。

Ⅲb 级:≥4 细胞,细胞间大小差异较大或不具备阶段特异性卵裂模式,碎片率<25%;

　　　　≥4 细胞,碎片率 25%~50%。

Ⅳ级:<4 细胞,碎片率>50%。

（3）囊胚的评估：为了筛选出更好的胚胎，通常将分裂期胚胎继续培养至囊胚。囊胚由囊胚腔、内细胞团和滋养层组成。内细胞团将发育成胎儿，滋养层将发育成胎盘的一部分。根据囊胚腔的大小和是否孵出，将囊胚的发育分为以下 6 个时期（即 6 级）。

1 级：早期囊胚，囊胚腔不到整个胚胎体积的 1/2。

2 级：囊胚腔超过了胚胎体积的 1/2。

3 级：扩张囊胚，囊胚腔完全占据胚胎的总体积。

4 级：囊胚腔完全充满胚胎，胚胎总体积变大，透明带变薄。

5 级：正在孵出囊胚，滋养外胚层透过透明带向外凸出。

6 级：囊胚完全从透明带孵出。

1～2 级的早期囊胚，由于囊胚腔较小，难以区分内细胞团的界限。3～6 级再评估项目如下。

①内细胞团。

A：包裹紧密，大量细胞，形态规则，融合，直径大于 60 μm。

B：结构松散，少量细胞，形态不规则，有部分未融合，直径大于 60 μm。

C：极少量细胞，内细胞团小或不明显，部分细胞出现退化或凋亡现象。

D：不可见任何内细胞团或内细胞团完全退化。

②滋养外胚层。

A：许多细胞紧密结合，沿囊胚赤道面分布的细胞数明显多于 15 个，大小均匀，囊胚底面的细胞全部形态清晰，大多数可见细胞核。

B：少量细胞排列松散，沿囊胚赤道面分布的细胞数为 8～15 个，大小欠均匀，囊胚底面的细胞全部形态清晰，部分可见细胞核。

C：极少量细胞，沿囊胚赤道面分布的细胞数少于 8 个，大小明显均匀，滋养细胞与透明带之间有明显的碎片残留，囊胚底面的细胞难以辨认。

囊胚分级＋内细胞团分级＋滋养外胚层分级是囊胚评级的记录方法，根据这种方法，第 5 天理想的囊胚评级应该是 4AA。

3. 配子和胚胎的冷冻与复苏 通过冷冻可以对配子、胚胎进行长时间的保存。在冷冻复苏过程中，由于配子和胚胎要经历剧烈的温度变化，因此会造成细胞的损伤和死亡，损伤主要表现为冰晶形成、渗透性损伤、过冷现象等。为了适应冷冻过程中细胞内外渗透压的变化，可使用渗透性冷冻保护剂和非渗透性冷冻保护剂。渗透性冷冻保护剂主要是一些小分子化学物质，可以自由通过细胞膜进入细胞内部，将细胞内的水分子替换到细胞外，从而在细胞内形成高渗透压，减少冰晶形成。其主要包括甘油、二甲基亚砜、乙二醇、丙三醇等。非渗透性冷冻保护剂是一些大分子化学物质，不能通过细胞膜，通过增加细胞外液的渗透压，以利于细胞的脱水，减少冰晶形成，如蔗糖、葡萄糖、果糖等。此外还有其他冷冻保护剂，主要是一些大分子物质，如白蛋白、聚蔗糖、抗冻蛋白等。

冷冻方法有程序化冷冻法和玻璃化冷冻法，两种方法的原理都是细胞脱水降温。程序化冷冻法采用慢速降温，降温过程中胚胎会继续脱水；玻璃化冷冻法采用快速降温，使细胞内外液体均达到玻璃化状态。相较于程序化冷冻法，玻璃化冷冻法具有简便、经济、快速、复苏存活率高等优点，但是对操作人员的技术要求高，容易受到冷冻载体、冷冻保护剂等的影响。冷冻的配子和胚胎在复苏过程中要迅速升温，以减少冰晶形成，再逐步置换出细胞内的冷冻保护剂。

4. 未成熟卵母细胞体外成熟培养 未成熟卵母细胞体外成熟培养（in vitro maturation，IVM）是指从窦卵泡中获得的未成熟卵冠丘复合体在体外培养成熟的过程，可用于多囊卵巢综合征（PCOS）治疗、卵巢高反应及低反应患者、癌症患者生育力保存、卵巢抵抗综合征（resistant ovary syndrome，ROS）治疗等。

数据显示，经 IVM 处理后的卵母细胞成熟率低，发育潜能差。目前人未成熟卵母细胞的体外成熟率可达 70%，但体外成熟卵母细胞的发育潜能仍低于体内成熟卵母细胞，体外成熟卵母细胞受精后的囊胚发育率和种植率较低，主要原因可能与 IVM 期间核成熟和细胞质成熟不同步有关，因此保持卵丘细胞之间的紧密连接和信息传递对于卵母细胞核与细胞质的同步成熟以及卵母细胞的后续发育能力至关重要。

研究表明,在 IVM 的培养液中添加 FSH、LH、生长激素(GH)、卵泡液、颗粒细胞等都有利于提高卵母细胞成熟率,此外在培养液中添加辅酶 Q10、褪黑素等可以减少活性氧的产生,提高未成熟卵母细胞的成熟率。温度、氧气等培养环境也可能是影响 IVM 的因素之一。

IVM 虽具有操作简便、治疗周期短、费用低等优点,但治疗过程中易受培养环境、生物化学因素、生理因素等影响,如何提高核成熟和细胞质成熟的同步性,从而提高胚胎发育潜能、增高妊娠率,是 IVM 面临的最大问题。IVM 助孕过程中,卵母细胞在体外培养时间较长,并不能完全保证成熟卵母细胞的质量,且 IVM 应用较晚,1991 年才首次成功应用于人体,尚缺乏足够的子代大样本研究,因此,经 IVM 助孕生育的子代在成长过程中是否存在异常目前尚不明确。

(二)体外受精-胚胎移植实验室质量控制

胚胎实验室是体外受精-胚胎移植实验室的核心,胚胎实验室的质量控制优劣关系到体外受精-胚胎移植治疗周期的成败。胚胎实验室的质量控制就是控制实验室环境,使之尽量模拟母体环境,以最大限度保护卵子和胚胎的发育潜能。

1.环境质量控制　环境质量应从外部环境和实验室内部环境两方面考虑。外部环境主要涉及实验室选址问题,应远离有毒有害气体排放地区,远离医疗放射性科室及可能有放射性污染的研究所及科研机构,避免粉尘污染,远离生物污染,远离可能吸引和滋生传播病原体的昆虫。实验室内部环境包括实验室内部的温度、湿度、光照和空气质量,实验室的空气质量指洁净度和挥发性有机化合物(volatile organic compounds,VOCs)含量。实验室内的温度一般控制在 25 ℃左右,湿度以控制在 40%~60% 为宜,湿度太高会促进细菌和霉菌的生长,使工作人员感到不适,过低的湿度会加剧水分的蒸发,影响培养液的渗透压,不利于配子和胚胎的发育。

2003 年卫生部发布的《人类辅助生殖技术规范》中规定,体外受精(IVF)实验室环境需符合卫生部医疗场所 I 类标准,建议设置空气净化层流室,胚胎操作区必须达到百级标准。实验室内高浓度的 VOCs 对小鼠 IVF 胚胎具有毒性,导致胚胎质量下降和发育受阻。2017 年生殖研讨会上来自各国的胚胎学家和环境学家专门就辅助生殖技术(ART)实验室空气质量的控制技术和操作要求进行了讨论,重点针对新的 IVF 实验室的基本设计标准、实验室调试和 VOCs 的管理等达成了一系列共识。在该共识中规定 ART 实验室对空气质量的控制应达到如下标准:总 VOCs 含量应低于 $500\ \mu g/m^3$,甲醛含量低于 $5\ \mu g/m^3$,$0.5\sim10\ \mu m$ 或以上的颗粒物数量应小于 $352000/m^3$,微生物应低于 $10\ cfu/m^3$。为减少 VOCs 对配子和胚胎的损害,建议采取适当的措施改善实验室的空气质量,特别是安装能够去除 VOCs 的净化系统。例如,在通风系统内安装的过滤器中置入活性炭和高锰酸钾,在实验室内安装空气过滤器,气体在进入培养箱之前推荐经由空气过滤器来降低和去除 VOCs,并制定相关制度,减少 VOCs 的释放。

此外,胚胎的发育不仅受光线强度的影响,也受光线波长的影响。推荐实验室使用可调节亮度的白炽灯或在显微镜上安装滤光片,避免对胚胎发育有害波长的光线照射胚胎。

2.仪器设备质量控制　仪器设备质量控制主要包括以下几个方面:仪器设备的登记、维修及日常维护。需要建立仪器设备的管理档案,保存维修记录,对于频繁出现故障的仪器设备及时更换。在日常工作中应监测仪器设备是否正常运行。例如,定期测量 CO_2 培养箱的温度、CO_2 浓度,热台的温度,冰箱的温度,离心机的转速等。对于测量设备(如 CO_2 测定仪、分析天平等)应定期予以校准,对于体外操作的设备如超净工作台,应定期进行洁净度的检测;显微镜应定期予以清洁和维护等。对于实验室内必不可少的关键设备,如 CO_2 培养箱、体视显微镜、离心机、倒置显微镜等,建议准备备用设备,以免关键设备临时出现故障而影响正常工作。

对于需要连续供电的设备如 CO_2 培养箱,建议配备不间断电源(UPS),保证其在临时断电的情况下可以正常运行。推荐安装 CO_2 培养箱和储存配子及胚胎的液氮罐的远程报警装置,在没有人员看守的情况下,一旦发生突发事件(如 CO_2 气体供应缺失、液氮罐内液氮缺失等)可以及时触发报警装置,联系相关人员及时处理,避免损失进一步扩大。

3.试剂耗材质量控制　我国医用试剂耗材由国家药品监督管理局负责准入和管理。所有试剂耗材均应按照说明书提供的保存和使用标准妥善保存和使用,并使用包装完整、在保质期内的产品。试剂耗材应由专人管理,订货、入库登记、保存、使用情况（种类、厂家、批号、使用日期等）均应详细记录,便于追溯。试剂采取冷链运输,接收试剂后在入库前应检测运输的包装内温度是否达标（通常为 2～8 ℃）,如温度未达到要求,应及时联系退换货。

在选择使用的试剂耗材之前应进行安全性确认,例如,使用鼠胚试验（mouse embryo assay,MEA）、鲎试验（limulus amebocyte lysate assay）等的产品,如果厂家没有提供相应检测报告,在使用之前必须通过MEA 或精子体外存活试验（human sperm survival assay,HSSA）等方法来确定其使用安全性。

根据用量选择培养液的包装容量,初次使用时注明开瓶日期,并尽快用完,如需添加蛋白质应注明已添加蛋白质及添加日期。一瓶培养液应避免反复开关包装以免被污染,如果每日用量较少应分装后保存。

4. 人员质量控制　实验室的工作人员必须符合《人类辅助生殖技术规范》中的相关要求。建立实验室工作人员的培训档案,详细记录其培训的过程和胜任的岗位,包括其入职时间、学历、培训内容、培训时间/操作例数、考核结果、带教老师、考核老师等。建立人员考核制度。此外,应根据实验室的工作量配备足够数量的工作人员,包括实验室技术人员和辅助人员。

5. 实验操作质量控制　实验操作质量控制的主要目的在于保证实验室操作质量的一致性和稳定性。首先,建立岗位责任制度,明确各个岗位人员的工作内容和工作职责。其次,操作性强的工作应建立 SOP,详细描述每一项操作的步骤、达成的目标、潜在的风险和注意事项等。操作要在百级环境下,严格遵循无菌操作原则进行。为防止不同患者间配子、胚胎出现差错,所有配子或胚胎的培养皿、试管等都应该有患者的姓名标识。避免在同一操作区域内同时操作 2 名或多名患者的配子或胚胎,操作过程严格执行核对制度。操作的每一个过程都要有详细的记录,包括操作人、核对人,操作过程使用的试剂、耗材的批号等,保证每一个过程可以追溯。

为了更好地对实验室进行质量控制,依据《胚胎实验室关键指标质控专家共识》对实验室各个环节设立关键指标值,从而系统地检测和评估胚胎实验室的工作,以及时发现问题、解决问题、总结经验。

四、胚胎植入前遗传学检测实验室技术与质量控制

（一）胚胎植入前遗传学检测实验室技术

1. 胚胎活检技术　胚胎活检是胚胎植入前遗传学检测的一个重要步骤。目前,胚胎植入前遗传学检测的活检方法有三种,即极体活检、卵裂球活检、滋养细胞活检。

极体来源于卵母细胞的减数分裂,两次减数分裂分别形成第一极体、第二极体,所以通过极体活检可分析判定母源遗传信息。第一极体活检可在取卵后实施,也可在 ICSI 后 0.5～2 小时进行,第二极体活检在 ICSI 后 8～14 小时第二极体排出后进行。在 ICSI 受精后 8～14 小时可同时获取第一极体和第二极体活检。极体活检虽然不影响卵母细胞的正常受精与发育,对胚胎相对安全,但是仅反映母源遗传信息,不能检测父源性的遗传缺陷。

卵裂球活检是在取卵后第 3 天,也就是受精后 66～70 小时,对胚胎发育至 6～8 细胞,碎片率小于30% 的胚胎进行活检。通常活检 1 个卵裂球,最多 2 个。卵裂球活检可以同时检测母源性和父源性的遗传缺陷,但是因为仅对 1～2 个卵裂球进行检测（8 个卵裂球常常是不一样的）,因此可能导致漏诊。

滋养细胞活检是目前最常用的活检方法,在受精后第 5～6 天胚胎发育至囊胚阶段时,取滋养细胞 5～10 个,要求囊胚评级应在 4BB 以上。该取样方法对胚胎的发育潜能影响小,同时可以获得更多的细胞用于检测,提高了检测的准确性。但是滋养细胞的嵌合情况较多,用于检测的几个细胞不一定能代表整个内细胞团的实际情况。

2. 胚胎植入前遗传学检测技术　荧光原位杂交（fluorescence in situ hybridization,FISH）是利用荧光标记的特异性探针与处于间期的胚胎卵裂球 DNA 杂交,在荧光显微镜下观察荧光信号的数量与分布,反映相应染色体的数目与结构。该技术具有直观、简单、成本低、实验重复性强等诸多优点,但使用的探针数目有限,仅能检测部分染色体,受卵裂球固定效果和探针的非特异性结合等影响,检测结果难于判断,有时

需要根据经验做出主观判断,影响了结果的准确性,目前该技术有被其他技术取代的趋势。

聚合酶链反应(polymerase chain reaction,PCR)对基因组特定片段进行特异性扩增,通过测序等技术,可以检测胚胎性别、特定基因的点突变、小片段缺失或插入等,也可以通过 qPCR 检测染色体整倍性,目前主要应用于单基因病的诊断。该技术扩增目的片段明确、快速、准确性高,但是对环境要求高,易因污染和等位基因脱扣而导致出现假阳性或假阴性结果,因此建议和突变点附近的分子标记检测联合使用,以降低误诊率。

用于 PGT 的芯片技术包括阵列比较基因组杂交(array comparative genomic hybridization,array CGH,aCGH)和单核苷酸多态性芯片(single nucleotide polymorphisms array,SNP array)。利用不同颜色的荧光标记待测样本和正常基因组 DNA,然后与正常人芯片进行杂交,通过对比分析两种荧光强度,反映待测样本 DNA 信息。aCGH 技术可以在基因组水平检测染色体数目变化以及重复、缺失的情况,但是这种技术不能区分其分辨率以下的片段重复和缺失,不能检测整倍性的改变,如不能诊断三倍体胚胎、单亲二倍体等。SNP array 技术是由待检基因组与芯片上固有探针进行原位杂交,获得检测数据再与标准正常人群参照数据库进行比对分析。SNP array 检测的优势在于分辨率高,能够得到每个胚胎的 DNA 指纹信息,在分析染色体数目和片段异常的同时,可以诊断单亲二倍体,还可以确定妊娠胎儿是由哪一个胚胎发育而来。

二代测序(NGS)技术为新一代测序技术,相较于传统的 Sanger 测序技术,其改变了测序的规模化进程,能对几十万到几百万条短 DNA 片段同时进行测序,以边合成边测序为核心特征,可获得海量的序列信息,然后利用强大的生物信息学工具进行分析。在 PGT 技术中,NGS 技术是目前应用最广的技术,几乎适用于各种适应证。

(二)胚胎植入前遗传学检测实验室质量控制

胚胎活检的细胞及其在整个检测流程中需具有清晰且唯一的编号,并与胚胎一一对应。首次 PCR 扩增步骤需要设置细胞洗涤液空白对照以及扩增试剂空白对照以评估可能存在的污染及来源。各种检测技术均需建立 SOP 以遵照执行,并及时修订。对于采用商品化试剂盒检测的技术,如 aCGH、SNP array、NGS 等,需建立适用于本地实验室的程序和质量控制方法。所有实验操作过程均需严格执行双人核对制度,实时记录并签字。检测结果需由两人独立分析判读,最后由第三人审核判断,未达成一致意见的胚胎应判读为诊断不明,诊断不明的胚胎不建议移植。应定期开展室内比对和室间质评,并做好记录。

利用 PCR 进行检测的实验室需严格遵照临床基因扩增实验室工作规范的一般原则,做胚胎活检时还需严格执行胚胎实验室的质量控制。

(李红霞　章汉旺)

第七节　辅助生殖技术的衍生技术

一、人工辅助孵化

受精后 5～7 天,胚胎发育至囊胚阶段。此时囊胚不断扩张,囊胚腔不断扩大,透明带因受到囊胚扩张的压力及溶解酶的消化作用而持续变薄直至破裂,胚胎从透明带中孵出,从而完成"孵化"过程。不能正常孵化是导致胚胎着床失败的重要原因之一;其中,透明带结构和功能异常是导致囊胚孵出率下降的主要因素。

人工辅助孵化(assisted hatching,AH)技术即通过物理或化学方法对胚胎透明带进行处理,使透明带变薄或破损,以帮助胚胎从透明带内孵出。该技术源于 20 世纪 90 年代初 Cohen 等的研究,其发现透明带经切割形成小口后,胚胎着床率有所提高,遂提出通过在透明带上打孔以提高着床率的设想,并发表了相关的操作方法。此后,关于人工辅助孵化的研究不断涌现,推动该技术成为当今辅助生殖领域的常规技术。

（一）人工辅助孵化的原理

透明带是包绕在卵母细胞和早期胚胎周围的一层非细胞透明基质,厚度为 $13\sim20\ \mu m$,由糖蛋白、糖类及透明带特异性蛋白构成。透明带表面存在识别和结合精子的受体,精子与透明带结合后发生顶体反应,促进精卵结合;受精后则发生透明带反应,透明带硬化,从而避免多精入卵。此外,透明带还具有维持卵母细胞和早期胚胎的三维结构、保护其免受微生物、毒素及免疫细胞攻击的作用。

透明带具有双层结构,内层薄而富有弹性,外层则较厚。电镜下,透明带呈海绵状结构,由相互连接的细丝按一定顺序围成网孔,便于精子穿透。人卵母细胞透明带的糖蛋白共有四种:ZP1、ZP2、ZP3、ZP4,均含有 ZP 结构域,该结构域可能在透明带的形成中发挥关键作用。

透明带的厚度在受精卵发育的过程中会发生显著的变化。Cohen 等观察到透明带经过显微操作的胚胎相较于透明带完整的胚胎,着床率有所提高;该团队还发现,着床率与透明带厚度的变化值呈正相关;因此推测,孵出困难可能影响胚胎着床率,透明带过厚的胚胎可能孵化能力有损,导致着床率下降。另外,胚胎孵化成功与否还与透明带内层的弹性大小相关。

人工辅助孵化促进着床可能是通过以下机制实现的。①帮助胚胎与子宫内膜早接触、早种植:透明带经过人工削薄的胚胎,孵出的结构性阻力和能量阈值均降低,因此孵出更早,而早着床的胚胎结局较好,晚着床则与流产率高相关。②促进物质交换:透明带的厚度可影响物质的穿透能力,透明带越薄,可能越有利于胚胎与外界进行代谢产物和营养物质的交换,从而促进胚胎的发育。

（二）人工辅助孵化的适应证

1. 高龄　Cohen 等曾发现,对年龄在 38 岁以上患者的胚胎进行人工辅助孵化可提高体外受精的胚胎着床率。随着年龄的增大,患者可出现内分泌紊乱及溶解酶水平降低,从而引起透明带增厚、硬化和弹性下降,该类因素可能是导致体外受精失败的一大原因。目前,多数生殖中心将年龄大于 37 岁或 38 岁作为人工辅助孵化的适应证。

2. 体外受精反复失败　体外受精反复失败的患者,在排除宫腔、子宫内膜、胚胎质量及输卵管等因素后,应当考虑为由透明带异常所导致的着床失败。

3. 透明带增厚　透明带过厚可能影响胚胎的孵出。研究提示,对透明带厚度大于 $15\ \mu m$ 的胚胎进行人工辅助孵化可提高着床率。

4. 冻融胚胎　胚胎的冻融可诱发透明带的糖蛋白结构和功能改变,从而引起透明带硬化。已有研究证实,人工辅助孵化可提高冻融胚胎的着床率。

（三）人工辅助孵化的方法

1. 机械法　机械法是最早应用于人工辅助孵化的方法,其源于 Cohen 等提出的透明带部分切割法(partial zona dissection, PZD),除此以外,常用的机械法还包括三维透明带部分切割法、长形切割法、机械摩擦法、机械扩张法等。

透明带部分切割法是固定胚胎后,用显微切割针在透明带上不断移动,借助机械摩擦作用使透明带上产生切口,该方法操作迅速,但切口大小不便控制,容易导致囊胚孵出嵌顿;三维透明带部分切割法可在透明带上形成活瓣样开口,减少发生嵌顿的风险;长形切割法是在透明带上切出较大切口,从而加快胚胎孵出速度,但切口过长可能增加操作难度,且存在胚胎损伤风险;机械摩擦法是借助显微操作针使透明带变薄,透明带上不形成切口,因此降低了胚胎损伤风险;机械扩张法既不使透明带产生切口,又不使透明带变薄,而是通过向透明带内的卵周间隙注射液体使透明带扩张,以促进胚胎孵出,此法相较其他方法而言安全性较高。

2. 激光法　激光作用于透明带,可实现打孔或削薄的效果。Germond 等于 1995 年应用 $1.48\ \mu m$ 二极管激光以非接触的方式在鼠及人类胚胎透明带上打孔,初步证实了该方法的安全性和有效性。激光法操作简单、迅速,稳定性好,目前应用广泛。

3. 酸化法 酸化法是利用酸性台氏液(acid Tyrode's solution)使透明带部分溶解而形成缺口的化学方法。由于酸性台氏液具有一定的胚胎毒性,因此需确保操作迅速,且在操作结束后要连续漂洗胚胎,避免胚胎长时间暴露于有毒液体中。

4. 酶解法 酶解法避免了酸性台氏液的胚胎毒性,而是利用链霉蛋白酶的消化作用使透明带变薄。酶解法的时间控制十分关键:时间过短,达不到理想的变薄效果;时间过长,则会导致透明带过度酶解而完全消失。

5. Piezo 电压脉冲法 Piezo 电压脉冲法利用 Piezo 显微操作设备,首先用固定针固定胚胎,然后启动电压脉冲带动胚胎振动,从而在透明带上形成圆锥形小孔,促进胚胎孵出。该方法操作简便,耗时短。

(四)人工辅助孵化的安全性

目前,人工辅助孵化的应用仍存在争议。由于该类技术是对胚胎实施人工干预,不论是采用物理方法还是化学方法,均有可能因技术固有特性或操作不当导致胚胎损伤。同时,人工辅助孵化本质上就是对透明带——这一胚胎屏障的削弱,使得胚胎更易暴露于有害环境之中,因此有可能增加胚胎异常或死亡的风险。

基于随机对照试验的荟萃分析结果提示,人工辅助孵化可能增高多胎妊娠(特别是单卵双胎)的发生率,但亦有系统评价显示,人工辅助孵化对单卵双胎的发生无影响,故目前尚无充分证据证明两者具有相关性。现有研究提示,使用人工辅助孵化技术后流产率未显著增加。

综上所述,尽管人工辅助孵化应用普遍,其安全性仍存疑。基于以上风险,应当谨慎合理地选择具有适应证的人群予以应用,并积极探索更为安全有效的方法以促进胚胎孵化和着床。

二、人工辅助卵母细胞激活

在促成熟因子(maturation promoting factor,MPF)和细胞静止因子(cytostatic factor,CSF)的双重作用下,卵子发育到一定阶段后便停滞于第二次减数分裂中期;一旦精子出现或在其他特定因素的刺激下,卵子继续完成减数分裂和进一步的胚胎发育,该过程称为卵母细胞激活(oocyte activation,OA)。卵母细胞激活主要依赖于胞质内钙离子的振荡,后者可激活钙调蛋白依赖的蛋白激酶Ⅱ,进而降解细胞静止因子,其中涉及的机制可能如下:①精卵结合过程中,卵母细胞膜表面的特异性受体活化,从而介导一系列蛋白级联反应,产生第二信使 1,4,5-三磷酸肌醇,诱导胞内钙离子释放,最终激活卵母细胞(受体控制学说);②精子可释放某些能诱导 1,4,5-三磷酸肌醇生成的可溶性蛋白(可溶性精子因子学说)。

在卵胞质内单精子注射(ICSI)技术的实施过程中,一部分卵子无法完成正常的受精,其主要原因便是卵母细胞激活异常,人工辅助卵母细胞激活则是解决上述问题的重要手段。

(一)人工辅助卵母细胞激活的原理

人工辅助卵母细胞激活(artificial oocyte activation,AOA)是通过人工方法(物理或化学刺激)在体外模拟精子激活卵子的过程。卵子的激活途径主要包括钙离子通路和 MOS/MAPK 通路两种,前者激发胞内钙离子振荡,后者调节蛋白激酶或蛋白磷酸酶活性,诱发蛋白级联反应,影响促成熟因子与细胞静止因子的水平,从而激活卵子。

理论上,人工辅助卵母细胞激活的最佳时机应为受精后出现钙离子振荡之时。研究提示,钙离子振荡发生于单精子注射后 15~45 分钟;目前临床上大多在注射操作后 1 小时内进行。

(二)人工辅助卵母细胞激活的适应证

1. 卵胞质内单精子注射后未受精 卵胞质内单精子注射后,仍有约 40% 的卵母细胞由于无法正常激活而导致受精失败。研究证实,采用电激活等物理措施或钙离子载体 A23187 联合嘌呤霉素等化学激活方法,可提高未受精卵子正常受精的比例。

2. 卵胞质内单精子注射受精反复失败 在卵胞质内单精子注射受精完全失败的周期中,30%~40%

可归因于卵母细胞激活失败。卵胞质内单精子注射受精反复失败的患者,可考虑施行人工辅助卵母细胞激活。

3. 圆形精子 即使应用了卵胞质内单精子注射技术,圆形精子的受精率依然较低,失败的主要原因为卵母细胞激活因子的缺失。因此,人工辅助卵母细胞激活可用于圆形精子受精失败后的治疗。

(三)人工辅助卵母细胞激活的方法

1. 电激活法 电激活法是最常用的物理激活方法,电场强度一般设置为 $1.36 \sim 1.5$ kV/cm,持续时间多为 $40 \sim 100$ μs,脉冲形式可为单脉冲或连续三脉冲。

2. 化学激活法 常采用钙离子载体 A23187(单独使用或联合嘌呤霉素),适用于精子激活能力低下的患者,间接提升精子诱导激发钙离子振荡的能力。

(四)人工辅助卵母细胞激活的安全性

由于研究有限,人工辅助卵母细胞激活技术的安全性尚不明确。以小鼠为研究对象的实验显示,钙离子载体未对小鼠子代造成健康风险。尚需进一步的研究探讨该技术对于人类胚胎的安全性。

三、未成熟卵母细胞体外成熟培养

未成熟卵母细胞体外成熟培养(IVM)是指在卵泡未成熟时提前从卵巢中获取卵母细胞,在体外培养至成熟后,用于体外受精-胚胎移植。此概念最早由英国科学家 Pincus 等于 1935 年提出,经过近百年的发展与完善,目前已在人类辅助生殖领域广泛应用。

(一)未成熟卵母细胞体外成熟培养的原理

人类卵母细胞的发育始于胎儿时期,但长期停滞于第一次减数分裂前期。青春期后,随着女性体内促性腺激素水平的提高,卵泡开始进一步发育,其中一部分能够发育成熟,排入输卵管,遂具备与精子结合的能力。卵母细胞的成熟包括细胞核成熟、细胞质成熟与细胞膜成熟三个相互独立又紧密相连的过程。以上过程受到 FSH 与 LH 的直接影响,同时表皮生长因子(EGF)、促成熟因子(MPF)等多种生长因子也是重要的调控因素。

未成熟卵母细胞体外成熟培养成功的关键在于提供卵泡发育的内分泌微环境,促使未成熟的卵母细胞获得细胞核、细胞质与细胞膜的同步成熟。未成熟卵母细胞体外成熟培养体系主要是在复合配方的基础培养液中添加一系列促进卵母细胞成熟的物质,尽可能模拟卵母细胞在体内成熟的理想环境。基础培养液主要包括 TCM-199、Ham-F10、Earle's 平衡盐溶液、Waymouth 培养液和 α-MEM。培养液中一般含有血清或血清替代物;通常还需添加 FSH、LH 等成分以促进卵泡发育。此外,研究提示,向培养液中加入葡萄糖、丙酮酸、谷氨酰胺、氨基酸、水溶性维生素、雌激素、孕激素、生长激素、表皮生长因子、脑源性神经营养因子(brain-derived neurotrophic factor,BDNF)、胰岛素样生长因子-1(insulin like growth factor-1,IGF-1)、血管内皮生长因子(vascular endothelial growth factor,VEGF)、卵泡液及颗粒细胞等物质或共培养体系可能有助于卵母细胞成熟。

影响未成熟卵母细胞体外成熟培养成功率的因素包括患者年龄、促性腺激素预刺激、卵母细胞质量和大小、取卵方式和时机、培养液成分、培养时间等。

(二)未成熟卵母细胞体外成熟培养的适应证

1. 多囊卵巢综合征(PCOS)患者 多囊卵巢综合征患者对外源性促性腺激素异常敏感,实施控制性促排卵后易诱发卵巢过度刺激综合征(OHSS),引起血栓栓塞甚至死亡等严重后果。因此,对于多囊卵巢综合征患者,可先使用低剂量药物促排卵获取未成熟卵母细胞进行体外成熟培养,再经体外受精-胚胎移植达到妊娠目的,从而减少或避免卵巢过度刺激综合征的发生。

2. 其他卵巢过度刺激综合征高危人群 类似多囊卵巢综合征患者,部分接受体外受精的患者对促性腺激素刺激呈现高反应,存在发生严重卵巢过度刺激综合征的风险,故针对该类人群可采用未成熟卵母细胞体外成熟培养策略。

3. 卵巢低反应患者 使用促性腺激素后,卵巢低反应患者表现为雌激素水平低下,卵泡数量少且生长缓慢。临床研究显示,借助未成熟卵母细胞体外成熟培养技术,可帮助此类患者提高妊娠成功率。

4. 生育力保存或卵子捐赠 肿瘤患者的生育力往往会因治疗肿瘤而丧失,因此在启动放化疗前可利用卵母细胞冷冻保存技术与未成熟卵母细胞体外成熟培养技术进行生育力保存。

对于因卵巢衰竭或某些遗传病导致的不孕症,卵子捐赠是治疗途径之一,但卵巢促性腺激素刺激治疗在一定程度上可能增加捐卵者的健康风险。利用未成熟卵母细胞体外成熟培养技术,从健康捐卵者体内或从因良性疾病手术切除的卵巢中获取未成熟卵母细胞,可能是提高卵子捐赠可行性的策略。当然,实施相关操作的前提是要符合国家有关的法律法规。

（三）未成熟卵母细胞体外成熟培养的步骤

1. 取卵前准备 取卵前准备包括超声检查及激素预处理等。超声检查的目的主要在于预测卵母细胞数量及监测子宫内膜厚度,一般在月经周期第1~3天进行基础超声检查,第6~8天复查。早期FSH预处理可增加卵母细胞数量,有助于提高卵母细胞成熟率;注射人绒毛膜促性腺激素（hCG）亦可促进卵母细胞的体外成熟培养。

2. 未成熟卵母细胞获取 当双侧卵巢卵泡直径达到6~8 mm、子宫内膜厚度大于8 mm时,可在注射或不注射hCG后行阴道B超引导下取卵术。抽吸出的卵泡液经过滤、辨认、漂洗等步骤后收集卵丘-卵母细胞复合体（cumulus-oocyte complex,COC）,进入培养阶段。

3. 未成熟卵母细胞体外成熟培养 将收获的卵丘-卵母细胞复合体转入培养液中,在37 ℃、5％CO_2条件下进行培养。28小时后机械剥离颗粒细胞,检查卵母细胞成熟情况。当观察到第一极体时,即可判定卵母细胞成熟。

4. 子宫内膜准备 由于卵母细胞在未成熟状态下被提早取出,再经体外培养成熟和体外受精,子宫内膜与胚胎的发育并不同步,因此在胚胎移植前,还需完成子宫内膜的准备。常用的子宫内膜准备药物为雌二醇（取卵日开始）和黄体酮（取卵后开始）。黄体支持一般持续至妊娠9~12周。

（四）未成熟卵母细胞体外成熟培养的安全性

有研究显示,与常规的体外受精、卵胞质内单精子注射技术相比,未成熟卵母细胞经体外成熟培养处理后,患者妊娠率仍较低,且临床流产率较高;但亦有研究提示,以上技术的妊娠率、流产率及产科结局差异无统计学意义。目前,未成熟卵母细胞体外成熟培养的安全性尚存争议。

四、卵母细胞冷冻保存

卵母细胞冷冻保存是指在低温状态下长久保存卵母细胞并维持其细胞功能的技术。目前,该技术仍处于试验探索阶段,尚无统一的标准,且面临着一系列技术、伦理和法律问题。

卵母细胞冷冻保存的适应证如下:①各种原因导致的取卵日无法取精;②卵子捐赠;③女性生育力保存。影响卵母细胞冷冻保存成功率的因素包括卵母细胞的发育阶段、卵母细胞的质量和大小等形态学因素,以及冷冻保护剂的成分、冷冻速率及复温速率等理化因素。

（一）卵母细胞冷冻保存的基本方法和原理

人类卵母细胞的冷冻保存方法主要包括慢速程序化冷冻（slow freezing）和玻璃化冷冻（vitrification）两类。

1. 慢速程序化冷冻 慢速程序化冷冻是早期卵母细胞冷冻保存的最常用方法。该技术首先在室温下利用低浓度的冷冻保护剂对卵母细胞进行预平衡,然后放入终浓度冷冻保护剂中,借助电脑预设程序进行控制性降温。

慢速程序化冷冻本质上是模拟细胞在温度缓慢下降过程中的逐步脱水过程——经过冷冻保护剂预处理后,细胞内渗透压升高而细胞内液冰点下降;随着温度不断降低,细胞外形成冰晶,进一步扩大细胞内外渗透压差,从而吸引细胞内的水分持续向外移动,最终导致卵母细胞充分脱水皱缩,在避免或降低细胞冷冻损伤的前提下实现卵母细胞冷冻保存。

2.玻璃化冷冻 玻璃化冷冻是在超低温环境下,利用高浓度的冷冻保护剂快速实现细胞凝固,达到玻璃化效果的冷冻技术。该技术操作简单,在冷冻过程中,细胞内无冰晶形成,保持了细胞液态时的正常粒子分布,细胞内外无显著渗透压差,故不易造成细胞膜永久性损伤。不过,由于目前常用的高浓度玻璃化冷冻保护剂具有一定的细胞毒性,因此寻找毒性低、效果好的冷冻保护剂,缩短卵母细胞与冷冻保护剂接触的时间等是玻璃化冷冻技术突破当今应用瓶颈的热点研究主题。

(二)卵母细胞冷冻保存的安全性

冷冻损伤是影响卵母细胞冷冻保存安全性的关键因素,其直接关乎胚胎的发育结局。研究提示,冷冻后卵母细胞的受精能力下降,受精后胚胎的发育潜能和着床率降低。冷冻对卵母细胞结构和功能的损伤主要涉及以下几方面。

1.损伤卵母细胞形态结构 冷冻过程可能损伤卵母细胞的染色体,表现为纺锤体缩小、微管蛋白结构破坏等。纺锤体对温度、渗透压及冷冻保护剂暴露敏感,受损时可出现解聚,即使解聚可逆,但仍可能增加同源染色体移位的概率而增高非整倍体出现的发生率。不过近期亦有研究显示,采用玻璃化冷冻技术并不增高非整倍体的发生率。尚需进一步研究探讨冷冻保存对卵母细胞染色体的影响。

卵母细胞经冷冻后,透明带可能发生脆化及硬化改变,进而导致囊胚孵出异常,影响着床和妊娠。

2.影响卵母细胞超微结构 慢速程序化冷冻过程中,如果控制不当,卵母细胞内容易形成冰晶;玻璃化冷冻需使用具有细胞毒性的冷冻保护剂;以上因素都可能影响卵母细胞的超微结构,导致细胞膜和细胞器损伤,在电镜下表现为细胞膜内陷甚至破裂,线粒体空泡化等,进而影响精卵融合及胚胎发育所需的能量供给。

3.影响卵母细胞发育潜能及胚胎发育与着床 冷冻后的卵母细胞形态和超微结构改变,进而影响其发育潜能。研究显示,卵母细胞冷冻保存可能与受精率与着床率降低、多精受精及孤雌激活发生率增高有关。卵母细胞冷冻保存技术仍有待改进与完善。

五、精子冷冻保存

精子冷冻保存是指在超低温下利用冷冻保护剂维持精子活性的方法。该技术历史悠久,是目前较为重要的人类辅助生殖技术之一。精子冷冻保存对于男性生育力保存、辅助生育治疗及人类精子库建设均具有重要意义。

(一)慢速冷冻法

该技术通过程序化冷冻仪在预设程序的控制下,于数小时内完成精子的缓慢降温,但过程中可能会产生冰晶,有一定的精子损伤风险。

(二)快速冷冻法

该技术利用液氮熏蒸和冷冻保护剂对精子进行快速冷冻。操作时,先用冷冻保护剂对精液样本进行预处理,然后借助液氮蒸气实现快速降温。快速冷冻法的冷冻温度范围跨度较大,降温曲线控制性欠佳。

(三)玻璃化冷冻法

玻璃化冷冻法使精子直接接触液氮以进行快速冷冻,可避免或减少缓慢降温过程中可能产生的冰晶对精子的损伤。该方法简便、快速、成本低,目前已开发出无需添加冷冻保护剂的操作方法,可进一步提升精子保护效果。

(张 怡 漆倩荣 罗 金)

第八节 辅助生殖技术的并发症

辅助生殖技术(assisted reproductive technology,ART)是一种应用各种技术处理精子或卵子,以帮助不孕不育夫妇实现生育的方法,包括人工授精(AI)、体外受精-胚胎移植(IVF-ET)、卵胞质内单精子注射(ICSI)、胚胎植入前遗传学检测(PGT)等。1978年世界上首例试管婴儿诞生,1988年我国首例试管婴儿诞生。ART在全球迅速发展,在我国的发展也日趋成熟,造福成千上万的不孕不育夫妇。但与此同时,ART所带来的并发症,包括控制性卵巢刺激(controlled ovarian stimulation,COS)相关并发症、取卵的并发症也不能忽略。因此,在保障妊娠的同时,也需减少ART并发症的发生,以期获得安全的妊娠。ART的主要并发症包括卵巢过度刺激综合征(OHSS)、取卵后出血、盆腔感染、多胎妊娠等。

一、卵巢过度刺激综合征

卵巢过度刺激综合征(OHSS)是ART中使用促排卵药物引起卵巢过度刺激的并发症。临床表现为腹痛、腹胀、腹水(又称腹腔积液)、胸水(又称胸腔积液)、少尿、无尿等,病理生理特征为卵巢增大、血管通透性增加、第三体腔积液等。体重指数(BMI)偏低者、年轻者、多囊卵巢综合征(PCOS)患者、卵巢高反应者是发生OHSS的高危人群。

(一)发病机制

在体外受精-胚胎移植(IVF-ET)周期中,OHSS的发生率为1%~10%,重度OHSS的发生率为0.5%~5%。目前,OHSS的具体发病机制尚不明确,普遍认为OHSS的发生不是由单一机制引起的。较为公认的发生机制主要包括以下几种:①肾素-血管紧张素-醛固酮系统(renin-angiotensin-aldosterone system,RAAS)被hCG及LH激活,血管紧张素Ⅰ转化为有活性的血管紧张素Ⅱ,使微血管扩张,血管通透性增加,蛋白质漏出血管,导致第三体腔积液。②血管内皮生长因子(VEGF)使卵巢的毛细血管通透性增加,诱导OHSS发生。有研究表明,血小板反应素-1(thrombospondin-1,TSP-1)是VEGF的抑制因子,OHSS模型的大鼠颗粒细胞中TSP-1 mRNA减少,从而减少对VEGF的抑制,导致血管内皮细胞增殖,引起毛细血管通透性增加等一系列病理生理反应。③其他细胞因子,如前列腺素(prostaglandin,PG)、血小板活化因子(platelet activating factor,PAF)、白细胞介素(interleukin,IL)等的水平上调也能使血管通透性增加。

(二)临床表现和分度

OHSS的典型临床表现为卵巢增大,不同程度的腹胀、腹泻,腹水,胸水,少尿或无尿,血液浓缩,电解质紊乱,低钠高钾血症,心包积液,呼吸窘迫综合征,伴有血栓形成倾向的高凝状态,若病情进一步发展甚至可能发生多器官衰竭。

1994年,Lyons等按发生时间将OHSS分为早发型和晚发型。早发型OHSS主要发生在注射hCG后3~7天,由促排卵药物过度刺激引起;晚发型OHSS主要发生在注射hCG后12~17天,常见于妊娠合并OHSS,主要与内源性hCG增高有关。

目前临床多参考2016年美国生殖医学会发表的《中重度OHSS预防和治疗临床指南》进行OHSS分类(表13-8-1)。

表 13-8-1　不同程度 OHSS 的临床表现和实验室检查

病情程度	临床表现	实验室检查
轻度	腹胀,腹部不适;轻度恶心、呕吐;轻度呼吸困难;腹泻;卵巢增大	无明显变化
中度	腹部症状(包括腹胀、纳差、轻度恶心及呕吐);卵巢增大;超声证实腹水存在	血细胞比容>41%,白细胞>15×10^9/L
重度	有轻到中度的腹部症状;临床证实存在腹水、胸水;呼吸困难;少尿或无尿;顽固性恶心和(或)呕吐	血细胞比容>55%,白细胞>25×10^9/L,肌酐清除率<50 ml/min,肌酐>1.6 mg/dl,血钠<135 mmol/L,血钾>5 mmol/L,转氨酶升高

续表

病情程度	临床表现	实验室检查
危重	低血压或低中心静脉压；临床证实存在胸水和（或）心包积液；体重增加>1 kg/24 h；晕厥；严重腹痛；静脉栓塞；动脉血栓形成；无尿、急性肾衰竭；心律失常；成人呼吸窘迫综合征；脓毒血症	以上实验室指标进一步恶化

（三）OHSS 的治疗

OHSS 属于自限性疾病，早发型 OHSS 一般持续 2 周可自行缓解，而晚发型 OHSS 的病程可延长至 30 天或更长。妊娠合并 OHSS 的临床处理为在常规 OHSS 处理的基础上采取严密母胎监测，建议先评估患者病情，确定其严重程度后再处理：轻度 OHSS 患者可门诊观察，中、重度 OHSS 患者则需住院治疗，以用胶体溶液扩容、预防血栓形成为主，必要时输注白蛋白、血浆等；重度 OHSS 患者需加强监护，补充血容量，防止血液浓缩和低血容量等引起的并发症；若出现严重并发症建议终止妊娠。

1. 加强监护 常规记录每天的出入量、腹围、体重、生命体征，定期检查血细胞比容、电解质、肝肾功能、凝血功能、有无胸水和腹水，必要时行血气分析。

2. 支持治疗 注意休息，避免剧烈活动，禁止性生活以防止黄体破裂或卵巢蒂扭转，鼓励进食高蛋白、易消化食物，避免使用 hCG 进行黄体支持。

3. 扩容治疗 扩容是首要治疗措施，纠正低血容量是预防各种循环障碍并发症的关键。首先使用晶体溶液快速静脉滴注，当出现低渗时可适当补充白蛋白及胶体溶液。可溶性胶体溶液分子量较大且不容易从血管漏出，可以增加血管内渗透压，且不容易产生过敏反应。根据患者生化情况适当补充液体和离子，纠正患者的电解质和酸碱平衡紊乱。

4. 预防血栓形成 有高凝状态或血栓形成高危因素的患者可预防性使用低分子肝素。

5. 穿刺治疗 当出现严重胸水、腹水时，可在超声引导下行穿刺术，胸腔穿刺引出胸水后能减轻肺部压力，缓解呼吸困难症状；腹腔穿刺可以降低腹压，缓解腹痛和腹胀，增加肾血流量，防止发生少尿，抽取腹水后应根据情况适当留置引流管，单次引流量应不超过 3000 ml，当每天引流量少于 50 ml 时可拔除引流管。

6. 其他治疗 糖皮质激素可以减少炎症因子释放，改善毛细血管的高通透性，阻止血管内液体渗漏；出现严重急腹症时，行超声检查提示高度可疑卵巢蒂扭转或囊肿破裂，腹腔急性出血，应立即剖腹探查；若出现肾衰竭、血栓形成、心包积液等危及性命的并发症，需多学科联合处理，必要时终止妊娠。

（四）OHSS 的预防

早期识别 OHSS 高危因素且使用合理的预防方案，能有效减少 OHSS 的发生，避免 OHSS 可能带来的并发症。

1. 促排卵药物及卵巢刺激方案的选择 门诊应合理使用促排卵药物，寻找最小有效剂量，严禁滥用药物，制订个体化控制性超促排卵方案，及时调整用药剂量，缩短刺激时间，对于有 OHSS 高危因素的患者推荐 GnRH-ant 方案，避免使用 hCG 进行黄体支持。

2. 扳机药物的选择 可减少 hCG 剂量，使用 GnRH-a 扳机或采用低剂量 hCG＋GnRH-a 的双扳机策略。

3. 移植时机的选择 可选择全胚冷冻方案。放弃促排卵周期的新鲜胚胎移植，将胚胎全部冷冻，择期再进行胚胎的复苏和移植，可有效抑制晚发型 OHSS 的发生。

二、取卵后出血

阴道超声引导下穿刺取卵术（transvaginal oocyte retrieval，TVOR）是体外受精-胚胎移植（IVF-ET）技术中卵子获取的首选方法。

（一）概述

阴道超声引导下穿刺取卵术（TVOR）是在阴道超声引导下穿刺抽吸卵泡，是一种非直观性操作技术。取卵时穿刺针需经过阴道壁及卵巢，还有可能经过宫颈、盆腔静脉丛、膀胱以及其他盆腔脏器，因此可能引发相关的并发症。会伤及宫颈及阴道壁微小血管和盆腔静脉丛，导致阴道出血；会刺穿盆腔大血管或者其他盆腔脏器导致出血，卵巢穿刺针眼或卵泡腔出血会导致腹腔内出血；此外穿刺经过膀胱可能导致膀胱出血。常见的出血并发症主要包括阴道出血及腹腔内出血。腹腔内出血是严重并发症，最近的多个研究表明，腹腔内出血的发生率为 0.06%～0.35%。TVOR 后 24 小时内出血量 230～250 ml 是术后正常失血量，这部分患者通常不会发生严重并发症，因此将这个出血量定义为 TVOR 后的正常血液丢失量。须经手术治疗的严重腹腔内出血，出血量一般为 1000 ml 左右。

（二）高危因素

1. 既往盆腔手术史　研究表明，既往盆腔手术史与 TVOR 后腹腔内出血的发生率增高相关；既往有盆腔手术史的患者卵巢瘢痕可能比正常卵巢组织更脆弱；经过腹腔镜手术治疗后的患者可能存在盆腹腔粘连，或许导致卵巢活动度下降，因此穿刺针在取卵过程中对卵巢组织的切割性损伤更大，使出血风险增加；对于既往有多次取卵手术史的患者，由于卵巢表面存在多个陈旧性伤口，行再次穿刺时损伤愈合所需时间更长。

2. 凝血功能障碍　腹腔内出血可能由凝血功能障碍引起，如原发性血小板增多症、凝血因子 XI 缺乏症、血管性血友病等。

3. 取卵操作者缺乏经验　一项对取卵操作者的经验与 TVOR 并发症发生率的研究表明，少于 250 例取卵术经验的操作者与较高的 TVOR 并发症发生率显著相关，经历 250 例取卵术后才能显著降低 TVOR 并发症发生风险。因此，经验不足的取卵操作者实施的取卵术可能会导致更高的 TVOR 并发症发生率。

（三）取卵后出血的预防

识别可能存在的并发症风险，使风险发生率最小化。注重病史采集，识别可能存在的并发症风险。对既往有盆腔手术史、多次取卵手术史、年轻且低 BMI 的多囊卵巢综合征及凝血功能障碍患者，应由有经验的取卵医生操作取卵，或者在有经验医生的指导下手术。

注意防范风险，明确盆腔内的解剖结构，对于存在盆腔粘连者，应充分估计穿刺的难度，设计合理的穿刺径线，避免多次穿刺，减少副损伤；术前应排空膀胱。穿刺过程中为不可避免穿过膀胱的患者行术中导尿，观察无明显肉眼血尿者立即拔除导尿管，为有明显肉眼血尿者留置导尿管观察。取卵术后嘱患者多饮水多排尿，以达到冲刷尿道的目的；适当卧床休息，应避免剧烈活动。

（四）取卵后出血的处理

1. 阴道出血　寻找并明确出血点，钳夹或无菌纱布填塞局部压迫止血。

2. 腹腔内出血　①保守治疗：对于已诊断为取卵术后腹腔内出血的患者，若患者病情稳定，应优先考虑保守治疗。处理措施包括：a. 严密监测病情变化，行心电监护；b. 制动，新鲜出血情况下腹部捆绑加压；c. 完善检查，包括血常规、凝血功能，关注失血程度；d. 静脉输液，行止血、补液、预防感染等对症支持治疗，必要时输血；e. 根据病情变化随时做好术前准备。②手术治疗：手术指征包括保守治疗失败的患者，出现进行性血红蛋白下降、血压下降等情况，应立即在监测生命体征、补充血容量、抗休克治疗的同时，尽快行腹腔镜或开腹手术止血。多数患者经腹腔镜下电凝止血或缝合止血，局部运用止血材料可达到良好止血效果，如卵巢出血仍无法制止，可考虑对卵巢行楔形切除术或全切除术。③膀胱出血：严密观察生命体征，观察排尿情况，留置三腔导尿管；合理输液、预防感染；留置导尿管引流出血性尿液，如导尿管出现轻微堵塞，给予 0.9% 氯化钠冲洗抽吸，清除血凝块，或更换三腔导尿管，进行持续膀胱冲洗。如采取以上措施仍未能有效止血，建议行膀胱镜检查，镜下止血。

三、盆腔感染

盆腔感染是 ART 中主要的并发症之一，患者自身因素、实验室培养体系、侵入性操作、ART 程序等面均存在可能发生感染的因素,重视每个环节的风险控制,降低感染风险和消除感染源十分重要。

（一）ART 中感染的预防

（1）ART 前严格体检:ART 助孕前需完善女方血常规、TORCH、阴道分泌物检查,男方血常规检查,以及双方病毒全套检查等,发现异常应及时处理,必要时于相关科室就诊,行规范化治疗,确认不影响妊娠后方可进入助孕周期。

（2）助孕治疗过程中若出现新发感染,如发热、血常规异常、阴道分泌物异常等情况时,应积极进行针对性治疗,必要时取消该周期人工授精、取卵或胚胎移植。

（3）助孕术前阴道准备:阴道准备的目的是尽量地减少宫颈、阴道内微生物数量,从而降低微生物上行感染子宫内膜、输卵管、盆腔的风险。拟行采卵者扳机日用活力碘擦洗阴道,取卵、胚胎移植或人工授精当日术前采用生理盐水冲洗阴道。

（4）取精前告知患者排尿以冲刷尿道,进行双手皮肤清洗和必要的消毒措施,可以明显减少精液污染。

（5）实施取卵术时,进针前应设计好穿刺路径,尽量减少进针穿刺次数,减少对卵巢的损伤,避免对其他脏器的损伤,降低取卵后盆腔感染的发生风险。取卵完成后以活力碘擦洗阴道消毒。

（6）男方睾丸穿刺取精时,操作医生应严格遵循无菌操作原则,并尽量避免多次穿刺睾丸。

（7）如果已明确进入 ART 助孕周期治疗的患者存在既往感染(如乙肝或梅毒等)或新发感染(如非重症呼吸道感染等),应将该类患者排于最后进行单独操作,并且实施过程中的器械和设备也要严格地进行消毒。必要时使用隔离液氮罐专门保存感染者的配子或胚胎。

（二）ART 中感染的处理

（1）警惕出现相关临床症状及辅助检查的阳性结果:包括取卵后出现发热、腹痛、阴道分泌物异常、宫颈举痛或子宫压痛,或附件区压痛等症状者,需及时行血常规及血培养、阴道分泌物检查及培养、妇科 B 超检查等,及时发现感染,并尽可能明确致病菌。

（2）抗感染治疗:原则上需根据微生物培养和药敏试验结果选择敏感抗生素进行治疗。

（3）控制感染灶:对于盆腔脓肿病灶,经抗生素治疗效果不佳者,应及时进行病灶的清除,包括后穹隆切开引流、介入治疗、腹腔镜或经腹手术治疗。

（4）全身支持治疗:取半卧位,可使脓液积聚于盆腔底部;纠正水、电解质紊乱,酸碱失衡;脓毒症患者呈全身高代谢状态,予高热量、高蛋白饮食,可予全胃肠外营养支持治疗;凝血功能障碍时,可以输注血液成分纠正凝血功能异常。

四、多胎妊娠

多胎妊娠是指一次妊娠宫腔内同时有 2 个或者 2 个以上的胎儿,但是不包括输卵管多胎妊娠或宫内宫外复合妊娠。ART 过程中多胚胎移植是多胎妊娠发生的主要原因。多胎是导致围产期并发症发生的主要原因。研究显示,多胎妊娠女性发生妊娠并发症(高血压综合征、胎儿宫内发育迟缓、胎盘早剥、宫缩乏力、羊水栓塞、产后大出血等)的概率是单胎妊娠女性的 3～7 倍;多胎妊娠增加了剖宫产率及相关风险;多胎妊娠 OHSS 发生率明显增高,且病程长、病情重。多胎妊娠对子代的危害更是不容忽视,早产、脑瘫及胎儿宫内发育迟缓或先天畸形的风险均显著增加,这些与更为棘手的双胎输血综合征、双胎反向动脉灌注序列征等并发症均是多胎导致的围产期不良妊娠结局,显著增高了新生儿发病率和死亡率。

（一）ART 中多胎妊娠的预防

降低多胎妊娠率,安全、舒适地获得单胎足月分娩已成为辅助生殖医生的共识。医源性多胎妊娠重在预防,应严格掌握促排卵治疗的适应证,把控促排卵药物的使用剂量,严格控制体外受精-胚胎移植的移植胚胎数。

1. 严格掌握促排卵药物的适应证及使用剂量 根据患者具体情况、各种促排卵药物及助孕方案,严格按照国家药物应用的相关法规和促排卵技术规范,安全、合理、经济地使用促排卵药物,这是预防和杜绝多胎妊娠的关键环节。促性腺激素的使用应根据患者生理条件选择合适的剂量,如单纯促排卵周期或人工授精周期应以低剂量开始,避免多卵泡发育,当卵泡数超过 3 个(卵泡直径≥14 mm),建议取消该周期并严格避孕,避免多胎妊娠的发生。

2. 控制胚胎移植数　减少胚胎移植数是防止医源性多胎妊娠的关键,建议 ART 助孕周期中,移植胚胎数不超过 2 个,鼓励单胚胎移植。对于瘢痕子宫、子宫畸形、身材矮小瘦弱、合并严重内科疾病者,知情同意后严格单胚胎移植;对于年龄小于 35 岁,第一次行体外受精-胚胎移植助孕,且预后情况较好(D3 优质胚胎数＞4 个)的女性,建议进一步行囊胚培养,进行选择性单囊胚移植;PGT 患者必须单胚胎移植。

3. 实施选择性单胚胎冻存　对于有多胚胎移植禁忌证及要求单胚胎移植的患者,冻存胚胎时须注意每管冻存胚胎的数目和每周期冻存胚胎移植数目。全胚冷冻周期或鲜胚移植后剩余胚胎的单胚胎冻存是保证累计妊娠率和降低冻存胚胎移植后多胎妊娠的关键。

(二)ART 中多胎妊娠的处理

减胎术是在多胎妊娠时选择性减灭一定数量的胚胎,使多胎妊娠转变为双胎或单胎妊娠,减少母体和胎儿并发症的发生,达到足月活产的目的。减胎术的适应证:自然妊娠及 ART 助孕妊娠三胎及三胎以上的必须减胎,根据患者情况,建议减至单胎或双胎,避免三胎或三胎以上的妊娠分娩;选择双胎妊娠者应充分告知风险,并建议减胎。

(肖卓妮　刘　倩　王雅琴)

第九节　人类辅助生殖技术应用中的伦理学问题及相关法律法规

一、人类辅助生殖技术应用中的伦理学问题

人类辅助生殖技术是指运用医学手段和方法对卵子或精子、受精卵、胚胎进行人工操作,以达到妊娠目的的技术。人类辅助生殖技术的应用极大地改善了不孕不育患者的生育困境,帮助无数家庭完成生命传递,带来新生的喜悦和家庭幸福,同时也极大地促进了医学基础研究和临床应用研究的发展。辅助生殖技术经历了从最初的人工授精、体外受精-胚胎移植技术、卵胞质内单精子注射技术,到胚胎植入前遗传学检测等技术的发展过程,涉及妇产科学、生殖医学、男科学、儿科学、遗传学、组织胚胎学、分子生物学、伦理学等多个学科,临床妊娠率不断提高,临床促排卵方案不断优化,辅助生殖并发症不断减少,其技术的稳定性和可靠性已被业内广泛认可。但作为一项发展迅速且与生命科学密切相关的新技术,其所涉及的包括配子、胚胎冷冻及复苏,遗传学诊断,未成熟卵母细胞体外成熟培养等一系列生命科学创新技术所带来的伦理相关问题也受到了社会各界的高度关注。

(一)辅助生殖技术的伦理价值

1. 治疗不孕不育　繁衍后代是人类的自然使命。然而,近年来,人类不孕不育率不断攀升,我国出生人口数逐年降低。辅助生殖技术的应用,使人类从传统的自然生殖体系转变为"自然生殖与人工生殖"并举的双轨生殖体系,极大地改善了现代社会所面临的不孕不育现状。辅助生殖技术中所涉及的人工授精、体外受精-胚胎移植技术、卵胞质内单精子注射技术、胚胎冷冻技术、胚胎植入前遗传学检测等,均在一定程度上逾越了自然妊娠法则,获得了更高的妊娠率,帮助更多的不孕不育家庭繁育子嗣,圆生育梦想。除了自体配子的人工授精、体外受精-胚胎移植技术,辅助生殖技术还以供卵和供精的方法,帮助那些因自身原因无法产生卵子和精子的不孕不育患者实现成功妊娠。

2. 实现优生优育　生育一个健康的孩子是所有父母的愿望。一些夫妇由于自身高龄、染色体异常或者携带遗传致病基因等,无法获得健康的子代,或者经历反复流产、胎死宫内或生育出生缺陷儿,给患者家庭、社会带来沉重的负担。随着辅助生殖技术的出现和不断发展,胚胎植入前遗传学检测、产前诊断技术、基因测序技术等技术日新月异的发展,人类在遗传病及出生缺陷预防方面有了跨越式的技术进步。更多

的罕见病夫妇在基因组学技术、遗传咨询指导、辅助生殖技术和产前诊断技术的助力下,得以阻断遗传致病基因的子代传递和出生缺陷,成功分娩了健康的婴儿,从而实现优生优育。

3. 维护家庭幸福和谐及社会稳定 无法生育后代对于一些夫妇或家庭来说,无疑会产生巨大的心理和社会压力,可能导致患者自卑、沮丧、人际关系敏感或出现抑郁、焦虑等负面情绪,并可能影响家庭和睦,从而影响社会和谐和稳定。辅助生殖技术帮助无数不孕不育家庭圆生育梦想,重塑完整家庭,有益于维护家庭幸福和社会稳定,有益于社会的长治久安和持续发展。

（二）辅助生殖技术引发的主要伦理问题

1. 如何确定配子、合子和胚胎的道德地位 配子、合子和胚胎均具有特殊生物属性。辅助生殖技术中,要进行大量的配子、合子及胚胎操作,在具体实施过程中,我们应该积极思考:①究竟应该怎样合理合法合规地处理配子、合子和胚胎? ②如何确定配子、合子和胚胎的属性? ③配子、合子和胚胎是否属于提供者的私有财产,提供者可否因此获得报酬,医疗机构是否应当给予有关当事人补偿? 如果给予补偿是否属于变相的商业化等。这些都是目前由辅助生殖技术引发的伦理问题。对于供受体而言,目前我国是禁止商业化的,但在部分国家,配子存在一定的商业化现象。但是一旦配子商业化,可能使得供体不关心其行为的后果;供体可能有意或无意地隐瞒自己身体上、心理上、行为上的缺陷;可能由于竞争或追求盈利,而忽视精子的质量,使得人类基因变得单调而缺乏多样性。这些伦理问题,都需要得到政府、相关部门及医疗从业者的高度重视。

2. 家庭人伦关系的确定 辅助生殖技术中的供精、供卵等助孕方式,可能导致接受捐献配子家庭出现生物学父母及社会学父母的差异,对传统家庭模式、儿童成长及人伦关系产生前所未有的影响。在这种情况下,父母与子女之间的伦理关系究竟该如何确定? 此外,随着三孩生育政策的出台,对于供精家庭或供卵家庭的二孩、三孩生育问题,其多次供精或供卵可能导致家庭中存在多个生物学父母,这种伦理关系显然违背了正常家庭人伦模式,是否值得支持需要进行伦理学讨论。

3. 自然妊娠法则可否违背 辅助生殖技术将夫妇双方的配子、合子和胚胎在体外进行培养观察,并选择形态学评分高的胚胎移植,获得了更高的胚胎种植率和妊娠率,这在一定程度上逾越了自然妊娠法则。此外,卵胞质内单精子注射技术、胚胎植入前遗传学检测、卵母细胞激活技术、胚胎激光辅助孵化技术等的实施,均可能对后代产生不确定性影响,目前子代安全性评估仍需要通过长期大量观察随访来证实。此外,基因编辑技术对人类配子和胚胎的影响也应引起足够的重视。在技术层面,基因编辑应用于辅助生殖技术可能存在"脱靶切割"的风险;在生命伦理方面,对生殖细胞或胚胎进行编辑,可能造成有害基因突变,不仅影响实验对象,更可能成为可遗传的基因序列代代相传。而这种全新的基因变化,可能对人类产生不可预知的威胁。因此,自然妊娠法则可否违背值得深思熟虑,运用特殊技术时应严格管控使用指征。

4. 错用或滥用的可能 实施辅助生殖技术的医疗机构及其医务人员应遵循职业伦理和专业精神,在实施辅助生殖技术的过程中,严格执行多次核对、双人核对制度,严防错用或滥用配子、合子和胚胎。一旦发生错用或滥用配子、合子和胚胎的事件,可能会对当事人家庭造成不可挽回的伤害。此外,应该严格把握辅助生殖技术及其衍生技术的适应证和适用人群,技术错用或滥用也可能导致不当治疗的发生。

（三）伦理委员会监督与知情同意

1. 伦理委员会在辅助生殖技术中的监督作用 辅助生殖技术是在体外制造胚胎、繁衍生命的过程,为维护胚胎的严肃性、科学性及尊严,在生命伦理学得到进步与发展的同时,必须解决该领域伦理与技术中不可回避的难题。

为进一步加强生殖医学伦理与管理建设,保障患者及子代健康,维护社会公益与家庭和谐,在开展辅助生殖技术的医疗机构建立生殖医学伦理委员会是必要的。2003年,卫生部发布《人类辅助生殖技术和人类精子库伦理原则》,明确在实施人类辅助生殖技术的机构应建立生殖医生伦理委员会,并接受其指导和监督。

2. 医疗机构的生殖医学伦理委员会的组成

(1)由医学伦理学、心理学、社会学、法学、生殖医学、护理学专家和群众代表等组成。

(2)生殖医学伦理委员会的规模与构成比例需适当,组织结构应合理(成员有代表性,性别比例合适,文化程度较高)。

(3)生殖医学伦理委员会是医学伦理调控体制化的表现,也是实现这种调控的重要途径。生殖医学伦理委员会设主任委员1名,主持伦理委员会工作;副主任委员1~2名,协助主任委员工作;秘书1名,承办日常工作;委员若干名,总人数为奇数。

3. 生殖医学伦理委员会的基本职责 对于辅助生殖技术相关的生殖医学临床研究、临床医学技术的实施进行咨询论证及监督,通过行政部门完善管理工作,促进生殖医学安全、有效和健康开展,保障不孕不育夫妇和出生子代的健康,维护家庭和社会的稳定。具体来说有以下几点。

(1)维护患者权益。

(2)培养伦理意识。

(3)提高医疗质量。

(4)促进伦理原则的贯彻执行。

(5)确保辅助生殖技术安全、有效、合理实施。

(6)保障患者、家庭及子代健康利益。

(7)维护社会公益。

4. 生殖医学伦理委员会的日常工作内容

(1)伦理论证。

(2)对涉及辅助生殖技术研究及新技术的项目进行伦理审查,确定人类辅助生殖技术和其他不以生殖为目的但涉及人类配子、合子、胚胎和胚胎干细胞的科研工作是否符合伦理原则。

(3)对辅助生殖技术临床治疗过程进行伦理督查,若本机构及工作人员在医疗服务过程中未严格遵循辅助生殖伦理原则,则提出整改建议,督促及时改进工作,督查应涉及辅助生殖技术实施的各个环节。

(4)告知、咨询及建议(患者/中心/机构)。

(5)开展辅助生殖技术伦理宣传和教育(学习培训)。

(6)维护患者和医生权益,保护子代。

(7)定期报告(面向政府与公众)。

5. 生殖中心在生殖医学伦理委员会监督下开展工作 生殖中心的具体工作如下。

(1)成立生殖医学伦理委员会。

(2)定期召开生殖医学伦理委员会工作会议,至少每年召开1~2次。

(3)认真学习贯彻《人类辅助生殖技术和人类精子库伦理原则》,定期检查人类辅助生殖技术及医护技工作中有关医学伦理问题的规章制度执行情况,提出整改措施。定期开展伦理查房,及时解决伦理难题。

(4)对人类辅助生殖技术工作人员及其他有关人员进行生殖伦理理论及道德培训,提高生殖医学伦理道德水平。

(5)开展生殖医学伦理宣传教育,做好医患沟通工作,提高患者配合工作的自觉性。

(6)督导资质申报与年度资料上报。

(四)辅助生殖技术相关知情同意

辅助生殖技术实施过程中每个步骤都应使助孕夫妇获得充分的相关信息,经过深思熟虑和一致的理解,在没有任何胁迫、诱导的情况下,自愿地做出接受或不接受的决定,并进行知情同意书的签署。知情同意是对人格尊重的具体体现,并反映了生命伦理和法律建设,无论是在治疗还是研究范畴,知情告知与同意的基本要素都是相同的,包括与医生或研究者一起讨论风险、益处以及对特殊治疗的选择。它不仅仅是一份签字文件,更是一场持续的对话,其原则是成人有权根据自己的个人价值以及将来的人生目标接受或拒绝医疗干预。

辅助生殖技术中,知情同意书的内容主要涉及3个方面:①临床医疗操作相关知情同意书(如取卵知情同意书、胚胎移植知情同意书、多胎妊娠减胎知情同意书、卵巢囊肿穿刺知情同意书、睾丸穿刺知情同意书、附睾穿刺知情同意书、显微取精知情同意书、诊断性刮宫知情同意书、宫腔镜检查知情同意书、辅助生殖使用药物告知书等);②辅助生殖技术实验室相关知情同意书(如体外受精-胚胎移植知情同意书,卵胞质内单精子注射知情同意书,胚胎冷冻、解冻及移植知情同意书,自愿赠卵知情同意书,自愿接受卵子赠送助孕知情同意书,自愿接受供精助孕知情同意书,宫腔内人工授精知情同意书,供精宫腔内人工授精知情同意书,胚胎植入前遗传学检测/筛查知情同意书等);③研究相关知情同意书(如剩余配子、胚胎去向知情同意书,自愿留取精液标本声明及协议书,自愿捐赠样本用于科学研究知情同意书等)。

在临床实践中,知情同意的过程需要医生与患者在助孕开始前就进行充分交流沟通,患者须准确理解知情同意书的内容,同意或拒绝接受该技术及可能面临的技术风险,并在自愿的基础上由夫妇双方共同签署知情同意书。对于治疗过程中可能遇到的有损患者身体健康或导致不良事件发生的情况,如促排卵高反应导致的卵巢过度刺激综合征,取卵过程中出现的卵巢出血、感染、穿刺损伤,多胚胎移植后出现的多胎妊娠或宫内宫外复合妊娠等风险,以及对于部分接受特殊治疗(如胚胎植入前遗传学检测)的患者,需要由有相关专业资质的医生与患者进行充分、详尽的知情谈话,告知相关风险及检测局限性,帮助患者真正理解并做出自主决定。签署知情同意书的形式是最为普遍和重要的方式,可以客观记录知情同意的过程,也是医患双方维护自身权益、进行法律诉讼的重要依据。

二、人类辅助生殖技术伦理相关法律法规

(一)人类辅助生殖技术伦理原则

人类辅助生殖技术是治疗不孕不育的一种医疗手段。为安全、有效、合理地实施人类辅助生殖技术,保障个人、家庭以及后代的健康和利益,维护社会公益,须遵循以下伦理原则。

1. 有利于患者的原则

(1)综合考虑患者病理、生理、心理及社会因素,医务人员有义务告诉患者目前可供选择的治疗手段、利弊及其所承担的风险,在患者充分知情的情况下,提出有医学指征的选择和最有利于患者的治疗方案。

(2)禁止以多胎和商业化供卵为目的的促排卵。

(3)不孕不育夫妇对实施人类辅助生殖技术过程中获得的配子、胚胎拥有选择处理方式的权利,技术服务机构必须对此有详细的记录,并获得夫、妇或双方的书面知情同意。

(4)患者的配子和胚胎在未征得其知情同意情况下,不得进行任何处理,更不得进行买卖。

2. 知情同意的原则

(1)人类辅助生殖技术必须在夫妇双方自愿同意并签署书面知情同意书后实施。

(2)医务人员须让具有人类辅助生殖技术适应证的夫妇了解:实施该技术的必要性、实施程序、可能承受的风险以及为降低这些风险所采取的措施、该机构稳定的成功率、每周期大致的总费用及进口、国产药物选择等与患者做出合理选择相关的实质性信息。

(3)接受人类辅助生殖技术的夫妇在任何时候都有权提出终止该技术的实施,并且应确保不会影响今后对其的治疗。

(4)医务人员必须告知接受人类辅助生殖技术的夫妇及其已出生的孩子随访的必要性。

(5)医务人员有义务告知捐赠者对其进行健康检查的必要性,并获取书面知情同意书。

3. 保护后代的原则

(1)医务人员有义务告知受者通过人类辅助生殖技术出生的后代与自然受孕分娩的后代享有同样的法律权利和义务,包括后代的继承权、受教育权、赡养父母的义务等。

(2)医务人员有义务告知接受人类辅助生殖技术治疗的夫妇,他们通过对该技术出生的孩子(包括对有出生缺陷的孩子)负有伦理、道德和法律上的权利和义务。

(3)如果有证据表明实施人类辅助生殖技术将会对后代产生严重的生理、心理和社会损害,医务人员有义务停止该技术的实施。

(4)医务人员不得对近亲间及任何不符合伦理、道德原则的精子和卵子实施人类辅助生殖技术。

(5)医务人员不得实施代孕技术。

(6)医务人员不得实施胚胎赠送助孕技术。

(7)在尚未解决人卵胞质移植和人卵核移植技术安全性问题之前,医务人员不得实施以治疗不孕不育为目的的人卵胞质移植和人卵核移植技术。

(8)同一供者的精子、卵子最多只能使5名妇女受孕。

(9)医务人员不得实施以生育为目的的嵌合体胚胎技术。

4.社会公益原则

(1)医务人员必须严格贯彻国家人口和计划生育法律法规,不得对不符合国家人口和计划生育法规和条例规定的夫妇和单身妇女实施人类辅助生殖技术。

(2)根据《母婴保健法》,医务人员不得实施非医学需要的性别选择。

(3)医务人员不得实施生殖性克隆技术。

(4)医务人员不得将异种配子和胚胎用于人类辅助生殖技术。

(5)医务人员不得进行各种违反伦理、道德原则的配子和胚胎实验研究及临床工作。

5.保密原则

(1)互盲原则:凡使用供精实施的人类辅助生殖技术,供者与受者夫妇应保持互盲,供者与实施人类辅助生殖技术的医务人员应保持互盲,供者与后代应保持互盲。

(2)机构和医务人员对使用人类辅助生殖技术的所有参与者(如供卵者和受者)有实行匿名和保密的义务。匿名义务要求藏匿供者的身份;保密义务要求藏匿受者参与配子捐赠的事实以及受者相关信息。

(3)医务人员有义务告知供者不可查询受者及其后代的一切信息,并签署书面知情同意书。

6.严防商业化的原则 机构和医务人员对要求实施人类辅助生殖技术的夫妇,要严格掌握适应证,不能受经济利益驱动而滥用人类辅助生殖技术。

供精、供卵只能以捐赠助人为目的,禁止买卖,但是可以给予捐赠者必要的误工、交通费用和其所承担的医疗风险补偿。

7.伦理监督的原则

(1)为确保以上原则的实施,实施人类辅助生殖技术的机构应建立生殖医学伦理委员会,并接受其指导和监督。

(2)生殖医学伦理委员会应由医学伦理学、心理学、社会学、法学、生殖医学、护理学专家和群众代表等组成。

(3)生殖医学伦理委员会应依据上述原则对人类辅助生殖技术的全过程和有关研究进行监督,开展生殖医学伦理宣传教育,并对实施中遇到的伦理问题进行审查、咨询、论证和建议。

(二)人类精子库的伦理原则

为了促进人类精子库安全、有效、合理地采集、保存和提供精子,保障供精者和受者个人、家庭、后代的健康和权益,维护社会公益,须遵循以下伦理原则。

1. 有利于供受者的原则

(1)严格对供精者进行筛查,精液必须经过检疫方可使用,以避免或减少出生缺陷,防止性传播疾病的传播和蔓延。

(2)严禁用商业广告形式募集供精者,要采取社会能够接受、文明的形式和方法,应尽可能扩大供精者群体,建立完善的供精者体貌特征表,尊重受者夫妇的选择权。

(3)应配备相应的心理咨询服务,为供精者和自精冷冻保存者解决可能出现的心理障碍。

(4)应充分理解和尊重供精者和自精冷冻保存者在精液采集过程中可能遇到的困难,并给予最大可能的帮助。

2. 知情同意的原则

(1)供精者应是完全自愿地参加供精,并有权知道其精液的用途及限制供精次数的必要性(防止后代血亲通婚),应签署书面知情同意书。

(2)供精者在心理、生理不适或其他情况下有权终止供精,同时在适当补偿精子库筛查和冷冻费用后,有权要求终止使用已被冷冻保存的精液。

(3)需进行自精冷冻保存者也应在签署知情同意书后,方可实施自精冷冻保存。医务人员有义务告知自精冷冻保存者采用该项技术的必要性、目前的冷冻复苏率和最终可能的治疗结果。

(4)精子库不得采集、检测、保存和使用未签署知情同意书者的精液。

3. 保护后代的原则

(1)医务人员有义务告知供精者,对因其供精而出生的后代无任何的权利和义务。

(2)建立完善的供精使用管理体系,精子库有义务在匿名的情况下,为未来人工授精后代提供有关医学信息的婚姻咨询服务。

4. 社会公益原则

(1)建立完善的供精者管理机制,严禁同一供精者多处供精并使 5 名以上妇女受孕。

(2)不得实施无医学指征的 X、Y 精子筛选。

5. 保密原则

(1)为保护供精者和受者夫妇及所出生后代的权益,供精者和受者夫妇应保持互盲,供精者和实施人类辅助生殖技术的医务人员应保持互盲,供精者和后代应保持互盲。

(2)精子库的医务人员有义务为供精者、受者及其后代保密,精子库应建立严格的保密制度并确保实施,包括冷冻精液被使用时应一律用代码表示,冷冻精液的受者身份对精子库隐匿等措施。

(3)受者夫妇以及实施人类辅助生殖技术机构的医务人员均无权查阅供精者证实身份的信息资料,供精者无权查阅受者及其后代的一切身份信息资料。

6. 严防商业化的原则

(1)禁止以盈利为目的的供精行为。供精是自愿的人道主义行为,精子库仅可以对供精者给予必要的误工、交通费用和其所承担的医疗风险补偿。

(2)精子库只能向已经获得国家健康委员会人类辅助生殖技术批准证书的机构提供符合国家技术规范要求的冷冻精液。

(3)禁止买卖精子,精子库的精子不得作为商品进行市场交易。

(4)精子库不得为追求高额回报降低供精质量。

7. 伦理监督的原则

(1)为确保以上原则的实施,精子库应接受由医学伦理学、心理学、社会学、法学、生殖医学、护理学专家和群众代表等组成的生殖医学伦理委员会的指导、监督和审查。

(2)生殖医学伦理委员会应依据上述原则对精子库进行监督,并开展必要的伦理宣传和教育,对实施中遇到的伦理问题进行审查、咨询、论证和建议。

三、典型案例分析

(一)男性 HIV 感染者要求供精助孕

[案例叙述]

丈夫李强(化名)和妻子林云(化名)婚后 3 年一直采用避孕套避孕,1 年半年前因男方吸毒行体检发现其感染人类免疫缺陷病毒(HIV),在省疾控中心进一步确诊,并进行了戒毒治疗和 HIV 相关治疗,目前男方病情稳定,戒毒成功。女方近 1 年反复 3 次检测 HIV 抗体均为阴性。现夫妇关系稳定,有生育要求,男方精液检查提示精子密度及活力正常,但因感染 HIV,夫妇双方商定后要求医院给予供精人工授精助孕治疗。但院方拒绝实施供精人工授精助孕治疗,依据是在供精人工授精的适应证中,不包括男方 HIV感染这一条内容,无法施行供精助孕。夫妇双方随后表达强烈供精诉求,并要求提请医院特别讨论其特殊情况,不能剥夺其生育权。院方提请伦理讨论,会议中伦理委员会各位委员的意见并不完全一致,但最后一致认为,伦理委员会应当遵循国家既定法律法规,以及行业技术规范,如果不符合相关规定,伦理委员会无权做出另外决定。夫妇二人要求供精人工授精助孕治疗的要求最终没有被通过。

[伦理讨论]

首先,从法理和情理角度,根据《中华人民共和国妇女权益保障法》第32条:"妇女依法享有生育子女的权利,也有不生育子女的自由。"这里法律规定了案例中的女方是有生育权的。但同时,《中华人民共和国人口与计划生育法》第2条规定:"国家采取综合措施,调控人口数量,提高人口素质。"因此,HIV感染者的生育权应在保障配偶和子代安全的基础上进行,在这个案例中的男方,他虽有生育权,但其生育权应该审慎行使。其配偶和子代无法确保在长期的生活中不受男方HIV感染这个事实的影响,且男方身体健康因素是否能完成其作为父亲应履行的责任和义务,都是不确定因素,需要谨慎而行。

其次,在伦理方面,HIV感染者和配偶如何行使自己的生育权是一个非常复杂且有争议的问题。在我国现有条件下,HIV感染者夫妇的生育权与感染者配偶和后代的健康权之间是存在明显伦理冲突的。对于李强夫妇提出的供精人工授精助孕治疗的请求,有两种不同的意见。一种意见认为,生育权是人与生俱来的基本权利。医生应该充分尊重患者权益并竭力帮助HIV感染的夫妇实现生育愿望,特别是帮助健康配偶实现生育愿望。供精人工授精不影响子代健康,应该帮助李强夫妇进行供精人工授精助孕。另一种意见认为,作为HIV感染者,其自身健康和寿命存在极大不确定性,如果帮助这个家庭生育了孩子,那么将来这个孩子有可能面临单亲家庭的境遇,有可能面临AIDS家庭歧视的问题,有可能承担更大的心理和精神压力。而HIV感染者的治疗费用可能是高昂的,这种经济压力和困境是否会影响普通收入家庭孩子将来的教育权和健康权?此外,在国外部分国家,供精者有权关注配子的去向,部分供精者拒绝将精子供给HIV感染者,医生也不能忽视供精者的权益。

最后,在我国现行的法律框架和医疗条件下,HIV感染者及其配偶如何行使自己的生育权,依然是一个难解的问题。这需要法律法规、医疗技术等多个方面的完善和改进。当然,这也需要当事人有一个理性的认知和选择,无论是为了保护婚姻的完整性,还是维护自己的生育权,这都是对人生和人性的巨大考验和权衡考量,需要当事人有足够的理性认知和强大的精神理念作为支撑。

(二)智力障碍夫妇的生育权

[案例叙述]

21岁的何英(化名)与35岁的刘威(化名)在湖北一个边远农村结婚,婚后未避孕未孕3年。夫妇二人被男方父母带到省城医院生殖中心就诊,医生在接诊时发现,所有病情叙述均由男方父母代述,单独询问夫妇二人病史时二人语言交流存在障碍,沟通困难。仔细询问病史,了解到男方小学未毕业,既往曾诊断为轻度智力障碍,平时生活可以自理,在砖厂做体力工作,但语言沟通反应缓慢;女方未上学,平时生活不能自理,需要男方及男方父母照顾。女方幼年时曾因高热、颈项强直、四肢瘫软未得到明确诊断和有效治疗,恢复后有明显智力障碍及下肢行走不便的后遗症。在进行妇科检查时,女方不能配合医生,拒绝超声检查,不回答医生的任何提问。询问双方家族均无遗传病史和类似病例。进一步检查提示,男方重度少弱精子症,女方卵巢储备功能正常,双方外周血染色体核型正常。考虑双方原发不孕,男方重度少弱精子症,需要试管助孕,医生建议夫妇二人先到精神卫生中心行智力及心理评估后,再决定是否给予试管助孕。夫妇二人在2周后由双方父母带来医院复诊,出示经精神卫生中心韦氏智力量表评定的智商,分别为75分(男方)、53分(女方),双方父母均强烈要求帮助夫妇二人试管助孕生育孩子,并表示自己年轻体健,有能力帮助他们抚养后代。但考虑夫妇双方不同程度智力受损,这种家庭环境可能影响未来子代的教育及心理健康,医生给予劝阻。

[伦理讨论]

首先,从法理和情理角度,《中华人民共和国残疾人保障法》第3条规定:"残疾人在政治、经济、文化、社会和家庭生活等方面享有同其他公民平等的权利。"公民生育权是一项基本的人权,是任何时候都不能被剥夺的。国家法律没有限制家庭经济困难、生活自理能力差的人不能拥有后代。但《关于修订人类辅助生殖技术与人类精子库相关技术规范、基本标准和伦理原则的通知》也规定:男女任何一方患有严重的遗传、躯体疾病或精神心理疾病,为人工助孕的禁忌证。对于一个父母均不同程度智力障碍的家庭,如能生育一个健康后代可能对于患者夫妇将来的养老送终来说意义重大,但对于孩子来说,这种家庭环境对于其长期健康成长无疑是不利的。

其次,在伦理方面,根据《辅助生殖的伦理与管理》中有利原则、尊重原则、自主原则和知情同意原则,在施行辅助生殖技术过程中,应充分告知患者辅助生殖助孕的风险、利弊,要求夫妇双方充分理解并独立、自愿决定是否生育、选择助孕方式并配合整个助孕过程。智力障碍者属于特殊人群,受自身生理条件限制,其无法做到知情同意、自主决策,无法理解辅助生殖助孕过程中的相关侵入性操作并发症和注意事项,双方父母亦无权帮助夫妇二人决定其生育选择权。智力障碍夫妇生育,不符合《辅助生殖的伦理与管理》中有利于后代的原则。夫妇双方均为智力障碍者,无家族史,外周血染色体核型正常,但无法确定他们患病的真正原因,也无法有效确保能进行子代精准阻断。此外,就算他们生育了一个健康后代,其日后的成长也会受到家庭阴影、父母关爱缺失和经济困难的影响,可能产生心理和精神创伤,其权益无法得到保障。

最后,基于辅助生殖伦理中有利原则、尊重原则、知情同意原则,夫妇双方均为轻中度智力障碍者,无自主决定能力,生活需要部分依靠双亲老人照顾,而孩子成长需要父母的关爱、陪伴和教育。若双方父母离世,夫妇二人尚不具备监督和抚养后代的能力,可能需要社会抚养,因此,他们的生育可能会给家庭、社会带来一系列问题,不支持为该夫妇施行辅助生殖助孕技术。

(三)胚胎的处置权

[案例叙述]

女方汪丽(化名),38 岁,因继发不孕、输卵管炎在某生殖中心行体外受精-胚胎移植。经过超促排卵获得了 11 枚卵子,最终形成了 6 枚可利用胚胎。患者鲜胚周期移植 2 枚胚胎后未孕,剩余的 4 枚胚胎行冷冻保存。后夫妇双方感情不和,男方出国一直未归。女方来院要求再次行冻胚移植,但在签署胚胎复苏知情同意书时,女方以男方身在国外,有时差联系不便为由要求代为签字,且出具了一份伪造的男方授权委托书。院方在进一步核实和询问沟通中得知男方拒绝女方行冻胚移植,但两人尚在婚姻关系中。女方后续多次强烈表示要求冻胚移植,院方以夫妇双方未能共同签署知情同意书为由,拒绝为女方行冻胚移植。

[伦理讨论]

首先,从法理角度,冻胚能否进行复苏移植,要遵循我国的法律法规及伦理原则,按照《人类辅助生殖技术管理办法》《人类辅助生殖技术规范》《人类精子库基本标准和技术规范》,胚胎复苏移植是要经过夫妇双方共同签字同意方可实施的,其中任何一方均不具备胚胎的绝对拥有权。在男方不能到场同意的情况下,院方得不到夫妇双方的知情同意签字,不能在单方要求下行冻胚移植。从情理角度,患者夫妇出现感情不和,男方长期身处国外,女方想通过孩子维系二人感情挽回家庭,可以理解。但是,一旦孩子降生,夫妇关系依然不和睦甚至可能离婚,会造成家庭关系紧张,孩子缺失父爱,而完整的家庭对于孩子身心健康成长是非常重要的,拒绝为该案例中女方行冻胚移植也是遵循保护后代原则的表现。

其次,从伦理角度,根据《辅助生殖的伦理与管理》中的 17 条伦理原则,本案例涉及了其中的尊重原则、保护后代原则、社会公益性原则、知情同意原则、公正原则以及不伤害原则等。尊重原则是指不孕不育夫妇对实施人类辅助生殖技术过程中获得的配子、胚胎拥有选择处理方式的权利,在未征得夫妇双方知情同意情况下,不得对其胚胎进行任何处理,更不得进行买卖。本案例中,女方未能得到男方的同意将胚胎解冻和移植,违背了"尊重原则"。从保护后代原则上看,本案例中夫妇双方感情出现裂痕,如果女方妊娠并生育,家庭关系可能修复,但也可能出现婚姻破裂,孩子降生后的家庭情况存在很多不确定性,一旦负面情况发生,可能对孩子的成长产生不良影响。院方不能在夫妇感情未修复状态下施行冻胚移植,这也是遵循保护后代原则的体现。在知情同意原则方面,相关条款明确指出,人类辅助生殖技术必须在夫妇双方自愿同意并签署书面知情同意书后方可实施。本案例中男方始终未到场签署知情同意书,没有履行知情同意过程,也不是双方共同自愿同意的。同理,女方单方要求冻胚移植,也违背了公正原则和不伤害原则。

最后,从归属权上讲,本案例中的冻胚归夫妇双方共有,在一方不同意的情况下,单方无权要求行冻胚移植。从尊重原则、保护后代原则、社会公益性原则、知情同意原则、不伤害原则等辅助生殖伦理学原则上讲,夫妇任意一方拒绝签字且不同意手术的情况下,医务人员都不应该进行冻胚移植,不能为了体恤女方而损害男方及后代的利益。建议当事夫妇共同协商后达成一致再行处理。

（王雅琴　丁锦丽　李　洁）

参考文献

[1]　Tang L，Zeng Y，Du H，et al. CRISPR/Cas9-mediated gene editing in human zygotes using Cas9 protein[J]. Mol Genet Genomics，2017，292(3)：525-533.

[2]　Kang E，Wu J，Gutierrez N M，et al. Mitochondrial replacement in human oocytes carrying pathogenic mitochondrial DNA mutations[J]. Nature，2016，540(7632)：270-275.

[3]　Smithson D S，Vause T D R，Cheung A P. No. 362-Ovulation induction in polycystic ovary syndrome[J]. J Obstet Gynaecol Can，2018，40(7)：978-987.

[4]　Venturella R，Vaiarelli A，Cimadomo D，et al. State of the art and emerging drug therapies for female infertility[J]. Gynecol Endocrinol，2019，35(10)：835-841.

[5]　Zhang Y，Zhang C，Shu J，et al. Adjuvant treatment strategies in ovarian stimulation for poor responders undergoing IVF：a systematic review and network meta-analysis[J]. Hum Reprod Update，2020，26(2)：247-263.

[6]　中国女医师协会生殖医学专业委员会专家共识编写组. 辅助生殖领域拮抗剂方案标准化应用专家共识[J]. 中华生殖与避孕杂志，2022，42(2)：109-116.

[7]　Practice Committee of the American Society for Reproductive Medicine. The role of assisted hatching in in vitro fertilization：a guideline[J]. Fertil Steril，2022，117(6)：1177-1182.

[8]　Sfontouris I A，Nastri C O，Lima M L，et al. Artificial oocyte activation to improve reproductive outcomes in women with previous fertilization failure：a systematic review and meta-analysis of RCTs[J]. Hum Reprod，2015，30(8)：1831-1841.

[9]　Anifandis G，Michopoulos A，Daponte A，et al. Artificial oocyte activation：physiological，pathophysiological and ethical aspects[J]. Syst Biol Reprod Med，2019，65(1)：3-11.

[10]　Virant-Klun I，Bauer C，Ståhlberg A，et al. Human oocyte maturation in vitro is improved by co-culture with cumulus cells from mature oocytes[J]. Reprod Biomed Online，2018，36(5)：508-523.

[11]　Levi-Setti P E，Patrizio P，Scaravelli G. Evolution of human oocyte cryopreservation：slow freezing versus vitrification[J]. Curr Opin Endocrinol Diabetes Obes，2016，23(6)：445-450.

[12]　Tao Y，Sanger E，Saewu A，et al. Human sperm vitrification：the state of the art[J]. Reprod Biol Endocrinol，2020，18(1)：17.

[13]　FIGO Committee for Ethical Aspects of Human Reproduction and Women's Health. HIV and fertility treatment [J]. Int J Gynaecol Obstet，2013，120(3)：310-311.

[14]　孙莹璞. 人类生育力保护与辅助生殖 [M]. 北京：人民卫生出版社，2020.

[15]　中华医学会生殖医学分会. 临床诊疗指南——辅助生殖技术和精子库分册(2021修订版)[M]. 北京：人民卫生出版社，2021.

[16]　陈振文. 辅助生殖男性技术[M]. 北京：人民卫生出版社，2016.

[17]　唐运革，张欣宗，陆金春. 实用辅助生殖男科实验室技术[M]. 广州：广东科技出版社，2019.

[18]　黄国宁，孙海翔. 体外受精-胚胎移植实验室技术[M]. 北京：人民卫生出版社，2012.

[19]　孙青，黄国宁，孙海翔，等. 胚胎实验室关键指标质控专家共识[J]. 生殖医学杂志，2018，27(9)：836-851.

[20]　刘平，乔杰. 生殖医学实验室技术[M]. 北京：北京大学医学出版社，2013.

[21]　李媛. 人类辅助生殖实验技术[M]. 北京：科学出版社，2008.

[22]　黄国宁，孙莹璞，孙海翔. 辅助生殖技术[M]. 北京：人民卫生出版社，2021.

［23］ 张宁媛,黄国宁,范立青,等.胚胎植入前遗传学诊断与筛查实验室技术指南［J］.生殖医学杂志,2018,27(9):819-827.

［24］ 中国医师协会生殖医学专业委员会.人类卵裂期胚胎及囊胚形态学评价中国专家共识［J］.中华生殖与避孕杂志,2022,42(12):1218-1225.

第十四章　避孕与终止妊娠

第一节　避　孕

一、概论

(一)避孕现状

1. 避孕需求和现状

(1)女性平均初潮年龄为 11～14 岁,平均绝经年龄大约 50 岁。从青春期至绝经前的阶段都可能排卵,有排卵就可能受孕。绝大部分育龄女性有 20 年左右的时间需要避孕。

(2)有调查显示同一时段,62%的育龄女性在使用某种避孕措施,3%的育龄女性因不育、9.5%因妊娠或试孕而未采取避孕措施,19%的育龄女性无性生活或近期无性生活;还有约 7%的女性在过去的 3 个月有性生活但未采取任何避孕措施。

(3)现代女性全面参与社会工作,学业和职业上的进取会影响她们选择生育的时机。随着社会的发展,优生优育的需求也让广大育龄女性开始主动备孕。备孕、流产后、产后等不同阶段的避孕需求也顺势而生。

2. 避孕与非意愿妊娠　有报道显示非意愿妊娠约占同时期妊娠的 45%;其中,95%的非意愿妊娠是由于未采取避孕措施(54%)或未持续采取避孕措施(41%)。非意愿妊娠率在 18～24 岁女性中最高。低收入、未婚同居女性的非意愿妊娠率明显高于高收入、已婚/单身女性。

(二)如何选择避孕方法

1. 选择避孕方法的基本原则　知情选择原则是选择避孕方法的基本原则。没有一种避孕方法是完美的,影响个体选择某种避孕方法的因素很多,包括有效性、安全性、可逆性、可获得性、费用、额外益处以及个体偏好等。

2. 比尔指数　比尔指数是指使用某种避孕方法,每 100 例女性每年发生意外妊娠的次数。通常来说,比尔指数越小的避孕方法,避孕效果越好。

3. 常见避孕方法　常见避孕方法包括安全期避孕(比尔指数 14～40)、体外射精(比尔指数 18～28)、屏障避孕(比尔指数 7～14)、服用避孕药(比尔指数 0.1)、使用避孕针(比尔指数 0.05～6)、使用皮下埋植剂(比尔指数 0.05)、使用孕激素宫内节育器(比尔指数 0.06)、使用含铜宫内节育器(比尔指数 0.52)以及绝育术(比尔指数 0.1)等,比尔指数越小,避孕效果越好。

安全期避孕、体外射精和屏障避孕的比尔指数相对较高,前两者无副作用,也无额外益处;屏障避孕的副作用主要是过敏(对乳胶成分等),额外益处是有助于预防性传播疾病。服用避孕药的副作用主要是雌激素相关的血栓风险。使用避孕针、皮下埋植剂和宫内节育器常见副作用为单孕激素相关的出血模式改变;而使用含铜宫内节育器的主要副作用是月经期延长和经量增加。以孕激素为主要成分的避孕制品的额外益处相同,都有助于缓解痛经,减少经量,缓解和预防子宫内膜异位症和子宫内膜息肉复发;其中复方激素避孕药因为有雌激素成分,额外益处还包括调整月经周期。

安全期避孕、体外射精和屏障避孕属于低效避孕方法,实际使用率依赖使用者的自律性,完美使用和实际使用效果相差大,导致避孕效率降低。使用避孕针、皮下埋植剂、宫内节育器(intrauterine device,IUD)和采取绝育术属于高效避孕方法,其中使用皮下埋植剂和IUD属于长效可逆避孕方法(long-acting reversible contraception,LARC),需由专业人士操作,不依赖于使用者,基本达到完美使用效果。

4. 避孕方法的有效性 避孕方法的有效性分为完美使用效果和实际使用效果。前者是指在各种情况下正确使用避孕方法的妊娠率(即固有效果);而后者指不坚持或不正确的使用时的效果,实际使用效果通常比完美使用效果低。年龄较大、性生活不频繁或月经周期不规律的女性避孕方法的实际使用效果相对较好。根据有效性将避孕方法分为以下3类。

(1)高效避孕方法:包括LARC和绝育术,这类方法并不需要使用者为了能使避孕方法长期有效而不间断花费精力,安全、经济,并在去除后可迅速恢复生育力。

(2)有效避孕方法:包括使用避孕针、口服避孕药、经皮给药避孕和阴道环,由于这些方法受到不坚持或不正确使用的影响,实际失败率较高。

(3)低效避孕方法:包括使用子宫帽、避孕套、杀精剂,以及体外射精和周期性节欲。这些方法的实际使用失败率远高于完美使用时。

5. 特殊时期避孕方法的选择

(1)备孕阶段:在准备受孕的月经周期前3个月取出IUD或本周期停止使用避孕套即可。取出IUD措施后的短暂阶段,建议使用避孕套避孕。

(2)流产后:①流产后2周即可能恢复排卵,因此推荐在流产时或流产后积极采取避孕措施。②流产后避孕方法选择,主要取决于计划下次妊娠与此次流产的时间间隔。如果选择3年以后再妊娠,推荐选择LARC。如果选择3年内妊娠,可以选择使用避孕套、避孕药等避孕方法,使用避孕套时,推荐每次都使用,从而提高避孕效果。

(3)产后:①排卵恢复,有研究发现未泌乳产妇首次排卵时间平均为产后45~94天,最早为产后25天;而且有40%~50%的女性不进行产后复查,且在常规产后6周复查前,40%~57%的女性已发生无保护措施的性生活。此外,文献还报道在产后6个月内,有10%的闭经女性出现排卵,纯母乳喂养时也有1%~5%的闭经女性出现排卵,以上结果都提示产后及时避孕的重要性。②妊娠间期(inter-pregnancy interval,IPI)指前次活产至本次受孕的间隔时间,间隔时间短可能造成女性、围产期和婴儿结局不良,世界卫生组织(WHO)建议妊娠间期应至少为24个月;进一步的数据提出,相比妊娠间期<6个月,妊娠间期>6个月与不良结局的相关性更弱。③产后避孕方法选择需要考虑排卵恢复、静脉血栓栓塞风险以及对泌乳的影响。产后是静脉血栓栓塞(venous thromboembolism)高风险时期,血栓风险在产后21天内最高,之后下降,产后4个月降至基线。而雌激素避孕药会增加静脉血栓栓塞发生的风险,还可能影响糖代谢,导致糖耐量减退,并且可能对乳汁质量和分泌量有影响,药物还可以经过乳汁被婴儿吸收。因此,对于哺乳女性,纯孕激素避孕药应延迟至产后6周才能注射,复方激素避孕药应延迟到产后6个月再使用。产后6个月内,纯母乳喂养同时有闭经者,可以预防98%的妊娠。但是,这3个条件不容易同时满足,因此,哺乳期避孕容易失败。如果暂时无生育愿望或计划3年后再生育,可以产时、顺产后6周或剖宫产半年后选择LARC。如果准备18个月至3年内再生育,可以选择每次性生活都使用避孕套或停止哺乳后使用复方激素避孕药。

6. 特殊人群的避孕方法选择

(1)未婚女性:有报道显示,我国未婚女性人工流产比例高达30%~68%,未婚女性重复流产率为28%~41%,提示未婚女性的避孕落实已经成为一个迫切需要重视的社会问题。对大多数有性生活的未婚女性而言,任何可逆性避孕方法的益处都超过人工流产的风险。LARC是该人群避孕方法的一线选择。

(2)合并症人群避孕:各种合并症如心脏病、糖尿病、高血压、子宫肌瘤等,可能会影响避孕方法的选择,因此,建议此类女性就诊计划生育门诊,充分了解各种避孕方法的特点,再根据自身特点在专业医生的指导下选择合适的避孕方法。当疾病轻、需要使用避孕药治疗某些疾病如痛经、月经过多时,建议和专科医生探讨使用激素避孕药的益处是否大于潜在风险,再决定是否使用。

二、激素避孕方法

(一)激素避孕的历史

纵观人类的避孕历史,在不同的文明和文化背景下,都是采用大量的植物提取物、草药和机械设施来控制生育。1938年德国研究者从雌二醇合成炔雌醇。1940年美国研究者从墨西哥天然薯蓣族分离出孕酮;同时,有机化学的发展促使人们发现卵巢分泌的孕激素有抑制排卵的作用。1951年,19-去甲基睾酮类孕激素——炔诺酮出现。1957年,美国食品药品监督管理局(Food and Drug Administration,FDA)批准异炔诺酮-炔雌醇甲醚片(Enovid)用于治疗月经失调,并标示它的副作用会抑制排卵。1960年,美国FDA正式批准将Enovid作为避孕药。在我国,20世纪60—70年代先后合成了来源于雄激素的炔诺酮和天然孕酮衍生的甲地孕酮。

由于复方口服避孕药(combined oral contraceptive,COC)的大规模使用,雌激素相关的副反应,包括恶心、呕吐、头晕、乳房胀痛、水肿、脑血管意外、静脉血栓栓塞和心血管疾病的发生风险增加。此后,人们开始降低COC中炔雌醇的用量,从最初的100～150 μg/d到1970年的30～35 μg/d,再到1980年以后的20～35 μg/d,使COC所致的血栓发生率和死亡率显著降低。但是,如果雌激素继续减少,过少的雌激素难以维持子宫内膜厚度,容易出现孕激素突破性出血。

不同孕激素具有不同程度的内在的雌激素、抗雌激素和雄激素活性,孕激素对孕激素受体的亲和力、结合血清蛋白的程度、在体内的分布和储存,以及在乳房、皮肤和子宫等靶组织中的代谢是由其化学结构以及孕激素与雌激素的联合作用来决定的。炔诺酮作为第一代COC的孕激素成分,属于19-去甲基睾酮类孕激素,具有高效孕酮样活性、明显抗雌激素活性和轻度雄激素活性。它能影响子宫内膜的发育和分泌,但转化内膜的活性较弱。而另一个第一代COC是天然孕酮衍生的甲地孕酮,属于17α-羟孕酮类,它的活性比天然孕酮高25倍,能使内膜细胞转化,有明显的抗雌激素活性,但是没有雌激素和雄激素活性。

20世纪70年代对COC中高效孕激素的探索推动了第二代孕激素——炔诺孕酮和左炔诺孕酮(雄激素来源的第二代孕激素)的问世,炔诺孕酮由于在炔诺酮的C18位置增加甲基和在C13位置形成乙基,具有极强的使子宫内膜转化的孕激素活性,其孕激素效能是炔诺酮的100倍,抗雌激素活性比后者强10倍。但是,这些在增加其孕激素效能的同时,也使内在的雄激素活性增强,故使用炔诺孕酮时容易出现痤疮;而且,炔诺孕酮有一定的蛋白同化作用,可引起低密度脂蛋白(low density lipoprotein,LDL)水平升高,对脂代谢不利。拆分后的左旋异构体,即左炔诺孕酮(LNG)的孕激素活性又比炔诺孕酮增强1倍。它的作用强大到即使没有雌激素的协同作用,单独的左炔诺孕酮不论口服或缓释都可以通过抑制排卵,改变子宫内膜环境和宫颈黏液性状而起到避孕作用。简而言之,第二代COC的避孕效果显著提高,而雌激素相关的不良反应明显减少。但是,第二代孕激素有着更强的雄激素活性(产生痤疮)和蛋白同化作用(影响脂代谢)。

为了降低孕激素的雄激素活性,1981年第一个第三代孕激素——地索高诺酮(又称去氧孕烯)诞生,去氧孕烯在C3位置上无氧和C11位置引入亚甲基,能抑制垂体分泌FSH,有较强的抗雌激素活性、轻微雄激素活性和蛋白同化作用。其孕激素活性较炔诺酮强18倍,较甲炔诺酮强1倍,而没有雄激素和雌激素活性。第三代孕激素还包括孕二烯酮、诺孕酯、环丙孕酮、地诺孕素等,其中孕二烯酮引入双键,明显增强孕激素活性,无雌激素活性,具有抗雌激素活性和轻微雄激素活性,与孕激素受体结合的能力比去氧孕烯大3倍。第三代孕激素与受体的亲和力较第一代孕激素强,抑制排卵和对子宫内膜组织的孕激素作用更强;同时雄激素作用比第二代孕激素低,更具有天然孕激素的特性。总之,第三代孕激素活性强,与雄激素受体结合力差,抗盐皮质醇活性低,可提高对身体有利的高密度脂蛋白(high density lipoprotein,HDL)水平,降低对身体不利的LDL水平,对甘油三酯影响小,对糖代谢和血压无影响。

最后,COC的变化还表现在给药方式或者剂型上。多相型产品可模仿正常周期,改进了服用方法和包装来提高服用方法的依从性。三相口服避孕药可以提供最佳的周期控制,耐受性良好,还能显著降低出血量和缩短出血时间。含去氧孕烯的单相口服避孕药对血压、凝血和纤溶系统间的凝血平衡没有负面影响。COC中的雌激素可以使HDL水平升高,LDL水平降低。

(二)复方激素避孕方法

1. 成分和类型

(1)类固醇激素:自20世纪60年代始,合成雌孕激素开始用于避孕。合成孕激素主要分为两类:19-去甲基睾酮衍生物(口服避孕药)和17α-乙酰氧基孕酮衍生物(避孕针)。复方激素避孕方法包括使用COC、透皮避孕贴和阴道避孕环。透皮避孕贴每天释放20 μg炔雌醇和150 μg诺孕曲明,雌激素暴露量比35 μg炔雌醇的COC高约60%;阴道避孕环每天释放15 μg炔雌醇和120 μg依托孕烯。此外,宫内激素缓释装置由激素药物与IUD结合形成,作为IUD的特殊类型,详见本书IUD相关内容。

(2)新型COC特点:①炔雌醇,逐渐减至20~35 μg,雌激素相关副作用如静脉血栓栓塞、乳房胀痛、恶心、腹胀和心血管并发症的发生率也随之降低;但是当雌激素更低(10~20 μg)时,则容易发生不规则出血。②孕激素,第一、第二代孕激素包括炔诺酮和左炔诺孕酮等,其中后者雄激素活性更强,可能会降低血清HDL胆固醇浓度。而第三代孕激素与雄激素受体结合的亲和力降低,对血清性激素结合球蛋白(sex hormone binding globulin,SHBG)浓度的影响小,对糖类和脂代谢影响小。③多相方案:使1个月内的类固醇总含量略微下降,但与单相制剂比较,并没有临床优势。

2. 避孕机制

(1)抑制排卵和卵泡成熟:复方激素避孕方法最重要的避孕机制是抑制LH分泌高峰,导致不会发生排卵。同时,通过抑制下丘脑促性腺激素释放激素(GnRH)和垂体促性腺激素的分泌,从而抑制卵泡成熟。

(2)孕激素作用:使宫颈黏液黏稠而影响精子上行,使子宫内膜蜕膜化、腺体萎缩而影响着床,使输卵管蠕动减慢和增加免疫抑制糖蛋白A生成而抑制精卵结合来增强避孕作用。

3. 禁忌证　大多数育龄女性都可以使用COC。根据WHO标准,以下几种情况被作为使用COC的禁忌证。

(1)年龄≥35岁,且每天吸烟≥15支。

(2)糖尿病、缺血性心脏病、高血压(收缩压≥160 mmHg或舒张压≥100 mmHg)。

(3)静脉血栓栓塞、已知的凝血突变。

(4)脑卒中史、先兆偏头痛。

(5)有并发症的心脏瓣膜病(肺动脉高压、心房颤动、亚急性细菌性心内膜炎史)。

(6)系统性红斑狼疮(抗磷脂抗体阳性或未知)。

(7)乳腺癌。

(8)肝硬化、肝细胞腺瘤或肝脏恶性肿瘤。

4. 使用方法　COC通常以21天或28天为一个周期进行包装。28天一盒的最后7片或4片是安慰剂。推荐使用者在月经周期当天开始服药,无需在开始服药的最初7天使用备用避孕措施。间隔1周使用下一盒药物(即使用的是21片/盒)或直接续用下一盒药物(即使用的是28片/盒)。透皮避孕贴和阴道避孕环通常每周使用1个,连续使用3周,停用1周,再决定下一个周期是否重复使用。

5. 避孕效果　各种激素类避孕药都非常有效,在完美使用时,COC的比尔指数为0.1,是使用者可以自己掌握的高效避孕方法,但是由于容易漏服,实际使用的失败率可为1%~8%。

6. 复方激素避孕方法的特点　COC的副作用受雌孕激素的类型、剂量和给药途径的影响。雌激素剂量越高,发生静脉血栓栓塞和乳房胀痛、恶心和腹胀等雌激素副作用的风险越高。雌激素剂量越低(10~20 μg),则伴随着较高的不规律出血发生率,容易发生停用,影响COC的使用率。异常出血的情况在用药的最初3个月内最多,此后逐渐减少。流产后即时使用COC的优势在于不受流产方式限制(药物流产或手术流产后均可使用)、不受流产并发症限制(可疑感染、出血、损伤均可使用)、使用方便、效果可靠。

7. 常用的复方激素避孕方法

（1）使用 COC。

①复方左炔诺孕酮片（21+7）：每片活性药片含左炔诺孕酮 0.15 mg，炔雌醇 0.03 mg，共 21 片。空白片含蔗糖、淀粉、糊精、硬脂酸镁，共 7 片。

②屈螺酮炔雌醇片：每片含屈螺酮 3 mg，炔雌醇 0.03 mg 或 0.02 mg，一盒 21 片或（24+4）片。空白片为白色，成分为淀粉等，无活性，共 4 片。屈螺酮作为第三代孕激素，来源于 17α-螺甾内酯，具有孕激素（高效避孕）、抗盐皮质激素（利尿，不长体重）、抗雄激素活性（不长痤疮）；没有雌激素样、雄激素样、糖皮质激素样活性。

孕激素机制：第三代孕激素屈螺酮与孕酮的相对受体结合力相似，通过减少促性腺激素（FSH、LH）来抑制卵巢活性。

抗盐皮质激素机制：屈螺酮与天然孕酮的抗盐皮质激素活性比值近似，可对抗雌激素诱导的水钠潴留作用；诱导血浆肾素活性、醛固酮水平升高，通过阻断醛固酮受体增加钠、水和醛固酮的排泄；屈螺酮与盐皮质激素受体的亲和力约为醛固酮的 5 倍。屈螺酮对水钠潴留有积极治疗作用，能够有效控制体重。

抗雄激素机制：屈螺酮可以抑制卵巢雄激素的生成或者直接阻断皮肤（皮脂腺和毛囊）雄激素受体而发挥抗雄激素作用，但不会阻止雄激素与性激素结合蛋白的结合，也不会对抗雌激素诱导的肝脏性激素结合蛋白合成。它的抗雄激素活性约为同剂量醋酸环丙孕酮的 30%。

③去氧孕烯炔雌醇片：每片含去氧孕烯 0.15 mg，炔雌醇 0.03 mg，一盒共 21 片。去氧孕烯是第三代雄激素来源的孕激素，有较强的抑制排卵作用，使用后促进性激素结合蛋白含量上升，睾酮含量下降，减少痤疮产生；最大特点是无雄激素作用，可提高血中 HDL 水平，降低血胆固醇，有利于脂代谢。其抗雌激素活性也强于第一代孕激素。

④炔雌醇环丙孕酮片：由 2.0 mg 醋酸环丙孕酮和 35 μg 炔雌醇配伍而成的 COC。醋酸环丙孕酮是一种抗雄激素制剂，是第三代天然孕酮衍生而来的孕激素，可以抑制垂体产生 LH 和 FSH，同时抑制卵巢产生雄激素。此外，由于醋酸环丙孕酮几乎完全和血浆白蛋白结合，所以对性激素结合球蛋白水平的改变没有影响。

⑤孕二烯酮炔雌醇片：含孕二烯酮 75 μg 和炔雌醇 30 μg，是目前孕激素活性最强和剂量最小的 COC。孕二烯酮也是第三代雄激素来源的孕激素，有抗雌激素作用，无雄激素和雌激素活性，可提高对身体有利的 HDL 水平。

（2）使用阴道避孕环：环外径为 54 mm，含去氧孕烯 11.7 mg 和炔雌醇 2.7 mg，环放置于阴道后穹隆，在使用期间每天持续释放去氧孕烯 120 μg 和炔雌醇 15 μg，药物经阴道黏膜吸收后发挥避孕作用。于月经来潮的第 1 天放置，连续使用 3 周，间隔 7 天后再放置新环。使用期间不需要取出，如离体时间超过 3 小时，则需加用其他避孕方法，或采取补救措施；重新放置后需要采用其他方式避孕 7 天。其避免了胃肠吸收和肝脏首过效应，能提高药物的生物利用度，更为安全，还降低了头痛、恶心、乳房胀痛等不良反应的发生率。

（3）使用透皮避孕贴：避孕药放在特殊贴片内，粘贴在臀部、腹部、手臂外侧或肩膀外侧的皮肤上，每天会释放出 150 μg 孕激素和 20 μg 雌激素，通过皮肤吸收起到避孕作用。每周 1 片，连用 3 周，停用 1 周，每月共用 3 片。透皮避孕贴使用者会出现与 COC 使用者类似的恶心、呕吐、乳房胀痛、痛经等不良反应。

（三）单孕激素避孕方法

1. 成分和类型 单孕激素避孕方法包括使用皮下埋植剂（依托孕烯、左炔诺孕酮）、孕激素（左炔诺孕酮）IUD、单孕激素口服避孕药和避孕针。前两者属于 LARC，在使用最初产生的血清孕酮浓度分别为 0.35 ng/ml 和 0.1～0.25 ng/ml，之后逐渐下降，远低于单孕激素口服避孕药浓度（1.5～2.0 ng/ml）。避孕针（醋酸甲羟孕酮）的血清孕酮浓度小于 0.4 ng/mL。后两者目前在国内很少应用。

2. 避孕机制 同复方激素避孕方法，通过高效孕激素抑制 FSH、LH，从而抑制排卵（除孕激素 IUD 主要作用于子宫内膜外）。

3. 禁忌证 该方法雌激素相关的风险较复方激素避孕方法大大减小。现患乳腺癌女性仍属于禁忌人群。由于尚未发现单孕激素避孕药使用者发生脑卒中、心肌梗死或静脉血栓栓塞的风险升高，美国 CDC 提出单孕激素避孕方法可用于有静脉血栓栓塞病史或有活动性静脉血栓栓塞的产后女性。

4. 使用方法 为了减少使用初期的异常出血情况，皮下埋植剂(依托孕烯、左炔诺孕酮)建议在月经期放置；孕激素(左炔诺孕酮)IUD 建议在月经期第 5 天放置，以避免 IUD 装置在经量多时随经血排出。避孕针每 3 个月注射 1 次。

5. 避孕效果 皮下埋植剂和孕激素 IUD 的比尔指数分别为 0.05 和 0.06，基本达到完美使用效果，实际避孕效果高于 COC。目前在国内还没有单孕激素口服避孕药和避孕针相关产品。

6. 单孕激素避孕方法的特点

(1)出血模式改变：单孕激素避孕方法不规则出血的发生率高达 14.8%，点滴出血或不规则出血为主要副作用，少数患者出现闭经，随放置时间延长出血情况逐步改善，一般不需要处理。对于出血时间长且不能耐受者，可给予雌激素治疗。出血模式改变是停用的首要原因，使用前应充分告知。

(2)体重增加：部分患者出现体重增加。

(3)不含雌激素：不受子宫大小和是否有生殖道感染等因素的影响，在人工流产和感染性流产后都可以即刻放置，不受流产方式和流产并发症的影响；特别适用于不能坚持使用 COC 及子宫畸形无法使用 IUD 者，分娩 6 周后、哺乳期女性也可以安全使用。

(4)排卵恢复快：停用后，除有个别使用避孕针女性的生育力延迟到 18 个月恢复以外，其他方法停用后排卵很快恢复。

(5)健康益处：长期低剂量单孕激素可以减少子宫内膜癌、卵巢癌等的发生。

7. 常用单孕激素避孕方法

(1)左炔诺孕酮宫内缓释节育系统：见本节"宫内节育器"相关内容。

(2)皮下埋植剂：采用皮下植入缓慢释放孕激素的装置，达到长效可逆避孕的方法。

①类型：皮下埋植剂中有含单根依托孕烯 68 mg 或 2 根左炔诺孕酮硅胶棒产品，可以安全避孕 3~4 年。

②避孕机制：孕激素缓慢释放于血液中，通过抑制排卵，提高宫颈黏液的黏稠度以及使子宫内膜蜕膜化而达到避孕的目的。

③使用方法：放置皮下埋植剂，选取左上臂肘上 10 cm，避开血管选择穿刺点，消毒铺巾，局部麻醉，使用穿刺针将皮下埋植剂植入上臂内侧的皮下。取出皮下埋植剂：消毒铺巾，局部麻醉，切开皮下埋植剂上方皮肤约 2 mm，推动皮下埋植剂，钳夹取出，压迫止血即可。如植入较深或者皮肤滑动会使其取出困难，必要时可扩大切口后取出，并缝合皮肤。

(3)单方孕激素避孕针。

①醋酸甲羟孕酮注射液：每支含醋酸甲羟孕酮 150 mg。

②避孕机制：肌内注射醋酸甲羟孕酮注射液后，药物在局部缓慢吸收，孕激素缓慢释放于血液中，通过抑制排卵，提高宫颈黏液的黏稠度以及使子宫内膜蜕膜化而达到避孕的目的。

③使用方法：月经来潮 5 天内肌内注射第一针，以后每 3 个月注射 1 次。对医务人员技术要求不高。与 COC 相比，单孕激素避孕针使用间隔时间较长、隐私性好。

(四)激素避孕方法的副作用

复方雌孕激素有许多代谢方面的作用，可导致一些常见但不太严重的副作用，以及罕见的严重并发症。

1. 常见副作用 雌激素引起的较常见症状是恶心、乳房胀痛和液体潴留(水肿)。孕激素可以产生某些雄激素效应，如体重增加、产生痤疮及抑郁。但是，由于雌激素可减少皮脂分泌，可能有利于改善痤疮症状。雌激素不足、孕激素过多或者两者同时存在时，会引起突破性阴道出血。

2. 罕见并发症和风险

(1)血栓形成风险：①激素避孕药中的合成雌激素：可促进肝脏合成某些蛋白质。炔雌醇导致一些蛋白质增加，如凝血因子Ⅴ、Ⅷ、Ⅹ和纤维蛋白原，可增加血栓形成风险。在10000例使用COC(含炔雌醇20 μg)1年的女性中，2例有动脉血栓形成(心肌梗死或血栓性脑卒中)；6.8例有静脉血栓形成，是未使用者的2～4倍。②激素避孕药中的合成孕激素：与第一代孕激素相比，含醋酸环丙孕酮、屈螺酮的COC、避孕贴与左炔诺孕酮等新型孕激素具有引起静脉血栓形成的风险。③合并血栓形成倾向疾病：伴遗传性血栓形成倾向、狼疮抗凝物时，使用COC者发生缺血性脑卒中的风险是未使用者的11倍甚至更高。④低于妊娠期血栓形成风险：非妊娠或使用口服避孕药的育龄女性血栓发生率为每年(1.9～3.7)/10000人，低于与妊娠相关的静脉血栓栓塞事件的发生率((5～20)/10000人)。

(2)对代谢的影响：睾酮衍生的孕激素具有一些雄激素活性，合成雌、孕激素对代谢有一定影响。与含高雄激素活性(左炔诺孕酮)的避孕药相比，新型孕激素对糖类和脂代谢影响较小。避孕药引起糖类代谢改变的机制尚未明了，可能与生长激素和游离皮质激素的增加、胰岛素受体的减少有关。前两种改变主要由雌激素引起，第三种改变由孕激素引起。目前使用的低孕激素配方在给予葡萄糖负荷后不会显著改变血糖、胰岛素或胰高血糖素的水平。糖耐量降低的发生率与不同药物的配伍、剂量和个体情况有关。因此，在使用避孕药时，有糖尿病(diabetes mellitus，DM)和妊娠期糖尿病(gestational diabetes mellitus，GDM)病史的女性存在潜在风险。根据WHO《避孕方法选用的医学标准》，糖尿病有并发症属于COC使用的第3级相对禁忌证；糖尿病病史20年以上属于第4级禁忌证。任何增加肝微粒体酶活性的药物(如抗癫痫药等)都可以加速COC的代谢，但COC代谢不受利福平以外的抗生素影响。

(3)高血压与脑卒中：部分使用激素避孕方法者出现血管紧张素原水平的升高，可能会使一些使用者的血压升高。研究显示，41.5例/10000人年发生高血压可归因于使用COC，而且停用COC后高血压风险迅速降低。流行病学研究表明，无高血压的非吸烟女性使用低剂量COC与心肌梗死或出血性/血栓性脑卒中的发病率显著升高无相关性。

(4)恶性肿瘤：①乳腺癌：一项前瞻性队列研究纳入了近200万例女性，平均随访11年，COC使用者中乳腺癌发生风险(13例/10万人年)，与正常35岁以下女性乳腺癌发生风险(2例/10万人年)相比较大，且随着使用时间延长，风险增加，但绝对增加值很小。而且，这种风险在停止使用COC 10年或更长时间后消失。②宫颈癌或宫颈上皮内瘤变：大多数对照研究表明，使用COC不改变宫颈上皮内瘤变的发生风险。③肝癌：使用COC不会增加罹患肝癌的风险。

（五）激素避孕方法的额外益处

1. 调整月经周期 激素避孕药可以调整月经周期，用于治疗月经紊乱。

2. 促使子宫内膜萎缩 激素避孕药使在位子宫内膜和异位子宫内膜萎缩，从而减少经量，用于治疗月经过多，缓解痛经，预防子宫内膜异位症和子宫内膜息肉术后复发，以及降低子宫内膜癌的发生风险。

3. 降低血清游离雄激素浓度 部分COC通过抑制FSH减少卵巢分泌雄激素；增加血清性激素结合球蛋白浓度，雄激素结合蛋白增加而降低血清游离雄激素浓度；同时抑制肾上腺分泌雄激素；用于治疗如痤疮、多毛症等高雄激素表现。

4. 缩短无激素间期 通过缩短COC的无激素间期，可能减少与激素撤退相关的症状，如月经性偏头痛、盆腔痛和经前期综合征。

5. 降低肿瘤风险

(1)子宫内膜癌：激素避孕药对子宫内膜癌具有保护作用。停止使用后，保护作用随着时间的推移而减弱。

(2)卵巢上皮癌：流行病学研究表明，长期使用激素避孕药者，卵巢上皮癌的发生风险降低。原因可能与抑制排卵相关，需要进一步研究。

(3)结直肠癌：COC可显著降低结直肠癌和血液系统恶性肿瘤的发生风险。

总体来说，激素避孕方法适用于有避孕需求、无禁忌证的女性，还常用于希望获得额外益处的妇科疾病患者。长期使用 COC,发生高血压、血栓、脑卒中和乳腺癌的风险稍有增加,但绝对增加值很小。而各种激素避孕药主要的区别在于给药途径、药物作用时间长短、用药是否方便以及药物副作用。因此,在使用激素避孕药前,需要评估基础疾病、治疗药物等。

三、宫内节育器

宫内节育器(intrauterine device,IUD)属于长效可逆避孕方法(LARC),包括含铜 IUD 及左炔诺孕酮宫内缓释节育系统(levonorgestrel-releasing intrauterine system,LNG-IUS),其中,常用含铜 IUD 包括 TCu-IUD 和含吲哚美辛的铜环。

(一)含铜 IUD

1. 分类 我国使用最广泛的 IUD,其中,含铜表面积越大,避孕效果越好,使用年限越长;但是,随着含铜表面积增大,副反应也相应增加。常用含铜 IUD 分为无尾丝 IUD(如宫型 IUD 等)和有尾丝 IUD,后者包括以下两类。

(1)支架式含铜 IUD:常见的有 TCu220C IUD、TCu380A IUD、母体乐 Cu375 IUD、活性环形或 Y 形 IUD 等。

(2)固定式含铜 IUD:由 6 截铜套和 1 根丝线组成,放置时将其固定在宫底子宫肌层 1 cm 处,是一种无支架的 IUD。其包括不含和含吲哚美辛的两种不同类型,吲哚美辛有抑制前列腺素合成的作用,可以减轻因放置 IUD 引起的经量增多和疼痛。两类固定式含铜 IUD 有效期均为 10 年。适用于宫颈松弛或者有陈旧性裂伤,或有其他 IUD 频繁脱落史,宫腔相对大的女性。

2. 避孕机制 IUD 作为异物刺激子宫内膜局部产生炎症反应,炎症细胞吞噬精子,毒害受精卵及胚胎;此外,铜离子不仅具有杀精作用,还可干扰细胞正常代谢,导致宫腔环境改变,进一步干扰受精卵着床和胚胎发育等。

3. 禁忌证

(1)月经过多、月经频发或阴道不规则出血者。

(2)铜过敏者。

4. 避孕效果 比尔指数为 0.52,有效期 5～15 年。可用于紧急避孕。

5. 特点 含铜 IUD 形式多样,获取方便;国家有提供免费的含铜 IUD;适宜人群广泛。

(二)左炔诺孕酮宫内缓释节育系统(LNG-IUS)

1. 概述 T 形环,含左炔诺孕酮 52 mg。宫腔内溶解速率开始时约为 20 μg/24 h,5 年后约降为 10 μg/24 h,5 年内平均溶解速率约为 14 μg/24 h,有效期 5 年。使用初期的血清孕酮浓度为 0.1～0.25 ng/ml,之后逐渐下降,远低于单孕激素口服避孕药浓度(1.5～2.0 ng/ml),属于单孕激素避孕方法之一。无任何金属成分,对金属过敏者可以放置。

2. 避孕机制 LNG-IUS 的避孕机制是多方面的,主要是使用后可以引起子宫内膜萎缩,抑制子宫内膜增长,使受精卵无法着床。另外会使宫颈黏液变黏稠,阻止精子通过宫颈管。左炔诺孕酮还能改变子宫和输卵管的局部内环境,抑制精子的活动与获能,阻止受精。

3. 禁忌证 无雌激素相关风险,可用于有静脉血栓栓塞病史或有活动性静脉血栓栓塞的产后女性。

4. 避孕效果 比尔指数为 0.06,基本达到完美使用效果,实际避孕效果高于 COC。

5. 副作用 主要副作用是月经模式的改变,放置后 3 个月内,22％的女性月经出血时间延长,67％的女性出现不规则出血,放置 1 年后上述比例下降至 3％和 19％。不规则出血是停用的首要原因。此外,还有乳房胀痛、恶心、头痛、背部疼痛、痤疮、抑郁、阴道分泌物增加、体重增加和卵巢囊肿等副作用。偏头痛、局灶性偏头痛伴有不对称的视力丧失、严重头痛、黄疸、血压明显增高、严重的动脉性疾病如脑卒中或心肌梗死等罕见。

6. 其他益处 含有高效孕激素,因此避孕的同时有助于缓解痛经、月经过多、子宫腺肌症和子宫内膜增生。

(三)IUD 并发症

常见并发症主要有出血、月经失调，下腹或腰骶部疼痛，白带异常等；一般发生率低，症状轻；还可能发生 IUD 嵌顿、IUD 异位、带器妊娠、异位妊娠，以及 IUD 断裂、变形及脱落，需要定期复查。

(四)IUD 手术注意事项

1. 放置和取出时机

(1)放置时机：含铜 IUD 通常选择在月经干净后 3～7 天或 GnRH-a 注射后停经时放置，在终止妊娠、自然流产或分娩后也可立即放置。产后放置应在胎盘娩出后 10 分钟内进行。LNG-IUS 建议在月经期第 5 天放置，以避免其在经量多时随经血排出。

(2)取出时机：月经干净后 3～7 天或绝经后。

(3)如不规则出血则选择诊刮同时行 IUD 取出术。原则上建议待诊刮组织学病理出结果，下次月经干净后再放置 IUD；或者知情同意后同时放置 IUD。

2. 宫颈准备　IUD 放置或取出术通常不需要进行宫颈准备，尤其是有顺产史者。但是，当预计机械性扩张存在困难，或者宫颈裂伤风险升高时，如孕周大（钳刮术）、既往宫颈手术史、未经产（含剖宫产史）、子宫肌瘤阻碍宫颈扩张路径或绝经后宫颈萎缩等，建议考虑使用渗透性扩张器或促宫颈成熟药物。

3. 麻醉选择　IUD 放置或取出术根据手术评估和患者耐受情况来知情选择不需要麻醉、宫颈局部麻醉或静脉麻醉。如取出困难或 IUD 嵌顿应选择全身静脉麻醉下宫腔镜 IUD 取出术。

4. 术前准备　在放置或取出 IUD 之前要了解 IUD 类型；取出 IUD 前还需了解 IUD 放置时间，利用超声明确其位置，必要时进行下腹平片检查以及了解是否需要同时更换新的 IUD。

5. 手术流程

(1)宫颈钳牵拉宫颈：在操作过程中可以使子宫轴变直，即宫颈子宫交角的中位值由 75°减少至 10°，从而降低子宫穿孔的风险。对于绝经后宫颈萎缩、阴道穹隆消失的女性，使用八字钳、组织钳等替换一次性使用的宫颈钳有助于夹紧宫颈。

(2)探宫腔：利用探针探宫腔深度和曲度，如果探针不能轻松穿过宫颈，应该用细探针或宫颈扩张器轻轻扩张宫颈。镇痛或局部麻醉、超声引导下操作有助于探针顺利进入，后者还有助于降低子宫穿孔的发生风险。

(3)扩张宫颈管：IUD 放置或取出术必要时可使用宫颈扩张棒；依次使用宫颈扩张棒使手术用到的最大直径设备或器械可以通过宫颈。宫腔镜下操作时，宫颈扩张程度则应根据所使用的套管鞘和镜头直径决定。

(4)IUD 放置：探明宫腔深度后，将置入管向后退，稍微离开宫腔。这时轻微向上移动上推杆，IUD 从置入管释放出来，会感觉到一个小的弹出感，确认有宫底阻力。依次将上推杆和置入管取出。固定式含铜 IUD 放置：解开尾丝锁扣，按下按钮，同时上推上推杆，有针扎入子宫肌层的感觉，依次将上推杆和置入管取出，轻轻牵引尾丝，确认 IUD 固定于子宫肌壁内。确认 IUD 放置正确后，有尾丝 IUD 在距宫颈外约 2 cm 处剪断尾丝，并注意拧弯尾丝，避免尾丝直接对外而导致性生活时男方出现扎痛。

(5)IUD 取出：探明宫腔深度和 IUD 位置后，牵拉宫颈钳，将取环器械置入宫腔，钳夹或钩住 IUD 并取出。

(6)IUD 放置和取出术后管理：术后使用抗生素，有助于预防子宫内膜炎。禁止性生活、盆浴 2～4 周。如果之前没有使用避孕方法，并且在月经开始超过 7 天放置 LNG-IUS，则应在置入后 7 天避免性生活或使用避孕套。IUD 放置和取出后出现阴道出血多、下腹剧痛、发热等，需及时就诊。IUD 置入者需在术后初次月经后进行超声检查，了解 IUD 的位置是否因月经而改变。

(五)IUD 的特点

(1)IUD 依赖医务人员放置和取出，需要于放置后初次月经后随访。续用性好，基本能够达到完美使用效果。

（2）含铜 IUD 对月经以及全身代谢等几乎无影响。

（3）长效：IUD 使用时间可为 5～15 年。

（4）可逆：取出方便，可迅速恢复生育力。无论何种 IUD，对母儿均无不利影响。

四、屏障避孕法

屏障避孕法主要包括男用避孕套、女用避孕套以及阴道隔膜（又称子宫帽）等，属于物理屏障，使用该法避孕，比尔指数为 7～14，属于低效避孕方法。它的避孕效果取决于是否完美使用（每次性生活都使用、不破裂等）。屏障避孕法的避孕机制是通过在卵子和精子之间设置物理屏障而阻止受精。

1. 男用避孕套 男用避孕套是一个可拉伸的乳胶或塑料套，性生活时套在阴茎上，作为精子屏障。它的特点是使用安全、简单，易于获取，但是需要男性伴侣积极参与。使用避孕套是最有效的阻断性传播疾病的方法。即使使用了其他避孕方法，也可以加用避孕套预防感染。单独使用该法避孕，比尔指数为 18。完美使用是指每次性生活均使用避孕套，而且未发生避孕套破裂等意外。

2. 女用避孕套 两端各有一个可弯曲的聚氨酯环的鞘状套。封闭端环被置入阴道，另一端的环在阴道外提供额外保护。在性生活前放置，由于聚氨酯的强度大于乳胶材料，因此不容易破裂。其屏障作用也可以阻止病毒传播，从而降低患 AIDS 等性传播疾病的风险。

3. 阴道隔膜 阴道隔膜又称子宫帽，是一个圆顶形的胶乳或硅胶装置，通过封闭上生殖道来屏障精子。通常与杀精剂联合使用，需要于每次性生活前置入。在性生活结束 6～24 小时取出，超过 24 小时容易引起阴道溃疡。使用子宫帽避孕的比尔指数为 12，但是，由于需要在阴道内放置 6 小时，导致使用者很少。而且，它对 HIV 和疱疹病毒感染没有保护作用，这进一步影响到它的使用率。

五、绝育术

（一）绝育术类型

绝育术包括女性绝育术和男性绝育术。女性绝育术也称永久性避孕和输卵管结扎术，是指经腹腔镜或经腹将输卵管阻断或切除，达到阻断精子和卵子相遇的方法。输卵管绝育术是一种安全的长效避孕措施，适用于无生育需求，且不愿意使用可逆避孕方法的女性。绝育术操作效果因人而异，具体取决于手术时机、手术路径（剖腹手术或腹腔镜手术），以及手术方法（输卵管结扎术、输卵管部分切除术或完全切除术）。

男性绝育术又称输精管结扎术，术前需要经夫妻双方同意。夫妻双方反悔和要求逆转是绝育术的强烈危险因素。输精管结扎术的特点：不会马上起效，需采取其他避孕方法，直至确认无精子。本节主要介绍女性绝育术。

（二）女性绝育术的适应证

女性绝育术的适应证：知情选择自愿要求绝育且无禁忌证者。在行绝育术之前，需要进行完善的咨询，患者与医生共同讨论的内容包括避孕效果，绝育术以外的其他避孕方法，手术的利弊，患者的期望，以及绝育术失败时的异位妊娠风险等。

（三）女性绝育术的禁忌证

女性绝育术没有绝对医学禁忌证。相对禁忌证：可能增加手术难度，或者增加手术或麻醉风险的因素如下。①手术部位感染；②严重内科合并症，如心脏病、肺病、肾病、神经系统功能障碍、重度贫血、凝血功能障碍、肝肾疾病和其他疾病的急性阶段；③重度肥胖；④腹腔粘连、腹部手术史、盆腔炎或其他腹腔感染史。

如果以上因素显著增加手术或麻醉风险，则建议考虑其他替代方案，或者于感染治愈、内科情况纠正后再行手术。

（四）女性绝育术方式

1.经腹腔镜绝育术　经腹腔镜绝育术是目前最常用的女性绝育手术方法。经腹腔镜绝育术是微创手术，通常选择2～3个腹部小切口，1个脐孔用于放置腹腔镜，1个耻骨上中线孔或双侧下腹孔用于置入其他器械；也可以选择单孔腹腔镜手术（laparoendoscopic single-site surgery，LESS），阻断或切除输卵管。术中放置举宫器，有助于暴露和抓取输卵管。

1）识别输卵管　患者有盆腔手术史、子宫内膜异位症或盆腔炎病史时，影响对输卵管的识别。从子宫角开始检查双侧输卵管全长直至伞端，从而确认输卵管。

2）选择方法　经腹腔镜绝育术阻断或切除输卵管的方法包括电外科术（输卵管电灼梗阻）、机械性梗阻（使用硅胶环、钛夹或弹簧夹），以及输卵管部分或完全切除术。

（1）电外科术：用双极钳夹住输卵管的横截面，沿着长3 cm的输卵管连续部分施行电灼，而不是对分开的区域或更短的节段施行电灼。电凝输卵管和对应的输卵管系膜，导致输卵管腔破坏/闭塞。北京协和医院在操作中选择同时切除长1 cm左右的输卵管送组织病理检查，即增加手术的有效性以外，还避免误切。因为有报道过使用单极电凝发生肠道热损伤以及热损伤所致脓毒症致死的病例，所以，不推荐使用单极电凝行输卵管绝育术。

（2）机械性梗阻：①硅胶环：用特制放置器将硅胶环套在长1.5～2 cm输卵管环的底部，输卵管环将逐渐坏死，从而破坏输卵管的通畅性。②钛夹或弹簧夹：使用放置器将夹子垂直于输卵管峡部向前推进，直到其远端穿过输卵管腔后闭合夹子，此后被夹住的输卵管发生坏死，夹子逐渐被生长的腹膜覆盖。使用钛夹者，可接受MRI检查。

正确放置硅胶环或各种类型的夹子是确保输卵管完全闭塞的关键。输卵管解剖结构异常（如水肿或输卵管扩张）会影响其有效放置。

堵塞输卵管方法的选择取决于外科医生的经验、可使用的设备、方法的简便性及成本。与机械法（机械性梗阻）相比，电外科法（电外科术）的成本更低。

（3）输卵管切除术：输卵管部分或完全切除术通常不是经腹腔镜绝育术的首选，但是，有报道显示输卵管切除术用于绝育的比例由1%上升到78%。一项病例系列研究显示不同绝育术的术中和近期并发症发生率相当。双侧输卵管切除术理论上可提高疗效，并可降低因异位妊娠或输卵管积水而再次手术的风险。

3）选择手术部位　选择输卵管峡部中段。

（1）避免紧靠子宫角：损伤子宫角，会增加输卵管间质部瘘管形成的风险。留出至少长1 cm的近端输卵管残端可以防止这种情况发生。

（2）避免靠近伞部：靠近伞部的绝育术，术后再妊娠的风险增加。

4）安全性　绝育术的并发症发生率小于1%。

5）有效性　比尔指数为0.1。

6）特点

（1）绝育术是永久性手术：输卵管再通术的有效性较低，电外科法绝育者几乎不可逆，对于此类情况，体外受精-胚胎移植可作为一个替代选择。所以，若使用者希望可逆，则建议不要选择绝育术。

（2）绝育术的注意事项：有明显盆腔粘连或子宫内膜异位症的女性，手术并发症风险升高，而且此类患者容易并发不孕症，不需要也不必要选择绝育术。

7）额外益处

（1）降低卵巢癌风险：对输卵管绝育术或子宫切除术的女性实施预防性输卵管切除术。

（2）降低子宫内膜癌风险：有研究发现，输卵管结扎与子宫内膜癌风险降低有关。观察发现接受过输卵管结扎术的女性，诊断子宫内膜癌时分期较低。有假说认为原因是子宫内膜细胞无法通过受阻的输卵管进入腹膜腔。

8）并发症　经腹腔镜绝育术的术中和术后并发症总发生率为0.9%～1.6%。

（1）术中并发症：①输卵管系膜出血：输卵管系膜中的静脉结构也是潜在出血源，可通过双极电凝止血或额外的夹子止血。②损伤相邻结构：识别骨盆漏斗韧带（又称卵巢悬韧带）可以避免损伤卵巢血流。

（2）近期并发症：术后 1 个月以内发生的并发症。①操作继发的出血或血肿、意外穿孔或撕裂。②急性心肌梗死、脑卒中、肺栓塞、休克以及呼吸系统的并发症。糖尿病、全身麻醉和既往盆腹腔手术史是绝育术并发症增加的高危因素。③术后疼痛：由于腹部切口、残余二氧化碳对膈肌的刺激以及输卵管组织缺血，可能会出现短期术后疼痛，通常能自行缓解。

（3）迟发性并发症：术后 1 个月以后发生的并发症。异位妊娠是女性绝育术严重的迟发性并发症，有报道对输卵管上 3 个相邻部位行双极电凝术的累积妊娠率为 3.2‰。一项分析纳入了 1990—2010 年在西澳大利亚州接受输卵管绝育术的 44829 例女性，发现有 89 例发生异位妊娠，术后 5 年的异位妊娠累积发生率为 1.7‰，术后 15 年为 3‰。

9）随访　女性绝育术即刻起效。应于术后 2～4 周到门诊复查切口愈合情况和有无并发症发生。

2. 经腹部绝育术

1）手术方式

（1）输卵管抽芯近端包埋法：将输卵管提起，选择峡部无血管区，在浆膜下注射少量生理盐水。沿输卵管长轴平行切开浆膜，游离并切除输卵管 1～1.5 cm，分别结扎两断端，远端同时环绕结扎浆膜层。缝合输卵管系膜，将输卵管近端包埋于输卵管系膜内。远端缝扎固定于输卵管浆膜外。

（2）输卵管银夹法：将银夹紧压在输卵管峡部。

（3）输卵管折叠结扎切断法（改良潘氏法）：此法仅在上述方法不能实施时采用。以组织钳提起输卵管峡部，使之双折叠；在距顶端 1.5 cm 处用血管钳轻轻压搓输卵管约 1 分钟。7 号丝线贯穿"8"字缝扎压搓处的输卵管，先结扎近端输卵管，后环绕结扎远端，必要时再环绕结扎近侧，切除缝扎线以上约 1 cm 的输卵管。

2）手术并发症和风险

（1）周围脏器损伤：膀胱壁或肠管全层或不完全性损伤，及时修补，膀胱损伤术后放置导尿管并保留 5～7 天；肠管损伤术后禁食，待肠管功能恢复后逐步进食；应用抗生素预防感染。

（2）术后感染：①切口感染：切口局部明显压痛可伴有体温升高、细胞增多等；切口反复感染形成腹壁窦道等，须及时清创缝合。②盆腔感染诊断标准：子宫压痛、附件压痛或宫颈举痛，进行细菌培养及药敏试验，以抗感染治疗为主。

（3）盆腔静脉淤血综合征：盆腔静脉淤血扩张导致的以疼痛为主的一系列症状，而无明显阳性体征的一种综合征。可能与输卵管结扎术后盆腔静脉回流障碍、盆腔血流动力学变化、前列腺素增高、雌孕激素比例失调、多产、心理因素等多种因素有关。以疼痛为主，表现为腹痛、腰痛和性交痛。部分患者妇科检查时有宫颈举痛、附件增厚、宫骶韧带触痛等，还伴有白带增多，自主神经系统功能紊乱表现，按照盆腔炎抗感染治疗效果不佳。治疗要点：注意休息、锻炼、心理疏导，调整自主神经系统功能以及使用孕激素或COC 减轻症状，使用前列腺素合成酶抑制剂抑制因前列腺素增高而导致的疼痛，必要时行输卵管及系膜内扩张血管切除术。

（4）异位妊娠风险、避孕效果和额外益处同经腹腔镜绝育术。

3）麻醉　小切口开腹术通常选择局部麻醉。

总体来说，随着经济发展以及其他高效可逆避孕方法的推广，国内育龄夫妇选择绝育术的比例明显降低。

六、其他避孕方法

（一）自然避孕法

1. 安全期避孕　该方法是根据女性月经周期、基础体温、宫颈黏液等生理指标来判断易受孕时段，通过避开排卵时段进行性生活来达到避孕目的。由于精子在女性生殖道约可存活 5 天，而女性卵子通常仅存活约 24 小时,因此,每月受孕的窗口期为 5～6 天。理论上,如果一对伴侣在这 5～6 天避免无保护的性生活,受孕的可能性将显著降低。

日历法是通过计算月经周期预测危险期和安全期;症状体温法将日历法与即将排卵(宫颈黏液变化)和排卵本身(基础体温升高)的生理信号相结合,进一步提高"安全期"预测的准确性。

但是受到药物、情绪等因素影响时,排卵期会因意外排卵而发生变化,因此,安全期避孕的比尔指数为 14～40,属于低效避孕方法。

2. 哺乳期避孕　属于特殊的自然避孕法。母乳喂养时催乳素水平很高,可抑制下丘脑释放 GnRH,抑制 FSH 和 LH 的分泌,从而抑制排卵。但是,只有在同时满足 3 个条件时,哺乳期避孕法才不容易失败:①产后 6 个月内;②纯母乳喂养;③闭经。而且,纯母乳喂养时也有 1%～5% 的闭经女性出现排卵。因此,实际生活中产后人工流产在计划生育终止妊娠手术中占有一定比例。

3. 体外射精　体外排精或性交中断,即阴茎在射精前离开阴道,在生活中是一种常用的避孕方法,据报道有多达 60% 的女性曾经使用过这种方法。如果撤出时间不准确或射精前分泌物含有精子,则容易发生避孕失败。体外射精避孕的比尔指数为 18～28,属于低效避孕方法。

4. 杀精剂　杀精剂含有一种表面活性剂成分,即壬苯醇醚-9,属于化学屏障,在接触精子后可以使精子停止运动或杀死精子。杀精剂的产品类型有泡沫型、乳剂和阴道栓剂。其特点是如果在性生活前没有等待足够长时间使杀精剂扩散,或给药后性生活延迟超过 1 小时,或每次额外性生活前没有重复使用,则容易避孕失败。单独使用杀精剂的比尔指数为 28,在屏障避孕法中,有效率最低。但是,在使用杀精剂后,仍然怀孕出生的子代中,出生缺陷风险并没有增加。

(二)紧急避孕法

紧急避孕法适用于近期发生无保护性生活或是近期采用了其他避孕方法但可能失败的女性。

1. 作用机制　口服紧急避孕药主要通过推迟排卵起效,已经排卵后再使用左炔诺孕酮似乎没有任何避孕效果。含铜 IUD 的主要机制是抑制受精,也有受精后避孕作用。在性生活 72 小时内使用含铜 IUD、米非司酮(或醋酸乌利司他)和左炔诺孕酮能分别避免 95%、67% 和 50% 的预期妊娠。

2. 特点　当 BMI≥30 kg/m² 、排卵前 1 天和采用紧急避孕措施后又有无保护性生活时,妊娠风险增加。含铜 IUD 的优点是在无保护性生活后提供持续避孕效果,特别是对于超重/肥胖女性。不推荐重复使用口服紧急避孕药。对于需要服用醋酸乌利司他的母乳喂养女性,建议将用药后 24 小时内的乳汁挤出丢弃。

总之,每个人都想选择最适合自己的避孕方法,但是,具体选择哪种避孕方法除了取决于年龄、特定人生阶段和个人偏好,还取决于具体避孕方法的可获得性。

(彭　萍)

第二节　妊娠早中期终止妊娠

一、妊娠早期终止妊娠手术

(一)流行病学

妊娠早期终止妊娠的手术包括负压吸宫术、钳刮术和药物流产。全世界每年实施人工流产手术数目巨大。2010—2014 年,全世界 15～44 岁女性的流产率为 3.5%,同期全世界每年实施人工流产手术的绝对数目约为 5630 万例。我国是人口大国,人口基数大,人工流产手术的绝对数目较高。2020 年,我国人工流产总数约为 896 万例。

（二）终止妊娠前准备

1. 知情同意和咨询

（1）有倾向性地和患者讨论是否选择继续妊娠,若患者选择终止妊娠,则应充分告知各种适合患者的终止妊娠方式及可能用到的药物,以及每种方式及药物的风险、获益及预期结局,解除患者思想顾虑,并签署知情同意书。

（2）终止妊娠后关爱服务:对于近期无生育要求者,提供终止妊娠后关爱服务,推荐适当的避孕方法。

（3）法律方面:未成年女性遭受或疑似遭受性侵害、怀孕、流产的,应当立即向公安机关报案或举报。

2. 确认孕龄

（1）根据月经周期推算:如果患者月经周期规律并且能确定末次月经(last menstrual period,LMP)第一天时间,可以用月经周期推算孕龄。

（2）根据妇科查体结果推算:通过双合诊子宫大小确认孕龄。

（3）根据超声检查结果推算:当患者月经周期不规律、末次月经时间不确定、子宫大小与停经时间不符,或者不能充分评估子宫大小时,需要通过超声检查确认孕龄。超声检查还可以诊断或者排除异位妊娠。

3. 其他准备

（1）详细询问病史和避孕史,特别注意有无高危因素。

（2）积极评估、处理妊娠合并症/并发症,必要时多科会诊,评估有无手术禁忌证,必要时调整围手术期用药方案。

（3）术前监测生命体征,做心肺功能检查和妇科检查,注意评估子宫大小和位置。

（4）完善血或尿 hCG 检查。

（5）完善术前常规检查和化验,包括但不限于血常规、尿常规、肝肾功能、凝血功能、感染相关检查、血型、胸部 X 线、心电图。

（6）进行阴道分泌物检查,排除阴道感染。

（7）有剖宫产史者,术前应做超声检查明确孕囊与剖宫产瘢痕的关系。

（8）必要时术前使用药物或者机械扩张法进行宫颈准备。

（三）妊娠早期常见终止妊娠手术方式分述

1. 负压吸宫术（人工流产术）

（1）手术适应证:①妊娠 10 周以内自愿要求终止妊娠且无手术禁忌证者。②因某种严重疾病不宜继续妊娠者。

（2）手术禁忌证:①各种疾病的急性期。②生殖道炎症未治疗。③全身状况不良不能耐受手术者。④术前间隔 4 小时两次测量体温均在 37.5 ℃以上者。

（3）手术步骤:①手术须在正规手术室进行。②术者穿手术用衣裤,戴帽子、口罩。穿隔离衣或穿无菌袖套,戴手套,整理手术器械。③受术者排空膀胱,取膀胱截石位。常规冲洗外阴及阴道,垫治疗巾、套腿套、铺孔巾。④核查子宫位置、大小、倾屈方向及附件情况,更换无菌手套。⑤放置阴道扩张器扩开阴道,暴露宫颈,擦净阴道内分泌物,常规消毒宫颈、阴道穹隆及宫颈管后,用宫颈钳钳夹宫颈前唇或后唇。⑥探针依子宫方向伸入宫底,探测宫腔深度及子宫位置,动作要轻柔。⑦以执笔式握持宫颈扩张器,逐号轻轻扩张宫口(扩张程度比所用吸管大 0.5～1 号)。如果宫颈扩张困难,应避免强行扩张,必要时可提前使用宫颈准备药物或器械。⑧吸管及负压的选择:根据孕囊大小及宫腔深度,选择适当型号的吸管,负压不超过 66 kPa(495 mmHg)。

（4）负压吸引操作:①负压吸引器必须设有安全阀和负压储备装置。②用连接管将吸管与负压装置连接起来,检查负压大小及负压是否稳定。③依子宫方向将吸管徐徐送入宫腔,达宫腔底部后退大约 1 cm,寻找胚胎着床处。④开放负压,将吸管按顺时针或逆时针方向转动,并上下移动,吸到胚囊所在部位时吸管常有振动并感到有组织物流向吸管,同时有子宫收缩感和宫壁粗糙感时,可折叠并捏住连接管阻断负压,撤出吸管(注意不要带负压进出宫颈口)。再将负压降低到 27～40 kPa(203～300 mmHg),按上述方法在宫腔内吸引 1～2 圈,取出吸管。如组织物卡在宫颈口,可用卵圆钳将组织物取出。⑤可用小刮匙轻轻地搔刮宫底及两侧宫角,检查是否吸干净,必要时可行术中超声监测,协助判断是否有妊娠物残留。⑥探针测量术后宫腔深度。⑦用纱布拭净阴道,除去宫颈钳,取出阴道扩张器。⑧手术结束前,将吸出物过滤,核查所吸出孕囊大小、是否完整,绒毛组织性状,是否有胚胎及其大小,并测量出血及组织物的容量。必要时送组织病理学检查。

2. 钳刮术

(1)手术适应证:①妊娠 10～14 周自愿要求终止妊娠且无手术禁忌证者。②因某种严重疾病不宜继续妊娠者。③其他方法流产失败者。

(2)手术禁忌证:同"负压吸宫术"手术禁忌证。

(3)手术步骤:手术步骤①～⑧同"负压吸宫术"手术步骤。⑨将 8 号吸管或卵圆钳置入宫腔,钳夹或负压吸引羊膜囊,破水。待羊水流尽后,用卵圆钳寻找胎盘附着部位,小幅度轻轻牵拉,使胎盘逐渐剥离,随后完整或大块钳出胎盘。⑩如果孕龄较大,可先钳出胎体,再钳出胎盘。取胎体时,以保持胎儿纵式为宜,避免胎儿骨骼损伤子宫肌壁。⑪保留取出的胎盘和胎体,手术结束时核对是否完整,必要时进行超声检查。⑫清宫后观察阴道出血和子宫收缩情况,记录宫腔深度。

3. 药物终止妊娠 详见本节第三部分"药物终止妊娠"相关内容。

(四)妊娠早期终止妊娠手术常见并发症及处理

1. 出血 人工流产术时出血的定义如下:妊娠 10 周以内出血量超过 200 ml,或妊娠 10～14 周出血量超过 300 ml。

(1)病因和发病机制:出血的常见原因包括妊娠物残留、子宫收缩不良、子宫损伤、宫颈或阴道裂伤、动静脉瘘、胎盘粘连或胎盘植入、异位妊娠(如宫颈妊娠、剖宫产瘢痕妊娠、宫角妊娠)、凝血功能障碍等。

(2)临床表现:外出血一般可在术中即刻发现,而内出血通常表现隐匿,常常在术后发现。失血常见的临床表现包括术中外出血量增多,患者感腹痛、头晕、心悸、乏力等,查体发现心率加快,严重者可出现意识模糊、血压下降、少尿(尿量<20 ml/h)。实验室检查血红蛋白降低、血细胞比容下降,严重者可发现乳酸水平升高。影像学检查可能发现盆腹腔内积血或血肿。

①妊娠物残留时,床旁超声可提示宫腔内占位病灶。

②术中宫颈口持续出血甚至大量喷射状出血,提示子宫收缩不良。

③软产道裂伤的典型表现为胎儿娩出后阴道出血量多或持续阴道出血。检查软产道可见宫颈口闭合,宫颈、阴道或阴道穹隆裂伤。钳刮术中大块胎体通过宫颈口时阻力大,而后阻力突然消失,宫口松弛,可见活动性出血,需警惕软产道裂伤。

④临床症状与外出血量不符时,应警惕子宫损伤、腹腔内出血和阔韧带血肿形成可能。

⑤活动性大量出血,给予宫缩剂效果欠佳时,可能是异位妊娠的表现。

(3)诊断和鉴别诊断:外出血诊断并不困难,重要的是及时发现临床表现,寻找出血原因,并评估失血量。

(4)治疗:发生出血时应根据出血原因对因处理,监测生命体征,及时评估出血量,维持生命体征。应做到:①迅速清除宫腔内妊娠物。②按摩子宫或使用宫缩剂促进子宫收缩。③检查是否有子宫损伤、软产道裂伤。发生软产道裂伤时,应立即停止手术,检查损伤情况。宫颈轻度撕裂出血不多时,可用纱布填塞压迫止血,待胎儿娩出后缝合裂伤处。阴道裂伤累及直肠黏膜时,需用肠线间断缝合,对合直肠黏膜。④充分评估是否为宫颈妊娠或剖宫产瘢痕妊娠等特殊部位异位妊娠。⑤术中出血量与临床症状体征不符时,应排除盆腹腔内出血及血肿形成。⑥及时评估出血量,出血多时应及时采取补液扩容措施,必要时及时输血。⑦如并发羊水栓塞或存在凝血功能障碍,应积极抢救。⑧必要时术后使用抗生素预防感染。

(5)预后:预后的关键是能否及时找到出血原因,并且尽早处理。能够尽快找到出血原因,并且有效处理,通常预后较好。如果出血隐匿,未能及时发现,或短时间内出血量较多,病情变化迅速,则可能继发失血性休克、凝血功能障碍、多器官功能衰竭等，预后欠佳，甚至危及患者生命。

（6）预防：术前仔细询问病史并且查体，充分评估患者一般情况和妊娠部位。手术操作时，轻柔地充分扩张宫颈，必要时使用药物或者器械进行宫颈准备。术前常规准备好宫缩剂。熟练掌握手术技术，行人工流产术时，选择合适的吸管，将负压控制在适当的范围内，尽快找到胚胎着床的部位，及时吸出或钳出，操作轻柔，勿使用暴力。宫腔内容物清除干净后，避免反复吸刮。进行钳刮术时，须在胎头娩出后才能使用宫缩剂。

2. 子宫穿孔

（1）病因和发病机制：妊娠期和哺乳期子宫质地柔软，子宫手术后瘢痕形成导致子宫过度倾屈或子宫畸形等，都是行人工流产术时容易发生子宫穿孔的原因。

子宫穿孔可分为单纯性子宫穿孔和复杂性子宫穿孔两种类型。单纯性子宫穿孔指穿孔部位仅限于子宫，穿孔较小。复杂性子宫穿孔指子宫多处损伤或损伤面积较大，形成子宫肌壁间血肿，并发腹腔内出血、阔韧带血肿及肠管等周围脏器损伤的情况。

（2）临床表现：①吸管、刮匙等器械进入宫腔深度超出探针测量深度。②术中出现"无底"感或"落空"感。③吸出或钳刮出脂肪组织、网膜组织、肠管等异常组织。④宫腔镜操作时可发现膨宫压力下降，膨宫效果不满意。患者可有腹痛和出血的症状。⑤妇科查体时，子宫穿孔位置有明显压痛。⑥伴有腹腔内出血时，腹部可以有压痛、反跳痛、肌紧张或出现移动性浊音。⑦形成阔韧带血肿时，外出血量与临床表现不符，查体及影像学检查可发现盆腔包块。⑧肠管损伤时，可发生腹痛、腹胀或肝浊音界消失。⑨超声检查可见患侧宫壁上有穿孔迹象或盆腔积液。⑩腹腔镜检查可直视穿孔部位及大小、损伤程度及内出血情况。

（3）诊断和鉴别诊断：操作者在术中发现子宫穿孔的典型临床表现时，应及时终止操作。监测患者生命体征，进行血常规、超声及 CT 等辅助检查，可以帮助做出诊断。必要时，可以进行腹腔镜或开腹手术，进一步明确诊断，同时修复伤口。如果创伤复杂，合并周围脏器损伤时，可请相关科室会诊，协助诊治。

（4）治疗：诊断子宫穿孔后应当立即停止手术，根据操作情况、临床表现进行处理。保守治疗适用于以下情况：①尚未吸刮宫腔者，可等待 7～10 天再行手术或药物流产。如宫腔内容物已清除干净，并且没有内出血征象，可在观察的同时应用抗生素、宫缩剂。②对于穿孔小且妊娠物尚未完全清除时，可在保守观察 1 周后，由技术熟练的医生避开穿孔位置清除妊娠物，吸宫前可给予宫缩剂，术后密切观察生命体征、腹痛情况及预防感染。

如发生内脏损伤、活动性大出血、生命体征不平稳的情况，清除妊娠物后可单纯缝合穿孔的破口，术中需仔细检查有无其他脏器损伤，如有损伤，应同时修补。对于穿孔较大、多处穿孔或已有感染且无生育要求的患者也可行子宫切除术。

（5）预后：单纯性子宫穿孔通常预后良好。复杂性子宫穿孔时可能出现急性失血、严重感染，甚至失血性休克、感染性休克等严重情况，可能危及生命。

（6）预防：①术前全面了解病史、全身查体、做妇科检查、筛查高危因素。②术前查清子宫大小、质地、位置。③术中操作轻柔，所有进入宫腔的器械不能超过预估的子宫深度和探针测量的深度。④正确调整吸管的负压，应根据宫腔内容物排出情况转换负压。当负压较大时，吸管可能吸住子宫壁，此时切勿使用蛮力牵拉吸管，而应先解除负压，再移动吸管，以防子宫穿孔。⑤术中、术后酌情使用催产素，促进子宫收缩，增加子宫壁厚度和硬度。⑥钳刮术前应使用药物或器械方法进行宫颈准备。

3. 人工流产综合征　　在行人工流产术或其他宫腔操作时，由于子宫和宫颈受到局部牵拉刺激，导致迷走神经兴奋而引起的一系列症状，称为人工流产综合征。

（1）病因和发病机制：受术者精神紧张，不能耐受宫颈扩张和牵拉。宫颈扩张困难、吸引器负压过高也与人工流产综合征的发生有关。

（2）临床表现：在人工流产术、钳刮术或其他子宫手术术中或手术结束时，患者出现心动过缓、血压下降、心律不齐、面色苍白、出汗、头晕、胸闷，甚至发生晕厥和抽搐等症状和体征，应即刻诊断为人工流产综合征。部分患者术后几分钟内可以恢复，但迅速起立时，可使症状再次加重。亦有在术后起立时症状才出现者。心电图可以表现为窦性心动过缓，也可表现为窦性心律不齐、室性期前收缩等。随着症状的消失，心电图可恢复正常。

（3）诊断和鉴别诊断：在人工流产术术中或手术结束时出现上述临床表现和心电图变化，可以诊断为人工流产综合征。

（4）治疗：一旦发生人工流产综合征，应立即停止手术。使患者平卧，给予吸氧，严密观察生命体征，必要时进行心电监护并开放静脉通道。特别是心率小于 60 次/分，或较术前下降 20 次/分；或血压下降至 90/60 mmHg 以下或收缩压较术前下降 30 mmHg，舒张压较术前下降15 mmHg 时。必要时静脉或皮下注射阿托品 0.5～1 mg，50%葡萄糖溶液 60～100 ml 静脉推注或滴注。酌情应用血管收缩药如麻黄碱、肾上腺素等，必要时静脉滴注多巴胺。

（5）预后：停止手术操作及吸氧后，一般能自行恢复。必要时加用上述药物治疗，通常均可好转。

（6）预防：术前充分告知患者病情，消除患者对手术的恐惧心理，必要时进行心理疏导。术前利用药物或器械做好宫颈准备。术中可给予镇痛药或进行适当麻醉。手术操作轻柔，扩张宫颈时不宜过快或用力过猛，负压大小要适当。

4. 感染 人工流产术和钳刮术术后都有可能发生感染。妊娠早期终止妊娠手术后未预防性使用抗生素治疗的女性中，子宫内膜炎的发生率可为 5%～20%，预防性使用抗生素可以显著降低感染的发生率。人工流产术后感染主要表现为急性子宫内膜炎、急性输卵管炎、输卵管卵巢脓肿、急性盆腔腹膜炎。感染严重时，可能发生败血症、感染性休克、弥散性血管内凝血。

（1）临床表现：术后腹痛、发热，阴道分泌物增多、有异味，严重感染者可发生寒战、高热、四肢厥冷、血压下降，甚至多器官功能衰竭。查体腹部可有压痛、反跳痛，或肌紧张。妇科检查发现子宫增大、宫颈举痛、宫体或宫旁压痛，有时可扪及附件包块或附件区增厚。

（2）诊断和鉴别诊断：终止妊娠后感染一般为临床诊断，典型的临床表现如上。辅助检查可以发现血常规中白细胞总数及中性粒细胞数目升高，如宫颈分泌物或阴道分泌物培养出致病菌，可以明确感染诊断。如果血培养阳性可能诊断为败血症。

宫腔积血与终止妊娠后感染相似，需要加以鉴别。宫腔积血常在流产后短时间内发生，通常不会有大量阴道出血；手术后持续阴道出血，或手术后数天或数周大量阴道出血，妊娠物残留可能性大。当然，妊娠物残留时也可合并感染；如果腹痛伴有发热，超声检查宫腔内没有妊娠物残留，更可能为感染。

（3）治疗：①取半坐卧位：采取半坐卧位以利于宫腔内积血及恶露排出，使炎症局限于盆腔。②支持治疗，纠正贫血。③抗感染药物治疗：获得药敏试验结果前可经验性应用广谱抗生素，抗菌谱应覆盖厌氧菌。获得药敏试验结果后，可根据病原体培养及药敏试验结果选择敏感的抗生素治疗。④手术治疗：如果有妊娠物残留，可在感染控制后，清除宫内残留组织。盆腹腔脓肿形成时，可在介入引导下穿刺引流。阴道后穹隆积脓者可行阴道后穹隆切开引流。腹壁切口感染未形成脓肿时，可以局部理疗或酒精湿敷，如继发脓肿，应及时切开脓肿，充分暴露脓腔，放置引流管，同时应用抗生素；切口换药待其自行愈合或二期缝合。⑤严重感染：腹部弥漫性压痛、腹肌紧张、心动过速、高热及虚脱，均提示严重感染，可能存在脓毒血症，需要静脉使用广谱抗生素，同时注意评估是否存在子宫穿孔、肠道穿孔等副损伤。及时请感染科、重症监护室医生会诊，必要时收入重症监护室给予支持治疗。如合并感染中毒性休克，静脉联合应用大剂量广谱抗生素的同时，应补充血容量，纠正贫血，维持水、电解质及酸碱平衡，必要时应用血管活性药物及糖皮质激素，防止发生多器官功能衰竭；必要时需要切除感染病灶。

（4）预后：感染及时发现、及时处理，并且病原体对抗生素敏感时，预后良好。如果感染严重、缺乏有效的抗生素，或者患者一般情况欠佳，并发多种病原体感染，引起多器官功能衰竭时，预后欠佳，严重感染甚至可能危及患者生命。

（5）预防：预防术后感染最重要的措施包括术前及时给予有效的抗生素和规范操作。术前完善阴道分泌物检查或阴道拭子培养，如果存在生殖道感染，应该在感染控制后再行手术。医务人员应做好手卫生，戴口罩、帽子和鞋套，穿手术衣等，操作前规范铺手术巾和（或）单洞巾。

5. 漏吸 确诊宫内妊娠，行人工流产术时未能吸到胎盘或绒毛组织时诊为漏吸。

（1）病因和发病机制：常见原因为受孕时间短，因此孕囊过小，子宫过度倾屈，因子宫肌瘤等原因宫腔增大变形或子宫畸形等。

(2)临床表现:①术后仍有妊娠反应。②术后无阴道出血或不规则少量阴道出血。③妇科检查发现子宫较术前增大或与术前子宫大小相似。④妊娠试验阳性,超声检查提示宫内妊娠或胚胎停育。

(3)诊断和鉴别诊断:有发生漏吸高危因素,术后有上述症状和体征,辅助检查结果符合宫内妊娠或胚胎停育表现,需考虑漏吸的诊断。

(4)治疗:诊断漏吸后,需根据漏吸的原因决定治疗方式。发现漏吸时,应根据孕龄大小,由有经验的医生行人工流产术、钳刮术或妊娠中期引产术。对于子宫畸形或子宫过度倾屈导致人工流产漏吸的患者,应由有经验的医生在超声监视下手术。宫角妊娠,应行腹腔镜或开腹手术,以避免内出血等不良后果。

(5)预后:及时诊断漏吸、及时处理,预后一般较好。

(6)预防:术前明确子宫位置及胚胎着床位置,常规检查吸出物是否完整。对于畸形子宫或倾屈度过大的子宫,可在超声监视下手术,或先行药物流产,必要时辅以清宫术。

6.人工流产吸空 将非妊娠疾病或非宫内妊娠误诊为宫内妊娠而行人工流产术,称为人工流产吸空。

(1)临床表现:人工流产术吸出物中未见肉眼可见的孕囊、绒毛或胚胎组织,病理检查亦未见绒毛及胚胎组织。

(2)诊断和鉴别诊断:如血 hCG 或尿 hCG 阴性,通常考虑将非妊娠疾病误诊为宫内妊娠。如血 hCG 或尿 hCG 阳性,需警惕异位妊娠及妊娠滋养细胞疾病的可能。

(3)治疗:尽早明确诊断,并按相应疾病尽早处理。

(4)预后:及时发现,尽早按相应疾病处理,通常预后较好。

(5)预防:人工流产术前行血或尿 hCG 检查,确认妊娠。术前行超声检查,明确孕囊位置,排除异位妊娠和妊娠滋养细胞疾病。

7.不全流产 人工流产术后部分妊娠物残留,再次吸出物为胚胎或其附属物,称为不全流产。

(1)临床表现:近期有人工流产术史。人工流产术后阴道出血淋漓不尽,可伴有下腹坠痛、腰酸或发热。查体发现子宫大小正常或较正常大,子宫复旧不良,有时宫口松弛,有时宫口可见坏死组织。宫体可有压痛。辅助检查:人工流产 2 周后血 hCG 升高,持续不下降或下降缓慢。盆腔超声检查发现宫腔内异常回声。再次清宫病理检查见到绒毛组织。

(2)诊断和鉴别诊断:根据人工流产术史、典型的临床表现,加之辅助检查结果,可以诊断。

(3)治疗:清除宫腔内残留组织,预防感染。如阴道出血多,可即刻清宫。如阴道出血不多,可给予抗生素 2～3 天预防感染,再行清宫术,或给予口服米非司酮或米索前列醇治疗。如合并严重感染并且阴道出血不多,应在感染控制后再行清宫术。如感染严重并且阴道出血多,应在给予大剂量抗生素的同时将大块残留组织轻轻夹出止血。阴道出血多并且感染极其严重时,可考虑行子宫切除术。

(4)预后:早期发现、早期处理,通常预后较好。如合并严重感染,可能需要切除子宫。

(5)预防:熟练掌握人工流产术和清宫术操作技术,检查吸刮出的孕囊、胚胎及附属物是否完整,必要时可在超声监视下手术。人工流产术后按时随访,以便及时发现术后异常情况,早期处理。

8.宫颈、宫腔粘连 人工流产术后闭经或经量显著减少,或同时伴有周期性下腹疼痛或子宫增大积血时,应考虑宫颈或宫腔粘连。

(1)病因和发病机制:人工流产术后,宫颈或宫腔创面愈合欠佳时,会发生宫颈或宫腔粘连。

(2)临床表现:有宫腔操作史,术后继发闭经或经量明显减少。血或尿 hCG 阴性,卵巢功能正常。伴或不伴有周期性下腹痛。超声提示宫腔积血或子宫内膜变薄、回声不均、内膜中断等。

(3)诊断和鉴别诊断:有宫腔操作史,术后激发闭经或经量明显减少,可伴有周期性下腹痛,结合典型辅助检查结果,可以诊断。

(4)治疗:治疗的原则是分离粘连、预防感染、防止再次粘连。宫颈粘连时,可在患者腹痛严重时探查、扩张宫颈内口,促使经血排出。宫腔粘连严重者,可行宫腔镜下粘连分离。术后可放置宫内节育器,也可应用人工周期治疗。

(5)预后:轻度粘连预后较好,粘连严重时,预后较差,甚至影响生育功能。

(6)预防:减少人工流产术及其他宫腔操作次数,术后预防感染,可以减少粘连的发生。操作过程中避免负压过高、吸刮时间过长,或带负压的吸管反复进出宫颈管,也可以减少粘连的发生。

二、妊娠中期终止妊娠手术

(一)流行病学

妊娠中期引产是指妊娠14～27周,采用人工方法终止妊娠。文献报道,妊娠中期终止妊娠占全世界每年流产手术量的10%～15%。妊娠中期终止妊娠并发症的发生率和死亡率比妊娠早期终止妊娠更高。有研究报道,妊娠8周后孕龄每增加1周,终止妊娠相关死亡风险就增加38%。妊娠中期终止妊娠的女性还可能面临更多的社会伦理问题和情绪问题,甚至心理问题。在我国,妊娠中期终止妊娠的手术方式包括宫颈扩张和清宫术、利凡诺引产和药物引产。

(二)终止妊娠前准备

1.知情同意和咨询 见"妊娠早期终止妊娠手术"相关内容。

2.确认孕龄 见"妊娠早期终止妊娠手术"相关内容。

3.其他准备

(1)必须住院引产。

(2)详细询问病史和避孕史,特别注意有无高危因素。

(3)积极评估、处理妊娠合并症/并发症,必要时多科会诊,评估有无手术禁忌证,必要时调整围手术期用药方案。

(4)术前监测生命体征,做心肺功能检查和妇科检查,注意评估子宫大小和位置。

(5)完善术前常规检查和化验,包括但不限于血常规、尿常规、肝肾功能、凝血功能、感染相关检查、血型、胸部X线、心电图。

(6)进行阴道分泌物检查,排除阴道感染。

(7)有剖宫产史者,术前应做超声检查明确胎盘与剖宫产瘢痕的关系。

(8)必要时术前使用药物或者机械扩张法进行宫颈准备。

(9)利凡诺引产前,超声检查明确胎儿大小、胎儿及胎盘位置、羊水量并进行羊水穿刺点定位。

(三)妊娠中期终止妊娠方式

1.宫颈扩张和清宫术 妊娠中期终止妊娠最常用的方法是将无菌水囊置入子宫壁与胎膜之间,通过机械刺激使宫颈扩张,同时反射性增加内源性前列腺素分泌,引起子宫收缩,促使胎儿及附属物排出,也称为水囊引产。

(1)手术适应证:①妊娠14～27周要求终止妊娠且无手术禁忌证者。②因某种疾病不宜继续妊娠者。③产前诊断确诊胎儿畸形,患者及其家属要求终止妊娠。

(2)手术禁忌证:①生殖道炎症急性期。②瘢痕子宫。③严重内、外科疾病及其他疾病急性期。④妊娠期间反复阴道出血。⑤胎盘前置状态。⑥术前24小时内2次(间隔4小时)测量体温均大于37.5℃。

(3)手术步骤:①受术者排空膀胱,取膀胱截石位。②标记宫底高度。消毒外阴及阴道,铺无菌孔巾。③用阴道扩张器暴露宫颈,拭净阴道内积液,消毒阴道、宫颈及宫颈管。④水囊表面涂无菌润滑剂,用宫颈钳夹住宫颈,将水囊顶端徐徐置入宫腔,直到水囊完全置入胎膜与子宫壁之间。水囊结扎处须放在宫颈内口以上。放入时如阻力大或出血则换至另一侧放入。⑤经导管注入所需量的无菌生理盐水。液体内可加亚甲蓝数滴,以便识别羊水或注入液。根据孕龄和患者主诉酌情增减注入的液体量,一般控制在300～500 ml。⑥再次测量宫底高度,并与术前对照,帮助识别有无胎盘早剥和宫腔内出血。⑦放置术后24小时内将水囊内液体放出,取出水囊。宫缩过频过强、阴道出血多,或出现感染征象时,应提前取出水囊,尽早终止妊娠,清除宫腔内容物,术后应用抗生素预防感染。⑧水囊取出后,如宫缩强度弱或宫缩频率欠佳,可酌情加用催产素加强宫缩。催产素滴注时速度不宜过快,应有专人监测受术者生命体征,以及根据宫缩、阴道出血、腹痛以及子宫轮廓等情况,随时调整药物浓度及滴数,防止子宫破裂。⑨胎儿及胎盘娩出后,常规应用催产素,预防产后出血。⑩检查胎盘及胎膜是否完整,必要时清理宫腔。⑪检查有无软产道裂伤。

2. 利凡诺引产 利凡诺,化学名依沙吖啶,是一种强力杀菌剂。利凡诺注入羊膜腔内,可引起胎儿死亡,诱发子宫收缩和促进宫颈软化、成熟、扩张,促使胎儿和附属物排出。临床有效率可达99%。

(1)手术适应证:①妊娠14～27周要求终止妊娠,且无手术及药物使用禁忌证者。②因某种疾病不宜继续妊娠者。③产前诊断确诊胎儿畸形,患者及其家属要求终止妊娠。

(2)手术禁忌证。

绝对禁忌证:①全身状态欠佳不能耐受手术者。②肝、肾功能不全者。③各种疾病的急性期。④急性生殖道炎症。⑤穿刺部位皮肤有感染。⑥凝血功能障碍或有出血倾向者。⑦对利凡诺过敏者。

相对禁忌证:①中央型胎盘前置状态根据孕龄、临床表现、机构设备和人员以及是否具备抢救条件等情况,作为相对禁忌证。②瘢痕子宫、宫颈陈旧性裂伤、子宫发育不良或宫颈手术后。③术前24小时内2次(间隔4小时)测量体温均大于37.5 ℃。

(3)手术步骤:①手术应在手术室或产房进行。②术者穿手术衣,戴帽子、口罩,常规手消毒,戴无菌手套。③受术者术前排空膀胱。④取平卧位,腹部皮肤消毒,铺无菌孔巾。⑤选择穿刺点:将子宫固定在下腹部正中,在宫底2～3横指下方中线上(或中线两侧),选择囊性感最明显的部位,或在超声监视下选择羊水最大的平面为穿刺点,尽量避开胎盘附着处。⑥用7号或9号带芯的穿刺针,从上述穿刺点垂直刺入子宫壁,通过皮肤、腹直肌前鞘、子宫壁时感到有阻力,穿过子宫壁即进入羊膜腔内,有落空感。当穿刺针进入羊膜腔后,拔出针芯可见羊水溢出。如见血液溢出,暂勿注药,调整穿刺部位、方向,重复穿刺,不得超过2次。⑦将装有0.5%～1.0%利凡诺溶液的注射器,与穿刺针相接,注药前回抽羊水,进一步确认针头在羊膜腔内,然后注入药液。注入药量需根据孕龄酌情调整,最大不超过100 mg。⑧注完药液后,再次回抽少量羊水后注入,以洗净注射器中的残余药液,插入针芯后迅速拔针。针眼处盖1块无菌纱布,并压迫片刻,用胶布固定。⑨填写妊娠中期引产记录表。

3. 米非司酮＋米索前列醇引产 详见本节第三部分"药物终止妊娠"相关内容。

(四)妊娠中期终止妊娠手术常见并发症及处理

由于妊娠中期的生理特点,终止妊娠的难度和危险性增加可能会诱发一些较为严重的并发症。

1. 子宫破裂及软产道裂伤 妊娠中期由于子宫壁充血、柔软,易发生损伤。此时胎儿骨骼发育,通过未扩张或扩张不全的宫颈时,容易发生宫颈裂伤。引产过程中由于瘢痕子宫、子宫收缩过强或子宫发育不良等情况,可能发生子宫破裂,胎儿甚至可能通过破口进入腹腔或经后穹隆排出。钳刮术中胎儿骨组织通过未充分扩张的宫颈管,也可导致宫颈裂伤。

(1)临床表现:①孕妇烦躁不安、腹痛剧烈、呼吸急促、脉搏增快。②子宫破裂前常有收缩过强、过频或强直收缩,腹痛剧烈,宫体压痛等先兆子宫破裂征象。子宫破裂发生后,阵发性宫缩消失,继而血压下降伴有四肢湿冷,出现全腹压痛、反跳痛等内出血腹膜刺激体征,常伴失血性休克。查体子宫缩小,子宫外可能扪及胎体,或触及不明来源的包块,可伴血尿。休克程度与阴道出血量不相符。有时并发羊水栓塞和弥散性血管内凝血。③软产道裂伤前常有宫缩过强而宫颈扩张缓慢,二者不同步。④胎儿娩出后阴道出血量多,检查可见宫颈口闭合,宫颈穹隆部破裂或阴道穹隆裂伤。⑤钳刮术时宫颈扩张困难,或钳夹大块胎体通过宫颈口遇到阻力后,突感宫颈口松弛,阻力消失,而后见活动性出血。

(2)治疗原则:①可疑先兆子宫破裂,应立即抑制宫缩,超声检查有助于确诊。②确诊子宫破裂,应立即开放静脉通道、积极备血。补充血容量,必要时输血。尽快开腹探查,根据子宫损伤程度决定行子宫破口修补术或子宫切除术。③发现宫颈及阴道穹隆裂伤,应立即缝合。可疑有盆腔血肿,应密切观察,充分评估,必要时开腹探查。④使用抗生素预防感染。

2. 严重感染(或合并妊娠物残留) 严重感染是妊娠中期终止妊娠手术严重并发症之一,也是孕妇死亡的主要原因之一。妊娠中期,细菌可通过胎盘血管直接进入体循环,向全身播散,引起败血症或中毒性休克。各种引产方法均可导致或继发感染。感染以子宫内膜炎最为多见。

（1）临床表现：①胎儿排出前后突然腹痛、发热。②阴道分泌物异常混浊，有异味。③严重时可表现为寒战、高热、面色苍白、四肢厥冷、表情淡漠，甚至抽搐、昏迷。④重者可继发弥散性血管内凝血、多器官功能衰竭。⑤查体可发现下腹或宫体有压痛，可伴有反跳痛与肌紧张，有时可扪及附件包块或增厚。⑥辅助检查可发现白细胞总数增高、中性粒细胞绝对数目增多和中性粒细胞比例增加。血液、宫颈分泌物、宫腔细菌培养可发现致病菌。

（2）治疗原则：①一旦发现感染征象，应积极控制感染，在取得药敏试验结果之前，经验性应用足量的广谱抗生素。②一旦怀疑感染，应进行宫腔内分泌物或血液培养及药敏试验，并根据药敏试验结果调整抗生素。③如有妊娠物残留，应在感染控制后清除残留妊娠物。④盆腹腔脓肿形成时，可在超声或 CT 引导下穿刺引流。⑤如合并中毒性休克，应在应用抗生素的同时补充有效血容量，纠正贫血，维持水、电解质平衡，必要时应用血管活性药物及糖皮质激素。⑥必要时可切除子宫，去除病灶。

3. 羊水栓塞 羊水栓塞（amniotic fluid embolism，AFE）是妊娠中期引产严重并发症之一，通常起病急骤。目前认为羊水栓塞不只是简单的机械性呼吸道梗阻，还可引起免疫反应和补体激活的体液反应，因此也称为妊娠过敏反应综合征。

由于诊断标准不确定并且文献报道的非死亡病例内容不一致，真实的发病率并不清楚，文献报道发病率在 1/80000～1/8000。羊水栓塞可以发生在分娩时、分娩后、清宫操作时、流产后、羊膜腔穿刺过程中，也有文献报道妊娠早中期以晕厥为首发症状，排除其他疾病后，可诊断为羊水栓塞。既往报道死亡率为 13%～86%。

一般认为羊水栓塞病因不明，不可预测和预防，可以发生在健康产妇分娩时、剖宫产时、阴道异常分娩后或者妊娠中期，最迟可以在分娩后 48 小时发生。需要警惕的是，由于妊娠中期终止妊娠手术并发羊水栓塞的临床表现常不典型，易被误诊，处置不及时也可危及生命。

（1）临床表现：①症状通常突然出现。产妇出现急性呼吸困难或焦躁不安、突发寒战、出汗、咳嗽等是常见的先兆性症状。②随后可以出现精神状态改变、不明原因血氧饱和度快速下降、低血压、休克、发绀、胎心率下降、宫缩乏力、急性肺动脉高压和支气管痉挛的表现。③可表现为弥散性血管内凝血和严重出血。

（2）诊断：羊水栓塞通常是临床诊断。诊断依据为分娩时、分娩后、流产后或前述临床操作或创伤后，出现特征性临床表现，并排除其他潜在病因。处于妊娠期或产后不久的女性突然出现心力衰竭、重度呼吸困难、缺氧和（或）抽搐时，应怀疑羊水栓塞，尤其是随后发生弥散性血管内凝血者。然而，并非所有羊水栓塞患者都存在上述所有典型临床表现。各种实验室检查不是确认或排除羊水栓塞的依据，病理诊断如是。

羊水栓塞的诊断通常包括以下 4 条标准：①急性低血压或心搏骤停。②急性低氧血症。③没有其他原因可以解释的凝血功能障碍或严重出血。④以上情况发生于分娩时、剖宫产时、宫颈扩张或清宫操作时，或者发生在分娩后 30 分钟内，不能用其他原因解释上述症状。

（3）治疗原则：为了预防羊水栓塞，应该尽量避免在人工破膜或水囊引产等操作时损伤子宫。剖宫产时尽量避免切到胎盘。避免宫缩过强或过频。处理羊水栓塞最重要的原则是尽早识别，积极复苏，尽早分娩胎儿。需要做到如下几点：①维持生命体征：最初的治疗目标是快速纠正母体血流动力学不稳定的状况，包括纠正低氧血症和低血压。可以佩戴正压面罩给氧。必要时行气管插管或气管切开，保证供氧，减轻肺水肿，改善脑缺氧。快速输注晶体液和胶体液维持血容量，输注红细胞恢复组织供氧能力。②纠正凝血功能：输注新鲜冰冻血浆纠正凝血酶原时间。如果纤维蛋白原水平低于 100 mg/dl，就需要使用冷沉淀，每单位冷沉淀可以提高纤维蛋白原水平 10 mg/dl。③可以考虑置入动脉导管准确监测动脉血压，并且可以频繁取血。

（4）药物治疗：①去甲肾上腺素是一线用药。②羊水栓塞早期可以使用异丙肾上腺素，因为此时循环系统的主要异常是全身血管扩张。③垂体后叶素可以作为基础治疗药物或者与其他正性肌力药物协同作用，主要益处是在低剂量时缓解肺血管收缩的状况。④也可使用氢化可的松。⑤催产素用于促进子宫收缩。⑥甲基前列腺素可促进子宫收缩，作用时间长，可减少产后出血。⑦有报道应用重组人凝血因子Ⅶa 成功的病例，但是它也可能引发大面积血管内血栓。

三、药物终止妊娠

(一)流行病学

药物流产是指用药物终止妊娠的一种人工流产方法。2017 年,美国的药物流产病例约占所有流产病例的 38%,其中 50% 以上的流产发生在孕龄小于 10 周者。妊娠中期亦可通过药物或手术终止妊娠。

(二)终止妊娠前准备

1. 知情同意和咨询 见"妊娠早期终止妊娠手术"相关内容。

2. 确认孕龄 见"妊娠早期终止妊娠手术"相关内容。

3. 其他准备

(1)向患者告知各种药物流产/引产方法,以及流产效果和可能出现的不良反应。

(2)其余准备见"妊娠早期终止妊娠手术"和"妊娠中期终止妊娠手术"相关内容。

(三)适应证

传统的妊娠早期用药物终止妊娠适应证是 49 天及以内的宫内妊娠。2018 年,WHO 发布的《流产的医学管理指南》中给出了妊娠 28 周前,药物终止妊娠的各种用药方案。

(四)禁忌证

药物终止妊娠禁用于以下情况:①未排除异位妊娠。②中度以上贫血(血红蛋白<9.0 g/dl)的患者。③患出血性疾病或正在接受抗凝治疗的患者。④慢性肾衰竭或长期使用皮质类固醇治疗者、卟啉症患者禁用米非司酮。⑤正在使用宫内节育器(IUD)。

需要注意的是,哮喘不是使用米索前列醇的禁忌证。尽管某些前列腺素会造成支气管收缩,但米索前列醇可扩张支气管,因此不会引起哮喘发作或恶化。

(五)终止妊娠药物的使用方法

结合我国相关临床指南、专家共识及临床应用经验,终止妊娠药物的使用方法如表 14-2-1 所示。

表 14-2-1 终止妊娠药物的使用方法

推荐孕龄	联合用药(推荐)	
	米非司酮(1~2 天)	米索前列醇
≤7 周	150 mg 分次	600 μg 口服
<12 周	200 mg 单次口服 或 50 mg 每天 2 次	600 μg 阴道用药、口腔颊黏膜给药或舌下含服
≥12 周	200 mg 单次口服 或 50 mg 每天 2 次	400 μg/600 μg 阴道用药、口腔颊黏膜给药或舌下含服,每 3 小时 1 次

(滕莉荣)

参考文献

[1] Sedgh G,Bearak J,Singh S,et al. Abortion incidence between 1990 and 2014:global,regional,and subregional levels and trends[J]. Lancet,2016,388(10041):258-267.

[2] 国家卫生健康委员会.中国卫生健康统计年鉴(2021)[M].北京:中国协和医科大学出版社,2021.

[3] 谢幸,孔北华,段涛.妇产科学[M].9 版.北京:人民卫生出版社,2018.

[4] Kamata M,Maruyama T,Nishiguchi T,et al. Sudden onset of syncope and disseminated intravascular coagulation at 14 weeks of pregnancy:a case report[J]. BMC Pregnancy Childbirth,2020,

20(1):406.

[5]　Drukker L,Sela H Y,Ioscovich A,et al. Amniotic fluid embolism:a rare complication of second-trimester amniocentesis[J]. Fetal Diagn Ther,2017,42(1):77-80.

[6]　Cortessis V K,Barrett M,Brown Wade N,et al. Intrauterine device use and cervical cancer risk:a systematic review and meta-analysis[J]. Obstet Gynecol,2017,130(6):1226-1236.

[7]　Ahrens K A,Nelson H,Stidd R L,et al. Short interpregnancy intervals and adverse perinatal outcomes in high-resource settings:an updated systematic review[J]. Paediatr Perinat Epidemiol,2019,33(1):O25-O47.

[8]　Committee on Practice Bulletins-Gynecology, Long-Acting Reversible Contraception Work Group. Practice Bulletin No. 186:long-acting reversible contraception:implants and intrauterine devices [J]. Obstet Gynecol,2017,130(5):e251-e269.

[9]　Mørch L S,Skovlund C W,Hannaford P C,et al. Contemporary hormonal contraception and the risk of breast cancer[J]. N Engl J Med,2017,377(23):2228-2239.

[10]　Powell C B,Alabaster A,Simmons S,et al. Salpingectomy for sterilization:change in practice in a large integrated health care system,2011-2016[J]. Obstet Gynecol,2017,130(5):961-967.

[11]　Westberg J,Scott F,Creinin M D. Safety outcomes of female sterilization by salpingectomy and tubal occlusion[J]. Contraception,2017,95(5):505-508.

[12]　Loghmani L,Saedi N,Omani-Samani R,et al. Tubal ligation and endometrial cancer risk:a global systematic review and meta-analysis[J]. BMC Cancer,2019,19(1):942.

[13]　中华医学会计划生育学分会.临床诊疗指南与技术操作规范计划生育分册(2017修订版)[M].北京:人民卫生出版社,2017.

第十五章　性传播疾病

第一节　白色念珠菌感染

一、病原体

白色念珠菌(candida albicans,CA),又称白假丝酵母菌,属于隐球菌科念珠菌属。念珠菌有近 300 种,对人类致病的仅数种,其中以白色念珠菌最多见。

(一)形态学特征

该菌菌体为单细胞,呈圆形或卵圆形,直径 4～6 μm,革兰氏染色呈阳性。出芽繁殖,芽管延长,不与母体脱离,形成较长的假菌丝,芽生孢子多集中在假菌丝的连接部位。在临床标本中如有大量假菌丝,提示白色念珠菌为致病状态,对诊断具有重要意义。白色念珠菌对热的抵抗性不强,60 ℃ 1 小时可被杀死,但对干燥、日光、紫外线、化学制剂等抵抗力较强。

(二)培养特性

需氧菌。在普通营养琼脂、血琼脂、沙氏培养基上均生长良好。在沙氏培养基上于 37 ℃或室温培养1～3 天,可长出乳白色类酵母型菌落,表面光滑带有浓重的酵母气味,培养稍久则菌落增大,颜色变深,质地变硬或有褶皱;菌落无气生菌丝,仅有大量向下生长的假菌丝。白色念珠菌的芽生孢子伸长成假菌丝以及其能够形成厚孢子有助于本菌的鉴定。

二、病因

白色念珠菌是一种条件致病菌,广泛存在于自然界,也存在于正常人口腔、上呼吸道、肠道及阴道,约20%健康育龄妇女阴道内有白色念珠菌寄生,但数量极少,不足以致病。同时,乳酸杆菌是正常阴道菌群中的优势菌,其分泌的乳酸使正常阴道 pH≤4.5(pH 多为 3.8～4.4),而偏酸性的环境不利于白色念珠菌的生长。

机体免疫力下降是白色念珠菌致病的主要原因。在正常情况下,寄生在人体内的白色念珠菌呈酵母细胞型,一般不致病。在机体某些生理、病理因素影响下,生殖器内环境改变,机体抵抗力或免疫力降低时,白色念珠菌就会大量繁殖发展为菌丝型,侵犯组织,达到一定量时,就会引起临床症状。发病的常见诱因包括给予外源性雌激素(如口服避孕药、大剂量雌激素治疗)、内源性雌激素水平升高(如妊娠、肥胖)、阴道冲洗破坏正常阴道菌群环境、控制欠佳的糖尿病、免疫抑制(如化疗、使用抗代谢药、感染 HIV 等)、长期大量应用广谱抗生素等。

女性生殖系统的白色念珠菌感染主要为内源性感染,寄生于人体口腔、肠道、阴道的白色念珠菌可互相传染,也可通过性接触直接传染。少部分患者通过接触感染者的衣物、检查器械等间接传染。胃肠道白色念珠菌感染者粪便污染阴道、穿紧身化纤内裤及肥胖使外阴局部温度和湿度增加,也是重要的诱因。

男性生殖系统的白色念珠菌感染主要为外源性感染。外源性感染者主要是通过性接触而传染的,亦可通过接触感染者的衣物、检查器械等而间接传染。

三、实验室检测

(一)显微镜检查

显微镜检查方法分为悬滴法、涂片法和荧光染色法。悬滴法和涂片法即在阴道、阴茎、冠状沟以无菌棉签取分泌物,可直接涂片革兰氏染色后镜检,或采取 10%KOH 湿片或盐水湿片(图 15-1-1 和图 15-1-2)。镜下可见革兰氏染色呈阳性、着色不均、圆形或卵圆形大小不一的菌体及芽生孢子,同时可观察到菌丝。荧光染色法近年来逐渐兴起,染液中的荧光增白剂能够特异性结合真菌细胞壁的纤维素等成分,使得在荧光显微镜下能够清晰地观察到真菌孢子及菌丝,并显示致病菌和患者分泌物中菌群分布情况(图 15-1-3)。

值得注意的是,镜检时必须同时看到出芽的白色念珠菌和假菌丝才能确认白色念珠菌感染。曾有数据表明 10%KOH 湿片的敏感性相对较高,对有症状的外阴阴道假丝酵母菌病(VVC)的检出率可高达 85%。而复旦大学的最新研究显示,荧光染色法对 VVC 的阳性检出率显著高于湿片镜检法。

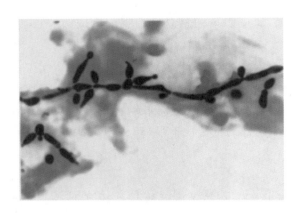

图 15-1-1 革兰氏染色的藕节状假菌丝(100×)

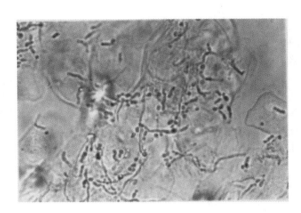

图 15-1-2 KOH 湿片法的树枝状分支的假菌丝(40×)

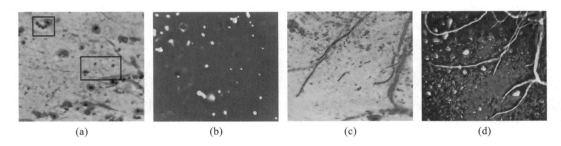

图 15-1-3 革兰氏染色与荧光染色显微镜下形态对比

(a)革兰氏染色真菌孢子(1000×);(b)荧光染色真菌孢子及假菌丝(400×);
(c)革兰氏染色菌丝(1000×);(d)荧光染色菌丝(400×)

(二)培养法检查

下列情况考虑白色念珠菌培养:①白色念珠菌种类的鉴定或药敏试验;②临床症状阳性而多次镜检阴性;③采用经验治疗未能控制 VVC 症状;④准备对有并发症的 VVC 患者做长期抑制性抗真菌治疗前。

将标本接种于沙氏培养基,37 ℃或 25 ℃培养 1～3 天,形成乳白色(偶见淡黄色)的类酵母型菌落,显微镜下可见成群芽生孢子及假菌丝。对于有症状而多次镜检阴性或治疗效果不好的难治性 VVC 病例,可采用培养法同时行药敏试验。

四、诊断

(一)临床表现及特点

1. 外阴阴道假丝酵母菌病(vulvovaginal candidiasis,VVC) 一种由念珠菌引起的常见外阴阴道炎症,80%~90%的病原体为白色念珠菌,10%~20%为非白色念珠菌。

(1)外阴阴道瘙痒:患者外阴阴道剧烈瘙痒,持续时间长,严重者坐立不安,夜间更为明显,常因搔抓致外阴部位出现抓痕和血痂。

(2)阴道分泌物增多:患者白带呈水样或脓性,其中有豆腐渣样或白色凝乳样物,略有臭味。妊娠期患者阴道分泌物明显增多。

(3)部分患者有外阴部灼热痛、性交痛、排尿痛或排尿困难,排尿痛是尿液刺激水肿的外阴所致。

(4)妇科检查时可见外阴红斑、水肿,可伴抓痕和血痂,严重者可见皮肤皲裂、表皮脱落。大小阴唇弥漫性肿胀、潮红,伴有烧灼感,小阴唇内侧及阴道黏膜附有白色块状物,擦除后露出红肿黏膜面,急性期还可见到糜烂及浅表溃疡。

(5)复发性外阴阴道假丝酵母菌病(RVVC):VVC 经病原学证实,每年可复发 4 次或以上。5%~10%患者可发生 RVVC。

(6)VVC 可分为单纯性 VVC 和复杂性 VVC 两类,后者占 10%~20%。

①单纯性 VVC,包括非妊娠期女性发生的散发性、白色念珠菌所致的轻度或中度 VVC。

②复杂性 VVC,包括非白色念珠菌所致的 VVC、重度 VVC、RVVC、妊娠期 VVC 或其他特殊情况(如未控制的糖尿病、免疫低下者所患的 VVC)。

VVC 临床分类见表 15-1-1。VVC 临床评分标准见表 15-1-2,评分<7 分为轻、中度 VVC;评分≥7 分为重度 VVC。

表 15-1-1 VVC 临床分类

项目	复杂性 VVC	单纯性 VVC
发生频率	复发性	散发或非经常发作
真菌种类	非白色念珠菌	白色念珠菌
宿主情况	免疫功能低下,应用免疫抑制剂,未控制的糖尿病,妊娠状态	免疫功能正常
临床表现	重度	轻、中度

表 15-1-2 VVC 临床评分标准

评分项目	0 分	1 分	2 分	3 分
瘙痒	无	偶有发作,可被忽略	能引起重视	持续发作,坐立不安
疼痛	无	轻	中	重
阴道黏膜充血、水肿	无	轻	中	重
外阴抓痕、皲裂、糜烂	无	—	—	有
分泌物量	无	较正常稍多	量多,无溢出	量多,有溢出

2. 念珠菌性阴茎头包皮炎(candidal balanoposthitis)

(1)包皮、阴茎头等处出现弥漫性潮红、红斑、粟粒大小丘疹、脱屑,包皮内侧及冠状沟附近有白色奶酪样附着物,甚至出现脓疱疹和糜烂面,可有黏液样或脓样分泌物。严重者皮损可累及阴茎体、阴囊、大腿内侧及腹股沟等处。

(2)发生于包皮外表的可表现为轻度肿胀浸润,浸润的红斑上可伴有明显裂隙或溃疡。

(3)尿道舟状窝受累时可出现尿频、尿痛等前尿道炎症状;阴囊受累时可有鳞屑性红斑丘疹,伴刺痛。

(4)少数患者可出现急性水肿性炎症,包皮、阴茎头水肿、浅表糜烂、小溃疡,伴疼痛、刺痒。

（二）诊断标准

临床诊断主要根据患者高危因素、临床特征（临床症状、体征）以及病原学检查进行综合诊断。

1. 对有阴道炎症症状或体征的女性 若在阴道分泌物中找到念珠菌的芽生孢子或假菌丝即可确诊。

2. 对有阴茎头包皮炎、尿道炎症状的男性 若在包皮、冠状沟或尿道分泌物中找到念珠菌的芽生孢子或假菌丝即可确诊。

（三）鉴别诊断

1. 外阴阴道假丝酵母菌病（VVC）的鉴别 本病与其他常见阴道炎的鉴别见表 15-1-3。

（1）细菌性阴道病：以带有腥臭味的稀薄阴道分泌物增多为主要特点的混合感染，伴轻度外阴瘙痒和烧灼感，阴道黏膜无明显充血。多采用 Amsel 临床诊断标准确诊。

（2）滴虫性阴道炎：以稀薄脓性、泡沫状、有异味的阴道分泌物增多为特点，伴外阴瘙痒，间或出现灼热、疼痛、性交痛等。阴道分泌物中找到阴道毛滴虫即可确诊。

（3）阴道混合性感染：若 VVC 患者阴道分泌物 pH＞4.5，需考虑合并感染的可能性，尤其是合并细菌性阴道病的混合感染。

（4）细胞溶解性阴道病（cytolytic vaginosis，CV）：主要是由于乳酸杆菌过度繁殖，pH 过低，导致阴道鳞状上皮细胞溶解破裂而引起相应临床症状的一种疾病。二者症状和分泌物性状相似，主要通过实验室检查鉴别，VVC 镜下可见念珠菌的芽生孢子及假菌丝，而 CV 可见大量乳酸杆菌和鳞状上皮细胞溶解后的细胞裸核。

表 15-1-3 VVC 与其他常见阴道炎的鉴别

项目	外阴阴道假丝酵母菌病	细菌性阴道病	滴虫性阴道炎
症状	分泌物增多，重度瘙痒、烧灼感	分泌物增多，无或轻度瘙痒	分泌物增多，轻度瘙痒
分泌物特点	白色，豆腐渣样	白色，匀质，腥臭味	稀薄脓性，泡沫状
阴道黏膜	水肿、红斑	正常	散在出血点
阴道 pH	＜4.5	＞4.5	＞4.5
胺试验	阴性	阳性	可为阳性
显微镜检查	芽生孢子及假菌丝，少量白细胞	线索细胞，极少白细胞	阴道毛滴虫，大量白细胞

2. 念珠菌性阴茎头包皮炎的鉴别

（1）急性阴茎头炎：非感染性疾病，由于局部刺激而发病，可见阴茎头处急性水肿性红斑、糜烂、渗液、出血或水疱。继发细菌感染后可形成溃疡，并有脓性分泌物。可因局部刺激加重，也可伴轻度全身症状。

（2）滴虫性阴茎头包皮炎：轻度暂时性糜烂性阴茎头包皮炎，伴或不伴尿道炎，初为阴茎头处丘疹和红斑，后逐渐扩大，边界清晰。红斑上可见针头大小水疱，水疱破裂形成糜烂面。阴道分泌物中找到阴道毛滴虫即可确诊。

（3）阿米巴性阴茎头包皮炎：本病少见，患者原有阴茎头包皮炎病变，由于正常屏障受损，在此基础上感染阿米巴病。局部可见浸润、糜烂、溃疡、组织坏死。分泌物涂片可找到阿米巴原虫。

五、治疗

有症状且显微镜检查或真菌培养阳性的患者需要治疗，念珠菌培养阳性但无症状者不需要治疗。治疗原则：消除诱因，根据患者情况选择局部或全身抗真菌药物，以局部用药为主。

（一）消除诱因

及时停用雌激素、广谱抗生素、免疫抑制剂等药物，积极治疗糖尿病。患者应勤换内裤，用过的毛巾等生活用品用开水烫洗。治疗期间应避免性生活,以防传染他人。

（二）VVC 的治疗

1. 单纯性 VVC　常采用唑类抗真菌药物。

（1）局部用药:首选局部治疗,因其不良反应较小,疗效与口服抗真菌药物相当,可实现临床治愈和真菌学治愈。可选用下列药物放置于阴道深部。

①克霉唑:1 粒(500 mg),单次用药;或每晚 1 粒(150 mg),连用 7 天。

②咪康唑:每晚 1 粒(200 mg),连用 7 天;或每晚 1 粒(400 mg),连用 3 天;或 1 粒(1200 mg),单次用药。

③制霉菌素:每晚 1 粒(10 万 U),连用 10～14 天。

（2）全身用药:对未婚女性及不宜采用局部用药者,可选用口服药物。常用药物为氟康唑,150 mg 顿服,疗效可超过 90%。

（3）中药洗剂:如洁尔阴洗剂、舒洗剂等,外用中药洗剂有助于局部清洁、舒缓瘙痒和皮损部位红肿及疼痛,与抗真菌药物一同使用可尽快缓解临床症状。

2. 复杂性 VVC

（1）重度 VVC:在单纯性 VVC 治疗的基础上延长 1 个疗程的治疗时间。若为口服或局部用药 1 天的方案,则在 72 小时后加用 1 次;若为局部用药 3～7 天的方案,则用药时间延长为 7～14 天。

（2）RVVC:治疗重点在于积极寻找并去除诱因,预防复发。抗真菌治疗方案分为强化/诱导治疗与维持/巩固治疗,根据真菌培养和药敏试验结果选择药物。在强化治疗达到真菌学治愈后,给予维持治疗。

①强化治疗方案:外用药可选用咪康唑或克霉唑。若为高剂量剂型,如咪康唑栓 1200 mg,克霉唑栓每片 500 mg,可只用药 3 次(第 1、第 4、第 7 天);若为低剂量剂型,则疗程应延长至 7～14 天;口服药物推荐氟康唑,每天 150 mg(第 1、第 4、第 7 天顿服)。

②维持治疗目前国内外尚无成熟方案,可口服氟康唑 150 mg,每周 1 次,连用 6 个月;也可根据复发规律,每个月给予 1 个疗程局部用药,连续 6 个月。

注意事项:在治疗前建议做阴道分泌物真菌培养同时行药敏试验。治疗期间定期复查监测疗效,并注意药物副作用,一旦出现肝、肾功能异常等副作用,立即停药,待副作用消失更换其他药物。对于唑类抗真菌药物耐药的 RVVC,可采用制霉菌素栓剂,每个月用 14 天,连用 6 个月来维持治疗。

（3）妊娠期 VVC:以局部用药为主,并以小剂量、长疗程为佳,推荐使用制霉菌素或咪唑类药物栓剂治疗,禁用口服唑类抗真菌药物。

（4）合并 HIV 感染:病情常较严重且易复发,可按 RVVC 的处理原则,延长疗程。

（三）念珠菌性阴茎头包皮炎

以外用抗真菌药物为主,如克霉唑、咪康唑、联苯苄唑等霜剂。包皮过长者治愈后应做包皮环切术以预防复发。

（四）随访

在治疗结束的 7～14 天,建议随访复查。若症状持续存在或治疗后复发,可做真菌培养的同时行药敏试验。对 RVVC 患者在巩固治疗的第 3 个月或第 6 个月时,建议行真菌培养。

六、预防

目前对于白色念珠菌感染的高危人群尚未建立起有效的预防措施。应注意个人卫生,避免不洁性行为,贴身衣物以宽松、透气为宜,做到勤洗勤换。男性有阴茎头炎症者需进行念珠菌检查及治疗,以预防性伴侣重复感染;包皮过长者需每天清洗,并建议择期手术。

（黄东晖）

第二节 阴道毛滴虫病

一、病原体

（一）形态

阴道毛滴虫（*Trichomonas vaginalis* Donne）滋养体无色透明，形态多变，活动力强。固定染色（吉姆萨染色）后呈梨形，虫体前端有一泡状核，上缘有毛基体，向前发出 4 根前鞭毛，向后沿波动膜外缘发出 1 根后鞭毛。1 根纤细透明的轴柱纵贯虫体并从后端伸出。虫体内有深染的氢化酶体（图 15-2-1）。虫体借助鞭毛摆动向前运动，依靠波动膜的活动做旋转运动。

（二）生活史

阴道毛滴虫生活史简单，仅有滋养体而无包囊。阴道毛滴虫以二分裂法繁殖，滋养体既可以视为繁殖阶段，也是感染和致病阶段。阴道毛滴虫生存力强，适宜在温度 25～40 ℃、pH 5.2～6.6 的潮湿环境生长，pH 5.0 以下时生长受抑制。

其滋养体主要寄生于女性阴道，以后穹隆多见。男性尿道、前列腺甚至睾丸、附睾、包皮下组织也可作为其寄生部位。阴道毛滴虫还常侵入尿道或尿道旁腺，甚至膀胱、肾盂。该虫可以通过直接或间接接触方式在人群中传播。

二、病因

（一）致病性

阴道毛滴虫的致病力随宿主生理状态变化。正常情况下，健康女性阴道内环境由于乳酸杆菌作用而保持酸性

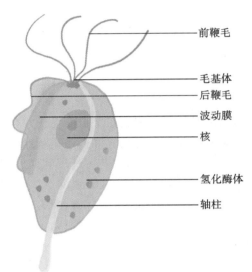

前鞭毛
毛基体
后鞭毛
波动膜
核
氢化酶体
轴柱

图 15-2-1 阴道毛滴虫结构图

（pH 3.8～4.4），可抑制虫体及细菌生长繁殖，称为阴道的自净作用。月经后，阴道 pH 接近中性，隐藏在腺体及皱襞中的阴道毛滴虫得以繁殖，因此阴道毛滴虫病常于月经后发作。此外，阴道毛滴虫寄生于阴道时，会消耗糖原，阻碍乳酸杆菌的糖酵解作用，降低乳酸浓度，升高阴道内 pH，以此破坏阴道的自净作用；还会消耗氧，营造出阴道厌氧环境，容易诱发厌氧菌繁殖；能吞噬精子，影响精子存活。

体外试验表明阴道毛滴虫通过接触并黏附于阴道上皮细胞后产生杀伤作用，称为接触依赖性细胞病变效应（contact-dependent cytopathic effect）。五种阴道毛滴虫黏附性蛋白质（adhesion protein，AP）能够介导其黏附作用，包括 AP23、AP33、AP51、AP65 和 AP120。虫体对阴道上皮细胞的吞噬作用也是其致病因素之一。此外，其鞭毛分泌的细胞离散因子可促使阴道上皮细胞离散脱落，离散因子的生成量与感染严重程度相一致，因此，其可能作为阴道毛滴虫的毒力标志。阴道毛滴虫病的症状可能还与阴道内激素水平有关，雌激素水平越高，症状越轻，反之亦然。

阴道毛滴虫病可导致不良生殖健康结局，包括宫颈病变、子宫切除术后残端蜂窝织炎或脓肿、盆腔炎症、不孕症。阴道毛滴虫感染还会增加厌氧菌感染、HIV 易感性、宫颈癌风险，还可能增加精神疾病风险。妊娠期阴道毛滴虫病患者早产、胎膜早破、低出生体重儿、新生儿阴道毛滴虫感染发生率和新生儿死亡率增高。

（二）流行病学

阴道毛滴虫呈世界性分布，在我国广泛流行。阴道毛滴虫病是最常见的性传播疾病（sexually transmitted disease，STD），在不同国家和地区中其发病率差异明显，其中以 13～35 岁年龄组的女性感染率最高。由于 25%～50%阴道毛滴虫病患者感染初期无症状，尤其是男性感染者很少出现症状，通常成

为较难防控的传染源。

阴道毛滴虫病的传播途径包括直接传播和间接传播。直接传播是指通过性接触传播,为主要传播方式。由于阴道毛滴虫滋养体生存力强,在外界环境中仍可以保持较强活性,也可经公共浴池、浴盆、浴巾、游泳池、坐便器、衣物和污染的器械及敷料等间接传播。

三、实验室检测

阴道毛滴虫病的实验室检测方法主要为镜检滋养体。临床取患者阴道后穹隆分泌物、尿液沉淀物或前列腺分泌物,直接涂片或涂片染色镜检,检出滋养体即可确诊,此法敏感性为50%～60%。取分泌物前48小时应避免性生活、阴道灌洗或局部用药,取分泌物时阴道扩张器不涂润滑剂,分泌物取出后应及时送检。也可采用培养法提高检出率,将分泌物样本加入肝浸液培养基中,37℃培养48小时后再镜检滋养体,此法敏感性为75%～96%,特异性高达100%,但临床应用较少。

此外分子生物学检测方法,如核酸扩增试验(nucleic acid amplification test,NAAT)诊断的敏感性和特异性均超过95%。Aptima阴道毛滴虫检测试剂盒(Becton Dickinson)已经获得美国FDA批准用于女性阴道毛滴虫病患者或无症状感染者的检测,其样本主要来自临床采集的阴道拭子、宫颈拭子以及尿液样本,但尚未获批用于男性感染者。Probe Tec TV Qx扩增DNA试剂盒(Becton Dickinson)同样也仅被批准用于女性感染者的检测。Max CTGCTV2测定法(Becton Dickinson)和GeneXpert TV(Cepheid)可以采用男性尿液样本进行阴道毛滴虫的检测。

免疫学检测方法如阴道毛滴虫抗原检测,敏感性大于82%,特异性可达100%,可作为阴道毛滴虫感染有力的辅助诊断方法。OSOM滴虫快速测试(Sekisui Diagnostics)使用免疫层析毛细管流动试纸技术对临床阴道样本进行检测,10～15分钟即可获得结果,但其在男性中的检测敏感性仅为38%,故不适用于男性感染者的检测。另外两种检测方法,Solana滴虫检测试剂盒(Quidel)、Amplivue滴虫检测试剂盒(Quidel)也同样不推荐用于男性感染者的检测。

各项阴道毛滴虫感染实验室检测方法及其在女性感染者检测中的敏感性和特异性见表15-2-1。

表15-2-1 阴道毛滴虫感染实验室检测(女性检测数据)

诊断类型	诊断方法	敏感性	特异性
镜检	湿镜检查	44%～68%	100%
培养法	阴道毛滴虫培养	75%～96%	100%
	InPouch TF 培养系统 (BioMed Diagnostics)	44%～75%	<100%
	Aptima 阴道毛滴虫检测试剂盒 (Becton Dickinson)	95.3%～100%	95.2%～100%
核酸扩增试验 (NAAT)	Probe Tec TV Qx 扩增 DNA 试剂盒 (Becton Dickinson)	98.30%	98.30%
	Max CTGCTV2 测定法 (Becton Dickinson)	96.2%～100%	99.1%～100%
	GeneXpert TV (Cepheid)	99.5%～100%	99.4%～99.9%
抗原检测	OSOM 滴虫快速测试 (Sekisui Diagnostics)	82%～95%	97%～100%
	Solana 滴虫 检测试剂盒(Quidel)	>98%	—
	Amplivue 滴虫检测 试剂盒(Quidel)	90.70%	98.90%

四、诊断

(一)临床特点

阴道毛滴虫感染可引起生殖道及泌尿道炎症,而大部分患者无症状,该病更多被称为"阴道毛滴虫病",传统上被称为"滴虫阴道炎"。

1. 感染途径 主要为性接触传播或垂直传播(阴道分娩)。感染潜伏期4～28天。

2. 临床表现 阴道毛滴虫病有症状者主要表现为阴道分泌物增多、有异味,伴有外阴瘙痒、灼热感、性交痛等刺激症状,并可出现排尿困难、尿频、下腹痛等尿道感染症状;分泌物典型特征为稀薄脓性、泡沫状、有异味,分泌物中由于含有大量白细胞而呈灰黄色、黄白色脓性,若合并其他感染则呈黄绿色。查体可见外阴阴道红斑、水肿、特征性分泌物、pH升高(pH>6),严重者有阴道黏膜散在出血,甚至宫颈有出血斑点,形成草莓样宫颈。阴道毛滴虫病通常局限于泌尿生殖区的下部,但偶尔也会引起子宫附件炎症或输卵管积脓,妊娠期女性若患本病可能产生严重后遗症。

(二)诊断方法

阴道毛滴虫病属于性行为造成的感染,根据临床特征和实验室检测诊断。推荐对阴道毛滴虫病患者及其性伴侣同时进行包括其他性传播疾病在内的检查。

(三)鉴别诊断

与需氧菌性阴道炎(aerobic vaginitis, AV)相鉴别,两者阴道分泌物性状相似,均呈稀薄脓性、泡沫状,有异味。主要通过实验室检测鉴别,阴道毛滴虫病湿片镜检可见阴道毛滴虫,而AV常见B族链球菌、葡萄球菌、大肠埃希菌及肠球菌等需氧菌,可见大量中毒白细胞和杂菌,乳酸杆菌减少或消失,此外AV患者阴道分泌物中凝固酶和葡萄糖醛酸苷酶可呈阳性。

由于阴道毛滴虫感染常与细菌性阴道病、沙眼衣原体感染和淋球菌感染并存,还会增加HIV易感性和患宫颈癌风险,诊断时需特别注意。

五、治疗

阴道毛滴虫病患者可同时存在尿道、尿道旁腺、前庭大腺等多部位感染,治愈需要全身用药,并避免冲洗阴道。口服硝基咪唑类药物是其主要的治疗手段。

(一)普通阴道毛滴虫病

1. 治疗方案 女性,甲硝唑500 mg,口服,2次/天,共7天;男性,甲硝唑2 g,单次口服。可使用甲硝唑400 mg,口服,2次/天,或替硝唑2 g,单次顿服作为替代方案。

2. 性伴侣治疗 替硝唑或甲硝唑2 g,单次顿服。患者及其性伴侣在治愈前避免无保护性生活。

3. 不良反应 恶心、头痛、头晕、皮肤瘙痒、疲乏感、口渴、尿频、水样阴道分泌物、阴道出血及阴道瘙痒。患者服用甲硝唑48小时或替硝唑72小时内,应禁止饮酒。

4. 随访和疗效评价 在治疗后2～4天进行重复检测评价疗效。使用NAAT检测治疗后阴道毛滴虫的DNA,首次转阴的中位时间为7天(0～84天),至完成治疗后21天有85%的病例转阴。需要注意区别阴道毛滴虫再次感染和治疗失败。

(二)对硝基咪唑类药物过敏或不耐受者

阴道给药也可以作为全身给药的一种替代方案,但其存在对于其他受感染器官的治疗限制性。聚维酮碘被证明是一种对抗阴道毛滴虫的活性剂,其抗原生物作用来源于碘的释放。妊娠期女性应禁止使用,防止新生儿甲状腺功能减退。已有硝基咪唑类阴道制剂用于阴道毛滴虫病的治疗方案,包括甲硝唑500 mg,阴道片或胚珠,单次使用,疗程10天。

此外,双硫仑可能作为治疗对硝基咪唑类药物过敏患者的替代方案。阿苯达唑和甲苯达唑已被发现在体外有效。硝唑尼特在体外对阴道毛滴虫有活性,然而有报道称该药用于3名硝基咪唑类药物耐药的女性患者并未达到治愈效果。还可以使用巴龙霉素或硼酸治疗阴道毛滴虫病,但目前尚未进行系统研究。

（三）持续性阴道毛滴虫病

持续性阴道毛滴虫病是指由于硝基咪唑类药物耐药、药物吸收不足或药物运输不充分而导致的治疗失败。阴道毛滴虫对甲硝唑的耐药率为 $4.3\%\sim13.3\%$,且在不断上升,推测可能是由于多种突变,包括铁氧还蛋白氧化还原酶(PFOR)、铁氧还蛋白、黄素还原酶。与甲硝唑相比,替硝唑的治疗剂量更低,副作用更少、更温和。其最小致死浓度(MLC)也低于甲硝唑,并且未检测到对替硝唑的耐药性。诊断持续性阴道毛滴虫病时需要排除再次感染,评估患者的性生活情况和治疗依从性,排除患者是否有其他合并症。

1. 再次感染推荐 甲硝唑 2 g 或替硝唑 2 g,单次顿服。

2. 推荐方案失败,非再次感染推荐 替硝唑 2 g,口服,1 次/天,共 7 天。

3. 上述治疗方案失败 进行甲硝唑和替硝唑药敏试验,考虑应用高剂量或超高剂量替硝唑方案。高剂量替硝唑方案:替硝唑 1 g,口服,每 8 小时 1 次,共 14 天,总剂量 42 g。超高剂量替硝唑方案:替硝唑 2 g,口服,每 12 小时 1 次,共 14 天,总剂量 56 g。

4. 已确定另外两种治疗方案对女性有效 替硝唑 2 g,口服,加阴道内注射替硝唑 500 mg,2 次/天,共 14 天;替硝唑 1 g,口服,3 次/天,加阴道内使用 6.25% 巴龙霉素乳膏 4 g,每晚 1 次,共 14 天。

（四）妊娠期阴道毛滴虫病

对妊娠合并阴道毛滴虫病进行治疗可缓解患者症状,避免阴道毛滴虫的垂直传播。妊娠期用药应遵循药物说明书,在妊娠早期尽量避免应用硝基咪唑类药物,而妊娠中晚期应用甲硝唑通常是安全的。

推荐方案:甲硝唑 400 mg,口服,2 次/天,共 7 天;或甲硝唑 2 g,单次口服。

（五）哺乳期阴道毛滴虫病

治疗方案同妊娠期阴道毛滴虫病。由于哺乳期使用甲硝唑治疗时,乳汁中可检出少量甲硝唑,故甲硝唑 2 g,单次口服者服药后 12~24 小时应避免哺乳。母体使用甲硝唑 400 mg,3 次/天,共 7 天,可降低母乳中的浓度,被认为有利于长时间的母乳喂养。

由于替硝唑动物实验显示其对新生儿有中等风险,使用替硝唑 2 g,单次口服者,服药后 3 天应避免哺乳。

（六）合并 HIV 感染的阴道毛滴虫病

对于感染 HIV 的孕妇,建议在第一次产前检查时进行筛查,并根据需要及时治疗,因为阴道毛滴虫感染是 HIV 垂直传播的危险因素。阴道毛滴虫病治疗也降低了感染 HIV 女性出现不良后果的可能性。

推荐方案:甲硝唑 500 mg,口服,2 次/天,共 7 天。

经历治疗失败的患者,建议使用持续性阴道毛滴虫病的治疗方案。其他注意事项、随访和性伴侣管理应与未感染 HIV 的女性一样。被诊断为阴道毛滴虫感染的 HIV 女性,建议在治疗后 3 个月使用 NAAT 重新检测。

感染 HIV 男性的治疗应遵循与未感染 HIV 男性相同的方案。

六、预防

使用避孕套是预防包括阴道毛滴虫病在内的性传播疾病的最佳和最可靠的保护措施,但也建议性伴侣同时治疗,以防止再次感染。使用硝基咪唑类药物全身用药来预防阴道毛滴虫感染会增加硝基咪唑耐药菌株的产生,因此使用局部阴道内制剂或疫苗是更好的预防方法。

阴道毛滴虫疫苗的上市具有重要意义。目前用于牛抗胎儿毛滴虫的疫苗已经上市,鉴于胎儿毛滴虫与阴道毛滴虫的相似性,开发针对人的阴道毛滴虫疫苗似乎是可行的。阴道毛滴虫感染不会诱导长期免疫保护,因此有效疫苗的开发上市仍然是一项挑战。

阴道毛滴虫感染的男性患者若行包皮环切术可以有效预防从男性到女性伴侣的传播。可能的原因是未割包皮男性的包皮下空间是潮湿的,从而提高了阴道毛滴虫的存活率。然而包皮环切术对降低阴道毛滴虫感染风险的作用仍存在争议。

（黄东晖）

第三节　淋　　病

一、病原体

（一）淋球菌的形态与染色

淋病奈瑟球菌（Neisseria gonorrhoeae，NG），简称淋球菌，呈卵圆形或肾形，无鞭毛、芽孢，但有菌毛，研究表明，淋球菌的菌毛和主要外膜蛋白具有抵抗中性粒细胞、巨噬细胞杀伤作用的能力。淋球菌常成对排列，接触面平坦或稍凹陷，直径为 0.6～0.8 μm，革兰氏染色呈阴性（图 15-3-1）。

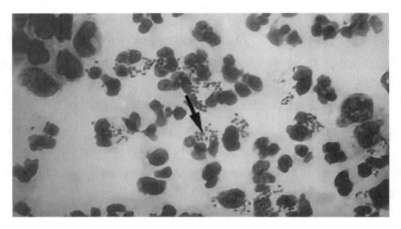

图 15-3-1　淋球菌革兰氏染色（1000×）

（二）淋球菌的培养特性

淋球菌的适宜生长条件为温度 35～36 ℃，pH 7.2～7.5，pH 小于 6 时淋球菌不能生存。淋球菌是一种专性需氧菌，需氧要求较高，初步分离培养应该在含 5％～7％二氧化碳（CO_2）的环境。淋球菌的培养对营养要求高，用普通的培养基不易培养，须在含有血清、血液、葡萄糖等的培养基上才能生长。目前，淋球菌培养常用培养基为血琼脂培养基、巧克力色琼脂培养基、Thayer-Martin（TM）培养基和 Martin-Lewis（ML）培养基等。

（三）淋球菌的抵抗力

人是淋球菌的唯一天然宿主，淋球菌离开人体后对外界抵抗力较差，对冷、热、干燥和消毒剂极度敏感，52 ℃条件下可存活 15 分钟；60 ℃时在 1 分钟内死亡；在完全干燥的环境中存活 1～2 小时即死亡，但在不完全干燥的环境和脓液中则能保持传染性十余小时，甚至数天。淋球菌对一般消毒剂很敏感，如在 1∶4000 硝酸银溶液中 7 分钟死亡，在 1％苯酚溶液中 1～3 分钟死亡，在 0.1％升汞溶液中可迅速死亡。此外，75％酒精或 0.1％新洁尔灭均可迅速杀死淋球菌。

二、病因

（一）致病物质

淋球菌的菌毛、外膜蛋白、脂寡糖、IgA1 蛋白酶等物质都可以在其感染过程中发挥作用。

1.菌毛　淋球菌进入尿道后，通过菌毛黏附到柱状上皮细胞表面，在局部形成小菌落后，再侵入细胞增殖。淋球菌的菌毛可帮助其黏附至人类尿道黏膜上,不易被尿液冲掉;其在淋球菌抗吞噬过程发挥作用。淋球菌被吞噬后仍可在吞噬细胞内寄生。

2.外膜蛋白 外膜蛋白包括PⅠ、PⅡ、PⅢ。PⅠ是主要的外膜蛋白,可直接插入中性粒细胞的膜上,严重破坏膜结构的完整性而导致膜损伤。PⅡ参与淋球菌间以及菌体与一些宿主细胞间的黏附过程。PⅢ可抑制杀菌抗体的活性。

3.脂寡糖 淋球菌的胞壁脂寡糖(即内毒素)可以与补体、IgM等共同作用,在局部形成炎症反应。此外,由于淋球菌的胞壁脂寡糖与人类细胞表面糖脂分子结构相似,因此可逃避机体免疫系统的识别。

4.IgA1蛋白酶 淋球菌产生IgA1蛋白酶,能破坏黏膜表面存在的特异性IgA1抗体,使细菌仍能黏附至黏膜表面。

(二)发病机制

淋球菌对单层柱状上皮细胞和移行上皮细胞(如前尿道、宫颈、后尿道、膀胱黏膜)敏感;对复层鳞状上皮细胞(如舟状窝、阴道黏膜)不敏感。淋球菌感染人体以黏附过程开始,淋球菌黏附于柱状上皮细胞(如泌尿生殖道、直肠、口、咽及眼结膜等上皮细胞),然后通过吞饮作用进入细胞便开始增殖。在细胞内增殖代谢的过程中,淋球菌会释放内毒素,介导免疫反应从而引起细胞受损、溶解。淋球菌随之释放到黏膜下间隙,引起黏膜下组织的感染,并可由此进入循环系统,播散到身体其他部位。

(三)传播途径

淋病主要通过性接触传播。感染部位的炎性分泌物中含大量淋球菌,特别是急性尿道炎或宫颈炎时的脓性分泌物,在性接触过程中极易传播,易发生淋菌性尿道炎、淋菌性宫颈炎、淋菌性直肠炎、淋菌性咽炎等。间接传播比例很小,主要是接触含淋球菌分泌物的污染物,如毛巾、面盆、便具和检查器械等所致。孕妇感染可累及绒毛膜、羊膜,导致胎儿感染,患淋病的产妇,在生产过程中可造成新生儿淋菌性结膜炎等。

三、实验室检测

1.涂片检查 显微镜检查标本采集后应立即进行直接涂片,用革兰氏染色法检查,在有症状的男性尿道分泌物涂片中发现多形核白细胞内存在革兰氏阴性双球菌,对淋病的诊断具有重要意义。此法对于女性不十分敏感,应用培养方法确定。

2.分离培养 在无菌条件下采集宫颈或尿道拭子标本后,立即接种到培养基中,并于35℃条件下培养3天。对典型的菌落进行革兰氏染色、氧化酶与过氧化酶和(或)超氧化物歧化酶试验,进行淋球菌推断性鉴别。

3.抗原检测 应用酶联免疫吸附测定法检测淋球菌抗原,该方法在男性诊断中的敏感性和特异性与革兰氏染色法相似,但对宫颈拭子的敏感性较低。

4.DNA检测 现有一种2小时的DNA探针杂交方法,用于对阳性标本的确证,优点是快速,不需要活菌,其敏感性为80%～100%,特异性为99%。

5.DNA扩增与检测 聚合酶链反应(PCR)是非常好的检测宫颈、尿道和男女性尿液标本中淋球菌的方法。此外,其他无创性标本收集方法,如自我采样的阴道拭子或用棉塞所采集的标本也可用该方法检测。标本收集套盒由试剂厂家提供。用拭子和棉塞采集的标本可在室温下保存,但尿液标本应该冷藏,4天内可保持稳定;若在冷冻的情况下,尿液标本在60天内可保持稳定。本法不需要活菌,敏感性极高。

四、诊断

(一)流行病学史

有不安全性行为,多名性伴侣或性伴侣感染史,可有与淋病患者密切接触史,儿童可有受性虐待史,新生儿的母亲有淋病史。

（二）临床表现

1.无并发症淋病

（1）男性无并发症淋病:淋菌性尿道炎为男性最常见的表现,约10%的感染者无症状。潜伏期为2～10天,常为3～5天。有症状患者中以尿道分泌物增多和尿痛较常见,部分有尿急、尿频或尿道刺痒感;尿道分泌物开始为黏液性,量较少,数天后出现大量脓性或脓血性分泌物;患者尿道口潮红、水肿。病情严重者可出现阴茎头包皮炎,表现为阴茎头、包皮内板红肿,有渗出物或糜烂,包皮水肿,可并发包皮嵌顿,腹股沟淋巴结红、肿、疼痛。偶见尿道瘘管和窦道。少数患者可出现后尿道炎,尿频明显,会阴部坠胀,夜间有痛性阴茎勃起。有明显症状和体征的患者,即使未经治疗,症状也一般在14天后逐渐减轻,1个月后基本消失,但并未痊愈,可继续向后尿道或上生殖道扩散,甚至发生并发症。

（2）女性无并发症淋病:约50%女性感染者无明显症状。常因病情隐匿而难以确定潜伏期。①宫颈炎:阴道分泌物增多,呈脓性,宫颈充血、红肿,宫颈口有脓性分泌物,可有外阴刺痒和烧灼感。②尿道炎:尿痛、尿急、尿频或尿血。尿道口充血,有触痛及少量脓性分泌物,或挤压尿道后有脓性分泌物。③前庭大腺炎:通常为单侧性,大阴唇部位局限性隆起,红、肿、热、痛。可形成脓肿,触及有波动感,局部疼痛明显,可伴全身症状和发热。④肛周炎:肛周潮红、轻度水肿,表面有脓性渗出物,伴瘙痒。

（3）儿童淋病:①男性儿童多发生尿道炎和阴茎头包皮炎,有尿痛和尿道分泌物。检查可见包皮红肿,阴茎头和尿道口潮红,有尿道脓性分泌物。②女性儿童表现为外阴阴道炎,有尿痛、尿频、尿急和阴道脓性分泌物。检查可见外阴、阴道、尿道口红肿,阴道及尿道口有脓性分泌物。

2.淋病并发症

（1）男性淋病并发症:①附睾炎:常为单侧,附睾肿大、疼痛明显,同侧腹股沟和下腹部有反射性抽痛。检查可见一侧阴囊肿大,阴囊皮肤水肿、发红、发热,触诊附睾肿大、触痛明显,尿道口可见脓性分泌物。②精囊炎:急性期有发热、尿频、尿急、尿痛,终末血尿,下腹疼痛。直肠指诊可触及肿大的精囊并有剧烈的触痛。③前列腺炎:急性期有畏寒、发热,尿频、尿急、尿痛或排尿困难,终末血尿或尿道脓性分泌物,会阴部或耻骨上区坠胀不适感,直肠胀满、排便感。直肠指诊示前列腺肿大,有触痛。重者可并发急性尿潴留、前列腺脓肿等。④系带旁腺(Tyson腺)或尿道旁腺炎和脓肿:少见(<1%),系带的一侧或两侧疼痛性肿胀,脓液通过腺管排出。⑤尿道球腺(Cowper腺)炎和脓肿:少见,会阴部跳痛、排便痛、急性尿潴留,直肠指诊扪及有触痛的肿块。⑥尿道周围蜂窝织炎和脓肿:罕见,脓肿侧疼痛、肿胀,破裂产生瘘管。体检可扪及有触痛的波动性肿块。常见于舟状窝和球部。⑦尿道狭窄:少见,因尿道周围蜂窝织炎、脓肿或瘘管形成而致尿道狭窄。出现尿路梗阻(排尿无力、困难、淋漓不尽)和尿频、尿潴留等。

（2）女性淋病并发症:淋菌性宫颈炎上行感染可导致淋菌性盆腔炎,包括子宫内膜炎、输卵管炎、输卵管卵巢囊肿、盆腔腹膜炎、盆腔脓肿,以及肝周炎等。淋菌性盆腔炎可导致不孕症、异位妊娠、慢性盆腔痛等不良后果。①盆腔炎:临床表现无特异性,可有全身症状,如畏寒、发热(>38℃)、食欲不振、恶心、呕吐等。可出现下腹痛、不规则阴道出血、异常阴道分泌物。腹部和盆腔检查可有下腹部压痛、宫颈举痛、附件压痛或触及包块,宫颈口有脓性分泌物。②肝周炎:表现为上腹部突发性疼痛,深呼吸和咳嗽时疼痛加剧,伴有发热、恶心、呕吐等全身症状。触诊时右上腹有明显压痛,X线胸片可见右侧有少量胸腔积液(又称胸水)。

3.其他部位淋病

（1）结膜炎:常为急性化脓性结膜炎,于感染后2～21天出现症状。新生儿淋菌性结膜炎常为双侧,成人可单侧或双侧发病。眼结膜充血、水肿,有较多脓性分泌物;巩膜有片状充血性红斑;角膜混浊,呈雾状,重者可发生角膜溃疡或穿孔。

（2）咽炎:见于有口交行为者。90%以上感染者无明显症状,少数患者有咽干、咽部不适、灼热或疼痛感。检查可见咽部黏膜充血、咽后壁有黏液或脓性分泌物。

（3）直肠炎:主要见于有肛交行为者,女性可由阴道分泌物污染引起。通常无明显症状,轻者可有肛门瘙痒和烧灼感,肛门口有黏液性或黏液脓性分泌物,或少量直肠出血。重者有明显的直肠炎症状,包括直肠疼痛、里急后重、脓血便。检查可见肛管和直肠黏膜充血、水肿、糜烂。

4.播散性淋病 播散性淋病(disseminated gonococcal disease,DGD),又称为播散性淋球菌感染(disseminated gonococcal infection,DGI),是指淋球菌进入血液播散全身,引起全身性或某些器官的病变,是一种较为严重的全身性淋球菌感染。播散性淋病可分为淋菌性菌血症、淋菌性败血症、淋菌性关节炎和腱鞘炎、淋菌性皮炎、淋菌性心脏病变、淋菌性脑膜炎、淋菌性肝炎或肝周围炎等,这些病征相互联系,有时很难区分,临床较罕见。

(1)成人播散性淋病:患者常有发热、寒战、全身不适。最常见的是关节炎-皮炎综合征,肢端部位有出血性或脓疱性皮疹,手指、腕和踝部小关节常受累,出现关节痛、腱鞘炎或化脓性关节炎。少数患者可发生淋菌性脑膜炎、淋菌性心内膜炎、淋菌性心包炎、淋菌性心肌炎等。

(2)新生儿播散性淋病:少见,可发生淋菌性败血症、淋菌性关节炎、淋菌性脑膜炎等。

(三)诊断标准

须结合接触史和性行为特征,根据临床特征和实验室检测结果综合分析后予以确定。推荐对淋病患者及其性伴侣同时进行检查。

(四)鉴别诊断

临床上应注意与以下疾病的鉴别诊断:男性非特异性尿道炎,女性非淋菌性泌尿生殖道感染、非淋菌性尿道(宫颈)炎、念珠菌性阴道炎、滴虫性阴道炎、细菌性阴道炎。

1.非淋菌性尿道(宫颈)炎 一种主要由沙眼衣原体或生殖道支原体等引起的泌尿道或宫颈的炎症。淋菌性尿道炎与非淋菌性尿道(宫颈)炎的鉴别要点是临床症状与体征的严重程度和病原学检查结果的不同,见表15-3-1。

表 15-3-1 淋菌性尿道炎与非淋菌性尿道(宫颈)炎的鉴别

项目	淋菌性尿道炎	非淋菌性尿道(宫颈)炎
常见潜伏期	3～5 天	7～12 天
尿道分泌物	量多,脓性	量少或无,稀薄黏液
尿痛、排尿困难	多见	轻或无
宫颈	脓性分泌物,稠	稀薄脓性分泌物
全身症状	偶见	无
细胞内革兰氏阴性双球菌	+	—
病原体	淋球菌	沙眼衣原体或生殖道支原体等

2.滴虫性阴道炎 由阴道毛滴虫引起的一种炎症性疾病,主要见于女性阴道,可导致尿道炎症。淋病与滴虫性阴道炎的鉴别见表15-3-2。

表 15-3-2 淋病与滴虫性阴道炎的鉴别

项目	淋病	滴虫性阴道炎
常见潜伏期	3～5 天	不定
起病	快	较隐匿
尿道症状	多为明显尿痛	多无,或有瘙痒,或不明显
尿道分泌物	量多,脓性	量少或无
阴道分泌物	量多,脓性	量多,脓性,稀薄,呈泡沫状
病原学检查	淋球菌	阴道毛滴虫

五、治疗

1.青霉素和四环素 由于广泛耐药的存在,我国淋病治疗指南早已不再推荐将青霉素和四环素类药物作为治疗淋病的药物。由于对衣原体和其他与淋球菌同时感染的细菌有效,我国新的淋病治疗指南中推荐四环素类药物用于治疗淋病伴发的细菌感染。

2.氟喹诺酮 氟喹诺酮类药物治疗淋病的方法为单剂量口服,价格便宜,易接受,本来可以作为治疗淋病的理想药物,但是 2000 年以来我国淋球菌对氟喹诺酮类药物广泛高度耐药,因此,氟喹诺酮类药物早已退出了淋病的治疗。

3.头孢菌素类药物 由于各国出现淋球菌(超过 5%)对广谱头孢菌素的耐药性,WHO、美国和欧洲的治疗指南等提高了头孢曲松的推荐剂量。我国 2013—2016 年淋球菌分离株对头孢曲松敏感性下降的比例达 10.8%,并已发现国际上流行的头孢菌素耐药型(ST1407 和 FC428)淋球菌。目前我国推荐治疗无症状淋病的头孢曲松剂量是 1 g。头孢噻肟和头孢替坦可以作为替代药物。我国新的治疗指南没有推荐口服头孢菌素类药物治疗淋病。

4.阿奇霉素 2013—2016 年我国淋球菌分离株对阿奇霉素耐药的比例达 18.6%,阿奇霉素不宜作为治疗淋病的药物,但并发衣原体或生殖支原体感染时,可以联合使用阿奇霉素。

5.头孢曲松联合阿奇霉素 WHO、美国 CDC 以及欧洲都推荐头孢曲松联合阿奇霉素的双重治疗,旨在为所有淋病患者提供治愈方法,并因此延缓多药耐药性,尤其是头孢曲松耐药的出现和(或)传播。这种联合用药方式可能已在国际上降低了淋球菌对广谱头孢菌素的耐药性水平,并抑制了抗广谱头孢菌素和阿奇霉素淋球菌菌株的扩散,同时还可以有效根除伴随的沙眼衣原体感染和部分生殖支原体感染。我国阿奇霉素耐药严重,没有推荐该联合疗法用于治疗淋病。

6.大观霉素 在我国的淋球菌耐药监测中,绝大多数淋球菌对大观霉素敏感,偶尔可以检测到对大观霉素耐药的菌株,我国暂时没有发现大观霉素耐药的淋球菌流行情况。我国新的治疗指南仍推荐首选大观霉素治疗无并发症的淋病。大观霉素的推荐剂量:尿道炎 2 g,宫颈炎 4 g,肌内注射,单次给药。2020 年的欧洲治疗指南推荐大观霉素联合阿奇霉素治疗无症状淋病,具体方案为大观霉素 2 g 单次肌内注射和阿奇霉素 2 g 单次口服。如果预计会出现胃肠道副作用,则改为大观霉素 2 g 加阿奇霉素 1 g。大观霉素不适用于咽部淋球菌感染,也不适用于新生儿的治疗。

7.庆大霉素 一般采用 240 mg 的庆大霉素单次肌内注射,很少出现严重的不良反应。一项荟萃分析发现庆大霉素治疗淋病的有效率为 91.5%,未达到 WHO 和美国 CDC 的标准疗效(95%)。在头孢菌素类抗生素存在耐药的严峻形势下,庆大霉素有可能成为替代疗法。应增强对庆大霉素的药物敏感性监测,并开展相应的临床研究来增加对庆大霉素治疗淋病的有效性的认识。

8.厄他培南 一种新型碳青霉烯类抗生素,对淋球菌的最小抑菌浓度低于其他的头孢菌素。对临床上用第三代头孢菌素治疗失败的菌株,厄他培南可作为治疗其感染的有效选择。

六、预防

淋病预防永远重于治疗,可以采取以下措施。

(1)加强宣传教育,提高对性传播疾病的认识;提倡高尚的性道德与科学的性行为。

(2)减少不良性行为,因为不良性行为是性传播疾病流行的主要途径和原因。

(3)正确使用屏障避孕法,可使淋病的发病率降低;在阴道中放置隔膜或联合应用杀精剂,对抑制淋球菌及衣原体感染有一定作用。

(4)性伴侣一方患病后,另一方也要做化验检查,并积极治疗。

(5)患者要严格注意个人卫生与隔离,不与家人,尤其是儿童(女童被感染可能性更大)共用浴具与毛巾等用品。

(6)执行新生儿用弱硝酸银溶液、抗生素滴眼液滴眼的制度,防止发生新生儿淋菌性结膜炎。

(黄东晖)

第四节 支原体、衣原体感染

一、支原体

(一)概述

支原体是一类缺乏细胞壁、形态上呈高度多形性的原核细胞型微生物,由于能形成有分枝的长丝而得名。支原体属约有 132 个种,其中已知对人类有致病作用的包括肺炎支原体、人型支原体、生殖支原体、发酵支原体以及穿透支原体等;脲原体属中的解脲支原体在一定条件下也可引起生殖系统感染。

生殖支原体(Mg)感染在世界范围内很常见,目前被认为是除沙眼衣原体之外最常见的性传播疾病病原体。有文献证明,Mg 是导致男性非淋菌性尿道炎(NGU)的重要病原体,其他男性常见生殖道感染性疾病如附睾炎、睾丸炎、前列腺炎、阴茎头包皮炎等也可能与 Mg 感染密切相关,Mg 感染甚至可能会造成男性不育症。女性感染 Mg 后可引起盆腔炎、不孕症、早产和自然流产等。

(二)Mg 感染与女性泌尿生殖道疾病

Mg 的主要致病机制是黏附并侵入泌尿生殖道上皮细胞内。Mg 感染会诱导以脂质相关膜蛋白(LAMP)介导为主的天然免疫反应的产生,LAMP 通过 TLR1、TLR2 和 TLR6 激活 NF-κB 途径,募集和激活宫颈和阴道黏膜中的单核细胞和巨噬细胞,从而诱导一系列的炎症反应。

1.尿道炎 越来越多的研究发现 Mg 感染与急性、慢性或复发性 NGU 相关。不过不同于男性 NGU 与 Mg 感染之间的明确关系,关于 Mg 感染与女性 NGU 相关性的研究十分有限。在较早的研究中,若将出现尿急、尿痛等症状定义为尿道炎,那么 Mg 感染与尿道炎显著相关;而若以实验室检测为标准来定义,即将尿道涂片中大于 4 PMN/HPF(多形核白细胞/高倍视野)定义为尿道炎,那么 Mg 感染与尿道炎之间并无联系。

2.宫颈炎 宫颈炎是一种常见的女性生殖道感染性疾病。除被公认的会引起宫颈炎的沙眼衣原体和淋球菌外,近年来,不少研究者认为支原体感染也与宫颈炎密切相关,但仍存在争议。

3.盆腔炎 盆腔炎(PID)是妇科常见的上生殖道感染(即宫体、输卵管、卵巢及其周围的结缔组织、盆腔腹膜炎症)的总称。PID 外源性病原体主要有沙眼衣原体、淋球菌、Mg 等。

4.不孕症 输卵管性不孕是不孕症常见的原因之一,而输卵管性不孕的发生多数由生殖道感染上行导致输卵管炎症、损伤及瘢痕形成。

目前,有学者认为解脲支原体(UU)导致女性不孕的主要机制是其能逃避人体免疫防御机制,并且长期存在于女性生殖道,能够进入子宫内膜、输卵管黏膜内,引起充血、水肿等炎症反应,造成进行性、不可逆的生殖道病理生理改变,使输卵管发生粘连、积水或梗阻进而导致不孕。同时,解脲支原体以及沙眼衣原体均能够引发女性慢性宫颈炎,从而引起宫颈分泌黏液,阻止精子进入,影响受精。

5.不良妊娠结局 不良妊娠结局主要包括异位妊娠、早产、流产等。在体外输卵管组织的 Mg 感染模型中可观察到纤毛细胞的损伤,并且 Mg 感染可显著上调导致早产发生的细胞因子及其受体和信号分子的表达。以上研究均提示,Mg 可能是早产的致病因子。

6.女性 Mg 感染与 HIV 的相互作用 Mg 被认为是 AIDS 病程进展的协同因子,被称作 AIDS 相关支原体。体外研究发现,Mg 感染宫颈细胞后会造成细胞屏障功能的损伤,易于 HIV 的入侵。Mg 感染还可以激活 HIV 靶细胞,对 HIV 的感染和繁殖起到促进作用。

(三)Mg 感染与男性泌尿生殖道疾病

1.尿道炎 目前,男性 NGU 与 Mg 感染密切相关已被充分证实。

2.前列腺炎 目前为止,有关 Mg 感染与前列腺炎的研究报道不多。一些国内外相关研究发现,前列腺炎患者的 Mg 感染率明显高于健康对照组。Mg 感染可能是某些前列腺炎的病因,但仍需要更多证据来证实。

3. 附睾炎 文献报道,Mg 感染可能引起附睾炎,但仍需深入研究取得确切证据,而直接检测附睾穿刺液可能是最好的途径。

4. 不育症 据统计,约 15% 男性不育症与泌尿生殖道感染相关,尽管已在体外研究证实 Mg 可黏附并侵入人类精子细胞,并可作为 Mg 传播的媒介导致该病原体感染的流行,但 Mg 感染是否会导致男性不育症或精液质量下降一直存在争议。

5. 男性 Mg 感染与 HIV 的相互作用 2014 年,已有报道指出 Mg 感染能够促进 HIV 的感染。2015年,Mg 已被证实与生殖道 HIV-1 RNA 显著相关。但 Mg 感染与 HIV 感染的具体因果关系及具体机制仍不明确,如果 Mg 感染明确可促进 HIV 感染与传播,那么 Mg 感染的检测与治疗对降低 HIV 的感染与传播过程具有重要意义,这在 HIV 感染的防控中具有重要作用。

（四）实验室检测

Mg 感染的临床表现缺乏特异性,其诊断依赖于实验室的病原学诊断。

1. 分离培养法 由于 Mg 对营养要求苛刻,生长极其缓慢,从临床标本中分离出在无细胞培养基上生长的 Mg 是非常困难的。Tully 等于 1981 年首次使用 SP4 培养基从男性 NGU 患者标本中分离到 2 株Mg。之后有研究者应用 Vero 细胞进行 Mg 培养,与单纯的 SP4 培养基相比,培养时间大大缩短。但是,分离培养法仍因其所需时间过长、培养过程中菌株容易死亡等原因不适用于临床快速检测。

2. 血清学方法 由于 Mg 和肺炎支原体(Mp)具有许多相似的结构特征和广泛的抗原交叉反应,因此血清学方法应用于 Mg 感染的临床诊断缺乏足够的特异性。

3. 分子生物学方法

(1) DNA 探针技术:较分离培养法快速、阳性率高,同时克服了血清学方法特异性不高的缺点。通过斑点杂交检测 Mg 灵敏度可达到 0.1 ng。但是,由于其费用较高,操作复杂,放射性同位素存在污染等原因,DNA 探针技术逐渐被 PCR 技术所取代。

(2) PCR 技术:目前 PCR 技术是检测 Mg 感染最常用的方法,主要针对两个靶基因,即 MgPa 基因和16S rRNA 基因。它可检测到极微量的 Mg DNA,其优点为操作简便、快速,敏感性和特异性均较高。

(3)实时定量 PCR:在 PCR 扩增过程中,通过荧光信号,对 PCR 进程进行实时监测,获得 DNA 模板的准确定量结果,它集合了 PCR 技术和 DNA 探针技术的优点。实时定量 PCR 与普通 PCR 相比,具有实时检测、敏感性和特异性高、所需样品小、污染较小、精确定量等优点。

（五）治疗

根据 2021 年美国 CDC 发布的《性传播感染诊疗指南》进行治疗。

(1)如果可以进行 Mg 耐药性检测,推荐的治疗方案:①对大环内酯类敏感者:口服多西环素 100 mg,2次/天,共 7 天,随后阿奇霉素 1 g 单次顿服,随后 500 mg,1 次/天,再服用 3 天(共 2.5 g)。②对大环内酯类耐药者:口服多西环素 100 mg,2 次/天,持续 7 天,随后口服莫西沙星 400 mg,1 次/天,持续 7 天。

(2)如果经美国 FDA 批准的 NAAT(核酸扩增试验)检测到 Mg 但不能进行 Mg 耐药性检测时,推荐治疗方案同上述对大环内酯类耐药时的治疗方案,在此方案中,多西环素作为初始经验性治疗,可减少 Mg载量、促进 Mg 清除;再用大剂量阿奇霉素治疗对大环内酯类敏感的 Mg 感染,莫西沙星治疗对大环内酯类耐药的 Mg 感染。

(3)在无法进行耐药性检测以及无法使用莫西沙星时,可以考虑替代方案,该方案同上述对大环内酯类敏感时的治疗方案,但此方案仅基于有限的数据,需在治疗完成后 21 天检查是否痊愈。由于大环内酯类耐药的发生率以及治疗失败的可能性较高,因此仅当无其他替代方案并可进行痊愈检查时才使用该方案。

二、衣原体

（一）概述

衣原体是一类严格在真核细胞内寄生，能通过除菌过滤器的原核细胞型微生物。对人致病的衣原体主要有4种：沙眼衣原体、肺炎衣原体、鹦鹉热衣原体、兽类衣原体。除引起人类沙眼外，其还是引起泌尿生殖道感染的重要因素。

沙眼衣原体（CT）引起的非淋菌性泌尿生殖道感染多由CT亚种D～K血清型引起。对于女性，感染CT后，有症状者主要表现为白带异常及下腹部不适，可伴有轻度尿频、尿急、尿痛，出现宫颈充血、水肿及异常阴道分泌物，随后可能会出现盆腔炎、尿道炎、输卵管阻塞、异位妊娠等症状，还会增加宫颈癌的发病风险。对于男性，有症状者主要表现为尿道口轻度红肿、有脓性或黏液状分泌物，伴有尿痛、尿道不适、排尿困难，随后会出现尿道炎、附睾炎等症状。

（二）衣原体感染与女性泌尿生殖道疾病

流行病学统计发现CT感染率有明显性别差异，在女性人群更高，且导致慢性炎症反应及并发症的发生率也更高。女性月经期生殖道环境由于雌激素水平变化，导致乳铁蛋白表达的波动，可能会导致CT生存环境中铁缺乏，进而使沙眼衣原体进入持续感染状态。

根据是否引起明显临床症状，CT感染可分为活动性感染和潜伏性感染两种类型，活动性感染可表现为前庭大腺炎、宫颈炎、子宫内膜炎、输卵管炎、盆腔炎等；在潜伏性感染中CT逃避机体的免疫防御机制，长期存在于机体内，如上行到子宫和输卵管可引起无症状的上生殖道感染。

1. 宫颈炎/黏液性宫颈炎 常呈无症状感染，难以确定潜伏期。有症状者可表现为阴道分泌物异常，非月经期或性交后出血及下腹部不适。体检可发现宫颈充血、水肿，表现为宫颈口发红、外翻；接触性出血，即用拭子紧贴鳞状上皮和柱状上皮交界处转动会导致出血；由于衣原体不寄生于复层鳞状上皮细胞，所以不会引起阴道炎，因而检查时阴道壁黏膜一般正常。

2. 尿道炎 女性衣原体性尿道炎的特点是症状不明显或无症状。当有症状时，可出现尿痛、尿频、尿急，常同时合并宫颈炎，患者自觉白带增多。体检可发现尿道口充血、微肿胀或正常，可有少量黏液脓性分泌物溢出，尿液分析可显示有脓尿。

3. 子宫内膜炎 已有研究表明10%的急性子宫内膜炎与CT感染有关。患有衣原体性宫颈炎的女性大约有一半存在子宫内膜炎的组织病理证据，当衣原体性宫颈炎并发子宫内膜炎时，常可导致阴道异常出血。

4. 输卵管炎 CT感染上行至输卵管可导致输卵管微绒毛及纤毛减少，引起上皮组织微环境及免疫环境的紊乱从而引发炎症。CT感染所致急性输卵管炎起病时表现为下腹疼痛、压痛、反跳痛，或有膀胱刺激症状，常伴发热，病情严重时可伴有高热、寒战、头痛、食欲不振等。约25%的患者可扪及增粗的输卵管或炎性肿块。慢性输卵管炎多表现为下腹部隐痛。输卵管炎症的迁延反复最终可致输卵管瘢痕形成，从而发生输卵管性不孕。

5. 盆腔炎 盆腔炎包括子宫内膜炎、输卵管炎、输卵管卵巢脓肿、盆腔腹膜炎等疾病的任意组合。可表现为下腹痛、腰痛、性交痛、阴道异常出血、阴道分泌物异常等。急性发病时伴有高热、寒战、头痛、食欲不振等全身症状；病情较轻时，下腹部疼痛轻微，红细胞沉降率（简称血沉）稍快。体检可发现下腹部压痛、宫颈举痛，可扪及增粗的输卵管或炎性肿块。病程经过通常为慢性迁延性。远期后果包括输卵管性不孕、异位妊娠和慢性盆腔痛。

6. 不孕症 不孕症是CT感染导致的较重要的并发症之一。CT产生的内毒素能够引起输卵管纤毛细胞和分泌细胞变性，导致输卵管粘连、蠕动障碍、纤毛运动停滞，从而影响受精卵的运送进而发生异位妊娠和不孕症。此外，女性不孕者伴随CT感染增高，抗精子抗体也增高。

值得一提的是，CHSP60作为衣原体原体（EB）外膜的组成成分之一，是衣原体感染过程中重要的免疫显性蛋白，CHSP60与人HSP60氨基酸序列的同源性为48%。CHSP60的抗体反应即为CHSP60和人

HSP60 共同表位的交叉反应,可引起自身免疫性损伤。因此 CHSP60 抗体被视为 CT 感染相关输卵管损伤或输卵管性不孕的血清学标志物。

7. 不良妊娠结局 孕妇宫颈 CT 感染还可造成胎膜早破、早产、新生儿肺炎等不良妊娠结局,且母婴间可通过宫内感染、产道感染、产褥期感染等方式垂直传播。这对围产儿及产妇健康构成了威胁。

（三）衣原体感染与男性泌尿生殖道疾病

衣原体感染的致病机制:①CT 感染后可以抑制被感染细胞的代谢,被感染细胞被破坏溶解并释放溶解酶,代谢产物可引起宿主的体液免疫和细胞免疫反应。②破坏男性睾丸和附睾,抑制精子的发生与发育。③吸附于精子表面,并进入精子内部,在精子内部破坏精子膜和顶体。④CT 感染后,引起慢性前列腺炎,导致精浆中酸性磷酸酶的活性降低,致使精子的畸形率明显增高。⑤能够引起生殖道黏膜损害,诱发免疫反应,甚至影响精子正常生理功能从而引起男性不育症。

1. 尿道炎 据文献报道,多达 48% 的男性 NGU 为 CT 感染所致。临床上常表现为尿痛、排尿困难、尿道口红肿及初发时有少量浆液性透明分泌物。

2. 附睾炎 附睾炎是男性衣原体性尿道炎较常见的并发症,也是主要的并发症,临床上多累及单侧,可出现不对称的附睾肿大、疼痛、水肿、发热,甚至可导致不育。衣原体性附睾炎可分为急性、亚急性及慢性:病程在 6 周内者为急性衣原体性附睾炎,较多见;症状持续 3 个月以上的附睾疼痛但不伴水肿,为慢性衣原体性附睾炎;介于二者之间的为亚急性衣原体性附睾炎。

3. 前列腺炎 急性前列腺炎不多见,表现为排尿时较剧烈的疼痛感,并向尿道、阴囊和臀部方向放射,直肠有坠胀感,也可合并排尿困难和阴茎痛性勃起。少数患者伴有发热或全身不适。直肠指诊有前列腺肿大和压痛。尿中可出现透明丝状物或灰白色块状物。多数患者为慢性表现,症状为排尿不适,有会阴部、阴茎、腹股沟、股部、耻骨联合上部或腰背部的轻微疼痛或酸胀感;检查时前列腺呈不对称肿大、变硬或有硬结。50% 以上的患者可有排精痛,而由此导致的长时间不敢排精会使炎性分泌物长期滞留在生殖腺内,造成进一步的损害,并使病情迁延难愈。尿道狭窄是前列腺炎常见的并发症,可能与感染后瘢痕形成有关。

4. 精囊炎 已有证据表明 CT 感染导致的前列腺炎及尿道炎可引起或伴发精囊炎,但临床通常无明显症状,仅可经直肠超声检查(TRUS)检出,可发现精囊扩张及囊性改变等。

5. 不育症 CT 感染是男性不育症的风险因素,但具体机制尚不明确。部分研究表明 CT 感染后会出现精子质量及数量下降、活力减弱,这可能是造成男性不育症的原因,但目前对于 CT 感染是否确定会导致男性不育症仍存在争议。

（四）实验室检测

CT 感染的诊断主要依赖实验室检测。

1. 细胞培养法 此法操作复杂,时间长且受标本运送、保存的影响,特异性为 100%,可同时做药敏试验。

2. 组织化学染色直接镜检 CT 包涵体 吉姆萨染色容易发现 CT,特别是与暗视野显微镜联用,CT 包涵体能显示自身黄绿色荧光,但鹦鹉热衣原体无荧光,可用亮视野显微镜观察,后者在外观上比前者稍大和不规则;此外前者基质含有糖原,碘染色法可呈棕色,后者不含糖原,但对甲基绿中性化染色较敏感。

3. 糖原测定法(蒽酮法) 检测女性生殖道上皮细胞内糖原的含量,其敏感性为 84.8%,特异性为 96.5%,是一种简便、快速诊断 CT 感染的方法,适宜基层医疗单位采用。

4. 直接免疫荧光测定或微量免疫荧光法(MIF)测定血清内特异性 CT 抗体(AcAb) 应用混合抗原做成抗原片,依照 MIF 测定人血清中抗 CT 抗体 IgG 和 IgM,抗体效价 IgM≥8 或 IgG≥32 者为阳性。

5. 核酸扩增技术 包括聚合酶链反应(PCR)技术和套式聚合酶链反应(NPCR)技术,用于测定女性宫颈管黏液沙眼衣原体脱氧核糖核酸(CT-DNA)。PCR 技术敏感性高而特异性稍差,可作为诊断参考,不用作治愈标准的检查。

目前,核酸扩增试验(NAAT)是美国 FDA 批准用于尿液或阴道拭子最敏感的诊断 CT 感染的方法。

此外,还有 CT 抗原及抗体的检测试验、鲎试验(LAL 试验)检测 CT 产生的内毒素样物质等方法。

（五）治疗

关于 CT 感染的推荐治疗方案:多西环素缓释片 200 mg,每天 1 次,7 天为 1 个疗程,或阿奇霉素 1 g,顿服(单次)。替代方案:左氧氟沙星 500 mg,每天 1 次,7 天为 1 个疗程;或红霉素 500 mg,每天 4 次,7 天为 1 个疗程;或氧氟沙星 300 mg,每天 2 次,7 天为 1 个疗程;或琥乙红霉素 800 mg,每天 4 次,7 天为 1 个疗程。

对于 CT 感染患者,应书面告知衣原体阳性要面临的问题、治疗的重要性,以及出现药物过敏或并发症(如男性睾丸痛或女性下腹痛)时及时就诊,并告知性伴侣在治疗后 7 天内禁止性交。对患者开始出现症状或诊断 CT 感染的前 60 天内接触的性伴侣进行检查和治疗 CT 感染亦十分必要。

CT 感染者应该在治疗后 3 个月复查。如不能在治疗后 3 个月复查,则应在初步治疗后 12 个月内再次就诊时复查 CT。

在 2021 版的《性传播感染诊疗指南》中将青少年和成人 CT 感染的推荐方案中的阿奇霉素 1 g,单次顿服方案纳入替代方案中,并删除了红霉素、琥乙红霉素、氧氟沙星这 3 种替代方案,同时强调应用阿奇霉素替代治疗可能需要进行治疗后评价和检测。

（夏　伟）

第五节　梅　　毒

一、病原体

梅毒(syphilis)的病原体为苍白螺旋体(TP),也称为梅毒螺旋体,为一种细小的螺旋状兼性厌氧微生物,螺旋体本身透明不易着色,故普通显微镜下不易看到,临床上常用暗视野显微镜进行检查并观察其形态,亦可用银浸染法和免疫荧光技术进行检查。梅毒螺旋体在人体外很容易死亡,在干燥环境和阳光直射下迅速死亡,在潮湿器皿和毛巾上可生活数小时,39 ℃时,4 小时死亡;40 ℃失去传染性,3 小时死亡;48 ℃时可生存 30 分钟;60 ℃时仅存活 3～5 分钟;100 ℃时立即死亡。其对寒冷抵抗力强,0 ℃可存活 1～2 天,－78 ℃及以下经数年不丧失传染性。肥皂水和一般消毒液均可使其死亡。

二、病因

梅毒主要通过性接触和血液传播,性接触传播侵入部位大多为阴部。本病的临床表现极为复杂,几乎侵犯全身各器官,造成多器官损伤。早期主要侵犯皮肤黏膜,晚期可侵犯血管、中枢神经系统及全身各器官,也可通过胎盘传给胎儿,危险性极大。

梅毒螺旋体的致病能力与黏多糖及黏多糖酶有关,螺旋体表面似荚膜样的黏多糖能够保护菌体免受环境中不良因素的伤害并有抗吞噬作用;黏多糖酶能作为细菌受体与宿主细胞膜上的黏多糖相黏附。梅毒螺旋体借其黏多糖酶与组织细胞黏附,分解宿主细胞的黏多糖基质,获取合成荚膜所需的物质。由于黏多糖是宿主组织和血管的重要基质成分,黏多糖被分解后,组织受损破坏,血管塌陷,血供受阻,可造成管腔闭合性动脉内膜炎、动脉周围炎及坏死、溃疡等病变。因梅毒螺旋体需在含黏多糖的组织中才能吸附、存活、繁殖、致病,黏多糖物质几乎遍布全身组织,因而梅毒螺旋体感染几乎累及全身组织。不同组织黏多糖含量不一,其中尤以皮肤、眼、主动脉、胎盘、脐带中黏多糖基质含量较高,故梅毒螺旋体感染时这些组织的损伤较常见和严重。此外,胎盘和脐带在妊娠 18 周才发育完善,并含有大量的黏多糖,故梅毒螺旋体从母体转移到胎儿一般在妊娠 18 周后才发生。

三、实验室检测

梅毒的实验室检测包括皮损部位的组织病理检测、组织液和体液中梅毒螺旋体的检测、梅毒血清学试验和脑脊液检查等。

1. 组织病理检测　基本组织病理改变有两种:①血管内皮细胞肿胀和增生,常可见毛细血管腔阻塞、局部坏死或干酪样变;②血管周围可见大量淋巴细胞和浆细胞浸润。晚期梅毒除上述变化外,尚可见上皮样细胞和巨细胞肉芽肿性浸润,有时可见坏死。

2. 组织液和体液中梅毒螺旋体的检测　对早期梅毒的诊断具有十分重要的意义,特别是对于已出现硬下疳,但梅毒血清反应仍为阴性者。

(1)暗视野显微镜检查:一种最原始、最简便、最可靠的梅毒实验室检测方法,收集皮损处组织渗出液或淋巴结穿刺液,立即暗视野显微镜下观察,可先用低倍镜或高倍镜做检查,必要时可用油镜,以发现活动的梅毒螺旋体。

(2)免疫荧光染色法:用直接或间接免疫荧光法,在荧光显微镜下观察到梅毒螺旋体呈亮绿色,螺旋体保持完整者为阳性。本法的优点是可区别梅毒螺旋体和非梅毒螺旋体,尤其适用于肛门、口腔等部位的检查。

(3)涂片染色法:取分泌物或组织液做涂片,进行染色。染色有多种方法,如吉姆萨(Giemsa)染色法、镀银染色法、墨汁染色法等。吉姆萨染色法梅毒螺旋体呈紫红色或玫瑰红色,镀银染色法梅毒螺旋体呈棕黑色,墨汁染色法梅毒螺旋体呈金黄色。

(4)PCR检测:应用PCR检测梅毒螺旋体DNA,对诊断一期梅毒、先天和神经梅毒具有一定的敏感性和特异性。

3. 梅毒血清学试验　梅毒螺旋体进入人体后,可产生两种抗体,非特异性的抗心磷脂抗体,可用牛心磷脂检测,称为非梅毒螺旋体抗原血清试验;抗梅毒螺旋体抗体可用梅毒螺旋体(活的或死的梅毒螺旋体或其成分)检测,称为梅毒螺旋体抗原血清试验。

(1)非梅毒螺旋体抗原血清试验:①性病研究室玻片试验(venereal disease research laboratory slide test,VDRL slide test);②快速血浆反应素环状卡片试验(rapid plasma reagin circle card test,RPR);③未加热血清反应素试验(unheated serum reagin test,USR);④自动反应素试验(automated reagin test,ART)等。非梅毒螺旋体抗原血清试验敏感性高但特异性较低,可作为常规筛查试验。由于其可做定量试验及充分治疗后反应素可消失,因此可用于疗效观察、复发或再感染的判断。

(2)梅毒螺旋体抗原血清试验:①荧光密螺旋体抗体吸收试验(fluorescence treponemal antibody absorbtion test,FTA-ABS test);②梅毒螺旋体血凝试验(treponema pallidum hemagglutination assay,TPHA);③梅毒螺旋体被动颗粒凝集试验(treponema pallidum passive particle agglulination test,TPPA);④梅毒螺旋体制动试验(treponema pallidum immobilization,TPI);⑤酶联免疫吸附试验(enzyme linked immunosorbent assay,ELISA)等。梅毒螺旋体抗原血清试验敏感性和特异性较好,一般用作证实试验,但这种方法是检测血清中抗梅毒螺旋体IgG,充分治疗后梅毒螺旋体IgG仍能持续阳性,甚至终生不消失。因此,梅毒螺旋体抗原血清试验不能用作疗效观察。

(3)梅毒血清学假阳性反应:无梅毒螺旋体感染,但梅毒血清反应阳性,可分为技术性假阳性及生物学假阳性。技术性假阳性是由标本的保存、输送及实验室操作的技术不当所造成的,如重复试验,无梅毒患者的试验可转为阴性;生物学假阳性则是患者有其他疾病或生理状况发生变化所致,由其他螺旋体引起的疾病,若因品他病、雅司病、回归热等出现的梅毒血清反应阳性,则不属于假阳性反应,而是真阳性。梅毒血清学假阳性主要发生在非梅毒螺旋体抗原血清试验,在梅毒螺旋体抗原血清试验中则较少见。

4. 脑脊液检查　用于诊断神经梅毒,包括细胞计数、总蛋白测定、VDRL玻片试验及胶体金试验。

四、诊断

梅毒的诊断必须根据详细而正确的病史,临床表现及实验室检测结果综合分析,必要时还需进行家属调查,追踪观察和试验治疗,以便做出正确的诊断。

1. 病史 详细了解有无不洁性交史,有无硬下疳、二期/三期梅毒史,或其他性传播疾病史;是否输过血,梅毒血清学试验情况等;配偶有无梅毒及其他性传播疾病史;女性应询问有无早产、流产史及曾有否分娩胎传梅毒儿史;疑为先天梅毒时,应询问其父母的性病史,其母的分娩史,本人有无早期和晚期胎传梅毒的症状与体征,及其兄弟姐妹的健康状况;有无梅毒治疗史(药物及剂量)等。

2. 体格检查 应做系统、全面的检查,检查全身皮肤、黏膜、毛发和淋巴结等,同时,对心血管系统、神经系统、眼、骨骼系统等进行深入检查或专科检查。

3. 实验室检查 早期梅毒应做病原体检查,各期梅毒应做梅毒血清学试验,先做非梅毒螺旋体抗原血清试验,有必要时再做梅毒螺旋体抗原血清试验,神经梅毒做脑脊液检查来排除。

4. 明确梅毒的分期 根据传染途径的不同,可将梅毒分为后天(获得性)梅毒与先天(胎传)梅毒。又可根据病情的发展而将其分为早期梅毒与晚期梅毒(表15-5-1)。

表 15-5-1 梅毒的分期

分期	后天(获得性)梅毒	先天(胎传)梅毒
早期	早期梅毒:病期≤2 年	早期先天梅毒:年龄≤2 岁
	一期梅毒:硬下疳	
	二期梅毒:二期早发	
	二期复发	
	早期潜伏梅毒	
晚期	晚期梅毒(三期梅毒):病期>2 年	晚期先天梅毒:年龄>2 岁
	晚期良性梅毒(皮肤、黏膜、骨、眼等)	晚期良性梅毒(皮肤、黏膜、骨、眼等)
	心血管梅毒	心血管梅毒(少见)
	神经梅毒	神经梅毒(少见)
	晚期潜伏梅毒	先天潜伏梅毒

五、治疗

(一)治疗原则

治疗原则为诊断正确,治疗及时,剂量足够,疗程规则,治疗后严格定期追踪随访,性伴侣必须同时接受诊疗。目前,青霉素仍是治疗梅毒的首选药物,其他抗生素如盐酸四环素、红霉素及多西环素在青霉素过敏时也可选用且疗效可靠,近年来也有学者用阿奇霉素、头孢曲松等治疗梅毒,近期疗效可以,但远期疗效有待进一步观察。

(二)治疗方案

1. 早期梅毒 包括一期梅毒、二期梅毒、病期在 2 年以内的潜伏梅毒。

(1)普鲁卡因青霉素,每天 80 万 U,肌内注射,连续 10～15 天,总量为 800 万～1200 万 U。

(2)苄星青霉素 G(长效西林),240 万 U,分两侧臀部肌内注射,每周 1 次,共 2～3 次。

(3)对青霉素过敏者:给予盐酸四环素,每次 500 mg,4 次/天,连用 15 天;多盐酸四环素,每次 100 mg,2 次/天,共 15 天(孕妇及肝、肾功能不良者禁用盐酸四环素类药物);红霉素,用法同盐酸四环素。

2. 晚期梅毒 包括三期皮肤、黏膜、骨梅毒;病期超过 2 年或不能确定病期的潜伏梅毒及二期复发梅毒。

(1)普鲁卡因青霉素,每天 80 万 U,肌内注射,连续 20 天为 1 个疗程,疗程总量为 1600 万 U,也可考虑给予第 2 个疗程,2 个疗程间停药 2 周,总量为 3200 万 U。

(2)苄星青霉素 G,240 万 U,1 次/周,肌内注射,共 3 次。

（3）对青霉素过敏者：给予盐酸四环素，每次 500 mg，4 次/天，共 30 天；多盐酸四环素，每次 100 mg，2 次/天，共 30 天；多西环素，每次 100 mg，2 次/天，共 30 天；红霉素，用法同盐酸四环素。

3. 心血管梅毒　如有心力衰竭，首先治疗心力衰竭，待心功能代偿时，从小剂量开始，或在治疗前 1 天开始服用泼尼松，每次 10 mg，2 次/天，共 3 天，以免因 Jarisch-Herxheimer 反应造成病情加剧和死亡。一般不用苄星青霉素 G，水剂青霉素 G 应从小剂量开始，逐渐增加剂量，第 1 天 10 万 U，1 次/天，肌内注射；第 2 天 10 万 U，2 次/天，肌内注射；第 3 天 20 万 U，2 次/天，肌内注射；第 4 天用普鲁卡因青霉素，80 万 U，肌内注射，1 次/天，连续 15 天为 1 个疗程，疗程量为 1200 万 U，共 2 个疗程（或更多，疗程间休药 2 周）。对青霉素过敏者用盐酸四环素，每次 500 mg，4 次/天，口服，连服 30 天为 1 个疗程；或红霉素，用法同盐酸四环素。

4. 神经梅毒　为避免 Jarisch-Herxheimer 反应，治疗前 1 天服用泼尼松，每次 10 mg，2 次/天，共 3 天。

（1）水剂青霉素，每天 1200 万～2400 万 U，静脉滴注，即每次 200 万～400 万 U，每 4 小时 1 次，连续 10～14 天；继以苄星青霉素 G 240 万 U，1 次/周，肌内注射，共 3 周。

（2）普鲁卡因青霉素，每天 240 万 U，肌内注射，同时口服丙磺舒，每次 0.5 g，每天 4 次，共 10 天；继以苄星青霉素 G 240 万 U，1 次/周，肌内注射，共 3 周。

（3）对青霉素过敏者用盐酸四环素，每次 500 mg，口服，4 次/天，共 30 天；或多西环素，每次 100 mg，2 次/天，共 30 天；或红霉素，用法同盐酸四环素。

5. 妊娠梅毒　普鲁卡因青霉素，每天 80 万 U，肌内注射，连续 10 天，妊娠初 3 个月内注射 1 个疗程，妊娠末 3 个月再注射 1 个疗程。红霉素（禁用盐酸四环素），用于青霉素过敏者，服法与剂量同非妊娠梅毒患者。

6. 先天梅毒　早期先天梅毒：普鲁卡因青霉素，每天 5 万 U/kg，肌内注射，连用 10～14 天，或苄星青霉素 G，5 万 U/kg，肌内注射，1 次。

晚期先天梅毒：普鲁卡因青霉素，每天 5 万 U/kg，肌内注射，连续 10～14 天为 1 个疗程，可考虑给予第 2 个疗程，但不能超过同期成人用量。8 岁以下儿童禁用盐酸四环素。

（三）追踪随访

根治梅毒是不容易的，其治愈标准有临床治愈和血清治愈，因而定期追踪随访有助于梅毒的控制。早期梅毒，随访 2～3 年，治疗后第 1 年，每 3 个月复查 1 次，第 2 年，每 6 个月复查 1 次。复查患者，应进行梅毒血清学试验和临床检查。晚期梅毒，随访 3 年，第 1 年每 3 个月复查 1 次，以后每 6 个月复查 1 次，晚期梅毒 12 个月血清反应仍不转阴，为血清固定，已经足够量复治以后，仍血清固定，即使再治疗也不能使血清转阴，因而只需详细检查排除神经、心血管与其他内脏梅毒，并对血清固定者定期复查血清滴度，需随访 3 年以判断是否终止观察。心血管梅毒与神经梅毒，应由专科医生终身随访。妊娠梅毒患者治疗后，产前每 1 个月复查 1 次，产后按一般梅毒患者随访。经过充分治疗的梅毒孕妇所生婴儿，若血清反应阳性，应在出生后第 1 个月、第 2 个月、第 3 个月、第 6 个月及第 12 个月分别接受仔细随访，若患儿血清中抗体仅是母体血液被动转移所致，并非自身感染，则到 3 月龄时，患儿血清中非梅素螺旋体抗体滴度有所下降，到 6 月龄时应为阴性。若抗体滴度保持不变或增高，则应对患儿进行包括脑脊液在内的再次检查，并彻底治疗。

六、预防

梅毒的发生、传播和控制是由社会因素决定的，涉及医学与社会学许多方面。要有效防治梅毒，必须树立科学的性文明观念，普及梅毒防治知识，采取综合治理措施，切实抓好宣传和监测工作，以切断梅毒在我国的蔓延和传播。具体而言，倡导安全性行为、严格检测血液制品、规范孕前检查都是预防梅毒的有效手段。

（林能兴）

第六节 尖 锐 湿 疣

一、病因

尖锐湿疣(condyloma acuminatum,CA)是由人乳头瘤病毒引起的性传播疾病(STD),常发生在肛门及外生殖器等部位,主要通过性接触直接传染。人是人乳头瘤病毒(HPV)的唯一宿主。目前采用分子生物学技术将 HPV 分为 100 多种亚型,引起尖锐湿疣的病毒主要是 HPV6、HPV11、HPV16、HPV18 等型。HPV 主要感染上皮组织,近年来大量文献及基础临床研究已充分肯定 HPV 在肛门生殖器癌发生的致病作用,如 HPV16、HPV18、HPV45、HPV56 型为常见的致宫颈癌高危型。

二、实验室检查

皮损部位的组织病理学检查是确诊尖锐湿疣的金标准,典型表现为表皮乳头瘤样增生伴角化不全,棘层肥厚和颗粒层、棘层上部出现空泡化细胞,胞质着色淡,核浓缩深染,核周围有透亮的晕(凹空细胞),为特征性改变;真皮浅层毛细血管扩张,周围常有较多炎症细胞浸润。

HPV DNA 检测:可以用原位杂交或聚合酶链反应(PCR)检测 HPV DNA,并可检测出 HPV 的亚型。

近年来,皮肤影像学检查,如皮肤镜、皮肤共聚焦显微镜检测已经成为尖锐湿疣临床诊断的很好辅助手段。

三、诊断

本病主要根据病史(性接触史、配偶感染史或间接接触史等)、典型临床表现(外阴及肛门生殖器部位菜花状疣体)和实验室检查结果(组织病理学检查、HPV DNA 检测等)进行诊断。

本病需与假性湿疣、阴茎珍珠状丘疹、阴茎系带旁腺增生、扁平湿疣及皮脂腺异位症等生殖器部位的其他增生性疾病进行鉴别。

四、预防和治疗

尖锐湿疣治疗的总体原则为明确诊断,排除混合感染(如梅毒、AIDS 等 STD 或其他局部的炎症性疾病)和非典型性增生性损害(如宫颈癌等),除去外生疣体,尽可能祛除疣体周围的亚临床感染和潜伏感染,提高患者机体全身性和局部性免疫力,提高患者机体抗 HPV 感染的能力,防止复发。

治疗途径分为全身治疗和局部治疗。总的来说,目前仍以外用疗法直接祛除尖锐湿疣损害为主要治疗方法,内用疗法为辅助治疗方法,外用疗法中慎用毒性大的和易遗留瘢痕的方法。

治疗方法分为化学药物治疗、外科/物理治疗和内用药物治疗等。

1. 化学药物治疗

(1)鬼臼毒素(10%~25%脂质体软膏,0.5%酊剂):能抑制细胞的有丝分裂,促进巨噬细胞的增殖,阻抑线粒体的代谢,引起上皮细胞死亡脱落,从而使 HPV 失去赖以生存的人表皮宿主细胞,病变得以治疗。用法为每天 2 次,连续给药 3 天,然后停药 4 天,作为 1 个疗程。每次用药疣体面积不应超过 10 cm²,药液总量不应超过 0.5 ml。若疣体未完全消退可重复治疗,总计不超过 3 个疗程。

(2)5-氟尿嘧啶(5%霜剂或乳剂,0.25%~2.5%溶液):5-氟尿嘧啶可以抑制胸腺嘧啶核苷酸合成酶,干扰 DNA 的生物合成,从而抑制细胞的增殖;同时可通过阻断病毒 DNA 的复制和壳蛋白合成而杀死HPV,从而治愈尖锐湿疣,并防止复发。用法如下:5-氟尿嘧啶可用于尿道内尖锐湿疣,方法为用锥形器将 2 ml 乳剂送入尿道,每晚 1 次,3~8 天为 1 个疗程,也可用 2.5%溶液进行尿道内灌注,保留 30 分钟后立即排尿,每天 1 次,连用 10~14 天,但要注意对于尿道内尖锐湿疣有引起尿道狭窄的副作用。此外,5-氟尿嘧啶也可用于局部注射。

（3）咪喹莫特：一种非核苷类异环咪唑喹啉胺类药物，具有很强的抗病毒、抗肿瘤活性。外用咪喹莫特治疗后局部皮肤内 HPV DNA、L1 蛋白 mRNA 含量明显减少，同时 IFN-α、TNF-α、IFN-γ、CD4、CD8 等均升高，角质形成细胞的异常增殖趋向正常化。这些均提示局部 T 细胞介导的针对 HPV 的免疫反应活化。有资料表明，咪喹莫特治疗肛门生殖器尖锐湿疣的疗效确切，且女性疗效优于男性。

（4）其他药物：可用 2%～8% 的秋水仙碱溶液或 0.1% 噻替哌溶液，外擦或尿道内灌注，中间间隔 3 天；或用 3% 酞丁安乳膏，外搽患处，每天 2 次；或用 0.1% 博来霉素或平阳霉素溶液进行皮损内注射，每次总量小于 1 ml(1 mg)，大多一次可以治愈；或用 80%～90% 三氯醋酸外搽疣体数秒钟，用滑石粉或碳酸氢钠中和未反应的酸液，治疗间隔时间为 1 周。

2. 外科/物理治疗　如激光、冷冻、电灼、微波、光动力治疗（PDT）等，可酌情选用，巨大疣体可手术切除。

3. 内用药物治疗　可以使用干扰素疣体内局部注射和肌内注射，另外，还有一些干扰素诱导剂，如聚细胞、泰洛隆、异丙肌苷（IPI）等也可以使用。其他提高免疫功能的药物，如转移因子等也可以使用。

（林能兴）

第七节　生殖器疱疹

一、病因

生殖器疱疹（genital herpes）是由单纯疱疹病毒（HSV）感染引起的性传播疾病，发病率高，HSV 为双链 DNA 病毒，属于人类疱疹病毒 α 亚科，病毒颗粒直径约 150 nm，其中央为病毒核心，含有病毒基因组 DNA，分子量约 10^8，由 162 个壳粒组成，人类是 HSV 的唯一自然宿主。HSV 可分为两型，HSV-1 主要感染生殖器以外的部位，HSV-2 主要感染生殖器和新生儿，约 10% 人生殖器疱疹也可由感染 HSV-1 引起，此比例还有增高趋势。HSV-2 可存在于皮肤和黏膜损害的渗出物、精液、前列腺液、宫颈和阴道分泌物中，主要通过性接触传染，传染后先在感染部位引起原发性生殖器疱疹，消退后，残存病毒沿周围神经上行，易潜伏在神经节的神经元细胞内，能够有效地逃避机体免疫作用，当机体免疫功能下降时又可再度引起皮肤黏膜感染，故本病较易复发，感染可持续终生。皮肤损害部位的水疱发展到消退期时传染性最强。

HSV 感染人体后，病毒能在体内持续存在，但宿主本身不表现任何相关临床症状，病毒处于潜伏状态时并不表达任何相关的增殖基因，但宿主细胞核内会大量积累潜伏相关转录体（latency-associated transcript，LAT），潜伏感染时病毒不表达相关抗原，但宿主体内可检测到病毒基因组的存在，潜伏感染的 HSV 可由潜伏状态被再次激活并伴随具有感染力的病毒颗粒产生。

二、实验室检查

1. 细胞学检查　取皮肤和黏膜疱疹处刮取物做涂片检查，可发现多核巨细胞和核内嗜酸性包涵体。

2. 病毒分离培养　取皮肤和黏膜新鲜疱疹处疱液做病毒分离和培养较易成功。

3. 血清学诊断　用中和、补体结合、被动血凝和间接免疫荧光法可检出血清病毒抗体，IgG 阳性表示曾感染过 HSV，IgM 阳性表示近期有 HSV 感染。

4. 电镜检查　可见病毒颗粒。

5. 病毒抗原检查　用免疫荧光法、酶联免疫吸附试验、放射免疫测定等检测病毒抗原。

三、诊断

根据生殖器疱疹患者不洁性交史，阴部簇集性水疱，自觉瘙痒或灼热感，可自愈，但易复发等特点，诊断不难，实验室检查可帮助诊断。

四、治疗和预防

本病有自限性,治疗原则为缩短病程,防止继发感染和并发症,嘱患者注意休息,避免熬夜、饮酒等不良生活习惯,减少复发。

1. 局部治疗 以吸收干燥,防止继发感染为主,可用阿昔洛韦注射液或阿昔洛韦乳膏或干扰素凝胶,亦可用酞丁安乳膏、0.1%疱疹净溶液,继发细菌感染外用含抗生素制剂。

2. 全身治疗 原发性生殖器疱疹患者:阿昔洛韦口服 200 mg,每天 5 次,连服 7~10 天;或伐昔洛韦 300 mg,每天 2 次,连服 7~10 天;或泛昔洛韦 250 mg,每天 3 次,连服 5~10 天。复发性生殖器疱疹患者服法同上,只是服药时间变为 5~7 天。对复发次数多,对复发感到痛苦者,可采用抑制性治疗,阿昔洛韦 400 mg,口服,每天 2 次;或伐昔洛韦 300 mg,口服,每天 1 次;或泛昔洛韦 125~250 mg,口服,每天 2 次,连服 4 个月到 1 年。严重感染者,阿昔洛韦(5~10)mg/kg 体重,静脉点滴,每 8 小时 1 次,用 5~7 天或直至临床症状消退。对阿昔洛韦耐药的患者,或免疫缺陷者(如 AIDS 患者)可以选用膦甲酸钠,连续使用 2~3 周或直至皮损治愈。

(林能兴)

第八节　艾　滋　病

艾滋病全称为获得性免疫缺陷综合征(acquired immunodeficiency syndrome,AIDS),主要由一种名为人类免疫缺陷病毒(human immunodeficiency virus,HIV)的逆转录病毒感染所致。1981 年,第一个人类逆转录病毒首次在同性恋者中被发现。1983 年,艾滋病病毒在巴黎被发现。1986 年,国际病毒分类委员会率先将艾滋病病毒正式命名为人类免疫缺陷病毒(HIV)。由于 HIV 的感染,使机体细胞免疫功能部分或完全丧失,继而发生条件致病性感染、恶性肿瘤等。目前尽管在抗逆转录病毒联合治疗领域取得了一些进展,但艾滋病仍然是一个病死率极高的世界性难题。

一、流行病学

(一)流行现状

联合国艾滋病规划署发布的《2020 全球艾滋病防治进展报告》显示,截至 2020 年底,全球现存活 HIV 感染者约 3770 万人,较 2010 年前增加了 16.5%。2019 年全球约有 170 万例新发感染者,其中 0~14 岁儿童新发感染者约为 15 万,有 69 万人死于艾滋病及相关疾病。国家卫生健康委员会指出,我国每年大约新增 8 万例艾滋病患者,其中青年学生和老年人群体的感染人数逐年增加,流行的危险因素仍广泛存在。

(二)流行环节

HIV 传播必须同时具备三个条件:有大量病毒从感染者体内排出;排出的病毒经过一定的方式传递给他人;有足量的病毒进入被感染者体内。

1. 传染源 HIV 存在于血液、精液、阴道液和母乳中,并通过这些体液与他人的黏膜或血流直接接触而传播。因此,本病的传染源为艾滋病患者及 HIV 感染者和(或)携带者。

2. 传播途径 目前,已经证实的传播途径有以下三种:性接触传播、血液传播及母婴传播。

根据现有数据,当今 HIV 最常见的传播途径仍是性接触传播,包括不安全的同性、异性和双性性接触。在东欧、中亚和东南亚部分地区,有三分之一的 HIV 感染是通过注射吸毒途径。HIV 母婴传播也是全球关注的热点,HIV 的流行与传播对妇女及儿童的影响是严重和深远的。母婴传播是新生儿及 15 岁以下儿童感染的最主要途径,受感染的婴儿存活时间通常不超过 3 年。而预防 HIV 母婴传播是过去 20 年世界公共卫生领域取得的巨大成功之一,使得 HIV 母婴传播达到了低传播率水平,从没有任何干预措施的 25%～42%,降至实施全套预防策略后的 1%或更低。联合国大会 2021 年 6 月 8 日发布的"到 2030 年结束艾滋病流行"的政治宣言中承诺 2025 年之前消除 HIV 母婴传播。尽管仍然存在一些实施挑战,但全球消除 HIV 母婴传播现在似乎比以往任何时候都更成为一个可以实现的目标。

二、病因及发病机制

HIV 属于逆转录病毒,该病毒呈球形,直径为 90～120 nm,病毒核心由单链 RNA、逆转录酶及结构蛋白等组成。HIV 分离株目前可分为两种类型:HIV-1 和 HIV-2。世界范围艾滋病的主要病原体是HIV-1,HIV-2 常见于西非及中非部分地区。HIV-1 和 HIV-2 都属于逆转录病毒的慢病毒亚科,具有相似的基因结构和顺序:长末端重复序列(LTR)排列两边,控制整合和基因表达,中间有 3 个主要基因(gag 基因、pol 基因、env 基因)及其他基因(vif 基因、vpr 基因、tat 基因、rev 基因、nef 基因等)。vpu 基因为 HIV-1 所特有,HIV-2 和大多数猴免疫缺陷病毒(SIV)携带 vpx 基因。与所有逆转录病毒一样,gag 基因编码病毒颗粒的核心(p24、p7、p6)和基质(p17)蛋白的结构蛋白。env 基因编码糖蛋白(gp120、gp41),这些糖蛋白构成病毒包膜抗原,与细胞表面受体相互作用。其中,p24 和 gp120 蛋白是最常用于 HIV 抗体诊断测试的蛋白。pol 基因编码对病毒复制至关重要的酶——逆转录酶,该酶可将病毒 RNA 转化为 DNA,并在整合酶的作用下将病毒 DNA 整合到宿主染色体 DNA 中。tat 基因编码一种蛋白质,该蛋白质在感染后早期表达,可促进 HIV RNA 的转录及产生。rev 基因确保正确处理的 mRNA 和基因组 RNA 从细胞核输出到细胞质。vpr 基因参与了细胞周期的阻滞。在 HIV-1 中,vpr 还能够使逆转录的 DNA 进入非分裂细胞(如巨噬细胞)的细胞核,HIV-2 中,这种功能由 vpx 执行。vpu 是正确释放病毒颗粒所必需的蛋白质。vif 基因编码一种小蛋白,可增强子代病毒颗粒的感染性。nef 基因具有信号传导和下调细胞上 CD4 受体等多种功能,以使病毒在细胞感染后从表面出芽,加速传播。

HIV 的感染过程大致如下:①病毒的吸附和穿入;②病毒的逆转录及整合;③病毒的转录及翻译;④病毒的出芽及传播。T 细胞表面的 CD4 分子是 HIV 感染的天然受体,HIV 进入人体后,依靠其表面外膜蛋白 gp120 与 CD4 分子相结合而附着在宿主细胞上,在辅助受体 CCR5 和 CXCR4 的参与下,HIV 外膜与宿主细胞膜相融合,使得病毒核心蛋白等进入宿主细胞。随后,在病毒逆转录酶的作用下,HIV 基因组的 RNA 逆转录成双链 DNA,这种转化使得 HIV 能够进入宿主细胞核,随后在宿主细胞核释放整合酶,并使病毒 DNA 进一步整合入宿主细胞基因组内,被整合的病毒 DNA 可潜伏数月甚至多年不复制(这也是艾滋病潜伏期长的原因)。受 HIV 感染的细胞在抗原刺激或细胞因子的作用下,HIV 基因发生转录、表达,通过芽生而释放。除了 T 细胞,巨噬细胞、树突状细胞和脑小胶质细胞也低表达 CD4 分子,所以也对 HIV 易感。HIV 在宿主细胞中复制,宿主细胞死亡,此过程周而复始。随着体内病毒载量的增加,$CD4^+$ T 细胞计数进行性下降,导致感染者免疫器官严重破坏,免疫功能极度衰竭,HIV 感染者多于感染后 10～15 年因并发各种机会性感染或继发恶性肿瘤而死亡。

三、临床表现与分期

从初始感染到出现 HIV 感染相关症状是一个较为漫长、复杂的过程,在这一过程的不同阶段,患者可能出现的临床表现也是多种多样的。根据患者的临床表现,HIV 感染的全过程可大致分为三期:急性期、无症状期和艾滋病期。

1. 急性期 最早在感染后 1 周发生,通常发生在感染后 6～12 周,最长可达 8 个月。此期的症状为非特异性,临床表现以发热最为常见,可伴有出汗、咽炎、乏力、肌痛、皮疹、关节疼痛、淋巴结肿大、胃肠道症状及神经系统症状等。大多数患者临床症状轻微,可在 1 个月内自行缓解。由于 HIV 主要侵犯 $CD4^+$ T 细胞,部分患者可出现 $CD4^+$ T 细胞计数一过性减少,$CD4^+/CD8^+$ T 细胞值倒置。此期在患者血清及脑脊液中可检出 HIV RNA 及 p24 抗原,并持续数周至数月,直至 p24 抗体产生。感染后 p24 抗体可持续阴性达 2～3 个月,这一时期又称为"窗口期"。随着抗体的产生,患者病情稳定,病毒复制减少,$CD4^+$ T 细胞计数及 $CD4^+/CD8^+$ T 细胞值可逐渐恢复正常。

2. 无症状期 可由急性感染症状消退后或无明显的急性期症状而直接进入此期,短至数月,长至 20

余年,平均 8～10 年。此期时间长短与感染病毒的数量、类型、感染途径、机体免疫状况的个体差异、营养条件等因素有关。在此期,患者多无明显临床症状,部分患者可出现淋巴结肿大等症状或体征。在此期,患者血清中可检出 HIV 相关抗体,具有传染性。

3. 艾滋病期 艾滋病期为感染 HIV 后的终末阶段。此期中,患者 CD4$^+$T 细胞计数已明显下降,患者可出现发热、体重下降、全身浅表淋巴结肿大,常合并各种机会性感染(如口腔念珠菌感染、疱疹病毒感染、巨细胞病毒感染、系统性真菌感染、卡氏肺囊虫性肺炎、弓形虫病、肺结核等)和恶性肿瘤(如卡波西肉瘤、淋巴瘤等),部分患者可出现消耗综合征和痴呆。未经治疗者进入此期后平均生存期为 12～18 个月。

四、实验室检测

HIV 感染后,要对其行实验室检测以确诊。HIV/AIDS 的实验室检测主要包括 HIV-1/2 抗体检测、HIV 核酸检测、CD4$^+$T 细胞计数、HIV 耐药检测等。HIV-1/2 抗体检测是 HIV 感染诊断的金标准,HIV 核酸检测(定性和定量)也用于 HIV 感染诊断。HIV 核酸定量和 CD4$^+$T 细胞计数是判断疾病进展、临床用药、疗效和预后的两项重要指标;HIV 耐药检测可为高效抗逆转录病毒治疗(HAART)方案的选择和更换提供指导。

1. HIV-1/2 抗体检测 HIV 抗体的检测方法分为初筛试验及确证试验两类,当初筛试验结果为阳性时,需再次进行确证试验,确证试验结果阳性方可诊断为 HIV 感染。HIV-1/2 抗体初筛试验包括酶联免疫吸附试验(ELISA)、化学发光或免疫荧光试验、明胶颗粒凝集试验等。常用的 HIV-1/2 抗体确证试验为免疫印迹法等。初筛试验呈阴性反应见于未被 HIV 感染的个体或处于窗口期的感染者。若初筛试验呈阳性反应,则需重复检测及按需进行确证试验。若确证试验结果阳性,诊断为 HIV 感染;若确证试验结果仍无法确定,可进行 HIV 核酸检测或嘱患者 2～4 周后随访,根据 HIV 核酸检测或随访结果进行判断。

2. HIV-1/2 病毒载量测定 HIV 病毒载量一般用每毫升血浆中 HIV RNA 的拷贝数(c/ml)或国际单位(IU/ml)来表示。检测病毒载量的常用方法有逆转录 PCR(RT-PCR)、核酸序列扩增法(NASBA)、连接酶链反应(LCR)等。当病毒载量检测结果高于检测上限时,表明体内可测出病毒载量,应结合患者病史、临床症状及 HIV-1/2 抗体检测结果做出判断。HIV 病毒载量测定可用于急性期及窗口期患者的诊断,其数值高低可反映疾病的进展程度,亦可用于药物疗效评估。

3. CD4$^+$T 细胞计数 CD4$^+$T 细胞是 HIV 感染最主要的靶细胞,HIV 感染人体后,会出现 CD4$^+$T 细胞计数进行性减少,CD4$^+$/CD8$^+$T 细胞值倒置。目前 CD4$^+$T 细胞计数及 CD4$^+$/CD8$^+$T 细胞值可通过流式细胞术直接检测,或采用酶标法检测。CD4$^+$T 细胞计数可反映机体的免疫状态和疾病的进展程度,可用于确定疾病分期和判断治疗效果等。

五、诊断标准

(一)HIV 感染者

HIV 感染者是指感染 HIV 后尚未发展到艾滋病期的个体。

(1)成人、青少年及 18 月龄以上儿童,符合下列一项者即可诊断为 HIV 感染。

①HIV 抗体检测阳性和 HIV 补充试验阳性(抗体补充试验阳性或核酸定性检测阳性或核酸定量大于 5000 c/ml)。

②有流行病学史或艾滋病相关临床表现,2 次 HIV 核酸检测均为阳性。

③HIV 分离试验阳性。

(2)18 月龄及以下儿童,符合下列一项者即可诊断为 HIV 感染。

①为 HIV 感染母亲所生和 2 次 HIV 核酸检测均为阳性(第二次检测需在出生 4 周后采样进行)。

②有医源性暴露史,HIV 分离试验阳性或 2 次 HIV 核酸检测均为阳性。

③为 HIV 感染母亲所生和 HIV 分离试验阳性。

(二)艾滋病患者

艾滋病患者是指感染 HIV 后发展到艾滋病期的患者。

（1）成人、15 岁及以上青少年，HIV 感染加下述各项中的任何一项，即可确诊为艾滋病。

①不明原因的持续不规则发热 38 ℃以上，＞1 个月。

②腹泻（大便次数＞3 次/天），＞1 个月。

③6 个月内体重下降 10％以上。

④反复发作的口腔真菌感染。

⑤反复发作的单纯疱疹病毒感染或带状疱疹病毒感染。

⑥肺孢子菌肺炎（PCP）。

⑦反复发生的细菌性肺炎。

⑧活动性结核病或非结核分枝杆菌（NTM）病。

⑨深部真菌感染。

⑩中枢神经系统占位性病变。

⑪中青年人出现痴呆。

⑫活动性巨细胞病毒（CMV）感染。

⑬弓形虫脑病。

⑭马尔尼菲篮状菌病。

⑮反复发生的败血症。

⑯卡波西肉瘤、淋巴瘤。

或者确诊 HIV 感染，且 $CD4^+ T$ 细胞计数小于 $200/\mu l$，也可确诊为艾滋病。

（2）15 岁以下者符合下列一项即可确诊为艾滋病。

①HIV 感染和 $CD4^+ T$ 细胞百分比小于 25％（＜12 月龄），或小于 20％（12～36 月龄），或小于 15％（37～60 月龄），或 $CD4^+ T$ 细胞计数小于 $200/\mu l$（5～14 岁）。

②HIV 感染和伴有至少 1 种儿童艾滋病指征性疾病。

六、预防及治疗

（一）预防

（1）树立健康性观念，提倡安全性行为，正确使用避孕套。

（2）提倡无偿献血，提高和保障血制品的安全性。

（3）提高戒毒意识，严禁静脉注射吸毒。

（4）用综合措施预防母婴传播。

（二）治疗目标

（1）最大限度抑制病毒复制，减少病毒载量并减少病毒变异。

（2）降低异常的免疫激活，重建和（或）维持免疫功能。

（3）减少病毒的传播，预防母婴传播。

（4）降低艾滋病相关及非艾滋病相关疾病的发病率和病死率，使患者获得正常的期望寿命，提高患者的生活质量。

（三）抗 HIV 治疗

1. 治疗药物分类　目前国际上共有六大类抗逆转录病毒药物，分别如下。

（1）核苷类逆转录酶抑制剂（nucleoside reverse transcriptase inhibitor，NRTI），常用药物有齐多夫定（AZT）、拉米夫定（3TC）、阿巴卡韦（ABC）、替诺福韦（TDF）、恩曲他滨（FTC）等。

（2）非核苷类逆转录酶抑制剂（non-nucleoside reverse transcriptase inhibitor，NNRTI），常用药物有奈韦拉平（NVP）、依非韦伦（EFV）、利匹韦林（RPV）、多拉韦林（DOR）等。

（3）蛋白酶抑制剂（protease inhibitor，PI），常用药物有茚地那韦（IDV）、洛匹那韦/利托那韦（LPV/r）等。

（4）融合酶抑制剂（fusion inhibitor，FI），常用药物有艾博韦泰（ABT）等。

（5）整合酶抑制剂（integrase inhibitor，INSTI），常用药物有拉替拉韦（RAL）、多替拉韦（DTG）等。

（6）CCR5 受体拮抗剂。

2. 抗病毒治疗时机 一旦确诊 HIV 感染，无论 CD4$^+$ T 细胞计数水平高低，均建议立即开始抗逆转录病毒治疗（anti-retroviral therapy，ART）。有条件者可考虑快速启动或确诊当天启动治疗，且启动 ART 后，患者需终身治疗。若患者出现下列情况需加快启动 ART：妊娠、急性期感染、诊断为艾滋病，CD4$^+$ T 细胞计数<200/μl，出现 HIV 相关性疾病及机会性感染症状等。如果患者存在严重的机会性感染和既往慢性疾病的急性发作，可待感染控制及原有病情稳定后开始 ART。

3. 抗病毒治疗方案 规范的抗 HIV 感染的治疗为联合用药，称为高效抗逆转录病毒治疗（highly active anti-retroviral therapy，HAART）。2 种药物或多种药物同时及交替使用可产生协同作用，增强抗病毒能力、延缓耐药株的出现及降低单药的副作用。目前常用的联合治疗方案为 2 种 NRTI 联合 1 种 NNRTI 或联合 1 种 PI，或 3 种 NRTI 联合应用等。本部分内容仅针对 HIV 母婴传播的阻断治疗进行详述。

阻断 HIV 母婴传播的有效措施为尽早开始抗逆转录病毒药物干预＋产科干预＋产后人工喂养。

（1）抗逆转录病毒药物干预：所有感染 HIV 的孕妇，无论其 CD4$^+$ T 细胞计数多少或临床分期如何，均应尽早接受 ART。《中国艾滋病诊疗指南（2021 年版）》中推荐的首选方案：TDF/FTC（或 TDF＋3TC 或 ABC/3TC 或 ABC＋3TC）＋RAL 或 DTG。替代方案：TDF/FTC（或 TDF＋3TC，或 ABC/3TC，或 ABC＋3TC，或 AZT/3TC，或 TAF/FTC）＋EFV（或 RPV，或 LPV/r）。TDF 及 3TC 均属于妊娠期安全 B 级药物。TDF 能同时抑制乙肝病毒的繁殖，因此 TDF 也是 HIV/HBV 孕妇母婴阻断的首选药物。含 RAL 或 DTG 的方案被推荐作为孕妇和育龄期有妊娠意愿女性的首选治疗方案。AZT 是最早用于母婴阻断的药物，但该药容易使红细胞和血红蛋白减少，孕妇发生贫血的概率≥40%，新生儿也可出现贫血、早产、中性粒细胞减少、高胆红素血症等，故在替代方案中被推荐。EFV 可应用于妊娠各个阶段，主要不良反应有神经系统损害如眩晕、情绪波动、睡眠障碍、皮疹、肝功能异常以及高脂血症等。RPV 也是妊娠期安全 B 级药物，不良反应和 EFV 相似，但肝毒性和血脂异常的发生率较 EFV 低，但对于病毒载量高的患者，其治疗失败率较高，且容易产生耐药性，故也在替代方案中被推荐联用。LPV/r 耐药屏障高，安全性较好，但易增加孕妇血脂代谢异常、空腹血糖异常的发生风险，且有增加早产和低出生体重儿的风险。

普通暴露风险婴儿：不论何种喂养方式，给予 NVP 或 AZT 治疗，使用 4~6 周或至母乳喂养停止后 1 周（母乳喂养婴儿应首选 NVP 治疗）。

高暴露风险儿童：出生后 2 周内，AZT＋3TC＋NVP；出生后 2~6 周，AZT＋3TC＋NVP（或 LPV/r）。由于 LPV/r 有心脏毒性，故不足 14 天的婴儿禁止使用。所有 HIV 感染母亲所生的婴儿在完成 4~6 周 HIV 预防治疗后，均应进行肺孢子菌肺炎预防，除非已排除 HIV 感染。

由于妊娠期间的一系列生理变化，可能会降低一些药物的有效性，导致治疗效果减弱或失败，因此应根据孕妇的身体情况，正确选择药物，并对药物剂量方案进行必要的、个体化的调整来实现母婴阻断，提高孕妇和儿童的健康水平。

（2）产科干预：国家、社区、医院均应广泛地提供能被大众接受的咨询和检测服务，宣传正确使用避孕套，树立健康性行为意识，保护育龄妇女免受 HIV 感染。对于已确定 HIV 感染的孕妇，应主动接受阻断 HIV 母婴传播的咨询与评估。对于不希望生育的孕妇，在孕妇及其家属伦理上充分知情后，提供正确、安全的计划生育服务，采取终止妊娠的措施，以确保避免违背孕妇意愿的生育。对于希望生育的 HIV 感染孕妇，应根据孕妇病史及自身情况，及时给予 ART，并告知孕妇应提前住院待产，确定分娩方式。

HIV 感染并非剖宫产的指征。对于从妊娠早期就已经开始 ART、规律治疗、无艾滋病临床症状，或孕晚期病毒载量<1000 c/ml，或已经临产的孕产妇，不建议施行剖宫产，且顺产时应尽量避免会阴侧切、人工破膜、胎头吸引、产钳助产等损伤性操作，降低在分娩过程中 HIV 传播的概率。当病毒载量>1000 c/ml 或分娩时病毒载量未知时，建议在妊娠 38 周计划剖宫产，以尽量减少围产期 HIV 的母婴传播。

（3）产后人工喂养：人工替代喂养可以大大降低 HIV 母婴传播的风险。对于具备人工喂养条件者建议人工喂养，对于不具备人工喂养条件而选择母乳喂养的 HIV 阳性产妇，要求其在整个哺乳期间必须坚持 ART,且喂养时间最好不超过 6 个月。同时,应监测新生儿的感染状况及生长发育情况等,结合新生儿实验室检查给予相应级别的 ART。

(4)随访:HIV 阳性孕妇所生婴儿在出生后 48 小时内、6 周以及 3 个月均需进行 HIV 核酸检测以确定是否被感染。HIV 抗体检测可在出生后 12 个月和 18 个月进行。HIV 核酸检测是艾滋病预防和治疗的关键途径。婴儿和儿童对 HIV 感染的诊断覆盖率仍然不足,该工作应与社区密切合作,以最大限度地发挥有效性。

(刘　琴)

参考文献

[1]　罗恩杰.病原生物学[M].6 版.北京:科学出版社,2020.

[2]　顾伟程.精编妇女皮肤病学[M].西安:陕西科学技术出版社,2018.

[3]　祝向东.外生殖器皮肤病及相关疾病临床诊疗[M].银川:阳光出版社,2014.

[4]　路永红.皮肤病性病诊断与治疗[M].成都:四川科学技术出版社,2013.

[5]　中国成人念珠菌病诊断与治疗专家共识组.中国成人念珠菌病诊断与治疗专家共识[J].中华传染病杂志,2020,38(1):29-43.

[6]　席丽艳,鲁长明.皮肤性病直接镜检图谱[M].广州:广东科技出版社,2002.

[7]　李翠,段忠亮,应春妹.双重荧光染色在妇科阴道炎诊断中的应用价值[J].中国妇幼保健,2022,37(15):2734-2737.

[8]　董蓉,张泽,张静,等.荧光染色法在真菌镜检中的应用研究[J].标记免疫分析与临床,2022,29(9):1560-1563.

[9]　诸欣平,苏川.人体寄生虫学[M].9 版.北京:人民卫生出版社,2018.

[10]　谢幸,孔北华,段涛.妇产科学[M].9 版.北京:人民卫生出版社,2018.

[11]　中华医学会妇产科学分会感染性疾病协作组.阴道毛滴虫病诊治指南(2021 修订版)[J].中华妇产科杂志,2021,56(1):7-10.

[12]　Workowski K A,Bachmann L H,Chan P A,et al. Sexually Transmitted Infections Treatment Guidelines[J]. MMWR Recomm Rep,2021,70(4):1-187.

[13]　Bouchemal K,Bories C,Loiseau P M. Strategies for prevention and treatment of *Trichomonas vaginalis* infections[J]. Clin Microbiol Rev,2017,30(3):811-825.

[14]　孙学东.性传播疾病防治[M].北京:金盾出版社,2010.

[15]　裴林,孙立新.性传播疾病[M].北京:中国医药科技出版社,2005.

[16]　王千秋,刘全忠,徐金华.性传播疾病临床诊疗与防治指南[M].上海:上海科学技术出版社,2014.

[17]　刘贞富.淋病[M].武汉:湖北科学技术出版社,2002.

[18]　李凡,徐志凯.医学微生物学[M].9 版.北京:人民卫生出版社,2018.

[19]　程雨欣,苏晓红,李赛.生殖支原体与女性泌尿生殖道疾病研究进展[J].中国艾滋病性病,2018,24(11):1178-1180.

[20]　刘玮,李颖毅,商学军.生殖支原体在男性泌尿生殖相关疾病中的研究进展[J].中华男科学杂志,2018,24(7):645-650.

[21]　刘排,蒋娟,孙建方.生殖支原体检测方法研究进展[J].中国皮肤性病学杂志,2013,27(3):312-314.

[22]　冷欣颖,邹华春,付雷雯,等.2021 美国 CDC 生殖支原体感染治疗指南读解[J].皮肤性病诊疗学杂志,2021,28(6):487-492.

[23]　黄秀荣,张群先.生殖支原体与泌尿生殖道疾病的研究进展[J].检验医学与临床,2019,16

(10):1444-1447.

[24] 张剑波,尹国良,徐新蓉,等.男性泌尿生殖道支原体和衣原体感染对精液质量影响与不育关系分析[J].中国优生与遗传杂志,2016,24(2):120-121.

[25] 樊尚荣,周小芳.2015年美国疾病控制中心性传播疾病的诊断和治疗指南(续)——沙眼衣原体感染的诊断和治疗指南[J].中国全科医学,2015,18(26):3132-3133.

[26] Tsevat D G,Wiesenfeld H C,Parks C,et al. Sexually transmitted diseases and infertility[J]. Am J Obstet Gynecol,2017,216(1):1-9.

[27] Elgalib A,Al-Hinai F,Al-Abri J,et al. Elimination of mother-to-child transmission of HIV in Oman:a success story from the Middle East[J]. East Mediterr Health J, 2021,27(4):381-389.

[28] 中华医学会感染病学分会艾滋病丙型肝炎学组,中国疾病预防控制中心.中国艾滋病诊疗指南(2021年版)[J].中国艾滋病性病,2021,27(11):1182-1201.

[29] Koay W L A,Zhang J,Manepalli K V,et al. Prevention of perinatal HIV transmission in an area of high HIV prevalence in the United States[J]. J Pediatr,2021,228:101-109.

第十六章 出 生 缺 陷

第一节 我国出生缺陷的现状

出生缺陷,也称先天性异常,是指婴儿出生前发生的身体结构、功能或代谢异常,有些异常可在出生时表现,有的在出生后一段时间才被发现。通常包括先天畸形、染色体异常、遗传代谢性疾病以及功能异常,美国将孤独症也纳入出生缺陷。

目前各组织、地区均通过出生缺陷监测系统来监测一个国家或地区人群主要出生缺陷的发生率及其动态变化趋势,如世界卫生组织的监测系统、欧洲先天性异常监测系统等,并结合相关调查资料来估算出生缺陷的总体发生水平。我国最早于 1985 年依托北京医科大学组织成立了出生缺陷监测中心,并在部分省市开展出生缺陷的监测,其后加入的组织逐渐增多。根据世界卫生组织公布的数据,低收入、中等收入和高收入国家的出生缺陷发生率分别为 6.42％、5.57％和 4.72％。美国总出生缺陷发生率约为 3％,欧洲为 2.39％,俄罗斯为 3.47％,韩国为 4.46％,泰国为 8.28％。

我国是人口大国,也是出生缺陷高发国家。我国出生缺陷监测期为妊娠满 28 周至出生后 7 天。估计目前我国出生缺陷发生率在 5.6％左右,高于世界发达国家水平,也高于亚洲很多其他国家。我国每年新增出生缺陷数约 90 万例,其中出生时临床明显可见的出生缺陷约有 25 万例。《中国妇幼卫生事业发展报告(2011)》指出,我国近 15 年来出生缺陷率增长近七成,增长幅度达到 70.9％;2011 年,出生缺陷在全国婴儿死因中的构成比达 19.1％,居于第二位。《中国出生缺陷防治报告(2012)》也明确指出,我国是出生缺陷的高发国家,且仍然呈逐年上升趋势。2014 年,一项来自国内外围产儿先天性心脏病(CHD)的系统评价指出,中国围产儿先天性心脏病发生率逐年增加,但指出也可能是诊断技术水平提高所致。但出生缺陷监测系统的逐渐完善和妇女近年危险因素暴露水平逐渐增高,也可能对出生缺陷发生率逐年增高有重要影响。出生缺陷病种繁多,目前已知的至少有 8000 种。世界范围内,最常见的严重出生缺陷是心脏缺陷、神经管缺陷和唐氏综合征。

我国出生缺陷监测数据表明,1996—2011 年期间,先天性心脏病、多指(趾)、唇裂伴或不伴腭裂、神经管缺陷、先天性脑积水等疾病是我国围产儿前几位的高发畸形(表 16-1-1)。2000 年这几类畸形占所有出生缺陷病例的 72.1％,2011 年这一比例下降到 65.9％;2011 年,先天性心脏病占所有监测发现病例的 26.7％。出生缺陷是导致早期流产、死胎、围产儿死亡、婴幼儿死亡和先天残疾的主要原因,不但严重危害儿童生存和生活质量,影响家庭幸福和谐,也会造成巨大的潜在寿命损失和社会经济负担。我国每年因神经管缺陷造成的直接经济损失超过 2 亿元,每年新出生的唐氏综合征患儿生命周期的总经济负担超过 100 亿元,新发先天性心脏病患儿生命周期的总经济负担超过 126 亿元。

出生缺陷已成为影响人口素质和群体健康水平的公共卫生问题,如不及时采取适当的干预措施,出生缺陷将严重制约我国婴儿死亡率的进一步下降和人均期望寿命的提高。

表 16-1-1　围产期出生缺陷发生率顺位(1/10000)

顺位	1996 年	2000 年	2005 年	2010 年	2011 年
1	总唇裂 (14.50)	总唇裂 (14.07)	先天性心脏病 (23.96)	先天性心脏病 (28.82)	先天性心脏病 (40.95)
2	神经管缺陷 (13.60)	多指(趾) (12.45)	多指(趾) (14.66)	多指(趾) (15.91)	多指(趾) (16.73)
3	多指(趾) (9.20)	神经管缺陷 (11.96)	总唇裂 (13.73)	总唇裂 (13.17)	总唇裂 (11.43)
4	先天性脑积水 (6.50)	先天性心脏病 (11.40)	神经管缺陷 (8.84)	神经管缺陷 (6.48)	先天性脑积水 (5.47)
5	先天性心脏病 (6.20)	先天性脑积水 (7.10)	先天性脑积水 (7.52)	先天性脑积水 (6.00)	马蹄内翻 (5.17)
6	肢体短缩 (5.21)	肢体短缩 (5.79)	肢体短缩 (5.76)	马蹄内翻 (5.08)	尿道下裂 (5.03)
7	马蹄内翻 (4.69)	马蹄内翻 (4.97)	尿道下裂 (5.24)	尿道下裂 (4.87)	并指(趾) (4.88)
8	尿道下裂 (3.08)	尿道下裂 (4.07)	马蹄内翻 (5.06)	并指(趾) (4.81)	神经管缺陷 (4.50)
9	并指(趾) (3.08)	并指(趾) (3.95)	并指(趾) (4.94)	肢体短缩 (4.74)	肢体短缩 (4.09)
10	小耳 (2.86)	直肠肛门闭锁或狭窄 (3.43)	小耳 (3.60)	小耳 (3.09)	小耳 (2.79)

(数据来源:全国出生缺陷监测系统)

第二节　出生缺陷的病理生理

全世界每年估计有 790 万儿童出生时患有出生缺陷,其中约 330 万在 5 岁之前死亡,约 320 万可能终身残疾,超过 94% 的出生缺陷婴儿出生在发展中国家,其中 95% 的患儿无法存活超过儿童期。大部分出生缺陷的发生不是由单一因素引起,而是由多种致病因素共同作用导致。

一、遗传因素

出生缺陷中的遗传因素包括单基因病、多基因病、染色体畸变和线粒体遗传病。单基因病是指 DNA 分子发生碱基序列的点突变,多基因病则是在环境因素的参与下,涉及多个基因位点的突变,研究发现基因突变与 DNA 复制、DNA 损伤修复、癌变等有关。染色体畸变是指常染色体或性染色体发生数量、结构或者功能上的改变或异常。线粒体遗传病是指由线粒体及其 DNA 的结构和功能异常而影响能量代谢,尤其是脑、心脏和骨骼肌等器官受累后出现相应的临床表现。

1.单基因病 葡萄糖-6-磷酸脱氢酶(G6PD)缺乏症是常见的单基因病之一,属于 X 连锁不完全显性遗传病,患者的临床表现包括从无症状到新生儿黄疸、药物或感染引起的急性溶血、蚕豆病及重症慢性非球形细胞溶血性贫血等,严重时导致新生儿期核黄疸,引起永久性神经系统损伤或死亡。地中海贫血是由于珠蛋白基因的缺失或缺陷引起血红蛋白珠蛋白肽链中的一种或几种合成不平衡所致的一组遗传性溶血性疾病,此病发生有明显的地域性分布特点,在我国以广西、广东发病率最高,目前仍无有效的治疗方法,在高发地区进行妊娠前及妊娠期地中海贫血基因的筛查及诊断,为地中海贫血夫妇提供遗传咨询及随访,以防止重型地中海贫血患儿出生。常染色体显性多囊肾病是较常见的遗传性肾疾病,是由 PKD1 或 PKD2 基因突变引起的,失调的 microRNA 通过抑制 PKD 基因的表达和调节囊性肾上皮细胞增殖、线粒体代谢、细胞凋亡和自噬来促进囊肿生长。

2.多基因病 常见的多基因病有 100 多种,包括恶性肿瘤、糖尿病、精神分裂症、癫痫、唇腭裂、先天性巨结肠等。有多基因病的家族,正常成员携带较多的致病基因应禁止近亲婚配以降低子女发病风险。先天性心脏病(congenital heart disease,CHD)是一种出生缺陷,每年影响约 1‰ 的新生儿,心脏发育障碍会导致各种缺陷,CHD 可能是由暴露于环境中致畸剂引起的,但高复发风险和家族性心脏疾病也证明 CHD 与染色体异常有一定关联。据估计,大约有 400 个基因与 CHD 发病机制有关,编码转录因子、细胞信号传导和染色质修饰的基因突变会干扰心脏细胞的分化,从而影响心脏结构和功能。唇腭裂的致病基因种类多,涉及多种信号通路因子。近年来,大量唇腭裂致病基因如 IRF6、TGF-α、VAX1、BMP4、MSX1 等被发现,人类的唇腭部发育始于胚胎期第 4 周的第一鳃弓,唇腭部的发育从两侧向正中方向发展融合,在这一过程中母亲接触致畸药物、发热、吸烟等会增加胎儿先天性唇腭裂的危险性。

3.染色体畸变

(1)染色体数目增多或减少:染色体数目增多所致疾病如 13-三体综合征、18-三体综合征、21-三体综合征,多表现为智力低下、生长迟缓、特殊面容等。染色体数目减少的胎儿存活率很低,绝大多数在胚胎期死亡。先天性卵巢发育不全,又称特纳综合征(Turner syndrome,TS),是人类唯一能生存的染色体单体综合征,其发病率在活产女婴中为 1/4000~1/2500,大多数 TS 患者的染色体核型为 45X,临床表现为身材矮小、性腺发育不良以及特殊的一些躯体特征如颈蹼、盾状胸、肘外翻等。克兰费尔特综合征(Klinefelter syndrome)是引起男性性功能减退的最常见先天性疾病,又称先天性睾丸发育不全。由于生殖细胞减数分裂时染色体不分离,产生性染色体二体(XX,XY)或三体(XXX,XXY)生殖子,80%患者核型为 47XXY,10%患者为嵌合体,核型为 46XY/47XXY,48XXXY。

(2)染色体结构或功能改变:脆性 X 染色体综合征(fragile X syndrome,FXS)是智力障碍最常见的遗传原因,并且作为 X 连锁遗传病在男性中更常见。这些患者伴有社交障碍、孤独症谱系障碍、语言延迟、神经功能障碍(癫痫发作和异常睡眠模式)和特征性的外貌。虽然 FXS 通常是由 X 染色体上的 FMR1 基因 CGG 重复序列扩展引起的,但迄今为止已经报道了导致 FXS 的罕见突变,包括缺失、剪接错误、错义突变和无义突变等。猫叫综合征是一种染色体缺失综合征,染色体核型为 46XX(XY),del(5p),从 5 号染色体短臂的部分缺失到整个短臂缺失。基因型的差异导致个体间的异质性,在活产婴儿中的发病率为 1/50000,临床表现为猫叫样哭声,伴有典型的面部畸形、智力障碍及发育迟缓。

4.线粒体遗传病 不同于经典的孟德尔遗传病,线粒体遗传病呈独特的母系遗传方式,线粒体的氧化磷酸化作用是机体能量代谢的基础。此外,线粒体还参与细胞分化、信息传递,调控细胞生长和细胞周期。线粒体遗传病发生率为 0.14%~0.2%,至少有 100 多种疾病与线粒体 DNA 有关,常见的线粒体遗传病有 Leigh 综合征、Pearson 综合征、KSS 综合征、肌阵挛性癫痫伴破碎红纤维综合征(MERRF)、Leber 遗传性视神经病、母系遗传糖尿病和耳聋等。2016 年,世界上首例三亲试管婴儿诞生,该技术在理论上避免了婴儿遗传母亲线粒体遗传病的风险,保障了下一代的生命健康,为广大线粒体遗传病患者解决了生育问题,是人类对生命探索科技进步的体现,但其带来的伦理问题,对传统家庭观念的冲击,新技术的未知性等,使三亲试管婴儿技术的应用存在很大争议。

二、环境因素

出生缺陷中的环境因素包括生物性致畸因素、物理性致畸因素、化学性致畸因素、其他致畸因素等。生物性致畸因素是指细菌、病毒、寄生虫等微生物感染妊娠期母体,通过胎盘屏障或血液、羊水、产道等渠道,直接或间接作用于胎儿,从而严重干扰胎儿正常的结构功能,导致畸形等不良妊娠结局的发生。这些微生物包括 TORCH(弓形虫、风疹病毒、巨细胞病毒、单纯疱疹病毒等)、肝炎病毒、柯萨奇病毒、HIV、寨卡病毒、带状疱疹病毒以及梅毒螺旋体等。巨细胞病毒(cytomegalovirus,CMV)是一种疱疹相关病毒,CMV 可能是唇裂/腭裂、精神残疾和耳聋的有效诱因。唯一已知与口面裂相关的原生动物是弓形虫,虽然母亲通常无症状,但弓形虫通过垂直传播会导致胎儿严重的出生缺陷,包括颅面畸形、小头畸形、脑积水、智力低下、癫痫发作、失明和死亡。

孕妇在妊娠期间接触汞、钡、铅、苯、农药等有毒有害物质都会对胎儿造成不良影响,造成流产、死胎、死产或出生缺陷的发生。产前酒精暴露会导致胎儿认知行为障碍、发育障碍和结构缺陷,广泛称为胎儿酒精综合征,最常见的合并症包括抑郁症、焦虑症、创伤后应激障碍、接受性语言障碍和表达性语言障碍等。孕妇糖尿病的高血糖特征会导致氧化应激,进而促使基因毒性应激、DNA 损伤、代谢改变,并扰乱胚胎发生。DNA 损伤和基因组不稳定性与唇裂和(或)腭裂的发病率增加有关。

叶酸对于胚胎的大脑和脊髓的正常发育至关重要,并且已经发现其可减少神经管缺陷、口面裂、肢体缺陷、泌尿系统缺陷和脐膨出等一些常见的出生缺陷的发生。孕妇年龄超过 35 岁同样是出生缺陷的遗传危险因素,卵母细胞在减数分裂前期停止较长的时间,这增加了由于暴露于环境中致畸剂而导致减数分裂发生错误的可能性。环境中的电离辐射、非电离辐射、噪声、振动、高温等物理性因素对生殖细胞的形成以及胚胎的发育均有不良影响。

三、原因不明或环境和遗传因素两者共同作用

许多非综合征的出生缺陷是由于易感基因组和环境因素之间的复杂相互作用造成的。这些包括一系列中枢神经系统畸形,如前脑全裂、无脑畸形和脊柱裂;眼部畸形,如缺损、无眼症和小眼症;以及其他畸形,如先天性心脏病、唇裂和腭裂。虽然单独的环境暴露或基因突变可能不会导致出生缺陷,但综合因素会增加表型变异性,导致更多的个体越过发生出生缺陷的疾病阈值。进化生物学领域的研究表明,介导由环境因素引起应激反应的热休克蛋白会影响跨越疾病阈值的个体数量,从而导致出生缺陷的发生率增加。当遗传和环境影响相加或协同地促成表型效应时,就会发生基因-环境相互作用。在这种情况下,环境可以泛指任何非遗传性的影响,包括毒素和毒物暴露、母体感染、缺氧以及大分子或微量营养素过量或缺乏。

苯丙酮尿症是一种由苯丙氨酸羟化酶突变引起的常染色体隐性遗传病,缺乏苯丙氨酸羟化酶患者表现出智力障碍、癫痫发作和行为问题等,当苯丙氨酸摄入量超过受影响个体的代谢能力时,病情会加重。叶酸缺乏会导致神经管缺陷。在美国,尽管开展了积极的教育活动、向公众宣传补充叶酸的好处和提供强制性叶酸食品强化,但神经管缺陷每年仍然影响多达 2300 名新生儿和目前生存的 166000 名脊柱裂患者。有几种公认的人类致畸物会导致神经管缺陷,如工业废物和污染物、药物(如抗癫痫药物)和妊娠早期孕妇高热等。

第三节　出生缺陷的种类

出生缺陷给社会及家庭带来沉重的经济负担,应加强对出生缺陷的监测及防治以降低出生缺陷发生率,2002 年卫生部施行《产前诊断技术管理办法》,妊娠 16～24 周应诊断的致命畸形包括无脑畸形、脑膨出、开放性脊柱裂、严重的胸腹壁缺损伴内脏外翻、单腔心、致死性软骨发育不全等。

一、无脑畸形

神经管缺陷(neural tube defect，NTD)是影响中枢神经系统发育的人类常见的先天畸形。NTD 分为开放性缺陷，如颅骨裂、无脑畸形和脊髓脊膜膨出，以及闭合性缺陷，包括脑膨出、脑膜膨出和隐性脊柱裂。无脑畸形是一种缺乏源自前脑和颅骨结构的缺陷，颅骨一般不存在，顶骨、额骨、颞骨和枕骨以碎片形式存在，颅底几乎正常，但厚而扁平，蝶骨形状异常，类似于折叠翅膀的蝙蝠。面部结构一般正常，但由于眼眶浅，眼睛经常显得突出，前额缺失或缩短。残留的脑组织表现为不规则的肿块，包含血管组织、神经胶质和一些被脑膜包围的神经细胞，脑组织暴露于羊水中，形成露脑畸形，产前诊断主要基于超声显示胎儿眶线上方没有正常形成的颅骨和大脑，无脑畸形是一种致命性的疾病，在妊娠早期发现无脑畸形后，可合法终止妊娠，若持续到足月妊娠，大多数无脑畸形新生儿在分娩后的第一天或两天内死亡。

二、脊柱裂

脊柱裂是 NTD 的最常见表型，为局限于神经管尾部的先天畸形，具体表现为背侧两个椎弓根未能正常融合而引起的脊柱畸形。NTD 在人群中的患病率差异很大(0.05%～1%或以上)，存在明显的地域差别。美国和许多欧洲国家患病率为 0.05%～0.08%，我国以医院为基础的出生缺陷监测系统显示，围产期(妊娠 28 周至产后 7 天)NTD 发生率 2015 年为 2.18/10000，2018 年降至 1.45/10000。

根据是否伴有神经组织暴露在外或病变部位是否有完整皮肤覆盖，分为开放性脊柱裂和闭合性脊柱裂。开放性脊柱裂病变部位皮肤不完整，椎管内成分部分或全部经脊柱缺损处向后疝出，常伴有背部包块，脑脊液通过缺损处漏出。开放性脊柱裂如不及时治疗可能因为感染而危及生命。闭合性脊柱裂病变部位皮肤完整，椎管内成分部分或全部经过脊柱缺损处向后膨出或不膨出，可伴或不伴背部包块，无脑脊液漏出。上述开放性和闭合性脊柱裂统称为显性脊柱裂。此外，还有隐性脊柱裂，即椎管有缺损，但无脊膜、脑脊液或脊髓膨出，身体外表无异常表现，只能通过影像学检查才能发现。绝大多数开放性脊柱裂和少数闭合性脊柱裂患儿，出生后即出现膀胱直肠症状或(和)下肢症状，脊柱裂大多位于腰骶椎，少数位于颈椎和胸椎，局部常有异常皮征，包括皮肤隆起、凹陷、长毛，皮肤毛细血管瘤、色素沉着等。妇女妊娠期增补叶酸可以大大降低胎儿 NTD 发生风险。

三、脑积水

胎儿脑积水是指宫内胎儿发生脑脊液循环异常或脑室增大，伴或不伴脑实质破坏，包括原发性和继发性脑积水，原发性脑积水由神经系统畸形导致，如脑脊膜膨出和颅裂等，也包括先天性脑室发育异常，继发性脑积水大多继发于胎儿期，发生颅内出血、感染及颅内肿瘤等。

轻度脑室扩张(10.1～12.0 mm)胎儿绝大部分没有染色体异常，预后良好。中度脑室扩张(12.1～15.0 mm)相较于轻度脑室扩张，部分患儿会表现为进行性脑室扩张，出现神经系统症状，后遗症有脑性瘫痪、尿失禁、失明及智力障碍。重度脑室扩张(大于 15.0 mm)预后差，多伴有染色体或基因异常，全身多发畸形，大多数孕妇会选择终止妊娠，否则需行宫内脑积水干预治疗。胎儿脑积水的远期预后主要与基础疾病和伴随的畸形有关，蛛网膜囊肿、胼胝体发育不良和继发于胎儿颅内出血的脑积水患儿预后良好，相比之下，全前脑畸形、脑膨出、脑积水综合征、胎儿病毒感染导致的脑积水患儿的预后不佳。

四、单心房单心室

胚胎原始心管于妊娠第 2 周时开始形成，妊娠第 4 周形成心房、心室，至妊娠第 8 周时两腔心逐渐分成四腔心。先天性心脏畸形包含致死性先天性心脏畸形与非致死性先天性心脏畸形两种，致死性先天性心脏畸形包括肺动脉闭锁、三尖瓣闭锁、单心室或心房、法洛四联症等。非致死性先天性心脏畸形包括房间隔缺损、室间隔缺损、右位心等。单心房、单心室系左右心房、室腔之间无间隔存在，约 1/3 单心室患儿有合并畸形，对临床和血流动力学影响最明显的合并畸形包括肺动脉狭窄和闭锁，主动脉瓣下狭窄和主动脉缩窄或离断。无肺动脉狭窄或肺动脉狭窄较轻者，动、静脉血混合少，患儿发绀轻，成活年限较长，肺动脉狭窄重者肺血流量减少,流入心室的氧和血亦减少,发绀较重,心泵无法完成体液循环的要求,大多数患儿在出生后数周或数月死亡。

五、腹裂

腹裂是一种先天性腹壁发育畸形,主要表现为产前超声及生后的脐旁腹壁缺损(多位于右侧)、腹腔脏器外露,表面无囊膜组织覆盖。腹裂病因尚未明确,目前主要的相关危险因素有妊娠期泌尿系感染、妊娠期抗生素应用或妊娠期吸烟喝酒、孕妇低龄或低体重指数。目前,国内腹裂发生率为(2~4.9)/10000,腹裂胎儿的肠管长时间暴露于羊水中,可引发肠道炎症和肠壁增厚,出生后表现为肠功能障碍、酸中毒和多器官功能衰竭。腹裂伴发畸形率较低,总体预后较好,存活率为90%以上,腹裂最早可以在妊娠第12周左右发现,多数于妊娠中期确诊,需评估胎儿是否合并有其他结构异常,疝出肠壁有无增厚,肠管有无扩张,羊水有无过多等情况。复杂性腹裂为新生儿出生后除单纯性腹裂外合并有肠道并发症,如肠道闭锁、狭窄、穿孔、坏死或扭转,其病死率为单纯性腹裂的3.64倍。

六、致死性侏儒

致死性侏儒(thanatophoric dysplasia,TD),又称致死性骨发育不良,是一种罕见的常染色体显性遗传病,外显率100%,发病率为1/47620~1/33330。其发病机制是由一种基因突变引起的,该基因表达成纤维细胞生长因子受体3(fibroblast growth factor receptor 3,FGFR3)蛋白质,参与骨骼和脑组织的发育和维持,该基因的突变导致蛋白质过度活跃,通过过早骨化的方式使骨骼生长受到干扰。TD分为2种亚型: Ⅰ型TD的特征是股骨弯曲,存在不同严重程度的颅缝早闭。Ⅱ型TD的特征是股骨笔直,存在中度至重度颅缝早闭,伴三叶草状颅骨畸形。Ⅰ型和Ⅱ型TD共有的特征:短肋骨、狭窄的胸廓、大头畸形、独特的面部特征、短指、肌张力减退和四肢多余的皮肤皱襞。大多数胎儿在子宫内或出生后几个小时死亡,由于胸部狭窄和肺发育不良造成严重呼吸功能不全和(或)脑干受压导致呼吸衰竭。

第四节 产前筛查

一、胎儿染色体非整倍体异常

(一)妊娠早期联合筛查

妊娠早期筛查(11~13^{+6}周)是一种胎儿超声测量和母体血清学指标检测的联合筛查模式,包括超声测定胎儿颈后透明层厚度(NT)和胎龄(以胎儿顶臀长计量)联合测定妊娠相关血浆蛋白A(pregnancy associated plasma protein-A,PAPP-A)、血浆游离或总β-人绒毛膜促性腺激素(β-human chorionic gonadotrophin,β-hCG)等血清学指标,在妊娠第11~13^{+6}周进行筛查。妊娠早期筛查的开展,不但可以将诊断的孕龄提前,还可以获得更高的筛查检出效率。常用的妊娠早期血清学产前筛查指标如下。

(1)hCG/游离β-hCG(free β-hCG):hCG是由胎盘合体滋养细胞分泌的激素,在体内有多种分子形式。总hCG和free β-hCG均可用于产前筛查,free β-hCG筛查特异性更高。21-三体妊娠中母血清free β-hCG的水平较高,而18-三体妊娠中母血清free β-hCG的水平较低。

(2)PAPP-A:母血清PAPP-A是一种大分子分泌型糖蛋白,主要由胎盘合体滋养细胞和蜕膜产生。妊娠早期低水平的PAPP-A与21-三体有关。

(3)胎儿颈后透明层厚度(nuchal translucency,NT):在妊娠第11~13^{+6}周行超声检测时,在胎儿正中矢状切面下可见的胎儿颈后的透明区域即为NT,由少量淋巴液聚集在颈部淋巴囊或淋巴管内所致。NT增厚所反映的胎儿淋巴液回流障碍,不仅与胎儿染色体异常相关,还可能与胎儿畸形、心脏功能异常、宫内感染、淋巴系统发育异常、胎儿贫血等多种因素有关。NT在妊娠早期筛查中已获得广泛认可,尤其在双胎妊娠筛查中有重要价值,是目前最好的染色体非整倍体单独筛查指标。

NT 与母体血清学筛查指标之间无相关性,联合应用可以提供更为有效的筛查结果。设定假阳性率5%的情况下,妊娠早期联合筛查对 21-三体的检出率可高达 90%。其他的妊娠早期超声软指标还有鼻骨缺失、静脉导管 a 波反向、三尖瓣反流等,将这些软指标纳入妊娠早期联合筛查,可将 21-三体的检出率提高至 96%,假阳性率降低至 2.5%。

(二)妊娠中期血清学筛查

血清学筛查是在孕妇背景风险基础(如孕妇年龄、不良妊娠史等)上,纳入一系列生化指标,在统计学模型分析基础上,对常见染色体异常和神经管缺陷等严重胎儿疾病进行风险评估,其筛查对象不仅仅局限于染色体异常。常用的妊娠中期血清学筛查指标包括 free β-hCG、甲胎蛋白(alpha-fetoprotein,AFP)、非结合雌三醇(unconjugated estriol,uE_3)、抑制素 A(inhibin A)。

(1)hCG/free β-hCG:总 hCG 和 free β-hCG 在妊娠中期亦可用于产前筛查,且在妊娠中期的表现优于妊娠早期,是目前最常用的妊娠中期产前筛查指标。

(2)AFP:一种胎儿来源的糖蛋白。妊娠早期由卵黄囊产生,妊娠晚期主要由胎儿肝脏大量产生。孕妇血清中高水平的 AFP 与胎盘绒毛膜的功能密切相关,在胎盘绒毛膜功能异常或发生病变导致通透性增高时,AFP 水平往往明显上升。在妊娠中期,母体血清 AFP 在 21-三体妊娠和 18-三体妊娠中均下降,在神经管脊柱裂妊娠中有所升高。

(3)uE_3:由胎儿肾上腺皮质和肝脏提供前体物质,最后由胎盘合成的一种甾体激素,以游离形式从胎盘分泌进入母体血液循环。在 21-三体和 18-三体妊娠中,uE_3 水平均较相同孕龄正常水平低。

(4)抑制素 A:一种异二聚体的糖蛋白,胎儿胎盘单位是妊娠中抑制素 A 的重要来源。在妊娠中期,21-三体妊娠的母体血清抑制素 A 明显比正常水平高。将抑制素 A 联合 free β-hCG、AFP 和 uE_3 组成四联筛查,可提升 21-三体筛查的检出率至 83%。

妊娠中期母体血清学模式的选择可将妊娠中期母体血清的以上 4 个筛查指标两两或三三进行组合成为二联(hCG/free β-hCG+AFP)和三联(hCG/free β-hCG+AFP+uE_3)筛查,甚或将所有 4 个指标全部纳入组成四联(hCG/free β-hCG+AFP+uE_3+抑制素 A)筛查。一般来说,纳入的指标越多,筛查的准确性越高。在5%假阳性率水平下,妊娠中期二联筛查的检出率约为 60%,三联筛查约为 70%,四联筛查可达 80%左右。

(三)无创产前检测技术

无创产前检测(NIPT)技术是应用高通量基因测序等分子遗传技术检测孕妇外周血中胎儿游离 DNA片段(circular free DNA,cfDNA),以评估胎儿常见染色体非整倍体异常风险。1997 年 Lo 课题组在妊娠12～40 周孕男胎的孕妇外周血中检测到 Y 染色体性别决定区(sex determining region of Y chromosome,SRY)序列,并由此推断孕妇外周血中含有游离的胎儿 DNA(cell free fetal DNA,cffDNA),并为 NIPT 技术提供了理论依据。cffDNA 主要来源于胎盘合体滋养细胞,妊娠 4～5 周即可在孕妇外周血中检出,在妊娠早期占孕妇游离 DNA 总量的 9%,随妊娠期进展逐渐升高,最高可达 20%,更重要的是,cffDNA 在胎儿娩出后迅速降解,分娩后 48 小时即检测不到,不受临近妊娠的影响。

此外,利用 cffDNA 可重建胎儿全基因组,理论上 NIPT 技术可应用于所有遗传病的产前检测。目前绝大多数的 NIPT 筛查的目标疾病是 21-三体综合征、18-三体综合征、13-三体综合征,不包括其他的染色体异常。对于 21-三体综合征、18-三体综合征、13-三体综合征产前筛查来说,NIPT 是目前最敏感的检测技术手段,NIPT 对 21、18、13 染色体非整倍体及性染色体非整倍体的检测敏感性均为 100%,特异性分别为 99.7%、99.7%、100%,阳性预测值分别为 68%、66.67%、100%,阴性预测值均为 100%,临床检测体系已经相对成熟。NIPT 最佳检测时间为妊娠 12～22^{+6} 周。

适用人群:①血清学筛查显示胎儿常见染色体非整倍体异常风险值较高;②有介入性产前诊断禁忌证(如先兆流产、发热、出血倾向、慢性病原体感染活动期、孕妇 Rh 阴性血型等)者;③妊娠 20^{+6} 周以上,错过血清学筛查最佳时间,但要求评估 21-三体综合征、18-三体综合征、13-三体综合征风险者。

慎用人群:有下列情形的孕妇进行检测时,检测准确性有一定程度下降,检出效果尚不明确;或按有关规定应建议其进行产前诊断的情形。①妊娠早中期产前筛查高风险;②预产期年龄≥35岁;③重度肥胖(BMI>40 kg/m²);④通过体外受精-胚胎移植方式受孕;⑤有染色体异常胎儿分娩史,但排除夫妇染色体异常的情形;⑥双胎及多胎妊娠;⑦医生认为可能影响结果准确性的其他情形。

不适用人群:有下列情形的孕妇进行检测时,可能严重影响结果准确性。①妊娠12周以下;②夫妇一方有明确染色体异常;③1年内接受过异体输血、移植手术、异体细胞治疗等;④胎儿超声检查提示有结构异常须进行产前诊断;⑤有基因遗传病家族史或提示胎儿罹患基因病高风险;⑥妊娠期合并恶性肿瘤;⑦医生认为有明显影响结果准确性的其他情形。

排除上述不适用情形的,孕妇及其家属在充分知情同意情况下,可选择孕妇外周血胎儿游离DNA产前检测。

(四)超声遗传学标志物筛查

除常规检查胎儿有无大体结构畸形外,NT、肱骨长(humerus length,HL)、股骨长(femur length,FL)、心脏异常回声以及脉络膜丛囊肿等指标,也常被用于检查染色体非整倍体异常。

(1)NT:胎儿颈背部颈椎以上至颈部皮肤之间的半透明软组织的最大厚度。染色体异常的胎儿由于水肿、皮下液体积聚,在妊娠早期及中期表现为颈部软组织增厚,妊娠中期有时可表现为囊状淋巴管瘤。NT被认为是妊娠早期筛查21-三体综合征最有效的遗传学超声指标。妊娠10~22周时,NT值随孕龄而增加。NT增厚一般是指NT值超过该孕龄的第95个百分位。NT值越大,染色体三体儿的发生率越高。NT值<2.5 mm,胎儿相对低风险;2.5 mm≤NT值≤3.0 mm,为临界值;NT值>3.0 mm,胎儿相对高风险。

(2)股骨长(FL)、肱骨长(HL)及其与双顶径(biparietal diameter,BPD)比值:长骨短被认为是染色体异常的特征之一,21-三体综合征患儿四肢短小,与躯干比例失调,其中28%的21-三体综合征患儿肱骨短小,19%股骨短小。

(3)肾盂扩张:25%的21-三体综合征患儿可检出肾盂扩张。以肾盂前后径定位,妊娠15~19⁺⁶周时,肾盂前后径≥4 mm;妊娠20~29⁺⁶周,肾盂前后径≥5 mm;妊娠30~40周,肾盂前后径≥7 mm,可能出现胎儿异常。也有以妊娠33周为界,33周前肾盂前后径≥4 mm,33周后肾盂前后径≥7 mm为异常。Vergani等发现,以妊娠14~22周肾盂前后径≥4 mm为标准,21-三体综合征的发生率为18.2%。

(4)心脏异常:包括出现心脏局灶性回声(EIF),以及心脏瓣膜缺损,或流出道的异常。EIF与胎儿染色体异常有关,并将其作为遗传学超声检查的内容。EIF在正常胎儿的发生率可达10%,在21-三体综合征患儿中的发生率为22.7%。双侧心室均出现EIF意义较大。EIF常伴有其他B超异常发现,单独出现罕见。此外,21-三体综合征患儿常有先天性心脏病,心脏瓣膜缺损为常见的结构异常。

(5)肠管回声增强:肠管回声强度类似或强于周围骨组织为回声增强。可出现在正常胎儿,27%的染色体非整倍体异常的胎儿伴肠管回声增强。

(6)脉络膜丛囊肿:脉络膜丛位于第三脑室内。染色体异常的胎儿于妊娠中期可检出脉络膜丛囊肿。

(7)其他:十二指肠闭锁会在部分21-三体综合征患儿的B超检查中被观察到。囊状淋巴管瘤,耳、手、足或面部畸形,单脐动脉,脑室扩大等也被认为是有意义的超声检查软指标。

二、胎儿单基因病筛查

胎儿单基因病筛查主要包括NIPT。目前NIPT技术已成为临床上检测胎儿染色体数目异常和部分父源性单基因病(如软骨病、致死性侏儒、亨廷顿舞蹈症、囊性纤维化、地中海贫血等)较为成熟的检测技术。随着技术的发展,NIPT还被扩展到致病性拷贝数变异(pathogenic copy number variation,pCNV)的筛查,如22q11.2微缺失综合征、Prader-Willi综合征、猫叫综合征等筛查中。

但在检测相对复杂的染色体结构异常和母源性单基因病的筛查方面,NIPT技术还存在一定局限性:较为复杂的染色体结构异常,如倒位、易位、插入等仍难以检测;在诊断母源性单基因病时,母体DNA对检测结果有相当大的干扰,而排除背景值干扰则产生较高的成本和假阳性率。

三、胎儿结构畸形筛查

超声在对胎儿脏器组织结构方面的扫描具有较高的特异性和敏感性,是诊断胎儿结构畸形的主要手段,产前系统超声检查能提高结构畸形胎儿的检出率,包括神经系统畸形、消化系统畸形、泌尿系统畸形、心血管系统畸形、骨骼系统畸形、呼吸系统畸形、腹部畸形、唇腭裂等情况。自 20 世纪 70 年代开始人们不断研制复合扫描及三维成像技术,发展至今,可以实时、动态、直观、立体地显示人体器官三维结构。四维成像技术及四维彩超已广泛应用于各大筛查机构,提高了胎儿结构畸形的筛查准确率。目前,约有 90% 的胎儿结构畸形能够被及时检出。

胎儿系统超声检查的最佳时期为妊娠中期,因此时羊水量和胎儿大小适中,能保证图像更为清晰。而最早在妊娠 16 周时即可实施系统超声检查,妊娠 22~24 周时能够降低超声检查难度。妊娠晚期亦能发现一些妊娠中期尚未显现或漏诊的畸形情况,如马蹄内翻或足内翻等。

系统超声报道的主要畸形类型有颈部淋巴囊肿、神经系统畸形、消化系统畸形、颜面部畸形、心脏畸形、泌尿系统畸形、腹壁畸形、肾母细胞瘤、单脐动脉等,以心脏畸形最为常见。

第五节　产前诊断

产前诊断,也称出生前诊断或宫内诊断,是指在胎儿出生前通过遗传咨询、医学影像、生化免疫、细胞遗传和分子遗传等技术对胎儿进行出生缺陷和遗传病的诊断。常用的方法包括绒毛活检、羊膜腔穿刺(又称羊水穿刺)、脐静脉穿刺等,产前诊断是优生优育的重要措施之一。

一、产前诊断的适应证

孕妇有下列情形之一的,经治医生应当建议其进行产前诊断。

(1)孕妇年龄≥35 岁。

(2)超声提示异常者,包括羊水过多或者过少,胎儿宫内发育异常,可疑畸形。

(3)严重宫内感染者。

(4)夫妇任意一方有致畸因素接触史。

(5)有遗传病家族史或者曾经分娩过出生缺陷婴儿。

(6)夫妇任意一方为染色体病患者或携带者,包括染色体平衡易位、罗伯逊易位,或曾生育过染色体病患儿。

(7)夫妇双方为单基因病的患者或携带者,或曾生育过单基因病患儿。

二、产前诊断的疾病

确定应行产前诊断的疾病,应当符合下列条件。

(1)疾病发生率较高。

(2)疾病危害严重,社会、家庭和个人疾病负担大。

(3)疾病缺乏有效的临床治疗方法。

(4)诊断技术成熟、可靠、安全和有效。

三、产前诊断的方法

产前诊断是整合各种技术及方法在宫内对潜在的胎儿疾病进行诊断。首先利用血清学、超声、磁共振检查等筛查高危孕妇;然后通过临床操作获取胎儿或胎儿同源细胞,采用染色体核型分析和(或)分子生物学方法进行染色体或基因病的诊断;还有一部分代谢性疾病可以通过检测羊水、羊水细胞、绒毛细胞或胎儿血液中蛋白质、酶和代谢产物获得诊断。绝大部分的产前诊断是建立在胎儿或胎儿同源细胞或遗传物质获取的基础上,有以下几种获取方式。

1. 绒毛活检获取绒毛组织　绒毛细胞是由受精卵发育分化的滋养细胞及绒毛间质中的胚外中胚层细胞组成,与胎儿组织具有相同的遗传特性,通过检测绒毛细胞,可客观反映胎儿状况。目前绒毛组织取材的方法主要包括经腹取材和经宫颈取材两种,均需要借助超声完成。一般在妊娠 11～13^{+6} 周完成。

2. 羊膜腔穿刺获取羊水　羊膜腔穿刺是采用超声引导经腹部穿刺羊膜腔抽取羊水,经体外培养后进行染色体核型分析。该方法是诊断胎儿染色体病的金标准。穿刺最佳时间为妊娠 18～21^{+6} 周。该方法的优点在于可对全部染色体进行全面分析,包括各个染色体的数量及结构异常;缺点在于为侵入性操作,具有流产、损伤胎儿及感染等风险,并且细胞培养时间、报告结果所需时间较长,且有细胞培养失败、可分析的染色体核型少或染色体分散度高而不能得出分析结果的可能。

3. 脐静脉穿刺获取胎儿脐血　在超声引导下操作,经母体腹壁刺入采血针,在胎盘与脐静脉的连接根部获取胎儿脐静脉血,一般获取 0.5～1 ml 胎儿血液即可。该技术主要用于妊娠中晚期错过羊膜腔穿刺检测的孕妇,是绒毛及羊水培养出现假嵌合体或培养失败进行矫正或补救的方法。该方法可以用于染色体核型分析,还可以用于单基因病诊断,以及胎儿血液系统疾病(地中海贫血、血友病、血小板数量及功能异常等)的诊断。穿刺时间在妊娠 20 周后,最佳时间为妊娠 26～30 周。

四、实验室诊断技术

1. 染色体核型分析　胎儿染色体核型分析是通过获取胎儿羊水、脐血或绒毛细胞,进行细胞培养,对胎儿的染色体核型开展分析,是目前产前诊断应用最为广泛的技术,也是产前诊断的金标准。可对染色体数目及 5 Mb 以上染色体倒位、缺失、重复以及易位等结构异常进行诊断。小于 5 Mb 的一些微缺失、微重复等结构异常难以进行诊断,且操作周期长,步骤烦琐,有母源细胞污染造成假阴性结果的可能。

2. 分子遗传学检测

1)荧光原位杂交　荧光原位杂交(fluorescence in situ hybridization,FISH)技术利用经荧光标记的特异性 DNA 探针与目标细胞中的 DNA 靶序列杂交,获得细胞内多条染色体或多种基因状态的信息,对其进行定位或相对定量研究。FISH 技术具有无需培养、检验周期短、特异性强、样本用量少和诊断准确等优点。缺点是只能检测 13、18、21 号染色体和性染色体的数目异常,在临床上往往需要与羊水染色体核型分析联合检测。

FISH 技术的产前应用指征:①无创产前检测(NIPT)提示的 13、18、21 号染色体和性染色体数目异常,需要进一步明确诊断者;染色体异常嵌合的诊断,对嵌合比例做出较为准确地判断。②FISH 技术与经典细胞遗传学技术(染色体核型分析)的联合应用,对所有具备侵入性细胞遗传学产前诊断指征的胎儿进行检测(参照细胞遗传学产前诊断指征),有助于尽早获得胎儿常见染色体数目的信息。③对于孕龄过大、染色体核型分析细胞培养失败或其他原因不能行细胞遗传学产前诊断者,FISH 技术可作为补救诊断手段之一,能提供常见染色体非整倍体异常的检测。④FISH 技术与其他分子遗传学诊断技术联合应用时,可同时采用 FISH 获得 13、18、21 号染色体及性染色体数目的信息。包括在进行单基因病分子诊断时,同时进行 FISH 检测有助于排除常见染色体数目异常的情况;在其他分子遗传学诊断技术(如 QF-PCR、BoBs 等)诊断结果不明确时,可采用 FISH 技术进行验证。

产前 FISH 检测的局限性:①产前 FISH 通常仅对胎儿常见的 13、18、21 号染色体及性染色体的非整倍体进行检测,而不能检测出其他的染色体数目异常;②与全基因组高通量测序相比,FISH 仅能检测染色体上非常有限的已知位置,并不能检测未知变化;③在非特殊情况下,产前 FISH 未对染色体结构异常进行检测。

2)染色体微阵列分析技术　染色体微阵列分析(chromosomal microarray analysis,CMA)技术又被称为分子核型分析技术,能够在全基因组水平进行扫描,可检测染色体不平衡的拷贝数变异(copy number variation,CNV),尤其是在检测基因组微缺失、微重复等基因组失衡等方面具有突出优势。据芯片设计与检测原理的不同,CMA 技术可分为两大类:基于微阵列的比较基因组杂交(array-based comparative genomic hybridization,aCGH)技术和单核苷酸多态性微阵列(single nucleotide polymorphism microarray,SNP microarray)技术。前者需要将待测样本 DNA 与正常对照样本 DNA 分别标记、进行竞争性杂交后获得定量的拷贝数检测结果,而后者则只需将待测样本 DNA 与一整套正常基因组对照数据进行比对即可获得检测结果。通过 aCGH 芯片能够很好地检出 CNV,而 SNP 芯片除了能够检出 CNV外,还能够检测出大多数的单亲二倍体和多倍体,并且可以检测到一定水平的嵌合体。

目前 CMA 成为一线临床遗传学检测技术并应用于产前诊断,其临床应用适应证如下:①产前超声检查发现胎儿结构异常是进行 CMA 的适应证,一般建议在胎儿染色体核型分析的基础上进行,如核型分析正常,则建议进一步行 CMA。②对于胎死宫内或死产、需行遗传学分析者,建议对胎儿组织行 CMA,以提高其病因的检出率。③对于胎儿核型分析结果不能确定染色体畸变情况时,建议采用 CMA 技术进行分析以明确诊断。④CMA 技术(特指具有 SNP 探针的平台)对异常细胞比例≥30%的嵌合体进行检测的结果比较可靠,相反,对异常细胞比例<30%的嵌合体进行检测的结果不可靠。

CMA 的局限性包括:①无法可靠地检出低水平的嵌合体。②无法检出平衡性染色体重排和大多数的基因内点突变。③aCGH 检测平台无法检出三倍体。④CMA 的阳性检出率仍然较低(并非所有病例都能发现具有临床意义的 CNV)。⑤对临床意义不明确的 CNV 的判读和解释困难,其中部分情况是罕见的新生突变,部分与突变基因的外显率有关,即胎儿有罹患某种遗传病的易感性,但并不一定发病,如孤独症。对胎儿父母样本进行检测、综合家系分析对临床意义不明确的 CNV 结果的判读和解释有一定帮助。但很多情况下,就目前对人类基因组的认识和数据库的积累,仍然无法对全部结果给出确切的临床性判读。这种情况往往会导致孕妇及其家属焦虑,甚至错误地终止妊娠。⑥因 CMA 本身的技术特点,采用不同的CMA 检测平台以及不同分辨率的芯片,对同一胎儿样本,也可能会得出不同的检测结果。

3)二代测序(next-generation sequencing,NGS)技术　NGS 技术是一种高通量基因测序技术,有快速、自动化和大规模平行测序的优势。NGS 可同时对多个 DNA 片段或其扩增产物进行测序,为更全面的产前基因诊断提供了新的希望。

(1)基因组拷贝数变异测序(copy number variation sequencing,CNV-seq):采用 NGS 技术对样本DNA 进行低深度全基因组测序,将测序结果与人类参考基因组碱基序列进行比对,通过生物信息学分析以发现受检样本存在的 CNV。其检测范围广、分辨率高,可检测全基因组水平的微缺失、微重复,已逐步应用于胎儿先天性疾病及流产组织遗传学病因的检测,还可用于明确未知来源的染色体畸变。

与其他技术相比,CNV-seq 技术主要有以下优势:①检测范围广:覆盖全染色体非整倍体、大片段缺失/重复及全基因组 CNV。②高通量:可更好地缓解当前产前诊断服务供给严重不足的矛盾。③操作简便:实验流程简便,数据分析自动化程度高,质控标准清晰,报告周期短,可在显著节省人力的同时降低人为误差风险。④兼容性好:一台高通量测序仪可同时进行 NIPT 和 CNV-seq,有效节约实验室的空间和设备成本。⑤低比例嵌合体的检测:CMA 技术对于异常细胞比例<30%的嵌合体无法进行准确分析,而CNV-seq 技术可以检测异常细胞比例更低的嵌合体,在理想条件下可检测异常细胞比例低至 5%的染色体非整倍体嵌合,在临床样本中可发现异常细胞比例超过 10%的染色体非整倍体嵌合。⑥低 DNA 样本量的检测:有研究表明,CNV-seq 技术可精确检测低至 10 ng 的 DNA 样本,更具有临床适用性。

CNV-seq 适用范围:①对于有介入性产前诊断指征或需求的孕妇,在其充分知情的前提下,可将CNV-seq 作为一线的产前诊断方法供其选择。②胎儿核型分析不能确定染色体畸变的来源和构成者。③胎儿新发染色体结构重排且无法排除重排过程是否导致染色体微缺失/微重复者。④夫妇为染色体平衡重排携带者。⑤需要行产前诊断排除染色体异常,但已无法进行羊水细胞培养的妊娠中晚期妇女。⑥流产物、死胎或死产胎儿组织需明确遗传病因者。

CNV-seq 局限性:①CNV-seq 无法检测三倍体及多倍体。②CNV-seq 无法发现染色体相互易位、倒位等染色体平衡性结构重排,也无法区分游离型三体(如 47XX,+21)和易位型三体(如 46XX,der(14;21)),建议结合核型分析进行诊断。而且,在 CNV-seq 技术检测结果提示胎儿为 13、14、15、21、22 号染色体单体或三体时,建议对其父母行外周血染色体核型分析,以排除亲本存在染色体罗伯逊易位的可能。③当 CNV-seq 检测提示性染色体拷贝数异常时,为了明确是否为嵌合体以及具体细胞系的组成情况,建议行 FISH 检测。④对于由 47XXX 与 45X 两种性染色体非整倍体构成的嵌合体,若其细胞比例各占 50%,

则 CNV-seq 会将其判断为 X 染色体拷贝数无异常。⑤CNV-seq 无法对包括单亲二倍体（uniparental disomy，UPD）在内的杂合性丢失（loss of heterozygosity，LOH）进行检测。若临床高度怀疑胎儿为单亲二倍体，则建议用短串联重复序列（short tandem repeat，STR）、SNP 微阵列等技术进行检测。⑥CNV-seq 检测对人类基因组中的高度重复区域存在局限性，部分染色体微缺失/微重复无法完全被检出。⑦CNV-seq 无法对单个碱基突变及小片段缺失/重复所导致的单基因病进行检测。

（2）全基因组测序（whole genome sequencing，WGS）：检测全基因组序列，分辨率最小为 1 bp。测序包括蛋白编码区的外显子（exon）和非编码区的内含子（intron）。一般认为内含子的临床相关性小而测序花费大，同时测序量巨大、阐述结果复杂，因此更多的临床检测主要集中在全外显子组测序（whole exome sequencing，WES），即主要对具有编码功能的外显子进行测序。人类基因组中大约有 22000 个基因，外显子占全基因组的 1.5%，大约涵盖致病性突变的 85%。

WGS/WES 主要用于诊断单基因病，与一代测序有靶向基因不同，它无需特异靶向。单基因病遵循孟德尔遗传定律，多数致病性突变与基因外显子变异相关。WGS/WES 在诊断不明原因的成年患者和病因不明的多发出生缺陷或精神、神经发育障碍患儿中发挥了重要作用。目前认为适合产前 WES 的常见胎儿结构异常包括但不限于多发畸形、临床诊断的骨骼发育异常、心血管畸形、中枢神经系统畸形（包括中度以上的侧脑室增宽及脑积水）、颜面部畸形、泌尿生殖系统畸形等。不同系统的胎儿结构畸形的遗传诊断率存在较大的差异。对于大多数超声软指标检查提示染色体非整倍体异常，包括鼻骨缺如或发育不良、肠管回声增强、脉络膜丛囊肿等，WES 不推荐作为检测手段。NT 增厚，尤其是 NT 值＞4 mm 的胎儿，其罹患 Noonan 综合征的风险明显增高，建议行染色体核型＋染色体拷贝数变异分析＋WES 检测。若具有多项超声软指标异常的胎儿，则应由产前诊断专家酌情决定是否需要进行产前 WES 检测。产前 WES 检测目前并不适用于有不良孕产史，但本次妊娠未见胎儿畸形的情况以及其他的医学情况。

WES 是一种基于表型的检测。因此，临床医生应为实验室提供充分、准确的信息，以实现最准确的结果分析。需提供的临床信息包括详细的胎儿影像报告（如超声检查、磁共振成像和（或）胎儿心脏超声检查报告）、先前的胎儿产前检查结果和（或）临床实验室报告，父母的既往病史、种族、生育史和家族史，包括父母的血缘关系等报告。由胎儿及双亲组成的核心家系分析优于单例分析（仅胎儿）或二重分析（胎儿和父母之一）。除非生物学父母无法提供标本的特殊情况之外，建议所有的产前 WES 均进行核心家系分析。

4）BACs-on-Beads TM（BoBs）技术　BoBs 是针对 5 种常见染色体非整倍体和 9 种常见染色体微缺失检测的新技术。BoBs 检测原理是在液相环境中，标记荧光的待测样本 DNA 与标记其他荧光的参考 DNA 同时竞争性地与固定在已编码微球上的目标位点杂交，通过检测杂交前后的荧光强度来判断待测样本拷贝数的变化。该技术在液相环境中完成杂交，故又被称为液相芯片技术。该技术特点是 DNA 样本无需PCR 扩增，直接标记即可检测，检测可在 24 小时内完成。BoBs 具有高效、自动化的优点，但目前在临床上的应用仍处于起步阶段。

五、超声产前诊断

产前诊断性超声检查是针对临床或产前超声筛查发现的胎儿异常，围绕可能的疾病，进行有针对性的、全面的检查，并做出影像学诊断。超声检查诊断出生缺陷存在以下局限性：①出生缺陷必须存在解剖异常，而且该异常必须明显到足以让超声影像所分辨和显现；②超声检查必须在合适时间进行，可在妊娠早期获得诊断的疾病有脊柱裂、全前脑畸形、右位心等，需在妊娠晚期才能诊断的疾病有脑积水、肾盂积水、多囊肾等，还有些异常的影像学改变可在妊娠早期出现，以后随访时消失；③超声发现与染色体疾病有关的结构畸形，需行胎儿核型分析。

六、磁共振产前诊断

胎儿磁共振检查具有无电离辐射、分辨率高、不受胎儿骨骼及羊水量影响的特点，对妊娠晚期胎头入盆、羊水过少、双胎、过于肥胖孕妇，显示效果不受影响，且视野大，可显示胎儿全貌，在胎儿疾病诊断中可用于以下胎儿结构异常的诊断：①中枢神经系统异常，如侧脑室扩张、后颅窝病变、胼胝体发育不全、神经元移行异常、缺血性或出血性脑损伤等;②颈部结构异常,如淋巴管瘤及先天性颈部畸胎瘤等;③胸部病变,如先天性膈疝、先天性肺发育不全和先天性囊腺瘤样畸形;④腹部及盆腔结构异常,包括脐部异常、肠管异常及泌尿生殖系统异常等。磁共振在中枢神经系统疾病诊断方面有很高的准确性,在其他部位图像有良好的直观性和分辨率,已成为胎儿超声检查的补充手段,其不足之处是检查时间较长、对胎儿心脏和四肢的诊断效果略差。

第六节　胎　儿　手　术

近些年,随着胎儿医学的不断发展,越来越多的胎儿异常在分娩前被发现并通过胎儿手术的方法获得治疗,胎儿手术已成为胎儿医学的重要组成部分。胎儿手术的治疗目的是延缓疾病的进展,处理紧急的威胁生命的病理状况,从而尽可能使胎儿发育接近成熟或坚持到分娩后,而得到更好的治疗。引入胎儿手术是为了提高围产儿存活率,但其作用已经扩大到改善患儿的发病率和生活质量,以及再生或恢复畸形的胎儿器官。然而,胎儿手术的对象必须经过合适且规范的选择,才能避免对高致死性胎儿或预后良好的胎儿进行不必要的手术。为此,国际胎儿医学与外科学会(International Fetal Medicine and Surgery Society,IFMSS)提出了以下基本原则:①精确的产前诊断;②目前已明确该先天性异常的病理生理学机制;③不伴有遗传病/染色体病;④不伴有严重胎儿畸形;⑤即使进行产后治疗,该先天性异常患儿仍有生命危险甚至恶化风险;⑥胎儿手术对母胎的发病风险处于可接受范围;⑦多学科评估并达成共识;⑧患方家庭在广泛咨询胎儿手术的利弊后,签署知情同意书;⑨缺乏合适、有效的产后治疗方法;⑩具有可操作性,并且不违背伦理原则。目前为了改善母体和胎儿结局,胎儿手术已经从开放的子宫切开手术发展到微创的胎儿镜技术。

一、产前手术

1.宫内输血　宫内输血是指由于各种原因导致胎儿贫血,直接给胎儿输注红细胞的一种临床技术。国内外关于宫内输血指征较明确,即胎儿贫血。而造成胎儿贫血的原因包括同种异型免疫、细小病毒 B19感染、胎母输血综合征、双胎输血综合征、双胎贫血-红细胞增多序列征(twin anemia polycythemia sequence,TAPS)等,严重时需宫内输血,但最常见的原因仍为红细胞同种免疫。由于胎龄不同,胎儿血红蛋白的正常值亦不同,所以临床多应用胎儿血细胞比容(hematocrit,HCT)<0.30 作为宫内输血的指征。宫内输血的途径包括脐静脉、腹腔内、脐动脉和心脏,经过多年的实践,脐静脉输血(intravascular transfusion,IVT)被认为是宫内输血的最佳途径,而某些特殊情况下,腹腔内输血(intraperitoneal transfusion,IPT)可作为 IVT 的有效补充途径。

2.宫内分流手术　宫内分流手术主要用于以下几种情况。

(1)下尿路梗阻:下尿路梗阻常见原因是尿道后瓣膜或尿道狭窄。如果不治疗,围产儿死亡率可达95%。经皮穿刺行膀胱羊膜腔分流术是最常用的治疗方法,可以将胎儿尿液分流至羊膜腔。

(2)先天性囊性腺瘤样畸形(congenital cystic adenomatoid malformation,CCAM):由某一个肺叶的终末细支气管或肺泡增生而形成。对于巨大病灶伴发胎儿水肿,有发生水肿征象如出现腹水、病灶体积巨大(肺头比>1.6)、纵隔移位或肿物生长迅速伴羊水过多者,可行分流手术,绝大多数患儿预后良好。

(3)胸腔积液(又称胸水):大量的胸腔积液可以导致胎儿肺发育不良、食管受压,引起羊水过多和早产。选择合适的患儿进行分流手术可明显提高这部分患儿的存活率。

(4)脑积水:各种原因引起脑脊液不能被正常吸收,导致侧脑室增宽,最终形成脑积水。而颅内压的增高晚于侧脑室增宽,所以会出现脑室分流手术的效果并不明显的现象。到目前为止,并没有研究提示宫内手术可改善这类患儿的远期预后。

3.胎儿镜　胎儿内窥镜手术或胎儿镜手术属于微创手术。其手术目的是通过先天的矫正治疗或重新区分不同结构来修复或重建畸形的胎儿器官,以提高围产儿存活率,降低围产儿发病率。目前,具体体现于先天性膈疝的胎儿镜下气管内封堵术、胎儿胸腔积液的处理、下尿路梗阻的胎儿干预以及脊柱裂的胎儿镜下修复术。

4. 开放性胎儿手术 开放性胎儿手术是指在正常分娩之前切开子宫,对胎儿施行手术来治疗严重的先天性疾病。手术前孕妇与胎儿需同时行全身麻醉,在超声引导下切开子宫及羊膜,避免损伤胎盘和胎儿,导出羊水并保持合适的温度,手术操作在传统剖宫产的基础上更需严格止血,以避免母体与胎儿发生危险,手术过程中保持胎儿脐带完整,维持胎盘血液循环,因此可在相对足够的时间内完成各类胎儿手术,手术完成后需将胎儿置回子宫,导入保温的羊水,亦可加入适当的抗生素预防感染,可吸收线缝合切开的羊膜及子宫壁。术后孕妇需服用宫缩抑制剂以避免手术刺激引发胎儿早产,孕妇需要持续监测至正常分娩。即使手术顺利的情况下,胎儿也往往会在预产期前出生。

二、产时子宫外处理

产时子宫外处理的外科手术是指在胎儿娩出过程中及胎儿娩出后立即进行的对出生缺陷儿的矫治手术,是介于胎儿手术与新生儿手术之间的一种手术方式。整个过程在产房分娩(剖宫产术)后,在产房(手术室)内进行,是先天畸形患儿早期外科干预更为安全的途径。

产时手术具有避免开放性胎儿手术可能导致的早产、羊水渗漏、子宫破裂、胎盘早剥和宫内感染等严重并发症等的优势,可更早处理先天畸形疾病,实行零转运,术中、术后的感染机会少,切口瘢痕反应小。此外,保留的脐带血可回输给患儿,还可避免发生输血反应,也可缩短住院时间,降低治疗费用。目前国内外多家综合医院已开始开展产时手术,主要包括颈部淋巴管瘤切除术、巨大脐膨出修补术、腹部巨大囊肿切除术、脐尿管囊肿及脐尿管瘘手术、气管旁肿瘤摘除术、先天性膈疝修补矫正术、腹裂修补术、神经管缺损(脊髓脊膜膨出等)修补术、肾积水解除术、先天肛门直肠畸形修复术、先天性肠闭锁手术、外生殖器畸形矫正术、头皮缺损修复术,以及超声引导下经皮穿刺的经导管胎儿心脏介入手术(胎儿主动脉瓣球囊成形术、肺动脉瓣球囊成形术及球囊房隔造口术或者卵圆孔扩张术)等。

广义的产时手术可包括完全胎盘支持的产时胎儿手术(operation on placental support,OOPS)、子宫外产时处理(exutero intrapartum treatment,EXIT)及产房外科手术(in house surgery,IHS),其实质都属于围产外科的一部分,但由于手术时胎儿与母体的状态不一与胎儿出生时间不同等诸多因素的存在,目前分类尚不统一。OOPS是指将胎儿取出宫外,在不切断脐带保持胎儿胎盘循环的情况下,直接对出生缺陷儿进行手术治疗,待手术结束后再行断脐处理。EXIT是指在保持胎儿胎盘循环的同时对胎儿进行气管插管或行胎儿手术,以保证胎儿离开母体时的气道通气,去除阻碍胎儿呼吸诱因,解除呼吸道梗阻,然后切断脐带,在产房对出生缺陷新生儿进行的手术。IHS是指对产房分娩后(包括剖宫产术后)的外科畸形患儿立即在产房内进行早期外科干预手术。IHS的开展,在选择病种上,一定要以患儿为中心,将IHS的适应证严格控制为新生儿出生后,若不及早矫治,则可能加重这种疾病和(或)导致患儿死亡的先天畸形,如体表缺陷导致内脏外露、先天性膈疝等。大多数临床研究结果已证实,经过产时手术干预的胎儿预后较好,且产妇术后恢复快,未出现特殊并发症,因此产时手术应用于临床是可行的。

第七节 妊娠期用药

妊娠期患者作为特殊用药人群,用药不仅关乎患者的治疗,还可能会影响胎儿的生长发育,药物对胚胎产生的部分副作用可能在胎儿出生后才能被发现,故妊娠期患者临床用药需特别谨慎。

一、药物对胎儿产生不良影响的因素

1. 药物的性质 药物本身的理化性质是决定药物是否对胎儿产生不良影响的主要因素,如高脂溶性的药物易通过胎盘,低脂溶性的药物不易通过胎盘;大分子量的药物不易通过胎盘,小分子量的药物易通过胎盘。

2. 药物使用的时间 药物使用时间的长短,对胎儿产生的影响不同,时间与效应呈正相关,药物使用的时间越长,产生的影响越强。

3. 药物使用剂量 药物使用剂量不同,对胎儿产生的影响不同,在一定程度上剂量与效应成正比。有时小剂量药物只造成暂时性伤害,大剂量药物可能造成胚胎死亡。

4. 使用药物时的胎龄 不同胎龄的胎儿对药物的敏感性不同。①受精后2周内、受精卵着床前后,这个时期药物对胚胎的影响要么是胚胎早期死亡导致流产,要么是胚胎继续发育、不出现异常。②受精后3~8周为胚胎器官分化发育阶段,这个时期是致畸高度敏感时期,有害药物可导致胎儿脏器形态异常而出现畸形。③受精后第9周至足月是胎儿各器官生长发育、功能完善阶段,药物对胎儿的影响相对较小。但在这个时期,有害药物也可对胎儿的脏器功能、神经系统、生殖系统等产生严重影响,特别是对神经系统产生严重影响。

二、妊娠药物分级

美国FDA将药物对胎儿的危害分为5个级别:A级,最安全的一类,药物的临床数据未显示对胎儿有危害;B级,相对安全的一类,药物对动物胎仔没有危害但缺乏人类临床研究数据,或对动物胎仔有而对胎儿没有发现影响;C级,动物实验中观察到对动物胎仔有不良影响,但缺乏人类临床研究数据,应谨慎使用;D级,有明确证据表明药物对胎儿有危害,但孕妇应用后绝对有益(如需要抢救生命或必须治疗又无其他可代替的安全药品选择),应权衡利弊;X级,动物和人类临床研究均已证实可导致胎儿异常,用药危害超过获益,孕妇及备孕期妇女禁用。2015年6月,美国FDA颁布妊娠和哺乳期标签规则(pregnancy and lactation labeling rule,PLLR),要求生产企业在药品说明书中提供妊娠期、哺乳期妇女药物风险/获益的详细信息。PLLR摒弃了传统的ABCDX妊娠期用药分级系统,为纳入妊娠期和哺乳期使用的处方药和生物产品设置了新标准和改进标准。

三、妊娠期用药原则

(1)对有受孕可能的妇女在使用药物时,一定要注意询问月经情况。

(2)病情危重的孕妇在使用药物时,根据病情及时调整所使用药物的剂量及时间,达效即停,并且权衡利弊。

(3)已使用致畸药物的孕妇可根据所使用药物的剂量及时间,经权威检测设备的检查,并结合孕妇生理现状,综合考虑处理方案。

(4)合理使用药物。①在使用药物时,患者应有明确用药指征;②选用药物时,应选药效确切,对胎儿相对安全的;③妊娠早期尽量避免使用药物,能推迟用药就推迟用药;④达效即停,严控药物使用剂量及疗程;⑤已知药物对胎儿有影响时,但临床必须使用的,要权衡利弊。

第八节　出生缺陷的预防

一、预防出生缺陷是我国重大公共卫生问题

出生缺陷严重影响儿童的生存率和生活质量,给患儿及其家庭带来巨大痛苦和经济负担,已成为对我国出生人口素质和群体健康造成严重影响的公共卫生问题。

《中华人民共和国国民经济和社会发展第十三个五年规划纲要》和《"健康中国2030"规划纲要》明确要求,要将重点出生缺陷疾病纳入综合防控方案,建立完善出生缺陷防治体系。为全面加强出生缺陷综合防治工作,提高出生人口素质和儿童健康水平,2018年国家卫生健康委员会研究制定了《全国出生缺陷综合防治方案》,坚持"政府主导、防治结合、精准施策、社会参与"的基本原则,构建覆盖城乡居民,涵盖婚前、孕前、孕期、新生儿和儿童各阶段的出生缺陷防治体系,为群众提供公平可及、优质高效的出生缺陷综合防

治服务,预防和减少出生缺陷,提高出生人口素质和儿童健康水平。提高出生人口素质是我国社会经济发展的客观要求,代表了广大人民群众的共同利益,因此,对出生缺陷预防工作投入的社会效益反馈是巨大的,是政府、医疗机构、妇幼卫生服务机构等部门义不容辞的职责。

二、一级预防:推广孕前保健,增补叶酸,开展遗传病的孕前筛查

出生缺陷的一级预防是指通过健康教育、选择最佳生育年龄、遗传咨询、孕前保健、合理营养、避免接触放射线和有毒有害物质、预防感染、谨慎用药、戒烟戒酒等孕前阶段综合干预,减少出生缺陷的发生。具体内容包括:婚前基因筛查和咨询是预防的重要环节;对育龄妇女在孕前和孕期进行合理营养、预防感染、谨慎用药等方面知识的教育、宣传,并针对不同人群实施补充叶酸和食盐加碘等,以降低神经管畸形的发生和其他可能的出生缺陷;鼓励妇女在合适的年龄生育,以减少因染色体异常导致的出生缺陷风险;避免孕期接触能够诱导机体突变的物质和致畸剂,如辐射、酒精、烟草、药物等;早期发现和治疗糖尿病等疾病;对反复发生自然流产,曾生育过不明原因智力低下儿、先天畸形儿、遗传病患儿的父母,以及一方有遗传病家族史、遗传病致病基因携带者或为遗传病患者等夫妇要进行优生优育检查及遗传咨询。扩展性携带者筛查是针对多种严重的、高发的单基因隐性遗传病携带者进行广谱筛查,发现高风险夫妇,如夫妇双方都携带同一常染色体隐性致病基因,或者女性携带 X 连锁隐性遗传病的致病基因,则每次妊娠胎儿有 25% 的患病概率,行胚胎植入前单基因遗传病检测(PGT-M)可降低子女患单基因病的发病风险,避免严重缺陷患儿的出生,是出生缺陷一级预防不可缺少的部分。

三、二级预防:产前筛查、产前诊断和宫内治疗等

出生缺陷的二级预防是指通过产前筛查和产前诊断识别胎儿的严重出生缺陷,早期发现、早期干预,减少缺陷儿的出生。常用的产前筛查和诊断技术有妊娠早期、中期血清学筛查,妊娠早期 NT 检查,妊娠中期及晚期胎儿系统超声检查,细胞遗传学检查等方法。

四、三级预防:新生儿疾病筛查

出生缺陷的三级预防是指对新生儿疾病的早期筛查、早期诊断、及时治疗,预防出生缺陷儿的严重致残和死亡,避免或减轻致残程度,提高患儿生活质量,开展新生儿先天性疾病筛查。如对新生儿甲状腺功能减退、苯丙酮尿症、葡萄糖-6-磷酸脱氢酶缺乏症、先天性听力异常等疾病做到早期发现、早期干预,达到治愈或降低残疾严重程度,从而有效降低新生儿死亡率。新生儿听力筛查和诊断可以使轻型的听力障碍得到矫正,对于先天畸形如唇裂、腭裂、食管闭锁等,适时进行手术治疗,并加强功能康复,可取得较好的效果。

五、中国出生缺陷干预模式与基本策略

国家卫生健康委员会总结落实出生缺陷综合防治措施如下:一是广泛开展一级预防。大力普及防治知识,针对不同婚育阶段人群统筹落实婚前检查、孕前优生健康检查、地中海贫血筛查、增补叶酸和孕期保健等服务,减少出生缺陷发生。二是规范开展二级预防。广泛开展产前筛查,规范应用高通量基因测序等新技术,逐步实现女性妊娠 28 周前在自愿情况下至少接受 1 次产前筛查,对高危孕妇要指导其及时到有资质的医疗机构接受产前诊断服务,对确诊的严重出生缺陷病例,及时给予医学指导和建议,减少严重缺陷患儿的出生。三是深入开展三级预防。全面开展新生儿疾病筛查,逐步扩大筛查病种,提高确诊病例治疗率,落实神经、消化、泌尿及生殖器官、肌肉骨骼、呼吸、五官 6 大类 72 种先天性结构畸形救助项目,聚焦严重多发、可筛可治、技术成熟、预后良好、费用可控的出生缺陷重点病种,开展筛查、诊断、治疗和贫困救助全程服务试点,促进早发现早治疗,减少出生缺陷。四是加强监督管理。完善有关工作规范和指南,加强机构和人员管理,强化服务质量控制与评价,规范防治服务。

2015 年全国免费孕前优生健康检查目标人群覆盖率达到 96.5%,神经管缺陷、唇裂、肢体短缩、先天性脑积水等出生缺陷单病种发生率降幅与 2007 年相比分别达到 70%、45%、44% 和 14%;广东、广西等地

地中海贫血发生率明显下降。与 2000 年相比,2014 年我国出生缺陷导致的婴儿死亡率从 4.0‰降至 2.1‰,5 岁以下儿童死亡率由 4.7‰降至 2.0‰。2020 年国家卫生健康委员会重新修订文件形成了《开展产前筛查技术医疗机构基本标准》和《开展产前诊断技术医疗机构基本标准》,我国部分省份已将产前筛查纳入政府民生工程,免费为孕产妇提供服务,促进了全国产前筛查和产前诊断工作的深入开展。近年来,多省陆续出台出生缺陷综合防治政策,逐渐开展农村孕产妇住院分娩补助项目、农村地区增补叶酸预防神经管缺陷项目、"一免两补"(免费婚前医学检查,产前筛查补助和新生儿疾病筛查补助)项目和免费孕前优生检查,建立省、市级产前诊断中心,县级地中海贫血筛查实验室,婚育综合服务平台等。

2021 年 6 月 26 日《中共中央　国务院关于优化生育政策促进人口长期均衡发展的决定》正式发布,明确"提倡适龄婚育、优生优育,实施三孩生育政策"。目前我国面临的生殖健康突出问题是不孕不育、出生缺陷和人工流产。世界范围内不孕不育发生率为 15%,中国约占 1/4。我国每年有 900 万例左右的人工流产,重复流产率超过一半,而且年轻未育患者比例高,在使用辅助生殖技术的患者中,有人工流产史者占 88.2%,人工流产及其近远期并发症严重影响了妇女的生育力,因此应加强避孕知识的宣传及普及,强调人工流产的危害性。出生缺陷干预应该是将一级、二级、三级预防整合在一起的综合干预,将以医院为基础的个体干预与以社会为基础的群体干预相结合,将医学预防和社会预防相结合,并逐渐实现以社会预防为主的干预模式,以适应医学模式的变化,并大力提倡区域化的发展模式,降低我国出生缺陷的发生风险。

（胡　敏　张　露　刘玉凌）

参考文献

[1]　Lage K, Greenway S C, Rosenfeld J A, et al. Genetic and environmental risk factors in congenital heart disease functionally converge in protein networks driving heart development[J]. Proc Natl Acad Sci U S A, 2012, 109(35): 14035-14040.

[2]　Li Y, Klena N T, Gabriel G C, et al. Global genetic analysis in mice unveils central role for cilia in congenital heart disease[J]. Nature, 2015, 521(7553):520-524.

[3]　Sitzmann A F, Hagelstrom R T, Tassone F, et al. Rare FMR1 gene mutations causing fragile X syndrome: a review[J]. Am J Med Genet A, 2018,176(1):11-18.

[4]　张萌,司艳梅,赵娟.线粒体遗传病的分子遗传学特征及其研究进展[J].中华医学遗传学杂志,2016,33(5):717-720.

[5]　何美颉,蔡奥捷,司琪,等."三亲试管婴儿"技术的伦理学思考[J].中国医学伦理学,2017,30(3): 319-322.

[6]　于敏,张水平,刘楚阳,等.出生缺陷的遗传和/或环境因素的最新研究进展[J].中国儿童保健杂志, 2019,27(12):1320-1323.

[7]　Zohn I E. Hsp90 and complex birth defects: a plausible mechanism for the interaction of genes and environment[J]. Neurosci Lett,2020,716:134680.

[8]　朱海艳,王琳琳,任爱国.脊柱裂的病因和发病机制研究进展[J].中国修复重建外科杂志,2021,35(11):1368-1373.

[9]　顾莉莉,李胜利.胎儿脊柱裂的产前诊断进展[J].中华医学超声杂志(电子版),2012,9(3):201-204.

[10]　中国残疾人康复协会肢体残疾康复专业委员会脊柱裂学组.脊柱裂诊治专家共识[J].中国修复重建外科杂志,2021,35(11):1361-1367.

[11]　蔡晨晨,林振浪.胎儿脑积水的研究进展[J].中华围产医学杂志,2018,21(6):422-426.

[12]　林振浪,俞丽君.胎儿脑积水的诊断、治疗与预后[J].中华实用儿科临床杂志,2016,31(2):89-92.

[13]　徐先娥.对孕妇进行四腔心切面超声检查在诊断其胎儿先天性心脏畸形方面的效果[J].当代

医药论丛，2017，15(13):74-75.

[14] 张志涛，胡珂.关于成人右位心合并单心房单心室临床病例的探讨[J].世界最新医学信息文摘，2016，16(7):95-96.

[15] 中华医学会小儿外科学分会新生儿外科学组.常见胎儿结构畸形产前咨询儿外科专家共识[J].中华小儿外科杂志，2020，41(12)：1057-1068.

[16] 朱俊真，曹琴英，余小平.临床预防出生缺陷指导手册[M].北京：中国科学技术出版社，2015.

[17] 丁辉.出生缺陷诊治理论与实践[M].北京：中国协和医科大学出版社，2011.

[18] 张黎明.在更有力的法律和政策支撑下切实加强出生缺陷防治工作[J].中国计划生育学杂志，2017，25(1)：5-7.

[19] 刘庆.优化生育政策背景下的生殖健康服务[J].中国实用妇科与产科杂志，2021，37(11)：1081-1083.